临床护理岗位胜任力培训系列丛书

妇儿科护理分册

主　编　姜丽萍　王华芬

副主编　冯素文　陈朔晖

人民卫生出版社

图书在版编目（CIP）数据

临床护理岗位胜任力培训系列丛书. 妇儿科护理分册 /
姜丽萍，王华芬主编. —北京：人民卫生出版社，2019
ISBN 978-7-117-28393-9

Ⅰ. ①临… Ⅱ. ①姜… ②王… Ⅲ. ①护理学 - 岗位
培训 - 教材②妇科学 - 护理学 - 岗位教材 - 教材③儿科学
-护理学 -岗位培训 -教材 Ⅳ. ①R47

中国版本图书馆 CIP 数据核字（2019）第 072464 号

人卫智网	www.ipmph.com	医学教育、学术、考试、健康，
		购书智慧智能综合服务平台
人卫官网	www.pmph.com	人卫官方资讯发布平台

临床护理岗位胜任力培训系列丛书
——妇儿科护理分册

主　　编：姜丽萍　　王华芬
出版发行：人民卫生出版社（中继线 010-59780011）
地　　址：北京市朝阳区潘家园南里 19 号
邮　　编：100021
E - mail：pmph @ pmph.com
购书热线：010-59787592　010-59787584　010-65264830
印　　刷：三河市尚艺印装有限公司
经　　销：新华书店
开　　本：787×1092　1/16　印张：27
字　　数：657 千字
版　　次：2019 年 5 月第 1 版　2019 年 5 月第 1 版第 1 次印刷
标准书号：ISBN 978-7-117-28393-9
定　　价：75.00 元

打击盗版举报电话：010-59787491　E-mail：WQ @ pmph.com
（凡属印装质量问题请与本社市场营销中心联系退换）

编　者（以姓氏笔画为序）

王　虹（浙江大学医学院附属妇产科医院）

王华芬（浙江大学医学院附属第二医院）

王利维（上海交通大学医学院附属新华医院）

戈晓华（上海交通大学医学院附属新华医院）

冯素文（浙江大学医学院附属妇产科医院）

许莉莉（上海交通大学医学院附属新华医院）

李幸霞（浙江大学医学院附属妇产科医院）

李峥嵘（浙江大学医学院附属第二医院）

李雅岑（浙江大学医学院附属妇产科医院）

杨　玲（上海交通大学医学院附属新华医院）

杨　琳（浙江大学医学院附属第二医院）

吴天霞（浙江大学医学院附属妇产科医院）

陈　懿（上海交通大学医学院附属新华医院）

陈朔晖（浙江大学医学院附属儿童医院）

林莉莉（浙江大学医学院附属妇产科医院）

郑洁虹（上海交通大学医学院附属新华医院）

郑慧娟（浙江大学医学院附属第二医院）

赵　燕（浙江大学医学院附属第二医院）

俞　群（上海交通大学医学院附属新华医院）

姜丽萍（上海交通大学医学院附属新华医院）

夏英华（上海交通大学医学院附属新华医院）

徐兰波（浙江大学医学院附属妇产科医院）

徐凌燕（浙江大学医学院附属妇产科医院）

凌　云（浙江大学医学院附属儿童医院）

高建娣（浙江大学医学院附属儿童医院）

唐春燕（上海交通大学医学院附属新华医院）

程晓英（浙江大学医学院附属儿童医院）

楼晓芳（浙江大学医学院附属儿童医院）

雒胜男（上海交通大学医学院附属新华医院）

前 言

随着中国护理事业的快速发展,护士岗位管理和专科护理发展受到护理界广泛重视,护士执业上岗已经法制化,但如何界定护士独立上岗时机和护士在临床专科具备管理危重病人的能力,以及哪些护理技术需要实施资质管理等问题仍困扰着医院。因此,迫切需要建立各类护理岗位所对应的护士资质、岗位培训内容及考核标准。本书依据 Joint Commission International(JCI)医院评审标准和三级综合医院评审标准,结合妇科、产科、儿科、新生儿科病人的专科护理需求,对应岗前培训新护士、规范化培训护士以及完成规范化培训后固定在临床护理专科工作的定科护士的专业能力,从初阶和高阶护士岗位专科胜任能力的要求、准入、资质及培训内容、方案、考核要求等分别予以阐述。本书以案例导入及护理思维过程为切入点,突出专科特点和新进展的疾病护理要点,并以专科技能流程图、插入 box 难点解释增加可读性,便于临床护士精准、便捷地快速获取所需资料指导实践。

全书包含绪论和专科疾病护理专题两部分,绪论简述了新护士岗前培训期、护士规范化培训期和护士定科期三阶段的培训内容建模、培训方法及评价;各阶段护士的资质要求及岗位准入。专科疾病护理专题以人为本,对儿科、新生儿科、妇科、产科的常见病多发病分别阐述初阶护士岗位专科胜任能力与高阶护士岗位专科胜任能力的培训内容建模与培训模式,包括疾病护理理论、专科操作及技能、专科用药观察、专科检查检验护理、专科常见风险识别与防范等内容。

本书的编写目的是为岗前培训期新护士、规范化培训期护士、定科护士,提供符合妇科、产科、儿科、新生儿科护理岗位需求的培训教材。

由于本书篇幅有限,参考文献中只列出部分主要文献。谨此向所有有关的编者和出版者表示真诚的感谢。同时,对在编写过程中给予过关心、支持、帮助的多方人士表示最衷心的感谢!尽管本书作者们做了最大努力,但仍可能存在不足,诚恳希望广大读者把书中的疏漏之处予以反馈,以便后期修订和完善。

姜丽萍　王华芬
2019 年 1 月

目　录

第一章　绪论 ·· 1

　第一节　概述 ·· 1

　第二节　护士岗前培训 ·· 2

　　一、岗前培训内容建模 ·· 2

　　二、岗前培训方法及要求 ·· 2

　　三、岗前培训评价及管理 ·· 5

　第三节　护士规范化培训 ·· 6

　　一、护士规范化培训内容建模 ·· 6

　　二、护士规范化培训方法及要求 ·· 7

　　三、护士规范化培训评价及管理 ·· 9

　第四节　定科护士培训 ·· 10

　　一、定科护士培训内容建模 ·· 10

　　二、定科护士培训方法及要求 ·· 11

　　三、定科护士培训评价及管理 ·· 12

第二章　儿科病人照护专题 ·· 14

　第一节　儿科初阶护士岗位专科胜任能力培训适用对象及岗位要求 ···················· 14

　第二节　儿科初阶护士岗位专科胜任能力培训内容 ·································· 15

　　一、肥胖 ·· 15

　　二、急性上呼吸道感染 ·· 18

　　三、支气管肺炎 ·· 21

　　四、儿童惊厥 ·· 25

　　五、病毒性脑炎 ·· 29

　　六、病毒性心肌炎 ·· 32

　　七、手足口病 ·· 36

　　八、腹泻 ·· 39

　　九、血小板减少性紫癜 ·· 42

　　十、肾病综合征 ·· 46

　　十一、急性肾小球肾炎 ·· 50

　　十二、肠套叠 ·· 53

　　十三、水痘 ·· 57

　　十四、专科技能 ·· 60

　　　（一）静脉输液 ·· 60

　　　（二）静脉采血 ·· 61

（三）氧气雾化吸入 ……………………………………………………… 62

（四）口鼻腔吸痰术 ……………………………………………………… 63

（五）口服给药 …………………………………………………………… 64

（六）更换引流袋 ………………………………………………………… 65

（七）儿童心肺复苏 ……………………………………………………… 66

第三节　儿科初阶护士岗位专科胜任能力的评价方法及记录 ………… 68

第四节　儿科高阶护士岗位专科胜任能力培训适用对象及岗位要求 … 68

第五节　儿科高阶护士岗位专科胜任能力培训内容 …………………… 70

一、重症肺炎 ……………………………………………………………… 70

二、支气管哮喘 …………………………………………………………… 74

三、化脓性脑膜炎 ………………………………………………………… 78

四、癫痫 …………………………………………………………………… 82

五、皮肤黏膜淋巴结综合征（川崎病）…………………………………… 87

六、过敏性紫癜 …………………………………………………………… 92

七、无神经节细胞症（巨结肠）…………………………………………… 97

八、肾积水 ……………………………………………………………… 101

九、糖尿病 ……………………………………………………………… 105

十、急性白血病 ………………………………………………………… 110

十一、胆管扩张症 ……………………………………………………… 114

十二、脑积水 …………………………………………………………… 118

十三、专科技能 ………………………………………………………… 123

（一）CRRT 的护理配合 ……………………………………………… 123

（二）骨髓穿刺术的护理配合 ………………………………………… 124

（三）腰椎穿刺术的护理配合 ………………………………………… 125

（四）肾穿刺活检术的护理配合 ……………………………………… 126

（五）鼻饲法 …………………………………………………………… 127

（六）巨结肠清洁灌肠 ………………………………………………… 128

（七）除颤技术 ………………………………………………………… 129

（八）造口护理 ………………………………………………………… 131

第六节　儿科高阶护士岗位专科胜任能力的评价方法及记录 ……… 132

第三章　新生儿科病人照护专题 …………………………………………… 133

第一节　新生儿科初阶护士岗位专科胜任能力培训适用对象及岗位要求 … 133

第二节　新生儿科初阶护士岗位专科胜任能力培训内容 …………… 134

一、新生儿黄疸 ………………………………………………………… 134

二、新生儿肺炎 ………………………………………………………… 137

三、新生儿腹泻 ………………………………………………………… 141

四、新生儿败血症 ……………………………………………………… 145

五、新生儿低血糖 ……………………………………………………… 148

六、早产儿视网膜病 …………………………………………………… 151

七、专科技能 ……………………………………………………………… 156
　　（一）新生儿暖箱操作实践要点 ………………………………………… 156
　　（二）新生儿辐射床操作实践要点 ……………………………………… 157
　　（三）新生儿光照疗法操作实践要点 …………………………………… 158
　　（四）新生儿沐浴操作实践要点 ………………………………………… 159
　　（五）新生儿抚触操作实践要点 ………………………………………… 160
　　（六）新生儿脐部护理操作实践要点 …………………………………… 162
第三节　新生儿科初阶护士岗位专科胜任能力的评价方法及记录 ………… 163
第四节　新生儿科高阶护士岗位专科胜任能力培训适用对象及岗位要求 …… 163
第五节　新生儿科高阶护士岗位专科胜任能力培训内容 …………………… 164
一、新生儿窒息及新生儿缺氧缺血性脑病 …………………………………… 164
二、新生儿肺透明膜病 ………………………………………………………… 168
三、新生儿胎粪吸入综合征和持续肺动脉高压 …………………………… 172
四、新生儿膈疝 ………………………………………………………………… 176
五、新生儿坏死性小肠结肠炎 ……………………………………………… 178
六、新生儿复杂型先天性心脏病 …………………………………………… 181
七、专科技能 ……………………………………………………………… 185
　　（一）新生儿管饲操作实践要点 ………………………………………… 185
　　（二）新生儿洗胃操作实践要点 ………………………………………… 186
　　（三）新生儿经鼻无创 CPAP 支持操作实践要点 ……………………… 187
　　（四）新生儿脐动、静脉置管术操作实践要点 ………………………… 188
　　（五）新生儿换血术操作实践要点 ……………………………………… 189
第六节　新生儿科高阶护士岗位专科胜任能力的评价方法及记录 ………… 190
第四章　妇科病人照护专题 …………………………………………………… 191
第一节　妇科初阶护士岗位专科胜任能力培训适用对象及岗位要求 ……… 191
第二节　妇科初阶护士岗位专科胜任能力培训内容 ………………………… 192
一、外阴阴道炎症 ……………………………………………………………… 192
二、盆腔炎性疾病 ……………………………………………………………… 196
三、妊娠剧吐 …………………………………………………………………… 199
四、流产 ………………………………………………………………………… 203
五、异位妊娠 …………………………………………………………………… 207
六、排卵障碍性异常子宫出血 ……………………………………………… 211
七、绝经综合征 ………………………………………………………………… 214
八、子宫肌瘤 …………………………………………………………………… 217
九、卵巢囊肿 …………………………………………………………………… 221
十、卵巢黄体破裂 ……………………………………………………………… 223
十一、子宫腺肌病 ……………………………………………………………… 226
十二、宫颈上皮内病变 ………………………………………………………… 229
十三、葡萄胎 …………………………………………………………………… 233

十四、子宫脱垂 ……………………………………………………… 237

十五、专科技能实践要点 ………………………………………… 240

（一）会阴擦洗/冲洗 ………………………………………… 240

（二）阴道冲洗 ……………………………………………… 242

（三）会阴湿热敷 …………………………………………… 243

（四）阴道、宫颈上药 ……………………………………… 244

第三节　妇科初阶护士岗位专科胜任能力的评价方法及记录 …… 245

第四节　妇科高阶护士岗位专科胜任能力培训适用对象及岗位要求 …… 245

第五节　妇科高阶护士岗位专科胜任能力培训内容 ……………… 246

一、子宫瘢痕妊娠 ………………………………………………… 246

二、复合妊娠 ……………………………………………………… 250

三、子宫颈癌 ……………………………………………………… 254

四、子宫内膜癌 …………………………………………………… 260

五、卵巢肿瘤 ……………………………………………………… 264

六、妊娠滋养细胞肿瘤 …………………………………………… 268

七、子宫内膜异位症 ……………………………………………… 275

八、压力性尿失禁 ………………………………………………… 281

九、尿瘘 …………………………………………………………… 285

十、专科技能 ……………………………………………………… 289

（一）子宫托放置与取出 …………………………………… 289

（二）手法检测盆底肌力 …………………………………… 290

（三）盆底肌电生理评估 …………………………………… 291

（四）盆底肌生物反馈治疗 ………………………………… 292

（五）盆底肌电刺激 ………………………………………… 293

第六节　妇科高阶护士岗位专科胜任能力的评价方法及记录 …… 294

第五章　产科病人照护专题 ………………………………………… 295

第一节　产科初阶护士岗位专科胜任能力培训适用对象及岗位要求 …… 295

第二节　产科初阶护士岗位专科胜任能力培训内容 ……………… 296

一、早产 …………………………………………………………… 296

二、胎膜早破 ……………………………………………………… 300

三、前置胎盘 ……………………………………………………… 303

四、胎儿窘迫 ……………………………………………………… 307

五、多胎妊娠 ……………………………………………………… 311

六、妊娠期高血压疾病 …………………………………………… 315

七、妊娠期糖尿病 ………………………………………………… 322

八、妊娠期肝内胆汁淤积症 ……………………………………… 328

九、产后出血 ……………………………………………………… 332

十、分娩期护理 …………………………………………………… 341

十一、产褥期护理 ………………………………………………… 351

十二、母婴同室新生儿护理 …………………………………………………… 365
十三、专科技能 ………………………………………………………………… 371
　　（一）四步触诊法 ………………………………………………………… 371
　　（二）骨盆外测量 ………………………………………………………… 371
　　（三）宫高和腹围测量 …………………………………………………… 372
　　（四）胎心音听诊 ………………………………………………………… 372
　　（五）胎动计数 …………………………………………………………… 373
　　（六）徒手按摩子宫 ……………………………………………………… 373
　　（七）阴道检查 …………………………………………………………… 374
　　（八）新生儿断脐 ………………………………………………………… 375
　　（九）母乳喂养 …………………………………………………………… 375
　　（十）手工挤奶 …………………………………………………………… 376
　　（十一）奶杯喂养 ………………………………………………………… 377
第三节　产科初阶护士岗位专科胜任能力的评价方法及记录 ……………… 378
第四节　产科高阶护士岗位专科胜任能力培训适用对象及岗位要求 ……… 378
第五节　产科高阶护士岗位专科胜任能力培训内容 ………………………… 380
一、妊娠合并心脏病 …………………………………………………………… 380
二、胎盘早剥 …………………………………………………………………… 385
三、子宫破裂 …………………………………………………………………… 389
四、羊水栓塞 …………………………………………………………………… 395
五、脐带脱垂 …………………………………………………………………… 400
六、凶险性前置胎盘 …………………………………………………………… 404
七、HELLP 综合征 ……………………………………………………………… 409
八、双胎输血综合征 …………………………………………………………… 412
九、专科技能 …………………………………………………………………… 416
　　（一）胎心电子监测技术 ………………………………………………… 416
　　（二）正常分娩接产术 …………………………………………………… 416
　　（三）会阴切开缝合 ……………………………………………………… 417
　　（四）产道裂伤修复术（Ⅰ、Ⅱ度）…………………………………… 418
第六节　产科高阶护士岗位专科胜任能力的评价方法及记录 ……………… 419
参考文献 ………………………………………………………………………… 421

第一章 绪 论

第一节 概 述

《临床护理岗位胜任力培训丛书——妇儿科护理分册》是一本提高妇儿科护士岗位专科胜任能力的工具用书,为岗前培训期新护士、规范化培训期护士以及完成规范化培训后固定在某一临床专科开展护理工作的定科护士,提供符合妇产儿科护理岗位需求的培训教材。目前护士岗位管理和专科护理发展受到护理界广泛重视,护士执业上岗已经成熟,但如何界定护士独立上岗时机,如何界定护士在各临床专科具备管理危重病人的能力,哪些护理服务需要实施资质管理等问题仍困扰着医院。因此,护理管理者迫切需要明确各护理岗位所对应的护士资质及岗位培训内容与考核标准。Joint Commission International(JCI)医院评审标准是全世界公认的医疗服务标准,代表了医院服务和医院管理的最高水平,也是世界卫生组织认可的认证模式。该标准对临床专科护士资质准入管理中除应具备护士执业证书外,还需经过专项培训及考核获得专科技能及专科护理知识,具有相应专科胜任能力,获得相应的专项资质,才能独立实施相应专项护理服务。三级综合医院评审标准中也有关于护理岗位管理能级对应要求,实施护理人员分层级管理,制定与落实护理岗位职责,明确护理岗位设置、岗位职责、岗位技术能力要求和工作标准。为此,本书依据 JCI 医院评审和三级综合医院评审标准,结合妇产儿科病人的照护需求,对应岗前培训期新护士的基本岗位能力、规范化培训期护士的初阶专科胜任能力以及定科护士的高阶专科胜任能力要求、培训内容建模、培训实施、考核要求、岗位准入、资质要求分别予以阐述。本书以案例导入及护理思维过程为切入点,突出专科特点和新进展的疾病照护要点,并以专科技能流程图、插入 box 难点解释增加可读性,便于临床护士精准、便捷的快速获取所需资料指导实践。

护士的岗位专科胜任能力是指在某一临床护理岗位中,能够促使护士胜任本岗位工作并在该岗位上产生优秀工作绩效所需要的工作动机、个人特质、专业知识和技能、专业价值观等的行为能力和素质。素质是影响一个人工作成效的最深层的因素,是个人工作的动机和工作动力的体现,"素质"是较难培养的,主要用于护理人员的外部招聘和内部竞聘,是确定护理人员是否具有培养潜质、发展前途和能够长期合作的依据。本书用于岗前培训期新护士、规范化培训期护士、定科护士的岗位专科胜任能力的培训内容建模和培训模式,着重培养与提升护士胜任岗位工作的行为能力。根据岗前培训期新护士对职业价值观和工作动机尚未定型的特点,在培训模块上强化工作动机、职业价值观的培养;规范化培训期护士存在专业知识及技能不足与护士独立上岗要求的主要矛盾,在培训模块上予以强化基础专科理论和专科技能模块内容。定科护士具有一定的专业知识和专科技能,在培训模块上更需要强化评判性思维、急救能力、本专业新进展等模块内容。

全书包含绪论和专科疾病照护专题两部分,绪论分别阐述了新护士岗前培训、护士规范化培训和定科护士培训三个阶段培训内容建模、培训方法及评价;各阶段护士的资质要求及岗位准入,即被允许的护理服务范围及赋予的岗位。专科疾病照护专题以人为本,按儿科、新生儿科、妇科、产科分别阐述初阶专科胜任能力与高阶专科胜任能力的培训内容建模与培训模式,包括疾病护理理论、专科操作及技能、专科用药观察、专科常见风险识别与防范等内容。

第二节　护士岗前培训

护士在入科接受专科胜任能力培训前,需按要求完成法律、法规、医院相关制度、医院感染、医院文化及价值观等工作动机及职业价值观模块内容培训、护理基础理论、基本操作等相关专业性内容的培训,并通过相应考核后方可进入下一阶段专科胜任能力的培训。

一、岗前培训内容建模

护士岗前培训的内容模块包含工作动机及职业价值观模块、护理基础理论与基础技能模块、专科基础理论和专科基础操作模块。

根据培训模块提供部门不同又分为医院岗前培训、护理部岗前培训和科室岗前培训。医院岗前培训主要完成工作动机及职业价值观模块内容,是医院对新员工进行医德规范、医疗法规及医院文化、制度、流程等方面的综合性培训。护理部提供工作动机及职业价值观模块、护理基础理论与基础技能模块培训,是根据新入职护士培训大纲的要求,结合推进优质护理服务工作要求,开展新入职护士的基本理论知识及常见临床护理操作技术培训,使新入职护士能够具备良好的职业道德素养、沟通交流能力、应急处理能力和落实责任制整体护理所需的专业照顾、病情观察、协助治疗、心理护理、健康教育、康复指导等护理服务能力;增强人文关怀和责任意识。科室在侧重临床专科基础理论及专科基础操作的培训同时,提供科室相关文化及常见安全风险等内容,包含工作动机及职业价值观模块和护理专科基础理论和专科基础操作模块。

二、岗前培训方法及要求

(一)医院岗前培训具体内容及方法(表1-1)

1. 采用多媒体教学,现场授课、现身说法的模式进行集中化培训,培训时长为1周。

2. 要求工作衣帽鞋穿戴整洁、佩戴工作牌,刷卡签到,按规定区域入座。出勤情况计入当月考勤。如需请假,须书面形式交所在科室负责人同意后报人力资源部审核批准。

3. 相关部门现场培训结束后现场考核,采用笔试的形式,百分制计分,≥60分为考核通过。

4. 人力资源部根据培训期间课堂表现及考试成绩,对新员工培训进行考核。

5. 对培训缺勤或考试不合格的新员工,人力资源部督促其根据培训资料及时完成自主学习,并到相关部门进行补考,确保其通过考核后方可上岗。

6. 培训结束,由人力资源部对培训效果进行评估,根据员工的意见与建议,调整日后培训的方式和内容,增强培训的针对性和实效性。

表1-1 新员工医院岗前培训日程表

日期	时间	内容	培训方法
第一天	上午	医院组织架构、行政科室职能介绍	多媒体及实地介绍
	下午	职业观教育： 人生的理想、理想的人生； 我们为谁工作； 怎样成为一个好的临床医务工作者	多媒体
第二天	上午	法制教育： 医院廉政与行风建设； 预防职务犯罪； 医疗活动中的法律问题	多媒体及微电影
	中午	阶段笔试	
	下午	医院科研情况介绍；规范化培训介绍；医学教育相关事项	多媒体
	16:30	阶段笔试	
第三天	上午	JCI检查要点；病历书写、核心制度讲解	多媒体、实践
	下午	临床危急值管理；药物管理及安全使用	多媒体
	16:30	阶段笔试	
第四天	上午	质量改进与病人安全；医院信息化培训及安全；危机管理与新媒体策略	多媒体及信息化实践
	下午	六步爱心沟通法；医患关系与医患沟通；心理健康与压力管理	多媒体及工作坊
第五天	上午	医务工作者基本礼仪	实践操作
	下午	消防安全知识培训；水电气应急预案培训；医疗器械的使用与安全	多媒体与实践演练
	16:30	阶段笔试	
第六天	上午	医院感染预防与控制实践	多媒体
	11:00	阶段笔试	
	下午	CPR指南更新；院内紧急呼叫机应急处理	多媒体
第七天	上午	员工薪酬、医保、报销、出国等注意事项；	多媒体
	11:00	笔试（健康教育促进）	

（二）护理部岗前培训具体内容及培训方法（表1-2）

1. 培训采用多媒体教学，现场授课、实地演练的模式，培训时长为6.5d。

2. 按医院要求穿戴工作衣帽鞋穿戴整洁。

3. 每位新员工均需凭工作牌参加培训，并刷卡签到。

4. 提前15min到达指定地点，培训期间关闭手机。

表 1-2 新员工护理部岗前培训日程表

日期	时间	内容	培训方法
第一天	下午	欢迎新员工、护理团队及医院环境介绍；医院环境实地走	多媒体及实地介绍
第二天	上午	护士职业成长规划；护士成长经历分享；如何做一名好护士；如何应对工作压力	多媒体、病人体验活动
	下午	信息化培训、上机练习	多媒体及上机操作
第三天	上午	礼仪培训及实践	模拟场景练习
	下午	病人转运（含平车、滑板、轮椅、轴线翻身）操作与考核	多媒体及操作
第四天	上午	护理操作技能示范、操作练习（10项）	技能中心模型操作练习
	下午	依法执业与病人安全；病人突发事件的应急处理；护理不良事件上报及处理流程；病区风险管理	多媒体
		阶段理论考试	
第五天	上午	护理人员安全用药；血糖监测和胰岛素的使用；护理病历书写规范；检验标本采集、保存与运送	多媒体及实践练习
	下午	操作考试	
第六天	上午	护理程序；儿童照护与评估；常见抢救药物；化疗药物临床应用的安全问题	多媒体
	下午	礼仪考核	
第七天	上午	如何避免护患冲突；健康宣教技巧；核心制度要领解读	多媒体
	下午	四大专科运作流程介绍	多媒体
		阶段性理论考核	

5. 理论考核采用笔试的形式，百分制计分，≥60 分为考核通过。操作考核参照《护理技术评分标准》评价，百分制计分，≥60 分为考核通过。

6. 培训结束后由护理部组织理论和操作考核，培训课程及考核结果护理部统一记录到"个人技术档案"。

7. 对培训缺勤或考试不合格的新员工，护理部督促其根据培训资料及时完成自主学习，并统一安排进行补考，确保其通过考核后方可上岗。

（三）科室岗前培训具体内容及培训方法（表 1-3）

1. 培训采用多媒体教学，现场示范、临床实践等模式，培训时长为 5d。

2. 理论考核采用笔试的形式，百分制计分，≥60 分为考核通过。操作考核参照《护理技术评分标准》评价，百分制计分，≥60 分为考核通过。

3. 培训结束后通过科室组织的理论和操作考核，护士长填写表 1-4《岗前培训评价表》，存入《护士职业成长档案》；培训课程和考核结果由护士长记录到"个人技术档案"。

表 1-3　新员工科室岗前培训日程表

日期	时间	内容
第一天	上午	科室成员见面欢迎;科室介绍;科室工作规范培训
	下午	科室消防培训;科室常见安全护理知识培训
第二天	上午	科室工作规范培训(新病人接待、术前准备、手术病人接待、病人出院流程、医嘱处理、病人评估及记录)
	下午	操作培训及考核(非同步除颤、999/RRT 呼叫)
第三天	上午	科室常见仪器培训(床单位消毒仪、吸引器、耳温仪、电子血压计、喂食泵、镇痛泵、化疗泵、微量泵、下肢静脉泵、抢救车使用及物品放置)
		仪器常用操作考核(随机抽考 2 项)
	下午	科室专科理论及常见疾病护理
第四天	上午	院级常见规章制度培训(电子化疗泵给药规程、微量泵静脉限速给药管理、静脉输液管理制度、静脉药物渗出预防与处理规范、突发事件的处理、住院病人外出管理制度、停电、停水、停气应急预案、自伤自杀处理制度)
	下午	科室常见高危药品的使用与管理;十大抢救用药的使用与管理
第五天	上午	院级常见规章制度培训(病人跌倒 / 坠床防范管理制度、住院病人压疮防范管理制度、危重病人转运程序、危急值报告制度)
	下午	常见应急程序(窒息急救、低血糖救治流程、过敏性休克、癫痫、咯血等)
		培训理论考核

4. 对培训缺勤或考试不合格的新员工,护士长、带教老师督促其根据培训资料及时完成自主学习,并安排进行补考,确保其通过考核后方可上岗。

三、岗前培训评价及管理

新员工按要求完成医院、护理部及科室的岗前培训,掌握基本理论知识及常见临床护理操作技术,并通过相应的评价考核后,方可进入岗位专科胜任能力培训阶段。

（一）评价标准

岗前培训的评价标准为通过医院、护理部及科室的三级岗前培训内容建模考核要求,并取得相应的操作资质(如 CPR\ 微量法血糖仪操作资质),完成表 1-4《岗前培训评价表》。

（二）评价方法

1. 员工完成相应的理论和技能培训后,医院及护理部即在培训结束后组织新员工进行现场理论内容的笔试或阶段集中笔试。

2. 新员工技能考核根据内容分为培训现场考核项目和阶段集中考核项目两部分,培训现场考核项目由老师现场培训结束后即刻启动考核,阶段集中考核项目在所有技能培训结束后集中场地统一考核。

（三）管理要求

1. 新员工完成医院、护理部、科室三级岗前培训,全部理论和技能的考核合格(≥60分),培训期间出勤时间 >2/3,才能进入专科胜任能力的培训阶段。

表1-4　岗前培训评价表

岗前培训评价表

类别	□新进人员（○新毕业护士　　○有工作经验院聘护士）			
	□轮岗（含规范化培训）　　□转岗　　□返岗			
工号		姓名		
序号	培训内容		时间	培训老师签名
考核结果：　　□通过　　□补考通过				
主管签名： 　　　　　　年　月　日		员工签名： 　　　　　　年　月　日		

备注：

1. 本表单适用于科室培训。
2. 培训内容根据需要增加。
3. 该表单最后存入《护士职业成长档案》。

2.《岗前培训评价表》评价通过者护士长将该表单上交人力资源部，放入员工档案中存档。

3.《岗前培训评价表》评价通过者护士长将该表单存入科室《护士职业成长档案》中存档。

4. 护士长根据员工的意见与建议，调整日后培训的方式和内容，增强培训的针对性和实效性。

第三节　护士规范化培训

规范化培训期的护士初阶专科胜任能力培训，参照国家卫生健康委员会办公室印发的《新入职护士培训大纲（试行）》，并针对各护理单元疾病特点和护理需求，制定《临床护士规范化培训考核手册》和初阶专科胜任能力培训表单，确保规范化培训期护士掌握相应层级的护理能力，完成相应岗位的护理工作。护士可以独立完成已经通过培训的本专科常见病人的临床照护工作，在高年资护士的指导下应用护理程序为本专科危重病人提供持续的优质护理，并能应用评判性思维，尽力解决病人问题。

一、护士规范化培训内容建模

规范化培训期的护士初阶专科胜任能力培训内容模块主要为专业理论与技能模块：包括基础理论和基础操作、各专科常见疾病的护理要点及护理风险；各专科常见的专科技能、用药、检查及检验的相关知识及观察与护理。

二、护士规范化培训方法及要求

（一）培训方法

1. 采用理论知识培训和临床实践能力培训相结合的方式,常见方法有多媒体教学、现场授课、临床查房、操作示教、情景模拟、个案护理等模式。

2. 具体培训方法见表 1-5《护士规范化培训方法说明》。

表 1-5　护士规范化培训方法说明

培训内容	培训方法	具体说明
基础理论、基础知识、专科常见疾病护理要点;常见药物观察与护理;各专科常见检查及检验相关知识	多媒体教学	根据教学目标及教学对象的特点,通过教学设计,采用小班化 PBL 教学、集中 PPT 授课等形式,传授基础知识
	口头提问	利用晨会时间,采用模拟案例,开放式提问形式评估规培护士对理论的掌握程度,指导护士理论联系实际的方法
	床边教学	高年资护士床边宣教护理要点,规培护士观摩的培训模式,落实病人的相关护理措施
	案例分析	由带教老师提供一段背景资料,然后提问,要求规培护士依据一定的理论知识,提出解决问题的方法或意见。评估护士综合性评判能力
	PBL 教学	针对临床典型案例采用以规培护士为主体的小组,以问题为中心的讨论形式,在带教老师的参与和指导下,对案例进行讨论和学习的过程
	病人访谈	采用与病人的开放式提问模式,评估病人的实际病情,做好相关的健康指导
	ELEARNING教学	运用网络学习平台,采用在线教学模式,规培护士自主选择在线课程,在完成视频学习后需完成相应课后练习考核,方可获得学分
	三级查房	护士汇报病人病史及护理措施,护士长床边指导护士完善护理方案,传授知识,解决病人实际问题
	个案护理	针对临床实践中某个具有特殊意义的病历,进行临床探讨,总结护理经验
基础操作专科操作	现场示范	高年资护士床边操作示范,规培护士观摩的培训模式,落实病人的相关治疗工作
	视频学习	将临床常见操作制作视频,采用小班化集中视频播放形式,规范护士操作流程
	导入视频反馈的小组合作学习模式	在导师前期视频或现场演示教学后,通过小组练习时相互录像操作,以供自己观看反思与改进的教学方式。具体见培训方法实例演示
基础理论基础操作专科理论专科操作	情景模拟	利用科务会议时间,采用角色扮演形式,由护士分别扮演病人和护士的角色,模拟病人突发状况的应急处理方法,评估护士的理论及操作水平,达到提高护士评判性思维能力及应急处理能力的目的

3. 培训方法实例演示——导入视频反馈的小组合作学习模式（呼吸皮囊操作培训）

（1）培训对象：规范化培训期护士。

（2）培训目的：通过运用呼吸皮囊的操作视频或演示操作并配合实时讲解，结合导入视频反馈的小组合作学习模式，以发现呼吸皮囊操作流程中的个体化错误，及时纠正，确保呼吸皮囊的操作正确有效。

（3）培训方法

1）培训前准备

①物品：呼吸皮囊每个小组 1 个；操作视频光盘；光盘播放器；

②人员：教师自身准备，并做好演示操作的准备；

③规范化培训护士：10~15 人为宜，每 3~4 人为一小组。

2）培训流程

①激发初识：通过提问呼吸皮囊的 O_2 如何进入病人肺内和病人的 CO_2 如何排出体外，来了解护士对呼吸皮囊的理论及操作基础，激发护士的学习兴趣；

②播放标准视频：包括呼吸皮囊的检测及使用视频；

③分段讲解练习：对照视频，分段边看边讲解边练习，包括呼吸皮囊各部件结构及功能检测、气道开放方法、紧扣面罩的方法、挤压呼吸皮囊方法、辅助通气过程中病情观察；

④手机录影：分组练习，在练习过程中，由小组成员帮助相互录影，提高小组各成员练习的关注度，从而提高培训效率；

⑤自核纠错：操作者针对操作过程中自身存在的薄弱环节如面罩不紧扣、开放气道效果不佳等问题，通过观看比较标准视频和自身视频查找个人不足，及时改进；

⑥练习掌握：反复练习正确手法，直至掌握。

3）培训后反思总结及评价

①总结老师和护士的教学过程、护士参与程度及培训效果；

②征求护士的建议及意见，以便下次课程改进；

③关注护士在临床使用呼吸皮囊的熟练程度及有效度，检验呼吸皮囊培训的效果。

（二）培训要求

1. 规范化培训时间为 2 年，内科 / 外科系统各任选 1~2 个专科，每个专科培训 3~6 个月。急诊 / 监护室任选 1 个专科，每个专科培训 3~6 个月。培训期间累计请假时间≥3 个月者，需要补规范化培训。

2. 参加规范化培训的护士根据医院规范化培训计划和《临床护士规范化培训考核手册》要求规划自己的学习计划，并认真执行，按时完成各项考核。

3. 各护理单元制定本专科规范化培训期护士培训计划分阶段实施培训工作，并做好阶段评估和考核。规范化培训期护士每轮培训结束需完成个人小结。

4. 护士完成《临床护士规范化培训考核手册》全部培训内容后，需提交规范化培训总结，并通过护理部终期考核。

5. 操作考核按百分制成绩录入《临床护士规范化培训考核手册》；理论考核按百分制成绩或评价结果录入《临床护士规范化培训考核手册》。

6. 规范化培训期的护士除了完成轮转培训，还必须按要求完成初阶专科胜任能力的岗位培训。

三、护士规范化培训评价及管理

（一）评价标准

新护士达到基本的资质要求（CPR/便携式血糖检测仪操作/护士执业证书）后，通过表1-6《护士独立上岗能力评价表》评估后可独立上岗并开始规范化培训，在基本理论、基础知识、基本技能的全面提高的基础上，并按要求完成各专科表1-7《护士初阶专科胜任能力评价表》上内容的学习及考核，方可独立进行相应专科常见病人的临床照护工作。

（二）评价方法

1. 每月完成《临床护士规范化培训考核手册》及初阶护士岗位专科胜任能力评价表要求内容的学习及考核。

2. 出科考核：护士规范化培训轮转结束，通过该科室的出科理论及操作考核。

3. 终期考核：护理部在规范化培训结束后，统一组织考核。

（三）管理要求

1. 每名护士在每个科室需完成的培训 基础操作、基础理论、专科理论/专科操作、出科小结、出科考核、科室评价。其中"出科小结"由护士填写（出科前1周完成），其余由护士长/带教老师填写。

表1-6 护士独立上岗能力评价表

科室护士独立上岗能力评价表

序号	资质	符合	序号	胜任能力（侧重专科）	符合
1	护士执业证书		1	正确执行接送手术病人流程	
2	BLS证书		2	正确执行围手术期病人的评估与护理	
3	便携式血糖检测仪操作资质		3	正确执行各类引流管的护理	
			4	正确执行肠内肠外营养护理	
			5	正确操作喂食泵	
			6	正确操作镇痛泵	
			7	正确操作心电监护仪	
			8	正确操作除颤仪	
序号	其他特殊操作资质	符合	9	正确执行化疗药物给药规范	
			10	正确实施儿童评估与照护	
			11	正确执行临床输血规范	

结果：

□符合独立上岗要求

护士长签名： 时间：

表 1-7　护士初阶专科胜任能力评价表

病区护士初阶专科胜任能力评价表

工号		姓名			考核：□合格　　□不合格			
内容			Orientation	review	时间	签名	备注	
1	各专科轻症疾病病人实践要点						1 次 / 年	
2	专科技能						1 次 / 年	
3	特殊药物的使用及护理						1 次 / 年	
4	特殊检验相关知识						1 次 / 年	
5	特殊试验实践						1 次 / 年	
6								
7								

本岗位出勤　　月

主管签名：

年　　月　　日

员工签名：

年　　月　　日

2. 基础操作考核　入职后前 12 个月每个月至少考核 2 项，此后每月至少完成 1 项，百分制计分，要求≥60 分为合格，不合格者，重新培训考核至合格为止。全部项目考核合格，才能结束规范化培训。

3. 公共理论考核　每月至少考核 1 项，考核方式可采用理论试卷、现场提问等；结果可采用分值或结果（合格 / 不合格）记录。

4. 专科操作考核　每一个护理单元出科前必须全部完成，百分制计分，要求≥60 分为合格，不合格者，重新培训考核至合格为止。

5. 专科理论考核　每一个护理单元出科前必须全部完成，结果可采用分值或结果（合格 / 不合格）记录。

6. 出科考核　护士转科前，护士长 / 带教老师按要求完成出科考核；护士长结合岗位季度考评与护士整体情况，进行综合评价。

7. 规范化培训总结　由护士在规范化培训结束前 1 周完成并提交。

第四节　定科护士培训

一、定科护士培训内容建模

定科护士的高阶专科胜任能力培训是根据各护理单元疾病特点和护理需求，制定高阶专科胜任能力培训表单，确保定科护士全面掌握专科相关的理论、操作技能及风险，掌握专科领域新进展及抢救技能，具备管理本专科危重疑难病人的能力，完成相应岗位的护理工作。

定科护士的高阶专科胜任能力培训内容模块包括：本专科疑难、罕见、危重病人管理相关的专科理论与技能；专科能力模块：包括本专科新进展、安全文化、护士人文、职业素养等。

二、定科护士培训方法及要求

（一）培训方法

1. 定科护士的高阶专科胜任能力培训在初阶专科胜任能力培训方法的基础上，更突出护士专业内涵，实践能力及人文素养的培养，培训采用三级查房、工作坊、现场授课、案例讨论、跟医查房等模式随机开展。具体培训方法见表1-8《定科护士培训方法说明》。

表1-8　定科护士培训方法说明

培训内容	培训方法	具体说明
各专科复杂及疑难重症疾病及罕见疾病的护理要点及护理风险	跟医查房	每日责任护士跟随医生床边查房，听取医生病情分析，针对病人特殊情况，及时提供护理干预措施
	三级查房	选取重症病人病历，每周一次责任护士汇报病人病史及护理要点，责任组长补充护理措施，护士长分析和完善护理方案，共同解决病人实际问题
	案例讨论	针对特殊病种，通过教学设计，每月一次采用集中化PPT授课形式，采用讨论的形式探讨分析疾病特点及护理重点、难点
各专科特殊检查及检验相关知识；各专科特殊的专科技能；护士人文、职业素养、教学能力	多学科国际合作床边教学	聘请国外知名护理专家，多学科护士参与，采用集中教学和开放式提问相结合的形式，专人在病人床边集中演示培训后，现场逐个评估护士知识掌握情况。具体见培训方法实例演示
	现场授课	运用专科特殊使用的工具或仪器，由专人操作演示完成，要求在专人评估下护士能独立操作特殊技能
	工作坊	按小组分组形式，各组推举组长一名，在规定时间内组内人员按规范完成分配工作，以此来带动护士学习兴趣和主动性
	现场角色体验	采用角色互换的方法，体验病人的就医感受，注重护士的人文、职业素养培养
	教学能力演示	运用实物、标本、模型等媒体进行实际表演和示范操作，指导护士观察、分析和归纳，便于理解和掌握相关技能，提升护士教学能力
	查房能力演示	采用病史介绍、病人床前示范、体格检查、病历资料分析的系统性方法，围绕疾病特点、病人评估、护理重点难点方面进行详尽的讲解，提升护士查房能力
	循证护理	护士在护理活动过程中，善于发现问题，并用评判性思维寻求最佳的护理行为，以此提升护士科研思维

2. 培训方法实例演示——多学科国际合作床边查房

（1）培训对象：各级护士。

（2）培训目的：通过聘请国外知名护理专家，多学科护士参与，采用rounding和案例讨论形式进行国内外护理内涵及理念、照护和尊重、专科护理领域的进展及指南的交流，特别注重护理人文及职业素养培训与提高。

（3）培训方法

1）培训前准备

①培训参与人数在 20~30 人；

②采用主动报名，选取的方式选取 1 个科室为主查科室；

③参加人员提前通知，并了解案例的病情，提前做好预习工作；

④做好记录人员准备，护理部准备陪同人员，必要时准备翻译。

2）培训流程

①首先由主查科室护士长介绍科室的一般情况，包括科室收治范围、病人特点、科室专长、护理队伍情况、护理工作的特色及困难等；

②引导护理专家巡察病区，并逐一介绍；

③案例介绍、病人床边评估；

④病例讨论；

⑤存在问题发表不同观点；

⑥思考我们在病房管理、团队建设、病人照护方面中外之间的差异性，在差异中分析我们可学习及改进之处，进行改进。

3）培训后总结与行动：培训结束后所在科室进行总结，形成书面查房记录，整理收获与改进点。制定下一步改进行动计划。

（二）培训要求

定科护士在 1 年内有计划完成高阶专科胜任能力评价表的要求内容的学习，并参加通过科室组织的相关内容考核。考核不及格者需要反复学习直至通过考核。

三、定科护士培训评价及管理

（一）评价标准

要求在护士初阶专科胜任能力的基础上，每年按要求完成各专科表 1-9《护士高阶专科胜任能力评价表》上内容的学习，掌握本专科系统复杂及疑难重症疾病及罕见疾病的护理、特殊的专科技能以及护士人文、职业素养的培养，并通过考核，具备化疗、儿童管理、中深度镇静等特殊专科资质要求，具备独立进行危重病人及疑难疾病病人的临床护理照护。

（二）评价方法

规范化培训完成后的护士及专科定科的在职护士根据各专科《护士高阶专科胜任能力评价表》上内容，护士长每年采用口头提问、观察法、日常工作评价或理论考核等方式，通过考评则项目空格内打"√"，如考核未通过，循环再培训，直至考核通过。护士岗位专科胜任能力口头考核按结果（通过/不通过）记录；理论知识考核，以百分制计分，要求≥60 分为通过。

（三）管理要求

1.《护士独立上岗能力评价表》由护士长进行评价，评价通过者将该表单存入科室《护士职业成长档案》中存档。

2.《护士初阶专科胜任能力评价表》由护士长进行评价，评价通过者将该表单存入科室《护士职业成长档案》中存档。

3.《护士高阶专科胜任能力评价表》由护士长进行评价，评价通过者将该表单存入科室《护士职业成长档案》中存档。

表 1-9 护士高阶专科胜任能力评价表

病区护士高阶专科胜任能力评价表

工号		姓名		考核:□合格 □不合格				
内容			Orientation	review	时间	签名	备注
1	各专科疑难重症疾病病人实践要点						1次/年
2	各专科复杂及罕见疾病病人实践要点						1次/年
3	各专科急救处理流程						1次/年
4	特殊检查的临床意义及护理						1次/年
5	特殊专科技能						1次/年
6	特殊药物的护理						1次/年
7							

本岗位出勤 月

主管签名:	员工签名:
年 月 日	年 月 日

（王华芬）

第二章 儿科病人照护专题

第一节 儿科初阶护士岗位专科胜任
能力培训适用对象及岗位要求

（一）适用对象

规范化培训阶段的护士、有工作经验新入科护士。

（二）岗位要求

掌握儿科基本理论、基础知识、基本技能，完成《初阶护士岗位专科胜任能力评价表》上内容的学习及考核，见表2-1。能正确执行科室内常规作业和各项护理技术。具备本专科基础临床护理能力，能独立完成一般轻症病人的照护。

表2-1 初阶护士岗位专科胜任能力评价表

工号		姓名		科室			
内容			考核：1合格 2不合格		时间	签名	备注
1	肥胖						
2	急性上呼吸道感染						
3	支气管肺炎						
4	儿童惊厥						
5	病毒性脑炎						
6	病毒性心肌炎						
7	手足口病						
8	腹泻						
9	血小板减少性紫癜						
10	肾病综合征						
11	急性肾小球肾炎						
12	肠套叠						
13	水痘						
14	专科技能						
	静脉输液						

续表

内容	考核：1 合格　　2 不合格	时间	签名	备注
静脉采血				
氧气雾化吸入				
口鼻腔吸痰术				
口服给药				
更换引流袋				
儿童心肺复苏				

本岗位出勤　　月

主管签名： 　　　　　　　　年　　月　　日	员工签名： 　　　　　　　　年　　月　　日

第二节　儿科初阶护士岗位专科胜任能力培训内容

一、肥胖

案例导入及思维过程

　　患儿，男，11岁，近1个月活动后易累。食欲较前增加，体重增加快，活动后气短、心悸，为进一步检查来院就诊。大小便正常，偶有睡眠呼吸暂停和睡眠打鼾现象。小学时期体检评价为轻度肥胖，升入初中之后，因肥胖害羞，总在家里、不愿参加活动。父母都是本科毕业，想控制孩子饮食，但祖母溺爱，不让控制饮食，认为胖就是健康。近两年祖母才意识到孙子太胖，只是让他多活动，仍未控制饮食。症状表现：身体脂肪积聚以腹部、臀部最为显著，下肢肥胖，活动时气短腿痛，常有疲劳感，食欲旺盛，喜食淀粉类甜食及西式快餐。体格检查：身高140cm，体重59kg，T 36.8℃，P 90次/min，R 26次/min，BP 120/80mmHg。三头肌皮褶厚度超过15mm，BMI=30.1kg/m²。辅助检查：血清甘油三酯增高，为4.45mmol/L；总胆固醇升高，为8.45mmol/L；血糖增高，为6.45mmol/L；肝脏超声波提示脂肪肝，诊断为"肥胖症"。经营养科与儿童保健科共同制定方案，给予饮食结构调整和制定运动方案，心理支持治疗后出院并定期随访。

　　案例护理思维过程见图2-1。

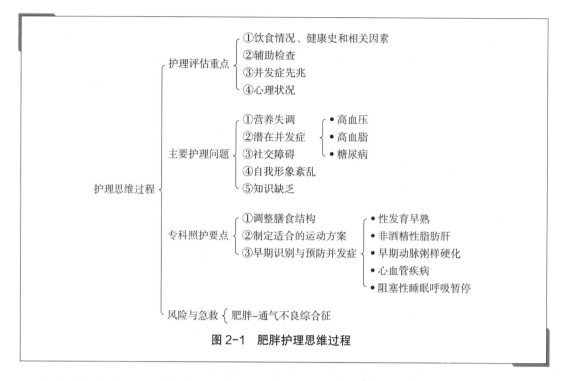

图 2-1　肥胖护理思维过程

【疾病概述】

儿童肥胖症是由于能量摄入长期超过人体消耗,使体内脂肪过度积聚、体重超过一定范围的一种营养障碍性疾病。在肥胖患儿中95%~97%属于单纯性肥胖。

1. 主要病因

(1)遗传因素:是重要因素,但不是决定因素。肥胖双亲的后代发生肥胖者高达70%~80%;双亲之一肥胖者后代肥胖发生率为40%~50%;双亲正常的后代发生肥胖者仅为10%~14%。

(2)环境因素:社会环境因素和家庭环境因素,社会环境传统的健康观念影响对肥胖防控的认知和具体措施的实施;家庭环境受家庭成员文化程度等因素影响,及其母亲孕期营养和儿童早期营养状况也是超重肥胖的影响因素。

(3)个人因素:饮食因素、体力活动相关因素、心理因素,在肥胖遗传易感性存在的情况下,95%以上的肥胖发生与能量过度摄取和(或)能量消耗不足相关的生活方式有关。

(4)疾病引起继发性肥胖:原发性疾病病因明确。

2. 主要临床表现

(1)体重明显超过标准者,皮下脂肪肥厚,分布均匀,腹部偶尔可见白色或紫色条纹。

(2)骨龄发育正常或超过同龄儿,性发育提前。

(3)严重肥胖者:哮喘、睡眠呼吸暂停综合征;血脂异常;糖代谢异常;心理障碍。

3. 诊疗原则　由于患儿处在特殊的生长发育阶段,因而儿童肥胖的治疗与成年人肥胖的治疗不同,各种治疗措施应在不影响患儿生长发育的前提下进行。应采取控制饮食,加强运

> 2岁以上儿童和青少年肥胖标准体质指数(body mass index,BMI)=体重(kg)/[身高(m)]^2,BMI≥25kg/m^{2}为超重,BMI≥30kg/m^{2}为肥胖。

动,消除心理障碍,配合药物治疗的综合措施。

【护理评估】

1. 健康史及相关因素 询问患儿饮食习惯、饮食量、每日运动量和时间、近期治疗史及其效果;有无肥胖家族史;有无下丘脑、垂体炎症、肿瘤或创伤;有无引起肥胖内分泌疾病和遗传综合征;单基因突变或染色体异常等。

2. 症状体征 评估患儿运动后气短、心悸情况、观察患儿动作是否笨拙、易疲劳;心理上有无压抑、自卑、胆怯或孤独的感受。

3. 辅助检查 血清甘油三酯、胆固醇增高;BMI ≥ 25kg/m²;有高胰岛素血症;血中生长激素水平减低;血压、血糖增高;皮下脂肪丰满且分布均匀;内分泌检查对明确诊断和指导治疗均有重要意义。

【护理问题】

1. 营养失调:高于机体需要量 与摄入高能量食物过多或运动过少有关。

2. 社交障碍 与肥胖造成心理障碍有关。

3. 自我形象紊乱 与肥胖引起自身形体改变有关。

4. 知识缺乏:患儿及家长缺乏合理营养的认知。

5. 潜在并发症:高血压、高血脂、糖尿病。

【照护要点】

1. 每周定时测量身高、体重并记录,以维持体重不增且促进身高持续线性增长为饮食治疗的最终目的。

2. 调整膳食结构,培养良好的饮食习惯,患儿每日摄入的能量必须低于机体消耗的总能量。多采用低脂肪、低碳水化合物和高蛋白、高膳食纤维的食物。蛋白质的供给不宜少于每日 1~2g/kg。

3. 根据个体差异制定适合的运动方案,应遵循选择安全、有趣、易坚持、能有效减脂的运动方式。运动量以循序渐进、运动后轻松愉快、不感疲劳为原则。一般推荐的活动有散步、慢跑、快走、跳绳、打篮球、踢球、游泳等。

4. 不宜使体重骤然减轻,开始只要求制止体重速增,以后可使其逐渐下降至超过该年龄正常体重范围 10% 左右时,即不需严格限制食物。

5. 让患儿充分参与制定饮食控制和运动计划,提高他们坚持控制饮食和运动锻炼的兴趣。

6. 定时监测血糖、血压变化,控制血糖、血压在正常范围。

7. 引导肥胖患儿正确认识自身体态改变,帮助其对自身形象建立信心,消除因肥胖带来的自卑心理,鼓励其参与正常的社交活动。

【健康教育】

1. 向患儿及家长宣教肥胖的危害,树立正确的儿童营养与健康观念避免营养过剩,鼓励患儿树立信心。

2. 定期监测儿童的生长发育,采用体重 / 身高或 BMI/age 标准筛查超重和肥胖儿童,应视为儿童保健的常规预防工作,定期门诊随访。

3. 注意观察是否有并发症发生,患儿的血脂和血糖定期检验。

4. 注意观察生长发育变化,如性发育早熟等。

5. 定期来院复查。

【风险与急救】

1. 肥胖 – 通气不良综合征的诊断标准

（1）主要指标：低氧血症；发绀；肺通气功能下降；有睡眠呼吸暂停和睡眠打鼾现象。

（2）次要指标：严重肥胖；用力时气短；心悸；不能平卧。

根据主要指标 1 项，次要指标 2 项以上可初步诊断。

2. 肥胖 – 通气不良综合征的护理

（1）卧床休息，取头高位，低浓度氧气吸入。

（2）严密监测生命体征的变化。避免使用高浓度氧，以免加重肺泡通气不良。

（3）定期监测血脂、血糖、血压和体重变化。

（4）严格控制饮食，减轻体重，才能出现明显疗效，使心肺功能得以改善。

（5）当饮食及运动疗法未能奏效时，可采用药物辅助治疗。

（6）任何方法无效时，谨慎选择减重手术治疗。

二、急性上呼吸道感染

案例导入及思维过程

患儿，男，5 岁，因"发热 2d，惊厥 1 次，腹泻 1d"收治入院。2d 前无明显诱因出现发热，体温在 38~39℃之间，用退热药可退，但仅可维持 4h 左右，主要表现为鼻塞、流涕等鼻咽部症状，体检可见咽部充血、淋巴滤泡，扁桃体轻度肿大。入院前 1d 输液过程中患儿突然出现惊厥，表现为双眼凝视，手足强直，经过刺激人中和用药后缓解，醒后意识清。同时开始出现呕吐、腹泻及烦躁不安。入院后体格检查：T38℃，R20 次 /min，抱入病房，神志清，面色正常。咽红，颈软，双肺呼吸音粗，无干湿啰音，心腹触诊正常。辅助检查：WBC 11.2 × 10⁹/L，N70%，L 28%，PLT 180 × 10⁹/L，尿常规、肝肾功能正常，食物和吸入过敏原测试阴性。诊断为"急性上呼吸道感染、高热惊厥"。经头孢美唑静滴抗感染、利巴韦林静滴抗病毒、磷酸奥司他韦口服抗病毒、高热时口服布洛芬等对症、支持治疗后治愈出院。

案例护理思维过程见图 2-2。

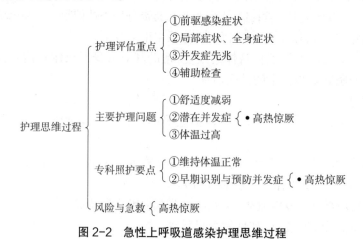

图 2-2　急性上呼吸道感染护理思维过程

【疾病概述】

急性上呼吸道感染（acute upper respiratory infection，AURI）指鼻腔、咽或喉部急性炎症的总称，简称上感，俗称"感冒"，是儿童时期最常见的疾病。

1. 主要病因

（1）各种细菌和病毒均可引起，但90%以上为病毒所致，主要有鼻病毒、呼吸道合胞病毒、流感病毒、副流感病毒等。

（2）病毒感染后可继发细菌感染，最常见的是溶血性链球菌，其次为肺炎球菌等，肺炎支原体也可引起感染。

2. 主要临床表现

（1）一般类型上感潜伏期常于受凉后1~3d出现症状；轻症患儿主要表现为鼻咽部症状，如鼻塞、流涕、喷嚏、干咳、咽痒、咽痛等，3~4d痊愈。体检可见咽部充血、淋巴滤泡，扁桃体可肿大；重症表现为全身症状，尤其婴幼儿起病急，多有高热，体温可高达39~40℃，常伴呕吐、腹泻、烦躁不安，甚至高热惊厥。

（2）流行性感冒简称流感，由流感病毒、副流感病毒引起，起病初期传染性最强。呼吸道症状可不明显，全身症状重，表现为发热、头痛、全身乏力。

（3）疱疹性咽峡炎主要由柯萨奇A组病毒引起，夏秋季好发。起病急骤，临床表现为高热、咽痛、流涎、胃纳差等。体检可见咽部充血，咽部黏膜可见灰白色疱疹，周围有红晕。

（4）咽结膜热常见于腺病毒（3、7型）感染。春夏季节多见，大于3岁儿童多见。症状为高热、咽痛、眼痛流泪、咽部充血、结膜充血及耳后淋巴结肿大，病程为1~2周。

3. 诊疗原则

（1）一般治疗：注意休息；保持良好的周围环境；多饮水和补充维生素C等。

（2）抗感染治疗：大多数上感由病毒引起，可用利巴韦林口服或静脉点滴，流感病毒感染可用磷酸奥司他韦口服。细菌性上呼吸道感染可选用抗生素治疗，常选用青霉素类、头孢菌素类及大环内酯类抗生素。咽拭子培养阳性结果有利于抗菌治疗。

（3）对症治疗：高热可口服对乙酰氨基酚或布洛芬。有高热惊厥史者，要预防再次惊厥，可予以镇静、止惊等处理。

【护理评估】

1. 健康史及相关因素　病前有无呼吸道、消化道或皮肤感染史，新生儿应询问生产史、脐带感染史。

2. 症状体征　观察生命体征、面色、精神状态、头痛、呕吐、惊厥。

3. 辅助检查　病毒分离和血清学检查可明确病原菌，咽拭子培养可发现致病菌。

【护理问题】

1. 舒适度减弱　与咽痛、鼻塞与上呼吸道炎症有关。

2. 体温过高　与上呼吸道感染有关。

3. 潜在并发症：高热惊厥。

【照护要点】

1. 保持室内空气清新，但应避免空气对流，以减少空气对呼吸道黏膜的刺激。

2. 提高患儿舒适度，保持口腔清洁，咽部不适者可给予雾化吸入或口服润喉含片。

3. 体温超过 38.5℃,应给予药物降温,并随时观察生命体征变化。

4. 患儿测体温宜选择合适的部位,肛温适用于 1 岁以内婴儿,发热标准为 >38℃ ；腋温适用于 1~4 岁小儿,发热标准为 >37.2℃ ；口温适用于 4~5 岁以上,发热标准为 >37.5℃。测不同部位之间的体温计不能混用,测耳温虽快速方便但对婴儿准确性不高。

5. 观察咳嗽性质及神经系统症状,经常检查口腔黏膜溃疡及皮疹的出现。

6. 高热护理注意事项

（1）有高热惊厥史者应尽早给予处置。糖皮质激素不能作为退热剂用于儿童退热。

（2）冷敷或温水擦浴虽能降低体温,但并不改善痛苦程度,反而因刺激血管舒缩和干扰体温调节中枢而更加不适。

（3）除非得到医生特别指示的高热情况,否则不推荐用温水擦浴来退热。

（4）发热的儿童不应穿着过多或过少。

（5）如发热期间需要洗澡,应该提前服用退热药降低体温,以避免患儿的颤抖和不适。

> 根据最新指南,退热药物首选对乙酰氨基酚和布洛芬,不推荐两者联合用药,解热镇痛药不能有效的预防高热惊厥发生。

（6）禁止使用含酒精的液体擦身,以免经皮肤吸收。

7. 做好用药护理,使用青霉素等抗生素时,注意观察有无过敏反应发生；使用退热药物后应注意多饮水,以免大量出汗引起虚脱；高热惊厥的患儿使用镇静剂时,应注意观察止惊的效果及药物不良反应。

8. 给予易消化和富含维生素的清淡饮食,少量多餐,必要时静脉补充营养和水分。

【健康教育】

1. 急性期应卧床休息,保持病室安静。患儿发热期间,照顾的重点,是让患儿感觉舒适。

2. 发热会增加身体对水分的消耗和需要,保证足够的液体摄入,6 个月以内的孩子多喂奶,6 个月以上的孩子建议多喝水。

3. 出汗后及时更衣,注意保暖。穿衣服也要适量,不要给孩子穿太多太厚的衣物,不提倡因为发热给患儿太多衣被捂汗。

4. 平时加强患儿营养,合理喂养。注意生活规律,避免劳累,适当运动以增强身体抵抗力,避免出现复发。

5. 在气候骤变时,根据天气变化及时增减衣物。

6. 家庭预防季节性流感要点:勤洗手、勤洗头、勤洗澡、勤刷牙漱口；不要用手抠鼻、抠牙。

7. 定期来院复查,有下列情况时指导其不能进行预防接种。

（1）空腹、血糖过低的患儿,可引起严重反应。

（2）有活动性肺结核、活动期风湿症、过敏性疾病,或者患有高血压、肝炎、肾炎等症状的患儿。

（3）荨麻疹、支气管哮喘等过敏性疾病的患儿。

（4）患有皮肤病的患儿。

（5）正在感冒发热的患儿。

（6）脑或神经系统发育不正常,有脑炎后遗症、癫痫病的患儿,不宜注射乙脑和百日咳疫苗。

（7）有免疫缺陷的患儿。

【风险与急救】

1. 高热惊厥的定义　指小儿在呼吸道感染或其他感染性疾病早期,体温升高≥39℃时发生的惊厥,并排除颅内感染及其他导致惊厥的器质性或代谢性疾病,再发风险为30%~40%,多在病后一年内复发。

2. 高热惊厥的护理

（1）高热时及时给予物理降温或药物降温,加强巡视,密切观察体温的变化。

（2）发作时立即让患儿平卧,头偏向一侧,将舌轻轻向外牵拉。

（3）将缠有纱布的压舌板或开口器放入上下臼齿间,以防舌咬伤,同时清除呼吸道分泌物,保持呼吸道通畅。

（4）给予吸氧,备好吸痰器急救药品等,配合医师实施抢救。

（5）保持静脉通路通畅,以便遵医嘱迅速给药。

（6）注意安全,安装床栏,必要时给予约束带约束。

（7）保持安静,减少一切不必要的操作及刺激。

> 1. 发病时年龄越低(<1岁半)。
> 2. 起始发作时为低热。
> 3. 发热至发作时间越短(<1h)。
> 4. 父母有热惊病史。
>
> 若全未具备,2年内复发概率为14%;具备1、2、3、4项风险因素,则再发率分别为20%、30%、60%、70%。

三、支气管肺炎

案例导入及思维过程

患儿,男,22个月,因"发热、咳嗽5d,气促2d"收治入院。入院前5d无明显诱因下出现发热、咳嗽,体温波动在38.6~39.1℃,呈阵发性咳嗽,有痰不易咳出,伴有流涕、鼻塞。在当地医院诊断为"上感",给予小儿柴桂退热颗粒退热处理。入院前2d,患儿咳嗽渐加重,伴有喘憋,咳嗽时有痰液咳出,痰液黏稠、色黄。入院后体格检查:T39.5℃,P131次/min,R45次/min。面色略苍白,精神萎靡,咽部充血,口周发绀,鼻翼扇动,有轻度的三凹征。心音低钝,心律齐,腹平软,肝肋下2cm。听诊双肺可闻及较密集中细湿啰音,肠鸣音正常。辅助检查:WBC 14×10^9/L,CRP 15mg/L,肺炎支原体抗体弱阳性。胸片显示:双肺纹理增多,右肺纹理模糊,右肺中上野密度增高,炎症可能。诊断为"支气管肺炎、肺炎支原体感染"。病程中患儿无腹泻,无寒战,无皮疹,无抽搐。经头孢美唑抗感染、阿奇霉素抗支原体,氨溴索祛痰,甲泼尼龙琥珀酸钠抗炎,雾化吸入等对症治疗后治愈出院。

案例护理思维过程见图2-3。

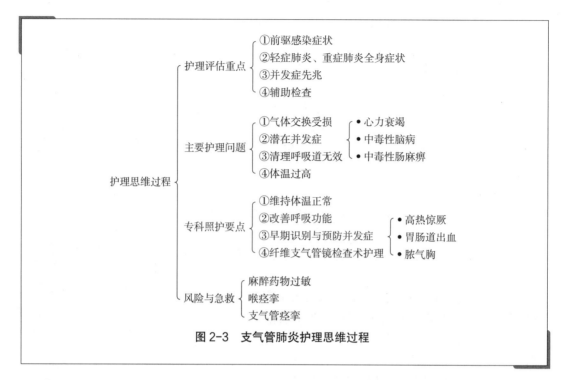

图 2-3　支气管肺炎护理思维过程

【疾病概述】

肺炎（pneumonia）是指不同病原体及其他因素（如羊水吸入、过敏等）所引起的肺部炎症。临床上以发热、咳嗽、气促、呼吸困难和肺部固定湿啰音为主要表现。

1. 主要病因

（1）病毒感染以呼吸道合胞病毒最多见，其次是人鼻病毒、副流感病毒等。

（2）细菌感染以肺炎链球菌多见，其他有流感嗜血杆菌、金黄色葡萄球菌等。

（3）近年来，肺炎支原体、衣原体及流感嗜血杆菌肺炎日渐增多。肺炎链球菌、金黄色葡萄球菌和流感嗜血杆菌是重症肺炎的主要病因。

2. 主要临床表现　本病 2 岁以下的婴幼儿多见。起病大多较急，发病前数日多数患儿有上呼吸道感染。

（1）主要症状

1）热型不一，多数为不规则热，亦可为弛张热或稽留热，新生儿、重度营养不良儿可不发热或体温不升。

2）咳嗽较频繁，初为刺激性干咳，以后有痰，新生儿、早产儿可仅表现为口吐白沫。

3）呼吸增快，多在发热、咳嗽之后出现。重者可有鼻翼扇动、点头呼吸、三凹征、唇周发绀。

（2）全身症状表现为食欲减退、精神不振、烦躁不安，轻度腹泻或呕吐。

（3）重症肺炎由于严重的缺氧及毒血症，除呼吸系统改变外，可发生循环、神经和消化等系统功能障碍。

3. 诊疗原则　采用综合的治疗措施，原则是控制炎症，改善通气功能，对症治疗，防止和治疗并发症。

（1）明确为细菌感染或病毒感染继发细菌感染者，根据不同病原体选用抗生素，原则为：根据病原菌选用敏感药物；早期治疗；联合用药；选用渗入下呼吸道浓度高的药物；足量、足疗程。重症宜静脉给药。

（2）病毒感染者,应选用利巴韦林口服或静脉点滴,或干扰素等抗病毒药物。

（3）有缺氧症状时应及时吸氧;发热、咳嗽、咳痰者,给予退热、祛痰、止咳,保持呼吸道通畅;喘憋严重的患儿可用支气管解痉剂;腹胀伴低钾的患儿及时补钾;中毒性肠麻痹者,应禁食和胃肠减压等,纠正水电解质、酸碱平衡紊乱。

（4）中毒症状明显或严重喘憋、脑水肿、感染性休克、呼吸衰竭的患儿,可短期应用糖皮质激素。防治心力衰竭、中毒性肠麻痹、中毒性脑病等,积极治疗脓胸、脓气胸等并发症。

【护理评估】

1. 健康史及相关因素　评估患儿发热的时间、程度及诱因、伴随症状等;评估生命体征、意识状态、有无发绀。

2. 症状体征　评估咳嗽的发生时间、诱因、性质、节律、与体位的关系、伴随症状、睡眠等;评估咳痰的难易程度,观察痰液的颜色、性质、量、气味和有无肉眼可见的异常物质等。

3. 辅助检查　了解痰液直接涂片和染色镜检（细胞学、细菌学、寄生虫学检查）、痰培养和药物敏感试验等检验结果。

【护理问题】

1. 气体交换受损　与肺部炎症有关。

2. 清理呼吸道无效　与呼吸道分泌物过多、黏稠,患儿体弱、无力排痰有关。

3. 体温过高　与肺部感染有关。

4. 营养失调:低于机体需要量　与摄入不足、消耗增加有关。

5. 潜在并发症:心力衰竭、中毒性脑病、中毒性肠麻痹。

【照护要点】

1. 改善呼吸功能,避免剧烈哭闹,减少氧的消耗。

2. 床头抬高 30°~60°,取半坐卧位。

3. 根据缺氧程度遵医嘱选择不同给氧方式。烦躁、口唇发绀等缺氧患儿应及早给氧,以改善低氧血症。

4. 进食有困难者,可按医嘱鼻饲或静脉补充营养。鼓励患儿多饮水利于呼吸道黏膜湿润。

5. 保持呼吸道通畅,及时清除鼻腔分泌物,必要时吸痰。

6. 注意观察患儿神志、面色、呼吸、心音、心率等变化。有高热惊厥史或出现极度烦躁、肌张力突然增加、体温骤升及面色剧变等高热惊厥先兆症状者,应尽快降温。

7. 对重症患儿应准确记录 24h 出入量。严格控制输液速度,以免发生心力衰竭。

8. 观察有无腹胀、肠鸣音是否减弱或消失、呕吐的性质、是否有便血等,以便及时发现中毒性肠麻痹及胃肠道出血。

9. 如患儿病情突然加重,出现剧烈咳嗽、呼吸困难、烦躁不安、面色青紫、胸痛及一侧呼吸运动受限等,提示出现了脓胸、脓气胸,应及时报告医师并配合胸腔穿刺或胸腔闭式引流。

10. 纤维支气管镜检查术已成为儿科呼吸疾病诊治中安全、有效和不可缺少的手段。术中、术后的全面监测及呼吸管理特别重要。开展此项工作应强调医疗安全,包括设施与仪器的配备、人员的准入、各项规章制度的制定及严格执行。

（1）术前向家长做好宣教,采集 DIC 标本,外周留置静脉留置针。按医嘱术前禁食 6h、禁水 3h,以免术中呕吐发生意外。护士需湿润患儿鼻腔以减轻纤维支气管镜对鼻腔黏膜的刺激。术前确认纤维支气管镜的功能完好,将术中使用药物的顺序依次排开并贴好标识。

（2）术后平卧、吸氧 3h,加强观察;未完全清醒前头偏向一侧,保持呼吸道通畅,继续禁食、禁水;清醒 2~3h 后少量饮水,无呛咳可恢复正常饮食。

（3）纤维支气管镜检查术后常见的并发症和处理措施

1）黏膜出血:为最常见并发症,可表现为鼻出血或痰中带血。少量出血一般可自止;少数患儿可引起大咯血,甚至气道堵塞、窒息死亡,应及时抽吸积血确保气道通畅;应用止血药物。

2）喉头水肿或喉痉挛:立即吸氧;给予抗组胺药,或静脉给予糖皮质激素;严重者出现喉痉挛应立即用复苏器经口鼻加压给氧,进行急救。

3）支气管痉挛:给予支气管扩张药吸入;哮喘病史者更需注意,重者应预防性用阿托品。

4）纵隔气肿或气胸:多发生于支气管、肺活检后或肺内病变严重的患儿。少量气胸无需特殊处理但要严密观察;气体多或抽出后又很快产生者,需行胸腔闭式引流。

5）紫绀或缺氧:术后继续吸氧,密切观察生命体征。

【健康教育】

1. 指导患儿培养良好的饮食和卫生习惯。经常户外活动,增强体质,改善呼吸功能。

2. 定期健康检查,按时预防接种。婴幼儿应少去人多的公众场所,尽可能避免接触呼吸道感染患儿。

3. 有营养不良、佝偻病、贫血及先天性心脏病的患儿应积极治疗,增强抵抗力,减少呼吸道感染的发生。

4. 根据气温适当增减衣物,保持皮肤清洁、避免汗腺阻塞,要勤擦浴,勤换衣服。

【风险与急救】

1. 麻醉药过敏

（1）诊断标准:可能会出现低血压和短暂的呼吸暂停,这与药物剂量、术前用药或使用其他药物有关。偶尔发生低血压,经常发生轻微躁动。

（2）麻醉药过敏的护理

1）伴高热的患儿及时给予物理和药物降温。

2）偶尔发生低血压时需减慢给药速度,必要时用血管收缩药给予治疗。

3）患儿表现为烦躁者给予镇静、止痛,尽量不用拮抗剂。

4）神志不清者做好安全护理、保持呼吸道通畅,饮食护理及生活护理。

2. 喉痉挛

（1）诊断标准:经过声门强行进入、支气管镜过粗或技术不熟练反复粗暴抽插支气管镜均可造成喉头水肿、喉痉挛。

1）突发呼吸困难和吸气性喉鸣,伴手足乱动,冷汗淋漓,面色苍白或青紫,口唇紫绀,似有窒息的危险,但深呼吸后症状可消失。

2）发作持续时间短,可一夜频发多次也可仅发一次后不再复发,醒后犹如平常。喉镜下无异常表现。

（2）喉痉挛的护理

1）出现呼吸异常时及时给予吸氧,给予抗组胺药。

2）静脉给予糖皮质激素,有抗炎和抑制变态反应等作用,能及时减轻喉头水肿,缓解喉梗阻。

3）严重者出现喉痉挛应立即用复苏器经口鼻加压给氧,进行急救。

3. 支气管痉挛

（1）诊断标准：可由麻醉药物、BAL、操作不当和患儿过敏体质等多种因素引发。

1）听诊双肺哮鸣音或呼吸音消失。

2）气道阻力增加，血氧饱和度下降。

（2）支气管痉挛的护理

1）术前应用阿托品可有效预防，阿托品可以降低气道阻力，降低气道反应性。

2）提高吸氧浓度，面罩加压给氧。

3）对症支持治疗，纠正缺氧和二氧化碳蓄积，维持水电解质酸碱平衡。

四、儿童惊厥

案例导入及思维过程

患儿，男，11月龄，因"发热1d，抽搐1次"收治入院。入院前1d患儿无明显诱因出现发热，热型不规则，体温高达38.9℃，并伴有抽搐，表现为双眼上翻凝视，双手握拳，口唇青紫，呼之不应，四肢强直抽动，无大小便失禁，持续1~2min缓解，急送至医院急诊入院。患儿自发病起精神、吃奶、睡眠欠佳。查体：T39.4℃，P150次/min，R70次/min，BP79/50mmHg，双肺呼吸音粗，未闻及明显啰音，双侧瞳孔等大等圆，直径0.25cm，对光反射（+），颈抵抗（−），生理反射存在，病理反射未引出。血常规：WBC 8.40×10^9/L，PLT 316×10^9/L，HB113g/L，L47.8%，N46.3%，血清钙2.38mmol/L，惊厥时24h动态脑电图示阵发性高波幅慢节律，诊断为"上呼吸道感染、高热惊厥"。经地西泮、苯巴比妥钠解痉，对乙酰氨基酚退热、头孢吡肟、甲泼尼龙琥珀酸钠抗感染等对症、支持治疗后治愈出院。

案例护理思维过程见图2-4。

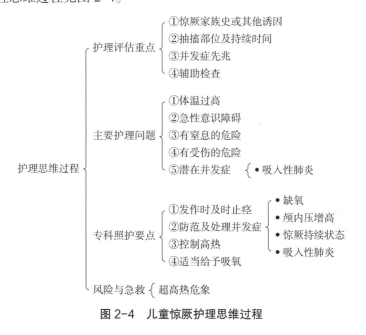

图2-4 儿童惊厥护理思维过程

【疾病概述】

　　惊厥（convulsion）是由多种原因导致的全身或局部肌肉运动性抽搐,骨骼肌群突然发生不自主强直性或阵挛性收缩（图2-5）,发作时脑电图可正常,伴（多数）有或不伴有意识障碍。小儿惊厥是儿科较常见的急症,尤以6个月至3岁以内婴幼儿最多见。

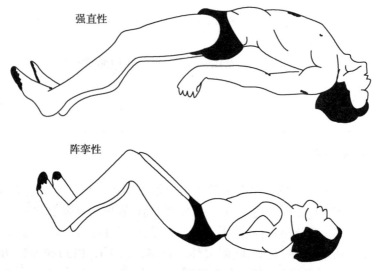

强直性

阵挛性

图2-5　强直性和阵挛性收缩

　　1. 主要病因　惊厥是一种暂时性神经系统功能紊乱。主要原因可以分为两类,一为有无感染,另一为病变累及的部位。

　　（1）感染性疾病（热性惊厥）

　　1）颅内感染:如各种病原体细菌、病毒、寄生虫、真菌等引起的脑膜炎、脑炎、脑膜脑炎、脑脓肿、脑血管炎等。

　　2）颅外感染:如高热惊厥（常见于6个月~3岁）、中毒性脑病、破伤风、Reye综合征等。

　　（2）非感染性疾病（无热惊厥）

　　1）颅内疾病:如颅脑损伤、窒息（新生儿窒息）、占位性病变（先天性脑囊肿、脑肿瘤等）、脑发育异常、原发性癫痫（大发作、婴儿痉挛症）、颅内出血（蛛网膜下腔出血、硬膜下血肿、维生素K缺乏）、脑血管疾病等。

　　2）颅外疾病:如急性中毒、水电解质紊乱、遗传代谢病、其他疾病（肝昏迷、尿毒症、糖尿病等）的并发症、高血压脑病、阿-斯综合征、系统性红斑狼疮、胆红素脑病等。

　　2. 主要临床表现

　　（1）惊厥典型表现为突然发生的全身性或局部肌肉群的强直或阵挛性抽动,常伴有不同程度的意识改变,发作持续时间为数秒至数分钟,严重者可持续数十分钟或反复发作,抽搐停止后多入睡。

　　（2）惊厥持续状态是指惊厥持续发作30min以上,或两次发作间歇期意识不能恢复者。由于持续时间过长,可引起高热、缺氧性损伤、脑水肿甚至脑疝等。此为惊厥的危重型,常因呼吸衰竭而死亡。

　　（3）高热惊厥多为单纯发热诱发的惊厥,是小儿惊厥最常见的原因。多发生于上呼吸道病毒感染早期,体温升至 38.5~40℃或更高时,突然发生。

3. 诊疗原则　惊厥急救原则是控制惊厥发作,维持生命体征,寻找和治疗病因,预防惊厥复发。

（1）一般治疗:保持呼吸道通畅,及时清理口腔内分泌物,必要时吸痰。惊厥发作时避免防止舌咬伤和骨关节损伤,可适当给予氧气吸入,避免不必要的刺激。

（2）药物治疗:地西泮为控制惊厥的首选药物,但该药物有抑制呼吸、心跳和低血压等副作用,使用时应注意观察患儿呼吸及氧饱和度的变化;苯巴比妥钠为基本抗惊厥药物,亦是新生儿惊厥首选药。此药生效较慢,20~60min 才能达到脑内药效水平,可作维持治疗。

（3）病因及对症治疗:感染性惊厥者,应选用适当抗生素或磺胺类药物;针对不同的病因采取相应治疗措施;高热者给予物理降温或药物降温;脑水肿患儿,及时使用脱水剂或肾上腺皮质激素。

【护理评估】

1. 健康史及相关因素　询问患儿发病前的情况,为初次发作还是多次发作,高热惊厥家族史,有无引起惊厥的病因及诱因,如出生史（有无产伤、窒息史）、喂养情况（有无缺钙、低血糖）、感染及传染病史、中毒史、既往发作的频率及时间等。对已诊断为癫痫的患儿,应了解其抗癫痫药物的使用情况。

2. 症状体征　评估患儿抽搐部位,有无惊厥的典型表现,如眼球上翻、凝视或斜视、意识障碍等;评估惊厥持续时间;评估抽搐时有无舌咬伤、皮肤损伤、摔伤或骨折等状况;注意观察有无缺氧或窒息发生。发作时由于神经系统功能紊乱,可出现大小便失禁。

3. 辅助检查　脑电图有助于癫痫的诊断,患儿精神差、嗜睡、怀疑颅内感染时,应做腰椎穿刺检查脑脊液常规、生化及培养。

【护理问题】

1. 体温过高　与感染或惊厥持续状态有关。

2. 急性意识障碍　与惊厥发作有关。

3. 有窒息的危险　与惊厥发作时咽喉肌肉痉挛或意识障碍患儿误吸分泌物有关。

4. 有受伤的危险　与惊厥导致意识障碍、不能自主控制有关。

5. 潜在并发症:吸入性肺炎。

【照护要点】

1. 密切观察患儿抽搐是局部还是全身性、惊厥持续的时间及伴随症状。对惊厥持续时间长、频繁发作者,应警惕脑水肿、颅内高压,一旦发现患儿呼吸节律不规则、血压升高、脉率减慢、双侧瞳孔扩大,提示颅内压增高,应及时通知医生并遵医嘱使用脱水剂降低颅内压力,以防脑疝发生。

2. 遵医嘱迅速应用止痉药物,如地西泮、苯巴比妥钠、水合氯醛等,观察其副作用,并记录用药后的反应。对于新生儿惊厥首发时,应先查明原因,对症治疗,与低钙性抽搐区分。

3. 若患儿发生惊厥持续状态时,应控制高热,维持水电解质平衡,保持患儿轻度脱水及低钠,以利于控制脑水肿。

4. 惊厥发作时,应就地抢救,及时清理呼吸道分泌物、呕吐物等,保持呼吸道通畅,必要时吸痰,防止窒息。

5. 发病初期应暂时禁食,以免发生呕吐而造成窒息或吸入性肺炎。

6. 惊厥发作时,应有专人守护,勿强行牵拉或按压患儿肢体,保证患儿安全,加强惊厥发作后的观察。

7. 单纯性高热惊厥的患儿平日注意提高免疫力,预防感染发热;复杂性高热惊厥的患儿,应长期规律口服抗惊厥药物,疗程为自最后一次惊厥发生之日算起至少 1~3 年。

8. 因惊厥造成缺氧者,应给予氧气吸入,以减轻缺氧性脑损伤,必要时可行气管插管。

【健康教育】

1. 介绍惊厥发作的原因、诱因等,指导家长正确观察惊厥发作的方法。

2. 指导家长掌握惊厥的急救方法,在发作缓解后,迅速将患儿送往医院查明原因。

3. 对于惊厥发作时间较长的患儿,应指导家长正确观察患儿有无神经系统后遗症,如肢体活动障碍、智能低下、耳聋等,一旦发现应及时给予治疗和康复锻炼。

4. 出院后定期随访,如有惊厥发作,应及时就医。

5. 对原有癫痫的患儿,应告知按时服药,遵医嘱根据病情及时调整药物。

> 全面、详细检查患儿神经系统;观察皮肤的改变;注意患儿头颅的形态与大小、前囟大小及有无隆起或凹陷;评估四肢活动情况、脑膜刺激征、病理反射等;必要时可行眼底检查。

【风险与急救】

1. **超高热危象** 超高热危象是指患儿体温达 41℃以上,超出体温调节中枢所能控制的调定点,同时出现抽搐惊厥、昏迷、休克、出血,发生心脏、呼吸功能衰竭,严重时某些酶活性丧失、脑细胞发生不可逆性损害,甚至死亡。

2. **超高热危象临床表现**

(1)上升期分为骤升型和缓升型,骤升型为体温在数小时内上升达 39℃以上,可伴有惊厥或寒战;缓升型为体温逐渐上升,可在数日内达高峰,多数不伴有寒战。

(2)热期则体温上升达高峰之后保持一段时间,可表现为寒战消失、皮肤发红伴灼热感、呼吸深而快、出汗等。

3. **超高热危象的护理**

(1)及时、有效的降低体温是保证患儿安全的关键,可通过使用物理降温或药物降温等措施,使体温迅速降至 38.5℃左右。物理降温可采用降温毯等方法,药物降温常有阿司匹林、糖皮质激素、人工冬眠药物(盐酸氯丙嗪、盐酸异丙嗪)等。

(2)密切监测病情变化,定时测量生命体征,及时评估降温效果;应注意观察患儿的神志、末梢循环、肌张力、瞳孔等变化;观察患儿是否存在出血倾向,有无皮肤黏膜出血点。

(3)严格记录出入量,注意保证患儿出入量平衡;保持呼吸道通畅,及时清除呼吸道分泌物;惊厥者注意防止舌后坠的发生;昏迷患儿应加强拍背、吸痰,对无自主呼吸的患儿需及时建立人工气道。

> 都具有镇静、降温、镇吐等作用,联合用药可有良好的协同作用,对中枢及自主神经系统的抑制作用能互相加强。

(4)控制肌肉的过度活动和抽搐,防止继续大量产热,必要时可使用地西泮缓慢推注。

五、病毒性脑炎

案例导入及思维过程

患儿，男，7岁，因"发热4d,咳嗽、食欲差1d,反复抽搐2h"收治入院。入院前最高体温达39℃,出现鼻塞、流涕及咳嗽症状,无气喘及呼吸困难,家长在家自行给予口服"感冒药"治疗后,病情未见好转。入院前2h患儿主诉头痛、以前额为主,伴恶心呕吐、非喷射性,并伴有全身性抽搐,持续1~3min,给予镇静药物缓解后又反复发作,同时患儿精神萎靡,时有幻觉。入院后T 38.5℃,P 94次/min,R 28次/min,BP 92/68mmHg。昏睡状态,双侧瞳孔等大等圆,直径2.5mm,对光反射存在,颈抵抗(+),肌张力增高,腱反射活跃,Babinski征为阳性,腹壁反射弱。双肺未闻及干、湿啰音。腹软,肝脏和脾脏未扪及,肠鸣音正常。躯干部位出现少许米粒大小红色皮疹,压之褪色,不痒,无瘀斑。血常规WBC 11×10^9/L,N43%,L75%。脑脊液压力2.75kPa,外观清亮,潘氏试验阴性,WBC 28×10^9/L,L80%,蛋白质0.3g/L,糖3.6mmol/L,氯化物117mmol/L。脑电图检查示高度异常(高幅活动弥漫分布)。磁共振黑水成像+头颅平扫示双侧基底节核团及双侧顶叶脑回皮层信号轻度异常。诊断为"病毒性脑炎"。经甘露醇降颅压、阿昔洛韦抗病毒、甲泼尼龙琥珀酸钠抗炎、咪达唑仑、苯巴比妥钠针镇静等对症、支持治疗后治愈出院。

案例护理思维过程见图2-6。

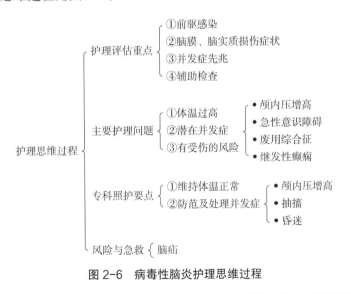

图2-6　病毒性脑炎护理思维过程

【疾病概述】

病毒性脑炎(viral encephalitis)是儿科临床比较常见的由各种病毒感染引起的一组以精神和意识障碍为突出表现的中枢神经系统感染性疾病。它是由病原体致病性能和宿主反应过程的差异,形成不同类型的表现。意识障碍、发热、惊厥时间长、脑电图重度异常、脑脊液白细胞数低及低钠血症是小儿病毒性脑炎预后差的相关因素。

1. 主要病因

（1）80% 以上的小儿病毒性脑炎是由肠道病毒感染而引起（如柯萨基病毒、埃可病毒等），其次为单纯疱疹病毒、腮腺炎病毒和虫媒病毒感染（如乙型脑炎病毒）。

（2）病毒从呼吸道、胃肠道或通过昆虫叮咬侵入人体后，在入侵中枢神经系统前，患儿即可有发热等全身症状。若病毒进一步繁殖后通过血-脑屏障侵犯脑实质和脑膜，患儿将会出现中枢系统症状。

（3）病毒亦可经嗅神经或其他周围神经到达中枢神经系统。

2. 主要临床表现

（1）病毒性脑炎开始时多为不同程度的发热，随后体温逐渐增高并出现不同程度的意识障碍，病情的轻重程度与病变受累的部位有直接关系。轻者出现表情淡漠、纳差、呕吐、睡眠障碍或精神活动减退等，严重者由于病变累及额叶底部、颞叶边缘系统，造成精神意识障碍（此为最常见的首发症状），可表现为兴奋躁动、木僵、消极行为、呆滞、语言思维散漫、谵妄、幻觉、记忆力减退、攻击性、行为异常、嗜睡和不同程度的昏迷等。

（2）多数患儿表现为全身性惊厥发作，严重者可出现持续或频繁惊厥。

（3）若患儿发生颅内压增高，可表现为头痛、呕吐、婴儿前囟饱满，局限性或全身性抽搐，严重者可出现呼吸节律不规则或瞳孔不等大而引起脑疝，甚至呼吸、循环衰竭而死亡。

（4）由于主要受累脑区的不同，可出现不同的局限性神经系统体征，如类似急性横贯性脊髓炎（流行性腮腺炎病毒感染），多发性神经根炎（流行性腮腺炎或 EB 病毒感染），急性小儿偏瘫，脑神经核受累或急性小脑共济失调等。

（5）不同病毒感染患儿会出现不同的伴随症状，如单纯疱疹病毒感染者，可伴有口唇或角膜疱疹或周身皮损；肠道病毒感染者可有腹泻，伴麻疹样、水疱样或细小瘀点样皮疹。

（6）病毒性脑炎病程一般为 2~3 周。多数患儿可完全恢复，少数遗留癫痫、肢体瘫痪、智力发育落后等不良后遗症。

3. 诊疗原则　本病目前尚缺乏特异性治疗，在病毒性脑炎的急性期及时给予支持与对症治疗，是促使病情顺利恢复，降低病死率和致残率的关键。

（1）对症与支持治疗：卧床休息，严密监测生命体征，注意营养摄入，保持水、电解质平衡，对营养摄入不足的患儿，根据情况采用肠内或肠外营养支持治疗，可遵医嘱给予白蛋白支持。

（2）控制脑水肿及颅内高压：需严格限制液体摄入量，注意控制补液速度，当出现颅内高压的表现时，需及时应用脱水剂和减轻脑水肿的发生，一般使用 20% 甘露醇静脉滴注，每 4~6h 一次，可用 5~7d，逐渐减量至停药。

（3）控制高热及惊厥发作：使用物理降温或药物退热，维持体温在正常范围内。惊厥发作时，可给予地西泮、苯妥英钠等止惊药物。

（4）抗病毒治疗：根据病原学检查结果，可酌情使用抗病毒药物，更昔洛韦、阿昔洛韦适用于单纯疱疹性脑炎；利巴韦林适用于肠道病毒所致的脑炎；干扰素及其诱导剂、转移因子可调节体液免疫功能；丙种球蛋白适用于重症病毒性脑炎患儿。

【护理评估】

1. 健康史及相关因素　前驱感染症状。

2. 症状体征　神志、瞳孔、肌张力、肌力、头痛、恶心、呕吐、惊厥等情况;新生儿或婴儿需注意观察前囟有无隆起。

3. 辅助检查　脑电图以弥漫性或局限性异常慢波背景活动为主,血常规、脑脊液、头颅 CT、MRI 检查及血清病毒学检查有利于鉴别诊断和评价。

【护理问题】

1. 体温过高　与病毒血症有关。

2. 有受伤的危险　与惊厥有关。

3. 潜在并发症:脑疝、急性意识障碍、废用综合征、继发性癫痫。

【照护要点】

1. 使用物理降温或药物降温,维持体温在正常范围。

2. 惊厥发作时,患儿取平卧位,头转向一侧;清理呼吸道分泌物,保持呼吸道通畅;将压舌板或开口器包以纱布置于上、下臼齿之间,防止舌咬伤;专人看护,给予氧气吸入,遵医嘱使用镇静、止痉药物,记录惊厥发生的时间、伴随症状及次数,配合完成腰椎穿刺术。

3. 并发症观察及护理

(1)颅内压增高:观察患儿的神志、瞳孔、生命体征、前囟紧张度和肌张力的改变。如呼吸不规则、瞳孔不等大或不对称,或出现头痛、恶心、喷射性呕吐,需警惕颅内压增高脑疝发生。对于无法自行用语言表达的患儿,一旦出现脑性尖叫、频繁呕吐、抽搐等症状,亦提示颅内压增高。须立即降低颅内压,防止脑水肿、脑疝的发生。

> 颅内压明显升高,特别是有脑疝可疑征象者;严重心肺功能不全及休克需紧急抢救者;腰骶部皮肤软组织感染应禁忌或暂缓操作。

(2)急性意识障碍:有无出现精神异常表现,如出现躁动不安、嗜睡、双目凝视、脑膜刺激征等。对意识模糊或昏迷患儿,应取平卧位,头偏向一侧,以利于分泌物排出。

(3)废用综合征:定期评估患儿躯体移动障碍的受损程度,保持肢体处于功能位置,做好压疮预防工作。根据患儿病情,选择行高压氧治疗。

(4)继发性癫痫:规律服用抗癫痫类药物。

【健康教育】

1. 向患儿和家长介绍病毒性脑炎的相关知识、治疗措施及护理要点,根据家长情况,选择恰当的方法教会其生活护理及一般防护措施。

2. 指导及鼓励家长坚持肢体功能锻炼、语言训练、智力训练等,做好康复期的护理,减少后遗症。

3. 加强营养摄入,做好预防感染的措施,注意保暖,防止着凉、感冒等。

4. 对存在精神行为异常的患儿,需注意预防自伤、伤人等安全问题,尽可能使其情绪稳定,避免刺激。

5. 有继发性癫痫患儿应定期随访,长期、正规服用抗癫痫药。

【风险与急救】

脑疝的护理:

剧烈头痛,频繁呕吐,意识改变,生命体征的改变。

（1）立即予心电监护，建立静脉通路。

（2）使用甘露醇降低颅内压，需注意剂量准确，于15~30min 内输注完毕，用药时加强巡视，防止药液外渗。

（3）密切监测神志、瞳孔、心率、呼吸、血压、血氧饱和度的变化。

（4）严密监测水、电解质、血气分析及其他生化指标。正确记录 24h 出入量。

> 目前尚没有证据表明，仅通过记录出入液量能准确评估患儿的水合状态；除急性肾脏疾病患儿外，推荐加强每日称体重的方式以评估患儿的出入液量。

六、病毒性心肌炎

案例导入及思维过程

患儿，男，7 岁。因"发热，腹痛，心前区不适 5d，伴呕吐 2 次"收治入院。在外院治疗 4d，查心肌肌钙蛋白 5.35ng/ml，肌酸激酶同工酶 270.8ng/ml，肌酸激酶 >1600U/L，仍有心前区不适，家长要求转上级医院继续治疗。入院后患儿有乏力，伴发热，体温38.5℃，主诉心前区不适，呼吸急促，心率加快。查心电图示：窦性心律，肢体导联低电压，ST、Ⅱ、Ⅲ、aVF 抬高 0.5mm，T、V4 正负双相，Ⅱ、Ⅲ、aVF、V5、V6 呈 qrs（q>1/4r，q ≤40ms）。心肌肌钙蛋白 5.35ng/ml，肌酸激酶同工酶 270.8ng/ml。诊断为"病毒性心肌炎"。经过青霉素抗感染，利巴韦林，维生素 C 抗病毒治疗，人免疫球蛋白调节免疫功能，磷酸肌酸营养心肌细胞等对症治疗后治愈出院。

案例护理思维过程见图 2-7。

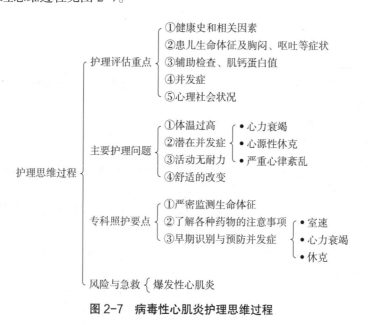

图 2-7   病毒性心肌炎护理思维过程

【疾病概述】

病毒性心肌炎是一种病毒感染性疾病，由病毒侵犯心脏所引起的以心肌炎病变为主要表现的疾病,有时病变也可累及心包或心内膜,其病理特征为心肌细胞的坏死或变性,可直接危及患儿生命。多数病例在起病前 1~2 周或同时有上呼吸道感染或消化道感染的前驱病史。本病若得到及时有效的综合治疗,绝大多数患儿预后良好。

1. 主要病因

(1)各种病毒都可引起心肌炎,其中以引起肠道和上呼吸道感染的病毒多见。

(2)病毒作用于心肌的方式有:直接侵犯心肌和心肌内小血管;由免疫机制产生的心肌损伤等。

(3)急性病毒性心肌炎的组织行为学特征为心肌细胞的溶解、间质水肿、炎性细胞浸润等。

2. 主要临床表现

(1)临床表现轻重不一,症状表现常缺少特异典型性的特点。发病前 1~3 周内有上呼吸道感染、腹泻、呕吐、腹痛、发热等前驱症状。随后出现面色苍白、乏力、多汗、厌食、胸闷、恶心、呕吐、上腹部不适;症状严重时可有水肿、气促、活动受限。

> 新生儿患病时病情进展快,出现高热、呼吸困难和紫绀、反应低下,同时伴有肝脏、肺和神经系统的并发症。

(2)重症患儿可发生心力衰竭、严重心律不齐、心源性休克、心脑综合征,甚至猝死。

(3)肝、脾肿大。

(4)肺部出现湿啰音,呼吸急促,紫绀。

(5)检查患儿心脏大小正常或增大,心率增快或减慢、心音减弱,第一心音低钝,频发早搏,甚至奔马律。个别病例心前区可听到Ⅰ~Ⅲ级收缩期杂音,心包摩擦音或心包积液体征。

3. 诊疗原则　依靠心肌肌钙蛋白(≤0.03mg/m),心电图检测确立诊断,急性期应卧床休息,减轻心脏负担,配合药物治疗,抗心衰与抗心律失常治疗。

(1)卧床休息:急性期卧床休息 3~4 周,心脏功能不全者卧床 3 个月。

(2)抗生素及抗病毒治疗:细菌感染是病毒性心肌炎的重要致病原因之一,常采用青霉素肌内注射或静脉滴注给药。抗病毒治疗应用利巴韦林肌内注射或静脉滴注、干扰素肌内注射。利巴韦林为广谱抗病毒药,能抑制肌苷酸 –5– 磷酸脱氢酶,阻断肌苷酸转化为鸟苷酸,从而抑制病毒的 RNA 和 DNA 合成。干扰素可调节体液免疫。

(3)大剂量维生素 C 和促进心肌能量代谢的药物治疗:大剂量高浓度维生素 C 缓慢静脉推注,能促进心肌病变恢复。果糖二磷酸钠口服溶液每次 10~20ml,每日 2 次,通过调节糖代谢中若干酶的活性,维持细胞内环境稳定。

(4)免疫治疗

1)人免疫球蛋白:使用人免疫球蛋白按 400mg/kg 连用 5d,通过免疫调节减轻心肌细胞损害。

2)肾上腺皮质激素:仅限于抢救危重患儿及其他治疗无效的患儿,一般起病 10d 内尽可能不用。

(5)控制心力衰竭:选用快速作用的洋地黄类药物,病重者选用静脉滴注,一般患儿用地高辛口服。

【护理评估】

1. 健康史及相关因素　病前有无呼吸道、消化道感染史,新生儿应询问生产史、脐带感染史。

2. 症状体征　生命体征、面色、精神状态、胸痛、胸闷、心悸、呕吐、呼吸困难及紫绀等，注意是否有心动过速、血压下降、心音低钝等心力衰竭的症状。

3. 辅助检查　肌酸激酶（CK）及其同工酶（CK-MB）早期升高。乳酸脱氢酶（LDH）及其同工酶（LDH_1、LDH_2），病毒性心肌炎时升高，尤其 LDH_1 升高明显，心肌肌钙蛋白（cTn），是评价心肌损害特异性、敏感性指标；急性期心电图常见 ST-T 改变，T 波平坦、双向或倒置，期前收缩，经常出现二联律、三联律，房室传导阻滞及 Q-T 间期延长，异常 Q 波；心内膜及心肌活检，病毒学检查示病毒分离。

【护理问题】

1. 体温过高　与病毒血症有关。
2. 活动无耐力　与氧的供需失调、心功能不全有关。
3. 营养失调：低于机体需要量　与摄入不足有关。
4. 舒适的改变　与心肌受损有关。
5. 潜在并发症：心力衰竭、心源性休克和严重心律不齐。

【照护要点】

1. 严密监测生命体征，并观察热型及伴随症状，体温超过 38.5℃时，及时给予物理降温或药物降温，必要时静脉补液。

2. 观察和记录患儿精神状态、面色、心率、心律、呼吸、体温和血压变化。胸闷、气促、心悸时应休息，必要时给予吸氧。烦躁不安的患儿可根据医嘱给予镇静剂。

3. 了解各种药物的使用注意事项及配伍禁忌。大剂量人免疫球蛋白输注过程中，应注意有无发热，皮疹等输血不良反应。根据病情可联合应用利尿药和洋地黄类药物，使用利尿药时，监测尿量，观察有无肌无力、恶心、腹胀等低钾血症的表现。服用洋地黄类药物时，应监测心率，观察有无中毒现象。

4. 严格控制输液速度，记录 24h 出入量。

5. 急性期应卧床休息，至热退后 3~4 周基本恢复正常时逐渐增加活动量；恢复期继续限制活动量，一般总的休息时间不少于 3~6 个月；胸闷、心悸时可采取半卧位；重症患儿心脏扩大者、有心力衰竭者，应绝对卧床休息并延长卧床时间，待心衰控制、心脏情况好转后再逐渐开始活动，以不出现心悸为宜。

6. 监测患儿每日热能摄入量，选择清淡，易于消化，富含维生素的食物。少食多餐，逐渐恢复正常的膳食。

7. 频繁呕吐不能进食的患儿，应注意观察记录呕吐的情况。

8. 做好口腔护理，呕吐后帮助患儿漱口，保持口腔清洁，及时清除呕吐物，减少不良刺激。

1,6 二磷酸果糖应在 30min 内输完，输注过慢，影响疗效。药物输注过程中，因药物对静脉血管刺激较大，患儿主诉疼痛，应选择粗直、弹性较好的血管。

1. 胃肠道症状　纳差，恶心呕吐，腹泻，腹痛。
2. 心律失常　多源性室性早搏，室上性心动过速伴房室传导阻滞等。
3. 神经系统症状　头痛，眩晕，失眠等。
4. 视觉改变　可出现黄视或绿视以及复视。
5. 钾代谢紊乱　高钾血症。

【健康教育】

1. 活动监测指导 严密监测活动时心率、心律、血压变化,若活动后出现胸闷、心悸、呼吸困难、心律失常等,应停止活动,以此作为限制性最大活动量的指征。

2. 用药指导 教会患儿及家长了解自己所用的不同类型的药物名称、用法、剂量、使用时间及注意事项。

3. 自我病情监测 教会患儿及家长测脉率、节律,发现异常或有胸闷、心悸等不适时及时就诊,按时门诊复查。

4. 避免诱发因素 告知家长预防呼吸道感染和消化道感染的常识,疾病流行期间尽量避免去公共场所;强调休息对病毒性心肌炎恢复的重要性,为患儿提供安静舒适的休养环境,尽量避免患儿哭闹或烦躁;加强锻炼,注意营养,增强体质。

【风险与急救】

1. 暴发性心肌炎的诊断标准 暴发性心肌炎又称急性重症病毒性心肌炎,是指各种病毒感染导致的严重的、广泛的心肌细胞损害,起病急、病死率高。常表现为心源性休克、急性心功能衰竭和严重的心律失常,若不及时抢救可在短时间内死亡,预后极差。

(1)主要指标:急性心功能不全;阿-斯综合征或严重心律失常;心肌肌钙蛋白异常增高。

(2)次要指标:胸闷、乏力;面色苍白,晕厥;呕吐、腹痛。

2. 暴发性心肌炎的护理

(1)患儿在急性期应绝对卧床休息,合并急性左心衰的患儿协助取端坐位或半卧位,休克患儿取仰卧中凹位。

(2)严密观察生命体征的变化,正确辨别并发症,对呼吸、血压和脉搏进行监测,有条件者可行有创动脉血压监测,以防心力衰竭,心源性休克和严重心律失常的发生。有便意的患儿,切忌用力屏气排便,以免心肌缺血及诱发心律失常,必要时可给予缓泻剂,如开塞露;排便过程中加强心率、心律监测,一旦出现异常,及时采取相应措施。

(3)定期采集患儿血标本进行生化指标检测,并完善患儿的床边心电图与心脏超声,尽早发现异常征象并准确作出判断,避免加重病情而影响抢救与治疗。

(4)在使用血管活性类药物时,要准确控制滴速,以免血压波动过大。要注意保护患儿的血管通路,避免外渗而引起局部组织坏死。

(5)对部分出现心源性休克早期表现的患儿,应遵医嘱适当扩容,合理安排输液顺序,控制补液滴速,并记录24h出入液量。

(6)根据病情对血容量不足、低蛋白血症的患儿,应适当输注人血白蛋白或血浆,并观察有无输血不良反应。

(7)做好抢救药品及器械的准备,包括氧气、心电监测仪、除颤仪、抗心律失常药物等。

(8)必要时给予ECMO(体外膜肺氧合)治疗。

心率增快、劳累性呼吸困难、两肺布满哮鸣音或湿啰音、咳粉红色泡沫样痰、心尖部可闻及奔马律,说明有急性左心功能不全。若突然晕厥、意识丧失、抽搐、大小便失禁、面色苍白,喘息性呼吸伴有心电图改变,说明有阿-斯综合征或严重心律失常。

七、手足口病

案例导入及思维过程

　　患儿,男,14个月,因"反复发热4d,手、足、臀部出现皮疹1d"收治入院。入院前发现手、足、臀部散在红色粟粒样皮疹,随后出现发热,体温38.5℃左右,易惊跳,无咳嗽、腹泻。患儿系 G_1P_1 足月顺产,出生后母乳喂养。生长发育正常,智力与同龄儿相仿。父母亲均身体健康,无家族遗传性疾病史。患儿近期曾与手足口病患儿玩耍。入院后T37℃,P135次/min,R35次/min,BP96/62mmHg,神志清,精神萎靡,前囟未闭。患儿手心、足底、臀部及双小腿部见散在红色粟粒样皮疹,可见口腔黏膜疱疹,神经系统检查正常。留取咽拭子标本:手足口病原检测为EV71阳性,脑脊液检查:WBC $20×10^9$/L,脑电图为中度异常。诊断为"手足口病"。住院期间落实接触隔离及呼吸道隔离措施,忌海鲜饮食,经甘露醇降低颅内压力,丙种免疫球蛋白抗病毒治疗,同时给予利巴韦林喷雾剂外用、对乙酰氨基酚等对症治疗后康复出院,出院后居家隔离至皮疹消退。

　　案例护理思维过程见图2-8。

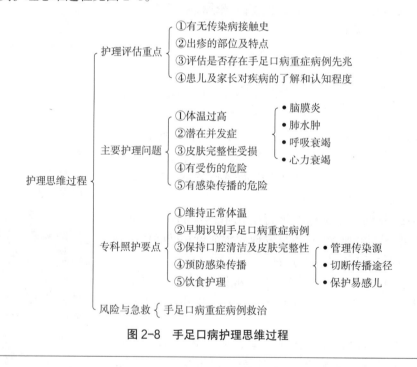

图2-8　手足口病护理思维过程

【疾病概述】

　　手足口病(hand foot and mouth disease,HFMD)是由一组肠道病毒引起的急性传染病,其中以柯萨奇病毒A组16型(Cox A16)和肠道病毒71型(EV71)感染最常见。卫生部2008年5月,将手足口病列入传染病防治法规定丙类传染病进行管理,是必须监测管理的传染病,发现后24h内网上填写传染病报告表。

1. 主要病因

（1）发病的患儿和隐性感染者均为传染源，传播途径主要通过消化道、呼吸道和密切接触等。

（2）病毒来源主要是急性期可自患儿咽部排出病毒；患儿皮肤疱疹液破溃时病毒可溢出；患病后数周，从患儿粪便中可排出病毒。一般成人感染后多不发病，但能携带病毒并传播，儿童多发生于学龄前期，尤以 3 岁以下年龄组发病率最高。

（3）显性感染和隐性感染后患儿均可获得特异性免疫力，产生的中和抗体可在体内存留较长时间，对同血清型病毒产生较强的免疫力，但不同血清型间鲜有交叉免疫，人群可反复感染此病。

2. 主要临床表现

（1）潜伏期一般为 2~10d，平均 3~5d。有发热，手、足以及口腔出现红色小丘疹，并迅速转为小疱疹，有时在患儿臀部、肛周、膝关节和肘关节也可见到疱疹。可伴有咳嗽、流涕、食欲差等症状。

（2）少数患儿（尤其是小于 3 岁者）可出现脑膜炎、脑炎（以脑干脑炎最为凶险）、脑脊髓炎、神经源性肺水肿、肺出血、呼吸衰竭及循环障碍等，主要见于 EV71 感染，严重可致死亡。

（3）神经系统表现为精神差、嗜睡、易惊、头痛、呕吐、谵妄甚至昏迷；肢体抖动，肌阵挛、眼球震颤、共济失调、眼球运动障碍；无力或急性弛缓性麻痹；惊厥。查体可见脑膜刺激征，腱反射减弱或消失，巴宾斯基征等病理征阳性。

（4）呼吸系统表现为呼吸浅促、困难，口唇发绀，口吐白色、粉红色或血性泡沫痰（液）。若患儿肺部可闻及痰鸣音或湿啰音，需警惕病毒性肺炎。

3. 诊疗原则

（1）详细询问病史，有无类似病例以及接触史、治疗经过；体检时注意皮疹、生命体征、神经系统及肺部体征。确诊病例按照《传染病防治法》中丙类传染病要求进行报告。

（2）患儿神经系统受累，可给予 20% 甘露醇、甲泼尼龙琥珀酸钠和静脉注射丙种免疫球蛋白；重症患儿可给予胃黏膜保护剂及抑酸剂；手足口病治疗至今无特异抗病毒药，利巴韦林体外试验证实有抑制 EV71 复制和部分灭活病毒作用，临床可考虑使用。

（3）危重症患儿及时转入重症监护室救治。

【护理评估】

1. 健康史及相关因素　患儿起病时间，有无发热、发热程度、热型变化特点；流行病学接触史、有无

> 引发手足口病的肠道病毒有 20 多种，适合在湿热环境下传播，对热、紫外线、干燥敏感，各种氧化剂、碘酒能杀死病毒，而 75% 酒精、苯扎溴铵则无效。

> Cox A16 感染以大疱样皮疹为特征（图 2-9 大疱样皮疹），约 25% 的患儿自手足口病发病期 2~4 周内出现指（趾）甲脱落剥离，甲板由里向外脱落并伴随新甲长出，脱落后甲床、新生甲板未见明显异常。

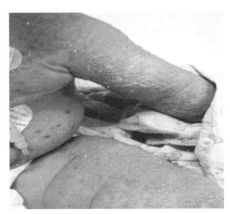

图 2-9　大疱样皮疹

外伤史、家族史、病前有无用药史、既往检查、既往治疗经过及效果;目前主要不适,是否为发病的高峰季节。

2. 症状体征　注意患儿手心或足底、口腔及肛周有无斑丘疹和疱疹;注意面色、生命体征、精神状态;有无头痛、呕吐、抽搐、嗜睡、惊跳;囟门是否隆起或紧张,有无脑膜刺激征。

3. 辅助检查　病原学检查 Cox A16、EV71 等肠道病毒特异性核酸阳性或分离到肠道病毒。咽部、气道分泌物、疱疹液、粪便阳性率较高;MRI 提示神经系统受累可有异常改变;脑电图可表现为弥漫性慢波。

【护理问题】

1. 体温过高　与病毒感染有关。

2. 皮肤完整性受损　与病毒感染引起的皮肤受损有关。

3. 有感染传播的危险　与肠道病毒可经粪 – 口传播或直接接触传播有关。

4. 有受伤的危险　与抽搐有关。

5. 潜在并发症:脑膜炎、肺水肿、呼吸衰竭、心力衰竭。

【照护要点】

1. 急性期应卧床休息,做好接触隔离和呼吸道隔离,一般隔离时间需要 2 周,体温恢复正常、皮疹基本消退和疱疹结痂脱落为解除隔离的 3 个标准,重症患儿应单独隔离不少于 3 周。

2. 做好病室消毒工作,要求勤洗手、戴口罩等。

3. 患儿分泌物,包括痰液、唾液、粪便、擦拭用纸等应倒入适量消毒剂,搅拌消毒后再倒入厕所,患儿生活垃圾彻底消毒处理后按感染性废弃物处理原则执行。

4. 静脉注射时应注意避开手足皮肤疱疹部位。重症患儿应控制补液总量和速度,防止脑水肿和肺水肿,准确记录出入液量。

5. 保持口腔清洁,禁食海鲜类食物,以免加重病情。

6. 手足部疱疹未破溃处可涂炉甘石洗剂;对于疱疹破溃者可先用含碘棉签消毒,而后应用抗生素软膏预防感染。

【健康教育】

1. 由于手足口病传染性极强,为控制疾病流行,应让患儿及家长了解手足口病的流行特点、隔离的意义及预防措施。

勤洗手、吃熟食、喝开水、常通风、勤消毒。

2. 帮助家长掌握预防手足口病的口诀,如患儿的隔离、居室的消毒、分泌物的消毒处理等。

3. 流行期间尽量少到人群拥挤的公共场所,减少感染的机会。

4. 若患儿高热持续不退、精神萎靡、四肢凉、食欲不振,呕吐、头痛、时有惊跳、出现抽搐等应尽快赶至手足口病定点救治医院就诊。

5. 做好预防接种,定期来院复查。

【风险与急救】

1. 手足口病重症病例早期识别

(1)持续高热:体温(腋温)大于 39℃,常规退热效果不佳。

(2)神经系统表现:出现精神萎靡、呕吐、易惊、肢体抖动、乏力、站立或坐立不稳等,极个别病例出现食欲亢进。

（3）呼吸异常：呼吸增快、减慢或节律不整。若安静状态下呼吸频率超过 30~40 次 /min（按年龄），需警惕神经源性肺水肿。

（4）循环功能障碍：出冷汗、四肢发凉、皮肤花纹、心率增快大于 140~150 次 /min（按年龄）、血压升高、毛细血管再充盈时间延长大于 2s。

（5）外周血白细胞计数超过 15×10^9/L，排除其他感染因素。

（6）出现应激性高血糖，血糖大于 8.3mmol/L。

以上症状出现应引起重视，如处理不及时可能会在短时间内加重病情。

2. 手足口病与其他出疹疾病鉴别

（1）水痘患儿一般为发热 1d 后出疹，全身症状轻微，皮疹呈向心性分布，最初为红色斑疹和丘疹，继之变为透明水疱，且皮疹分批出现、各种皮疹同时存在。

（2）麻疹患儿发热 3~4d 出疹，出疹为发热高峰期，皮疹先是头面部出疹，然后发展至颈、躯干，最后四肢，退疹后有色素沉着，且患儿常伴有结膜炎和流涕等症状，可出现口腔麻疹黏膜斑。

（3）幼儿急疹为高热 3~5d 后出疹，热退疹出是该病的特点。

（4）风疹患儿发热 1d 后出疹，全身症状轻，而且消退很快，退疹后无色素沉着。

3. 手足口病重症病例护理要点

（1）重症 / 危重症患儿平卧位时，头、肩部抬高 15°~30°，呈中立位；侧卧位时，保持头正中位。

（2）严密观察体温、呼吸、脉搏、血压、精神、意识、瞳孔（对光反射、大小、是否等大等圆）、面色、肢体皮肤（颜色、温度、湿度及弹性）、尿量等。对于持续高热患儿遵医嘱给予一般物理降温或药物降温，注意降温效果，并做好记录。

（3）保持呼吸道通畅。清醒患儿应鼓励其定时做深呼吸或轻拍背部，以助分泌物咳出；昏迷患儿头偏向一侧，及时清理呼吸道分泌物。

（4）重症患儿应开放两路静脉通道，保持静脉通畅，采用输液泵或微量泵控制滴速 [≤3ml/（kg·h）]。加强巡视，防止药液外渗。

（5）建议实施有创动脉血压监测，动态观察血压变化，并及时留取血标本，了解病情进展。

（6）对气管插管使用呼吸机辅助通气的患儿，做好机械通气护理。

八、腹泻

案例导入及思维过程

患儿，女，22 月龄，因"无明显诱因下出现呕吐伴腹泻 4d"收治入院。呕吐 1 次 /d，呕吐物为胃内容物，量中，无黄绿或咖啡样液体，与进食无关，排便为蛋花汤样稀便，无腥臭味，便后有奶瓣及少许黏液，7~8 次 /d，无血丝，无黑便。患儿精神稍差，胃纳差，哭闹，哭时有泪，尿量减少，体重不增，皮肤弹性稍差，四肢尚暖，眼眶和前囟稍凹陷。病程中无紫绀，口腔黏膜完整，未及溃疡，咽无充血，扁桃体无肿大。G_1P_1，38 周足月产，出生体重 3500g。混合喂养，未按时添加辅食，3 个月可抬头，6 个月可坐，目前 22 月龄不能独自走路，需家长扶持。生长发育明显落后于正常同龄小儿。入院 T 38.2℃，P 114 次 /min，R 27 次 /min，BP 90/60mmHg，身长 70.5cm，头围 45cm，体重 6.8kg。发育良好，营养不良，姿势自主，表情自如，精神不振。全身皮肤黏膜未及黄染，未及皮下瘀点瘀斑，肛周潮红，面积约 4cm×5cm。全腹平软，未及肠蠕动波，肠鸣音可闻及。WBC $13.67×10^9$/L，血钾 3.7mmol/L，血钠 138mmol/L。大便常规示黄色水样，少许黏液，轮状病毒抗原检测阳性。吸入性 - 食物过敏原检查示牛奶、鸡蛋过敏。诊断为"腹泻"。给予蒙脱石散剂、双歧杆菌口服止泻调节肠道菌群治疗，电解质、维生素补液静脉对症支持治疗。患儿 1 周后腹泻停止，解便成形，治愈出院。

　　案例护理思维过程见图 2-10。

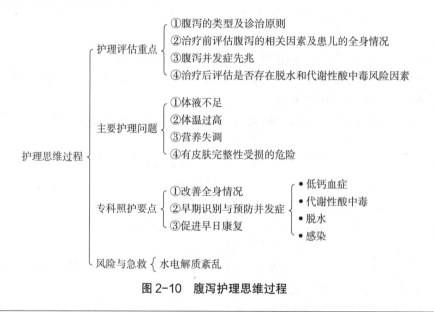

图 2-10　腹泻护理思维过程

【疾病概述】

　　婴幼儿腹泻（infantile diarrhea），是一组由多种病原、多种因素引起的消化道综合征，主要表现为排便次数较平日增多或排便频率较平时增高，粪便性状改变。是儿科常见病，一年四季均可发病，6 个月 ~2 岁的婴幼儿发病率较高，是造成儿童营养不良、生长发育障碍甚至死亡的常见病因之一。

　　1. 主要病因　根据病因可分为非感染性腹泻与感染性腹泻两类。

　　（1）非感染因素：食物成分过敏或不耐受；喂养不当；消化系统发育不成熟；天气过热或天气突然变冷；抗生素相关性腹泻。

　　（2）感染因素：肠道内感染可由病毒、细菌、真菌、寄生虫引起，以病毒和细菌最为常见；病毒感染以轮状病毒（rotavirus，RV）引起的寒冷季节婴幼儿腹泻最为常见；细菌感染以致病性大肠埃希菌（Escherichia coli，EC）引起的腹泻最为常见。

　　2. 主要临床表现

　　（1）轻型腹泻以胃肠道症状为主，主要表现为食欲不振；偶有呕吐或溢乳；大便次数比日常增多,大便稀薄,呈黄色或黄绿色,量少。

（2）重型腹泻主要表现为严重的呕吐、腹泻；有明显的脱水,出现眼窝、前囟凹陷,尿少泪少；电解质紊乱,末梢循环改变；出现低钙症状,如手足抽搐、惊厥等；全身感染中毒症状。患儿常有烦躁不安,发热,严重者可有精神不振、无力、腹胀、心律失常、意识模糊、面色苍白,甚至昏迷、休克。

（3）轮状病毒肠炎以秋、冬季多见,主要通过粪－口途径传播,常伴发热和上呼吸道感染症状,大便次数多、量多,呈水样或蛋花汤样,无腥臭味,常并发脱水、电解质紊乱。

（4）产毒性细菌引起的肠炎常伴呕吐；重症腹泻频繁,量多,呈水样或蛋花汤样,混有黏液；可伴发热、脱水、电解质和酸碱平衡紊乱。

（5）侵袭性细菌性肠炎伴高热甚至可发生热性惊厥抽搐；腹泻频繁,大便呈黏液状,带脓血,有腥臭味；常伴恶心、呕吐；腹痛明显,呈阵发性绞痛,有里急后重感；可出现严重的全身中毒症状甚至发生感染性休克。

（6）抗生素诱发的肠炎,大便有腥臭味,暗绿色,滥用抗生素导致肠道菌群失调,多继发于营养不良、免疫功能低下患儿。

3. 诊疗原则

（1）调整饮食,继续喂养。

（2）预防和纠正水电解质及酸碱平衡紊乱。

（3）合理用药,控制感染,加强护理,预防并发症发生。

【护理评估】

1. 健康史及相关因素　病前有无呼吸道、消化道或皮肤感染史,是否接触过带菌者。有无食物过敏,有无接触过污染的水、食物、玩具等。评估大便的颜色、质、量、气味腹胀情况。评估呕吐次数、呕吐物的色、质、量。评估患儿喂养情况。

2. 症状体征　评估患儿生命体征,面色,皮肤状况,精神状态,尿量,注意眼眶及前囟有无凹陷。观察有无脱水症状。

3. 辅助检查　掌握大便常规、血常规、血气分析等检查结果。

【护理问题】

1. 体液不足　与摄入不足和机体体液丢失过多有关。

2. 体温过高　与感染有关。

3. 营养失调:低于机体需要量　与摄入不足和机体体液丢失过多有关。

4. 有皮肤完整性受损的危险　与皮肤抵抗力弱、大便刺激臀部皮肤有关。

【照护要点】

1. 监测患儿生命体征,每日记录患儿的粪便颜色、性质、量、次数、气味,及时记录呕吐次数、性质、量等,将疑似异常的部分大便遵医嘱留取送检。

2. 及时清除患儿大小便,观察肛周皮肤有无潮红,若肛周潮红可用 40% 氧化锌油或 5% 鞣酸软膏局部涂抹。

3. 密切观察患儿的前囟、皮肤弹性、眼窝凹陷情况,准确记录 24h 出入量。

4. 根据病情,监测患儿体重,以了解患儿营养状况。

5. 口服补液盐（ORS 液）适用于腹泻时预防脱水及纠正轻、中度脱水,按病情需要少量多次口服,必要时静脉补液。

【健康教育】

1. 指导合理喂养,当肠道出现腹泻现象,应食用易消化、易吸收食物,例如米汤、富含乳酸杆菌饮料等。

2. 养成良好的生活习惯,注意饮食卫生。

3. 加强患儿体格锻炼,适当进行户外运动,增强抵抗力。

【风险与急救】

1. 水、电解质紊乱的诊断标准

排便次数比平时增多;大便性质改变,呈稀便、水样便、蛋花样便或脓血便。

2. 水、电解质紊乱的护理

(1)有严重呕吐者,暂时禁食4~6h(不禁水),待腹泻好转后继续喂食,由少到多,由稀到稠,采取循序渐进的原则,便于吸收。

(2)密切观察患儿脱水情况,尤其是精神状态、黏膜情况、前囟和眼窝凹陷情况、哭吵时有无眼泪、口渴情况、尿量。密切观察患儿的皮肤温度、弹性、色泽、有无花斑、紫绀等表现。根据脱水情况及时补液治疗。

(3)观察患儿有无代谢性酸中毒,有无精神不振、口唇樱红、呼吸深大、呼出气有丙酮味(烂苹果味)等症状。若发现异常立即报告医生,及时使用碱性药物纠正。

(4)观察有无精神萎靡、吃奶无力、反应低下、全身无力,腹胀、肠鸣音减弱或消失等低钾血症表现,及时采血进行血液的电解质分析。根据电解质分析的结果及时补充钾盐,遵医嘱口服补钾或者静脉补钾,静脉补钾时液体中钾的浓度不能超过0.3%,禁忌静脉推注,避免心搏骤停。

(5)观察有无低钙血症表现,若患儿出现手足抽搐、惊厥,应遵医嘱静脉缓慢推注10%葡萄糖酸钙。对于抽搐患儿,注意安全防护,拉上床栏,起床时有家长陪伴,穿防滑鞋,预防坠床。

(6)观察患儿有无全身中毒情况,如发热、精神萎靡、烦躁不安、嗜睡等。必要时备好抢救药品及物品。

九、血小板减少性紫癜

案例导入及思维过程

患儿,男,5岁,因"咽痛、发热,双下肢瘀点3周"收治入院。于3周前受凉后出现咽部疼痛,伴发热,体温最高时为38.2℃,无咳嗽、咳痰,无鼻出血、牙龈出血,无腹胀、腹痛、黑便、腹泻,患儿家长自行给予患儿服用柴胡颗粒冲剂后体温降至正常,但随后发现患儿双下肢胫骨前大片密集出血点。自发病以来,患儿精神、饮食、睡眠良好,大小便正常,体重无明显改变。

入院后查体:T 37.2℃,P 106次/min,R 24次/min。神志清,面色苍白。触诊颈部、腋下、腹股沟等处淋巴结轻度肿大,不粘连,触之无压痛。肝、脾轻度肿大,无触痛。

实验室检查示:RBC 2.1×10^{12}/L,HB 123g/L,WBC 8.2×10^9/L,PLT 10×10^9/L,中性

粒细胞 67%，嗜酸性粒细胞 16%，淋巴细胞 10%；骨髓象示巨核细胞增加或正常，急性型幼稚巨核细胞比例增多，胞体大小不一；骨髓增生活跃，G：E=1.81：1，粒系细胞增生，占有核细胞的 56%，红系细胞增生，PLT 少见；血 IgG 17.3g/L；APTT 36s，PT 12s，TT 16s。诊断为"血小板减少性紫癜"。

　　入院后给予口服激素、丙种球蛋白、免疫抑制剂静脉治疗。入院后第 2d，患儿无明显诱因下出现明显鼻出血、皮肤黏膜有广泛出血，PLT 3×10⁹/L，予以全身麻醉下施行"脾切除手术"。2 周后，患儿皮肤黏膜出血消失，血小板恢复正常，患儿治愈出院。

　　案例护理思维过程见图 2-11。

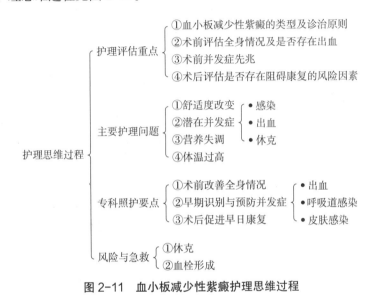

图 2-11　血小板减少性紫癜护理思维过程

【疾病概述】

　　血小板减少性紫癜（idiopathic thrombocytopenic purpura，ITP）又称自身免疫性血小板减少性紫癜（AITP），是小儿最常见的出血性疾病。根据发病的缓急和病程的长短可分为急性型和慢性型。

　　1. 主要病因　ITP 的病因尚未完全清楚，是与自身免疫有关的疾病。患儿血清中存在血小板抗体，使血小板被吞噬细胞破坏。患儿发病前 1~3 周有病毒感染史，与 ITP 发病有关的病毒主要以疱疹病毒科病毒、人类免疫缺陷病毒和人细小病毒为主。此外，ITP 的发病也与幽门螺杆菌和肺炎支原体感染有关。

　　2. 主要临床表现

　　（1）根据发病的缓急和病程的长短分类

　　1）急性型主要表现为上呼吸道感染，还有风疹、麻疹、水痘、流行性腮腺炎、传染性单核细胞增多症等；以自发性皮肤、黏膜出血为突出表现，多为遍布全身的针尖样大小出血点，或瘀斑、紫癜为主，四肢分布较多；常有鼻出血、牙龈出血；可见球结膜下出血、呕血、便血、血尿；偶见颅内出血，是 ITP 死亡的主要原因。

2）慢性型多见于学龄期儿童,病程超过 6 个月。主要表现为皮肤、黏膜出血,可持续性或反复出血发作,出血持续和间歇时间长短不一,有部分反复发作的患儿出现贫血和脾脏轻度肿大。

（2）根据外周血的血小板计数和症状分类

1）轻度:一般无出血征,仅外伤后易发生出血或手术后出血量较多,血小板 $>50 \times 10^9/L$。

2）中度:皮肤黏膜有瘀点或外伤性瘀斑、血肿,伤口出血时间延长,但无广泛性出血,$PLT>25 \times 10^9/L$ 且 $\leq 50 \times 10^9/L$。

3）重度(具备以下一项者):皮肤黏膜有广泛出血点、瘀斑,大量鼻出血或多发血肿,$PLT>10 \times 10^9/L$ 且 $\leq 25 \times 10^9/L$;消化道、泌尿生殖道暴发性出血,或发生血肿压迫症状;明显鼻出血、血尿、黑粪,视网膜或咽喉壁出血和软腭瘀点,头晕、头痛等,为颅内出血的先兆症状;经一般治疗无效的外伤处出血。

4）极重度(具备以下一项者):皮肤黏膜有广泛出血或出血不止、血肿,$PLT \leq 10 \times 10^9/L$;颅内出血等危及生命的严重出血。

3. 诊疗原则   局部止血,以口服肾上腺皮质激素,静脉输注丙种球蛋白、血小板和红细胞治疗为主,若治疗无效或慢性难治性病例可进行免疫抑制剂治疗或行脾切除手术治疗。

【护理评估】

1. 术前评估   健康史和主诉;生命体征、神志、面色、皮肤黏膜出血情况等;辅助检查(血常规、凝血常规、PAIgG 测定、骨髓穿刺等);心理 – 社会状况。

2. 术后评估   麻醉和手术方式;生命体征、神志、面色、伤口、引流管、腹部体征、血常规、并发症等。

【护理问题】

1. 营养失调:低于机体需要量   与患儿失血有关。

2. 体温过高   与腹膜炎、血肿有关。

3. 舒适度改变   与手术创伤引起的疼痛、引流管牵拉等有关。

4. 潜在并发症:感染、出血(颅内出血、内脏出血)、休克。

【术前照护要点】

1. 发病初期应减少活动,尤其是负重和创伤性运动;提供安全舒适的环境,血小板明显减少、严重出血的患儿应绝对卧床休息;若发生出血情况,即刻停止活动,绝对卧床,抬高患肢,局部冷敷,或使用绷带压迫止血。

2. 减少易引起深部血肿的操作,必要时应延长压迫止血的时间;保持大便通畅,勿用力屏气排便,以防腹压增高诱发颅内出血;选择温热软食,禁食过烫、多刺、坚硬的食物,选择软毛牙刷,以防损伤口腔黏膜和引起牙龈出血。

3. 注意观察病情变化,加强观察神志意识、面色;腹痛患儿监测生命体征及腹部体征变化;外伤出血的患儿,记录出血量。观察皮肤黏膜瘀点、瘀斑的变化、监测血小板计数变化。

4. 头痛、腹痛明显的患儿禁止使用吗啡类止痛药物,以防掩盖患儿的病情,延误治疗时机而造成不良后果。

5. 遵医嘱给予止血药物,输注同型血小板治疗。

6. 口服肾上腺皮质激素治疗期间,加强预防感染,避免感冒;激素治疗过程中,易引起高血压、高血糖、电解质紊乱、消化性溃疡等,应监测血压、血糖、电解质的变化;不随意增减激素剂量;停药前逐渐递减药量。

7. 大剂量静脉丙种球蛋白治疗易引起发热、头痛等副作用,做好生命体征监测,观察病情,听取患儿不适主诉,并做好记录。

8. 静脉输注同型血小板应于 1h 内输注完毕,注意观察输血不良反应。

9. 免疫抑制剂治疗期间避免一切预防接种,尤其是减毒活疫苗;严密观察患儿的口腔、鼻腔黏膜、大便性状,发现有白色豆渣样分泌物,警惕真菌感染发生;观察患儿尿色、尿量,注意有无出血性膀胱炎的发生。

> 免疫抑制剂代谢产物主要通过肾脏排泄,刺激尿道可导致出血性膀胱炎。

10. 经激素、丙种球蛋白和免疫抑制剂治疗无效,有探腹指征的患儿,应积极做好手术准备。

【术后照护要点】

1. 密切观察患儿神志、生命体征,伤口渗血、渗液情况,伤口敷料污染及时予以更换。

2. 麻醉清醒后,患儿病情稳定可安置半卧位,以利呼吸及腹腔引流,鼓励患儿早期下床活动。

3. 观察患儿腹部体征,有无腹痛、腹胀、腹膜刺激征,肠蠕动恢复情况,如排便排气等。

4. 留置腹腔引流管的患儿平卧时引流袋不能高于腋中线,下床活动时引流袋应低于引流口,防止逆流引起逆行感染;引流管外露的长度;观察记录引流液的色、质、量。

5. 术后切口疼痛应及时评估及干预。

【健康教育】

1. 指导患儿及家长了解疾病的病因、主要表现及治疗护理方法,使其积极配合治疗与护理。

2. 禁止服用非甾体类药物,如阿司匹林等,因该类药物可能引起血小板减少或抑制血小板功能。

3. 指导患儿注意劳逸结合,适当活动,防止肠粘连,但术后 1 个月内应避免剧烈活动。

4. 糖皮质激素类药物对胃黏膜刺激较大,宜饭后服用,以减少副作用。

5. 指导家长掌握出血征象和压迫止血的方法,如有呕血、咯血、便血、血尿、头痛、视物变形等发生,应立即来院就诊。

6. 脾切除患儿易患呼吸系统和皮肤化脓性感染,且易并发败血症,故在手术后 2 年内定期门诊随访。

【风险与急救】

1. 休克的救治要点

(1)采用头低脚高休克卧位,注意保暖。

(2)氧气吸入,改善通气功能。

(3)给予心电监护,密切观察生命体征、神志、面色的变化。

(4)建立静脉通路,早期液体复苏,遵医嘱积极补充血容量,输血并使用止血药物治疗。

（5）保守治疗无效者,做好急诊手术准备,尽早处理原发病灶。

2. 血栓形成的救治要点

（1）监测血小板计数,如有异常,应报告医生,及时处理。

（2）遵医嘱使用抗凝剂溶栓治疗,溶栓期间,定时监测凝血常规,观察皮肤黏膜情况。

（3）落实宣教,避免过多活动,防止血栓脱落阻塞。

十、肾病综合征

案例导入及思维过程

　　患儿,男,5岁。因"双眼睑浮肿1周、双下肢浮肿1d"收治入院。患儿1周前出现双眼睑浮肿,尿色黄,无尿急、尿痛,无尿流中断,尿中无泡沫,无发热,全身未见皮疹,无关节肿痛。4d前予以静滴"左氧氟沙星"1d后,效果不佳,双眼睑仍浮肿明显。3d前出现阴囊水肿,在我院门诊行腹部B超提示:腹腔积液、双肾未见明显异常、双侧输尿管未见明显扩张,给予"头孢美唑钠、炎琥宁注射液"1d后效果不佳,双眼睑阴囊仍水肿明显。B超示:腹水、双侧胸腔积液;阴囊水肿;双侧睾丸双侧附睾未见明显异常。胸片示:右侧少量胸腔积液。尿常规示蛋白质150mg/dl;RBC 8~10/HP。肝功能示白蛋白18.8g/L。诊断为"肾病综合征"。经过低分子右旋糖酐和呋塞米利尿治疗,肝素钙抗凝治疗,肾上腺皮质激素和免疫抑制剂免疫治疗后病情稳定,给予出院。

　　案例护理思维过程见图2-12。

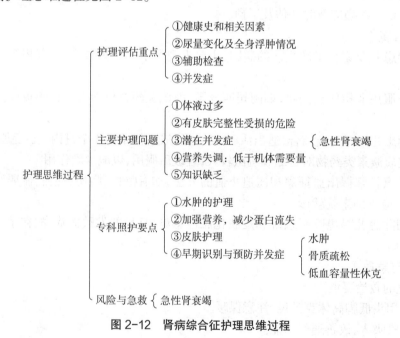

图2-12　肾病综合征护理思维过程

【疾病概述】

　　肾病综合征（nephrotic syndrome, NS）可由多种病因引起,以肾小球基膜通透性增加,表现为大量蛋白尿、低蛋白血症、高度水肿、高脂血症的一组临床症候群。

1. **主要病因**　肾病综合征按病因可分为原发性、继发性及先天性三种。原发性肾病综合征占 90% 以上,其次为各种继发性肾病综合征,先天性肾病综合征极为罕见。

（1）感染:各种细菌、病毒、寄生虫、支原体等。

（2）药物、中毒、过敏:药物有青霉胺、非甾体抗炎药等;中毒及过敏因素则有金属、有机物、花粉、预防接种等。

（3）全身性系统性疾病:包括系统性红斑狼疮、类风湿关节炎、混合性结缔组织病等。

（4）肿瘤及其他:恶性肿瘤特别是淋巴细胞恶性肿瘤易诱发肾病综合征,包括霍奇金淋巴瘤、非霍奇金淋巴瘤、白血病等。

2. **主要临床表现**　肾病综合征最基本的特征是大量蛋白尿、低蛋白血症、（高度）水肿和高脂血症,即所谓的"三高一低",及其他代谢紊乱为特征的一组临床症候群。

> 在正常生理情况下,肾小球滤过膜具有分子屏障及电荷屏障,致使原尿中蛋白含量增多,当远超过近曲小管回吸收量时,形成大量蛋白尿。

（1）大量蛋白尿:大量蛋白尿是肾病综合征患儿最主要的临床表现,也是肾病综合征的最基本的病理生理机制。

（2）低蛋白血症:血浆白蛋白降至 <30g/L。

（3）水肿:肾病综合征时低白蛋白血症、血浆胶体渗透压下降,使水分从血管腔内进入组织间隙,是造成肾病综合征水肿的基本原因。

（4）高脂血症:高胆固醇和（或）高甘油三酯血症,血清中 LDL、VLDL 和脂蛋白（α）浓度增加,常与低蛋白血症并存。

3. **诊疗原则**

（1）休息与饮食:高度水肿时宜卧床,病情稳定后可正常活动,但应避免剧烈活动。不应过分低盐,以免出现低钠血症,可给予生理盐水治疗。

（2）利尿:轻度水肿可口服氢氯噻嗪和保钾利尿药如螺内酯;重者可静脉注射呋塞米,在应用呋塞米前可快速输注低分子右旋糖酐 10ml/kg,较单用呋塞米利尿效果明显。

（3）抗凝:肾病活动期多为高凝状态,可常规给予双嘧达莫及肝素钙。

（4）其他

1）抗感染降压以及各种并发症的治疗。

2）肾上腺皮质激素仍为治疗肾病综合征的首选药物:①醋酸泼尼松口服治疗应用最广泛,适用于初治患儿;②甲泼尼龙琥珀酸钠冲击治疗主要用于难治性肾病。

3）免疫抑制剂,适用于难治性肾病综合征,一般与中小剂量的皮质激素合用有协同作用。环磷酰胺（CTX）主要不良反应有胃肠反应、血白细胞减少、脱发、出血性膀胱炎及性腺损害（主要为男孩）,青春期应慎用。

> 治疗 8 周后尿蛋白转阴为激素敏感,尿蛋白减少为 +~++ 则为部分敏感,尿蛋白 >+++ 为激素耐药;对激素敏感,但需长期维持某一剂量的激素则为激素依赖。

【护理评估】

1. **健康史及相关因素**　了解患儿有无引起肾病综合征的病因,包括原发性和继发性肾小球疾病。

2. **症状体征**　评估肾病综合征的典型表现和程度,如大量蛋白尿（>3.5g/d）、低蛋白血症（<30g/d）、高度水肿及高脂血症。

3. 辅助检查   尿液检查：蛋白定性多为（+++~++++），24h 尿蛋白定量 >0.05~0.1g/kg，可见透明管型和颗粒管型，肾炎性肾病患儿尿内可见红细胞增多；血液检查：血浆总蛋白及白蛋白明显减少，白、球比例（A/G）倒置；胆固醇明显升高；血沉明显增快；肾炎性肾病者可有血清补体（CH50、C3）降低，有不同程度的氮质血症。

【护理问题】

1. 体液过多   与低蛋白血症导致水潴留有关。

2. 营养失调：低于机体需要量   与蛋白尿中丢失大量蛋白有关。

3. 有皮肤完整性受损的危险   与皮肤水肿、营养不良有关。

4. 知识缺乏：缺乏与疾病相关防治知识。

5. 潜在并发症：急性肾衰竭。

【照护要点】

1. 水肿的护理

（1）保证休息与睡眠，避免过度劳累。在床上经常变换体位，以防血管栓塞等并发症。

（2）严格记录患儿的 24h 出入量，并且严格控制入量。

（3）监测患儿的体重，并且密切观察患儿的水肿情况，有无眼睑水肿加重，下肢水肿有无延展到阴囊等，并做好记录，为医生提供处理依据。

（4）遵医嘱给予呋塞米利尿，注意观察尿量变化以及水肿情况有无改善。并且定期查血常规，观察水电解质的情况，避免低钾血症的发生。

2. 加强营养减少蛋白流失

（1）应给予患儿低脂、优质蛋白、高维生素、易消化饮食，鼓励患儿多吃优质蛋白，但每日蛋白总量控制在 2g/kg 为宜。应限制患儿盐的摄入（<2g/d）。

（2）患儿服用糖皮质激素期间会发生骨质疏松，应该补充维生素 D 以及钙剂，减轻副作用。

（3）遵医嘱使用缬沙坦胶囊降低蛋白尿，并定时监测患儿尿蛋白性质，必要时测 24h 尿蛋白。

3. 皮肤护理

（1）嘱咐家长给患儿穿柔软、宽松的衣服，卧床期间应该经常更换体位，避免压疮以及血栓形成等。

（2）注意患儿皮肤黏膜的护理，避免用碱性肥皂等清洗，避免用力过度的擦身，以防皮肤破溃。

（3）严重水肿者应该避免肌内注射，以防药液外渗，导致局部潮湿、糜烂或破溃感染。

4. 潜在并发症   低血容量性休克、急性肾衰竭。

（1）为防止低血容量性休克，应避免快速大量利尿，使用利尿药滴注前应使用低分子右旋糖酐扩充血容量后，再进行利尿，不仅能够提高利尿药的效果，同时也减少低血容量性休克的发生。

（2）患儿卧床期间应该鼓励多翻身活动，避免血栓形成，必要时可遵医嘱给予抗血凝药物。若患儿突然发生腰痛或者背痛，应该及时告知医生进行处理。

【健康教育】

1. 告知患儿及家长,注意劳逸结合,保证充分休息及睡眠。

2. 用药指导告知患儿家长服用泼尼松等激素类药物,应该严格遵照医嘱服用,不得擅自停用或是减量服用;患儿服用激素类药物可能引起骨质疏松,应在补充钙剂和维生素D的同时,注意保护患儿安全,避免撞击、跌倒等外伤。

3. 饮食指导:水肿期间应该限制盐的摄入,每日低于2g;蛋白尿未消退期间,应该给予优质蛋白饮食,多食鱼、虾类食物,每日2g/kg为宜,不宜过多;患儿服药期间应该给予高维生素、低脂、易消化饮食,例如:新鲜的蔬菜、水果等。

4. 自我监测服用泼尼松期间,要注意观察患儿胃肠道反应,给予易消化饮食;注意观察患儿尿液的色、质、量;服用激素类药物期间可能会发生出血性膀胱炎,应该嘱患儿多饮水,减轻症状;尿液排在固定的容器内,并观察尿液颜色,若为茶色,酱油色,洗肉水样等,应该及时告知医生,或随访复诊。教会患儿家长使用尿蛋白试纸,定时检测尿蛋白的变化情况。

5. 定期随访。

【风险与急救】

1. 急性肾衰竭(ARF)的诊断标准

(1)ARF的诊断依据为:肾小球滤过率在短时间内(数小时至数日)下降50%以上或血肌酐上升超过50%即可诊断。

(2)如果尿量<400ml/d,则为少尿型ARF;如果无少尿,则为非少尿型ARF。根据原发病因,肾小球滤过率进行性下降,结合相应临床表现和实验室检查,ARF的诊断一般不难做出。

2. 急性肾衰竭(ARF)的护理

(1)绝对卧床休息,有抽搐昏迷的患儿应采取保护措施,防止坠床。烦躁不安者,应用镇静剂,保持呼吸道通畅。

(2)严格限制液体进入量,按医嘱准确输入液体,以防水中毒。

(3)严密观察病情变化:少尿期,观察有无嗜睡、肌张力低下、心律不齐、恶心、呕吐等高钾血症症状及血压变化、心功能不全、尿毒症脑病的先兆;监测水、电解质、酸碱平衡,肌酐、尿素氮等;多尿期注意观察血钾、血钠的变化及血压的变化;恢复期注意观察用药不良反应,定期复查肾功能。

(4)饮食护理:少尿期既要限制入量,又要适当补充营养,原则上应是低钾、低钠、高热量、高维生素及适量的蛋白质。严格控制含钾食物、水果摄入。多尿期供给足够热量和维生素,蛋白质可逐日加量,以保证组织的需要,给予含钾多的食物。

(5)准确记录液体出入量,特别是尿量。无尿者应限制钠盐及水的摄入,每日为600~800ml。做好血液透析、血液滤过、腹膜透析的准备工作。

(6)注意口腔卫生,经常漱口,避免口腔溃烂及口腔炎,加强皮肤护理,预防压疮发生。

(7)对贫血或出血者,按医嘱输新鲜血,滴速宜慢,应注意输血反应并及时处理。

(8)及时准确应用各种药物,并观察治疗效果,但禁用对肾脏有毒性的药物。

(9)护士应对患儿及其家长做好心理护理。

十一、急性肾小球肾炎

案例导入及思维过程

　　患儿,女,8 岁。因入院前 20d 无明显诱因出现红色皮疹,呈针尖样,初为耳根后,并逐渐增多,累及躯干及双下肢,伴瘙痒,无发热、咳嗽,无尿色加深。于当地医院就诊,查血常规:WBC 15×10^9/L,中性粒细胞 75%,单核细胞 7.2%,淋巴细胞 16.2%,RBC 4.75×10^{12}/L,HB 43g/L,考虑过敏性皮炎,予以抗过敏及头孢类药物口服后全身皮疹逐渐消退,当地医院复查血常规正常。至入院前 2 周,患儿晨起双眼睑浮肿,胃纳差,无双下肢浮肿。于昨日再次就诊当地医院,查腹部 B 超:腹腔、盆腔积液(最深 24mm);尿常规:尿蛋白(+++),隐血试验阴性,白细胞阴性。遂转诊至我院,查尿常规示尿蛋白 150mg/dl,血红蛋白 150/μl,红细胞(镜检)12~15/HP,白细胞(镜检)未见。诊断为"急性肾小球肾炎"。经过青霉素钠抗感染,呋塞米利尿治疗,硝苯地平降血压等对症,支持治疗后治愈出院。

　　案例护理思维过程见图 2-13。

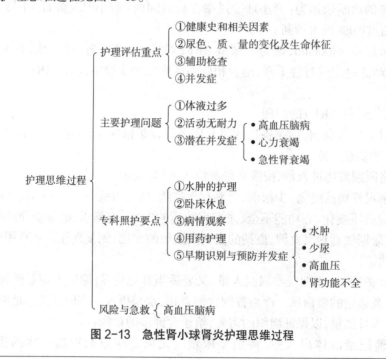

图 2-13　急性肾小球肾炎护理思维过程

【疾病概述】

　　急性肾小球肾炎是以急性肾炎综合征为主要临床表现的一组原发性肾小球肾炎。本病为自限性疾病,不宜应用糖皮质激素及细胞毒药物。多见于学龄期儿童,2 岁以下发病者极少,一般预后良好,仅有少数发展为慢性肾炎。

　　1. 主要病因　本病常因 β- 溶血性链球菌"致肾炎菌株"(常见为 A 组 12 型等)

感染所致,常见于上呼吸道感染、猩红热、皮肤感染等链球菌感染后。感染的严重程度与急性肾炎的发生和病变轻重并不完全一致。本病主要是由感染所诱发的免疫反应引起。

2. 主要临床表现　多见于儿童,男性。本病起病较急,病情轻重不一,轻者呈亚临床型(仅有尿常规异常);典型者呈急性肾炎综合征表现,重症者可发生急性肾衰竭。本病大多预后良好,常可在数月内临床自愈。

本病典型者具有以下表现:

(1)血尿、蛋白尿:几乎全部患儿均有肾小球源性血尿,约30%患儿可有肉眼血尿,常为起病首发症状和患儿就诊原因。可伴有轻、中度蛋白尿,约20%患儿呈肾病综合征范围的蛋白尿。

(2)水肿:水肿常为起病的初发表现,典型表现为晨起眼睑水肿或伴有下肢轻度可凹性水肿(图2-14),少数严重者可波及全身。

(3)高血压:多数患儿出现一过性轻、中度高血压,常与其水钠潴留有关,利尿后血压可逐渐恢复正常。少数患儿可出现严重高血压,甚至高血压脑病。

(4)肾功能异常:肾功能可一过性受损,表现为轻度氮质血症。多于1~2周后尿量渐增,肾功能

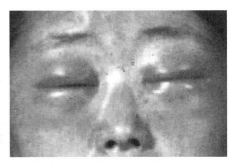

图2-14　面部水肿

于利尿后数日可逐渐恢复正常。仅有极少数患儿可表现为急性肾衰竭,需要与急进性肾炎相鉴别。

(5)充血性心力衰竭:常发生在急性期,水钠严重潴留和高血压为重要的诱因,需紧急处理。

3. 诊疗原则　本病治疗以休息及对症治疗为主。急性肾衰竭者应予透析,待其自然恢复。本病为自限性疾病,不宜应用糖皮质激素及细胞毒药物。

(1)急性期应卧床休息,待肉眼血尿消失、水肿消退及血压恢复正常后逐步增加活动量。急性期应予低盐(每日2g以下)饮食。肾功能正常者不需限制蛋白质入量,但氮质血症时应限制蛋白质摄入,并以优质动物蛋白为主。明显少尿的急性肾衰竭者需限制液体入量。

(2)若感染存在,予以相应治疗。存在感染灶时应给予青霉素或其他敏感抗生素治疗。

(3)对症治疗

1)水肿、少尿、循环充血:应适当限制钠盐摄入,应用利尿药;轻症患儿可口服氢氯噻嗪,有利尿降压作用;重症患儿如少尿及有明显循环充血者,可静脉给予呋塞米强利尿药,视情况酌增。

2)高血压:硝苯地平能有效控制高血压;治疗高血压伴有水肿时,呋塞米效果优于利血平。

3)高血压脑病:出现脑病征象应快速给予镇静、扩血管、降压等治疗。

4)肾功能不全和肾病水平的蛋白尿急性(急进性)肾功能不全、严重的体液潴留(对利尿药反应差)、难以纠正的高钾血症,应予以持续性血液净化治疗。

【护理评估】

1. 健康史及相关因素　询问患儿病前 1~4 周有无上呼吸道感染或皮肤感染史,目前有无发热、乏力、头痛、呕吐及食欲下降等全身症状;若主要症状为水肿或血尿,应了解水肿开始时间、持续时间、发生部位、发展顺序及程度。了解患儿 24h 排尿次数及尿量、尿色。询问目前药物治疗情况,用药种类、剂量、疗效及副作用。

2. 症状体征　重点评估患儿目前体征,包括一般情况,如神志、体位、呼吸、脉搏、血压及体重等。检查水肿部位、程度。

3. 辅助检查　尿液检查;尿液镜下检查,尿中红细胞多为变形红细胞,还可见红细胞管型,是急性肾炎的重要特点。尿沉渣还可见肾小管上皮细胞、白细胞、透明和颗粒管型。尿蛋白通常为(＋)~(＋＋)。血液检查,肾功能检查,血补体测定有利于鉴别诊断和评价。

【护理问题】

1. 体液过多与肾小球滤过率下降、尿量减少、水钠潴留有关。

2. 活动无耐力与疾病处于急性发病期,水肿,低盐饮食和并发症有关。

3. 潜在并发症:高血压脑病、心力衰竭、急性肾衰竭。

【照护要点】

1. 起病 2 周内应绝对卧床休息,待水肿消退、血压降至正常、肉眼血尿消失后下床轻微活动或户外散步;1~2 个月内活动量应加以限制,3 个月内避免剧烈活动;尿内红细胞减少,血沉正常后可上学,但仍需避免体育活动;Addis 计数正常后恢复正常生活。

2. 少尿和严重水肿时,应限制钠盐的摄入,每日食盐量 1~2g,氮质血症时,限制蛋白质的入量,给予优质动物蛋白质每日 0.5g/kg;供给高糖饮食以满足患儿的能量需求;除非严重少尿或循环充血,一般不必严格限水;待尿量增加、水肿消退、血压正常后,可恢复正常饮食,以保证生长发育的需要。

3. 卧床休息,水肿时适当限制钠盐摄入。水肿严重时,测量体重每日 1 次,水肿消退后,每周测 2 次。遵医嘱给予利尿药,并注意观察药物疗效。避免肌内注射,必须注射时应严格无菌技术操作,注射后按压针孔至无渗液为止。监测生命体征及电解质。

4. 病情观察

(1)观察尿量、尿色,准确记录 24h 出入量,应用利尿药时每日测体重。每周留尿标本送尿常规检查 2 次。尿量增加,肉眼血尿消失,提示病情好转。如尿量持续减少,出现头痛、恶心、呕吐等,要警惕急性肾功能衰竭的发生。

(2)观察血压变化,每日测血压 1 次,并做好记录,遵医嘱服用降压药,并观察药物疗效。若出现血压突然升高、剧烈头痛、呕吐、眼花等,提示高血压脑病,配合医生积极救治。

(3)密切观察呼吸、心率、脉搏等变化,警惕严重循环充血的发生,落实并发症的观察,严密观察生命体征,每日测血压 2 次。

5. 用药护理

(1)应用利尿药时,应注意观察尿量、水肿、血压变化,观察有无水电解质紊乱的症状。

(2)应用降压药时,应定时监测血压,降压时不宜过快或降至过低,以免影响肾灌注情况。应嘱患儿服药后起床时先在床边坐几分钟,缓慢站起,以防眩晕、跌伤及直立性低血压。

6. 定期门诊随诊,定期查尿常规。

【健康教育】

1. 应积极锻炼身体,增强体质。

2. 预防上呼吸道及皮肤感染。

3. 一旦有感染性疾病发生,应及时治疗,注意休息。

4. 正确使用降压药,严格掌握降压药的服用时间和方法,应使患儿及家长充分认识到降压治疗对保护肾功能的作用,不要擅自改变药物剂量或停药。

5. 如有慢性感染病灶存在,如扁桃体炎、咽炎、龋齿及中耳炎应及时彻底治疗。

6. 多摄入富有营养、优质蛋白(如牛奶、瘦肉、蛋、鱼等)、高维生素易消化的食物。

7. 告知家长及患儿该病的病因、预后,配合治疗的重要性,帮助他们解除焦虑等不良情绪。症状完全消失,实验室检查完全恢复后 1~2 年之内,仍应定期随诊。

【风险与急救】

1. 高血压脑病的诊断标准　高血压脑病是指当血压突然升高超过脑血流自动调节的阈值时,脑血流出现高灌注,毛细血管压力过高,渗透性增强,导致脑水肿和颅内压增高,甚至脑疝的形成,引起的一系列暂时性脑循环功能障碍的临床表现。

2. 高血压脑病的护理

(1)避免颅内压增高加重,检查和治疗尽可能集中进行,护理患儿时动作轻柔,避免用力转动患儿头部及翻身;抬高床头 30° 左右,使头部处于正中位以利于颅内血液回流,疑有脑疝时以平卧为宜,保持呼吸道通畅。

> 高血压脑病是高血压病程中,一种危及患儿生命的严重情况,起病急,进展快,及时治疗其症状可完全消失,若治疗不及时或治疗不当则可致不可逆脑损害及其他严重并发症,甚至死亡。

(2)备好各种抢救物品,迅速建立静脉通道,根据医嘱给药。按时应用利尿药、脱水剂等以减轻脑水肿症状。静脉使用镇静剂时速度宜慢,以免发生呼吸抑制。注意观察药物的疗效及不良反应。

(3)密切观察血压的变化,每 15~30min 测一次,不宜降压过低,以免发生脑或心肌梗死。

(4)血压稳定后每 1~2h 测血压一次,详细记录。

(5)注意神志、瞳孔、脉搏、呼吸及肢体肌力变化。

十二、肠套叠

案例导入及思维过程

患儿,男,10 个月,1d 前无明显诱因出现阵发性哭闹伴呕吐,呕吐时为非喷射状,呕吐物为胃内容物。解果酱样便 4 次,遂至医院急诊就诊,行腹部超声检查时肠套叠横断面上显示为“同心圆”,行空气灌肠,口服炭片后 6h 未见炭末排出,复查 B 超显示复位失败,遂收治入院,入院诊断“肠套叠”。入院后患儿神志清,哭时无泪,面色稍苍白,心率 110 次 /min,腹软,有压痛,左下腹部触及包块,质硬,活动度可。未见腹壁静脉曲张,未见胃肠型及蠕动波,移动性浊音阴性,肠鸣音活跃,约 5 次 /min。神经系统查体未见异常,粪便隐血试验阳性(+++)。患儿家长否认"肝炎、结核病"等病史,否认药物、食物过敏史。完善各项术前准备,包括禁食、皮肤准备、纠正水电解质紊乱后,急诊行"肠切除肠吻合术",术后给予禁食、胃肠减压,抗炎、止血、营养支持等对症治疗,术后第 2d 停胃肠减压,并逐渐开放饮食,术后第 6d 出院。

案例护理思维过程见图 2-15。

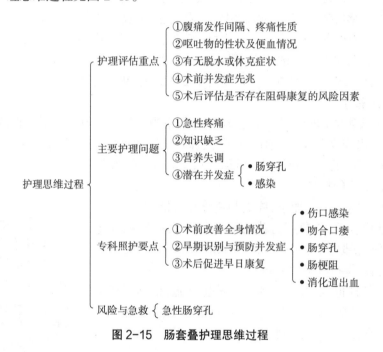

图 2-15　肠套叠护理思维过程

【疾病概述】

肠套叠是指肠管的某一部分及其相应的肠系膜套入相邻的肠腔内,从而引起肠梗阻,是婴儿期最常见的急腹症之一。以 4~10 个月婴儿多见,2 岁以后随年龄增长发病率降低,5 岁以后更为少见。

> 急性肠套叠多见于健康肥胖儿,男孩多于女孩,约 4:1。以春末夏初发病率最高,我国发病率比欧美国家高。

1. 主要病因　肠套叠病因目前尚不明确,可能与以下因素有关:

(1)饮食改变:出生后 4~10 个月正是辅食添加及奶量增加的时期,也是肠套叠发病的高峰期。由于婴儿肠道不能立即适应食物改变带来的刺激,可能引起肠功能紊乱导致肠套叠。

(2)回盲部解剖因素:90% 的婴儿回盲瓣呈唇样凸入盲肠,加上此部位淋巴组织丰富,受炎症或食物刺激后易引起充血、水肿、肥厚,肠蠕动时易将回盲瓣向前推移,并牵拉肠管形成套叠。

(3)病毒感染:有报道称肠套叠与肠道内腺病毒、轮状病毒感染有关。

(4)自主神经失调与肠痉挛:由于交感神经发育迟缓,自主神经系统活动失调引起肠套叠。也有人提出由于炎症、腹泻、各种食物、细菌或寄生虫毒素等刺激肠道产生痉挛,使肠蠕动功能节律紊乱或逆蠕动而引起肠套叠。

（5）遗传因素:近年来有报道肠套叠有家族病史。

2. 主要临床表现

（1）腹痛:通常表现为阵发性有规律的哭闹,每次持续时间为 10~20min,常伴有拒食、异常痛苦、手足乱动等表现,然后暂时安静 5~10min 或更长时间,如此反复发作。此类型的阵发性哭闹与肠蠕动间期相一致,由于肠系膜受牵拉和外层肠管发生强烈收缩所致。

（2）呕吐:初期呕吐物为奶汁、奶块或食物残渣等胃内容物,后可转为胆汁样物。晚期为梗阻性呕吐,可吐出带有臭味的肠内容物,提示病情严重。

（3）血便:一般在发病后 6~12h 发生,呈果酱样黏液血便,家长往往以血便为首要症状就诊。亦可在直肠指检时发现血便。

（4）腹部包块:多数病例可在右上腹部触及腊肠样、弹力性硬、稍活动并有轻压痛的包块。小肠型肠套叠上述症状不典型。

（5）全身情况:早期体温正常,无全身中毒症状。随着病程延长,晚期可并发肠坏死或腹膜炎,全身情况恶化,常有严重脱水、高热、嗜睡、昏迷及休克等中毒症状。

3. 诊疗原则　因急性肠套叠是急症,其紧急的治疗措施是复位,一旦确诊需立即进行,分为手术疗法和非手术疗法。

（1）非手术疗法包括 X 线下空气灌肠、钡灌肠复位和超声监视下水压灌肠复位,其中空气灌肠复位为传统复位方法,钡灌肠复位国内已很少应用。病程不超过 48h,全身情况良好,无明显脱水及电解质紊乱,无明显腹胀和腹膜炎表现者,均可采用上述三种灌肠复位方法。禁忌证为:①病程超过 2d,全身情况差;②高度腹胀,腹部有明显压痛、肌紧张,怀疑腹膜炎时;③反复发生肠套叠,高度怀疑或已确诊为继发性肠套叠;④小肠型肠套叠;⑤3 个月以下婴儿肠套叠。

（2）手术疗法适应证包括非手术疗法禁忌证的病例、非手术疗法复位失败、小肠套叠和继发性肠套叠等。术前一般应纠正脱水和电解质紊乱,禁食、水并持续胃肠减压,必要时给予降温、吸氧、纠正贫血等措施。

【护理评估】

1. 健康史及相关因素　发病前有无饮食改变、病毒感染等,有无家族发病史等。

2. 症状体征　生命体征、面色、精神状态、腹痛发作间隔、疼痛性质、呕吐物的性状等,注意便血情况,观察有无脱水体征,或脉搏细速、血压下降、出冷汗等失血性休克的表现。

3. 辅助检查　腹部超声、空气灌肠不仅可以作为诊断方法,同时也可以进行复位治疗。腹部超声是检查的首选方法,可以通过肠套叠的特征性影像协助临床确定诊断,超声检查时肠套叠横断面上显示为"同心圆"或"靶环"征,纵切面上呈"套筒"征。钡剂灌肠对慢性肠套叠和复发性肠套叠有一定的诊断价值。对临床怀疑继发性肠套叠的患儿腹部 CT 和放射性核素消化道扫描检查有一定的参考价值,如消化道重复畸形和梅克尔憩室。

【护理问题】

1. 急性疼痛　与肠管强烈收缩和肠系膜受牵拉有关。

2. 知识缺乏:患儿家长缺乏有关疾病护理的相关知识。

3. 营养失调:低于机体需要量   与疾病发作时反复呕吐、禁食有关。

4. 潜在并发症:感染与肠穿孔、手术伤口感染有关。

【术前照护要点】

1. 监测患儿生命体征、神志、意识状态等。

2. 评估腹痛性质、部位、持续时间及伴随症状。

3. 观察并记录呕吐物的情况,行胃肠减压者记录胃液的色、质、量。

4. 注意有无脱水、电解质紊乱、出血、腹膜炎等征象。

5. 全面评估患儿,病程不超过48h,全身情况良好,无明显脱水及电解质紊乱,无明显腹胀者,可根据情况采取灌肠复位法。

> 空气灌肠时复位压力一般控制在60~100mmHg,3月龄以下婴儿肠套叠诊断性灌肠压力一般不超过80mmHg。

6. 经灌肠证实套叠复位成功后,拔出气囊肛管后会排出大量带有臭味的黏液血便和黄色粪水,观察患儿是否很快入睡,无阵发性哭闹及呕吐。腹部是否平软,触不到原有肿块。遵医嘱给予口服活性炭(炭片),6~8h后观察肛门是否排出黑色炭末,以确定复位是否成功。

7. 若患儿行灌肠复位治疗后仍烦躁不安,呈阵发性哭闹,腹部包块仍存在,应怀疑套叠未复位成功或又发生套叠,需立即通知医生做进一步处理。

8. 病程超过48h,全身情况显著不良,出现严重脱水、高热或休克、精神萎靡等中毒症状者;经X线腹部平片见多处液平面者;小肠型肠套叠患儿;多次复发疑有器质性病变者;用非手术治疗未达到复位者,均应采用手术治疗的方法。

9. 向家长说明选择治疗方法的目的,消除其心理负担,争取对治疗和护理的支持与配合。

10. 积极完成各项术前准备,包括禁食、皮肤准备、纠正水电解质紊乱等,必要时给予物理降温、吸氧、输血等措施。

【术后照护要点】

1. 麻醉未清醒时给予去枕平卧位,头偏向一侧,防止呕吐物等引起窒息。

2. 观察和记录出入量,观察皮肤弹性及生命体征,遵医嘱合理安排输液,维持水电解质平衡。

3. 禁食期间做好口腔护理,保持胃肠减压的通畅,维持持续吸引及妥善固定,记录色、质、量。

4. 伤口有渗血渗液时及时告知医生进行更换敷料,遵医嘱按时、准确使用抗生素,预防感染。

5. 加强营养支持,密切观察体温变化。

6. 患儿排便、排气后遵医嘱恢复由口进食,从少量饮水逐渐过渡到正常饮食,饮食调整视手术是否切除肠管而定。

7. 鼓励早期下床活动,防止发生肠粘连、肠梗阻。

8. 观察排便情况,区别新鲜血便与陈旧性血便。

【健康教育】

1. 保持病房安静、空气流通,定期开窗通风。

2. 非手术治疗时指导患儿及家长配合空气灌肠。手术治疗后根据病情鼓励并协助患儿早期进行活动,减少并发症的发生。鼓励并协助患儿深呼吸、咳嗽等,预防肺不张和肺炎。

3. 出汗后及时更换衣服,注意保暖。

4. 指导患儿及家长胃肠减压留置期间勿牵拉导管,防止滑脱,必要时可使用约束带。

5. 口服炭片后注意观察肛门有无黑色炭末排出,以观察复位的效果。

6. 出院指导

（1）合理饮食,注意饮食卫生。辅食添加时应根据患儿的耐受情况,循序渐进。鼓励多饮水,适当进食粗纤维食物,避免发生便秘。

（2）便秘者注意保持大便通畅,如发生排便困难,可使用按摩腹部、使用开塞露等方法。

（3）门诊定期随访,如患儿出现不明原因的精神萎靡、面色苍白、哭闹不安或有大便性状改变、腹部体征明显时应减少就诊等候时间,及时安排就诊,以免耽误病情。

【风险与急救】

1. 急性肠穿孔的诊断标准

（1）空气灌肠过程中,透视下见腹腔"闪光"现象。

（2）腹部超声水压灌肠复位过程中,结肠内充盈液体突然消失,腹腔内出现较多液体。

> 发生穿孔后应立即用消毒针在剑突与脐部中间刺入,排出腹腔内气体。

（3）患儿表现为剧烈腹痛、腹胀、腹膜炎征象。

2. 急性肠穿孔的护理

（1）配合医生积极完成术前准备,如抽血化验等实验室检查、皮肤准备等,纠正水电解质紊乱及补充血容量。

（2）告知患儿及家长禁食的重要性,得到配合。

（3）术后去枕平卧6h,监测生命体征,尤其是血压的情况。6h后取半卧位,减轻腹部切口张力,缓解疼痛,有利于呼吸和循环,利于引流,鼓励患儿术后早期活动,防止肠粘连。

（4）注意观察神志变化及切口渗液情况。

（5）注意各类导管的护理,如胃肠减压、腹腔引流、留置导尿管等,妥善固定,防止移位或脱出。观察引流液的色、质、量。

（6）禁食期间做好口腔护理,年长儿可鼓励其漱口或刷牙。

（7）恢复饮食后应少吃油炸、生冷的刺激性食物,做到少量多餐。

（8）观察腹部情况,有无腹痛、腹胀、肛门停止排便排气等肠梗阻表现。保持大便通畅,必要时使用开塞露通便。

（9）定期随访,如发生腹痛、血便、呕吐等及时就诊。

十三、水痘

案例导入及思维过程

患儿,女,3岁,因"发热5d伴皮疹4d"收治入院。入院前5d无明显诱因突然出现发热,体温37.8~38.5℃,随即胸、背、颈部皮肤出现红色斑疹、丘疹,逐渐变成水疱,呈椭圆形泪滴状,黄豆大小,周围有红晕,疱液先透明后混浊,且出现脐凹现象。皮疹逐渐增多,面部、头皮、躯干、四肢相继出现,以躯干居多。患儿出疹前有发热、打喷嚏、流涕,呕吐,胃纳差。患儿按计划接受预防接种,1岁半时曾接种过一剂水痘疫苗。患儿发病前曾接触水痘患儿(其表姐10d前患水痘,现已基本痊愈)。入院后 T 37.8 ℃,P 110次/min,R35次/min,BP 88/60mmHg,神志清,精神萎靡,浅表淋巴结不大,咽部充血,扁桃体Ⅰ度肿大,未见脓性分泌物,心肺腹查体未见异常,神经系统未见异常。头面部、躯干、四肢密集红斑、丘疹、米粒至绿豆大小水疱,水疱周围有红晕,少数结痂,四肢远端皮损较少,口腔、外阴黏膜有水疱,左侧额面部数个水疱破溃有渗液。血常规示:WBC 12.9×10^9/L,N 39%,RBC 4.02×10^{12}/L,HB140g/L,尿、粪常规正常。诊断为"水痘"。住院隔离患儿至皮疹全部结痂为止,同时给予炉甘石洗剂及3%阿昔洛韦软膏外用、对乙酰氨基酚等对症治疗、阿昔洛韦抗病毒治疗后治愈出院。

案例护理思维过程见图2-16。

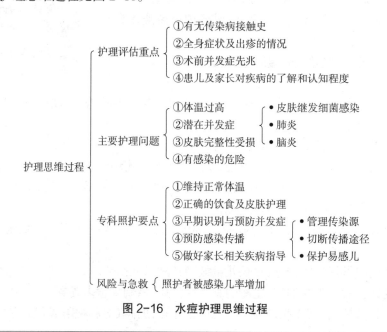

图2-16   水痘护理思维过程

【疾病概述】

水痘(varicella)是由水痘–带状疱疹病毒(varicella-zoster virus, VZV)引起的一种急性传染性极强的出疹性疾病。患儿感染后可获得持久的免疫力,但以后可以发生带状疱疹。冬、春季多发。目前水痘属于国家法定传染病,对于确诊患儿医疗机构须在网上填写传染病报告表。

1. 主要病因

(1)病毒经呼吸道侵入人体后,侵入血液引起病毒血症和全身病变。主要损害部位在皮肤和黏膜,偶尔累及内脏。

(2)皮疹分批出现与间隙性病毒血症有关。部分病毒长期潜伏于脊神经后根神经节等处,形成慢性潜伏性感染。在青春期或成年后,当机体免疫力下降时病毒被激活,导致皮肤出现带状疱疹。

（3）水痘病变主要发生在人体的皮肤和黏膜。由于病变表浅,愈后不留瘢痕。

2. 主要临床表现　该病潜伏期 10~21d,平均 14d。

（1）典型水痘

1）年龄较大的患儿有前驱期,其表现包括发热、食欲减退、头痛,偶有轻微腹痛,此期之后即出现皮疹。

2）皮疹首先出现于头皮、面部、躯干。最初为强烈瘙痒性红色斑疹,然后发展成充满透明液体的水疱疹。同时出现不同期的皮疹,是水痘的特征表现。

3）累及口咽部和阴道的溃疡性损害最常见。

（2）进展型水痘:进展型水痘是原发性 VZV 感染的一种严重并发症。此型伴有内脏器官受累,凝血障碍、严重出血和持续性发生皮肤水疱损害。

（3）先天性水痘综合征:是由于胎儿在孕早期暴露于 VZV 所致,此综合征主要影响皮肤、肢体、眼睛和脑。

3. 诊疗原则

（1）典型水痘的临床诊断主要依据是流行病学资料(包括发病年龄、水痘疫苗接种史、有无水痘或带状疱疹患儿接触史等)和典型的临床表现(皮疹特点及各期皮疹同时存在)。确诊后应立即给予隔离至皮疹全部结痂为止。

（2）治疗主要为对症治疗和抗病毒治疗,避免继发感染。阿昔洛韦是目前治疗水痘的首选抗病毒药物,一般在发病后 24h 内开始使用效果更佳。

（3）继发细菌感染者应尽早应用抗生素,并发脑炎者按照病毒性脑炎治疗原则,对水痘患儿不宜应用肾上腺皮质激素,以免病情加剧,出现并发症。

> 近年来,美国报道水痘并发 A 组链球菌感染,多发生于水痘出疹的第 3~6d,表现为局部红肿的蜂窝织炎,或链球菌中毒性休克样综合征,病死率较高,须及时采取防治措施。

【护理评估】

1. 健康史及相关因素　注意询问患儿预防接种史,起病 2~3 周前有无与水痘或带状疱疹患儿接触史,母亲妊娠期间是否患过水痘,患儿有无应用激素或免疫抑制剂的病史。发病时间是否为发病的高峰季节,患儿居住地是否有水痘的流行。

2. 症状体征　注意全身症状和皮疹情况,详细检查皮疹,包括分布、出疹顺序、形态、数量,是否伴有疼痛、瘙痒、继发感染等,口咽、眼结膜、外阴等黏膜有无破损。

3. 辅助检查　常用酶联免疫吸附法或补体结合试验检测特异性抗体;疱疹刮片刮取新鲜疱疹基底组织涂片行病原学检查;用 PCR 检测患儿呼吸道上皮细胞和外周血白细胞中 VCZ-DNA,该方法具有早期发现、特异、敏感的特点。

【护理问题】

1. 体温过高　与水痘 - 带状疱疹病毒感染有关。

2. 皮肤完整性受损　与水痘 - 带状疱疹病毒引起的皮疹、瘙痒及继发感染有关。

3. 有感染的危险　与水痘 - 带状疱疹病毒可经呼吸道或直接接触传播有关。

4. 潜在并发症:皮肤继发性细菌感染、肺炎、脑炎等。

【照护要点】

1. 水痘具有较强的传染性,患儿是唯一的传染源,一旦确诊应立即隔离患儿,隔离期为出疹后 7d,直至疱疹全部结痂为止。

2. 因水痘传播主要通过空气飞沫,或直接接触水痘疱疹液传播及接触污染的物品传播,因此,在标准预防的基础上,还要采用飞沫传播和接触传播的防护措施。

3. 禁食鱼、虾、蟹等海鲜类食物,以免加重病情。

4. 患儿分泌物,包括痰液、唾液、粪便、擦拭用纸等应倒入适量消毒剂,搅拌消毒后再倒入厕所,患儿生活垃圾彻底消毒处理后按感染性废弃物处理原则执行。

5. 保持衣被清洁、舒适,以免增加患儿皮肤瘙痒感。为减少皮疹瘙痒,可用温水洗浴,外涂炉甘石洗剂止痒。

6. 密切观察病情进展,观察出疹部位、时间、顺序以及皮疹、水疱、结痂的形态,观察患儿体温的变化及伴随的精神状态、呼吸、心率、意识变化等,如有异常及时对症处理。

7. 在静脉注射时应注意避开皮肤疱疹部位。

8. 疱疹未破溃处涂炉甘石洗剂或 5% 的碳酸氢钠溶液;对于疱疹破溃者可先用含碘棉签消毒,而后应用抗生素软膏预防感染;有继发感染者局部用抗生素软膏,或遵医嘱使用抗生素药物控制感染;避免使用肾上腺皮质激素类药物包括激素类软膏。

【健康教育】

1. 水痘传染性很强,应向家长介绍皮疹的特点、护理要点、隔离时间及隔离的重要性。

2. 急性期绝对卧床休息,注意室内空气流通。

3. 告知水痘隔离时间,一般需要隔离至皮疹全部结痂为止,在隔离期内勿让患儿与他人接触,以免传染源播散。

4. 由于水痘是自限性疾病,无并发症的患儿可在家中隔离治疗,指导家长进行正确的皮肤护理,避免患儿用手揉眼,以免病毒感染眼睛形成角膜炎。

5. 加强预防疾病知识教育,如疾病流行期间避免易感儿童去人群密集的公共场所。

6. 定期来院复查,按时进行预防接种。

> 水痘减毒活疫苗能有效降低发病率,但不能完全杜绝。目前已由 1 岁后接种 1 针调整为初种年龄 18 个月龄,第二次为 4 岁后。

【风险与急救】

预防照护者被感染概率增加的救治要点:

1. 照护者掌握水痘的传播途径及预防疾病发生措施。

2. 加强自我防护,接触患儿时戴口罩、帽子、手套、穿隔离衣。护理患儿前后要彻底洗手。

3. 室内物品固定、专用,所有用物一经进入病室,均视为污染,必须严格消毒。

4. 正确处理患儿的生活物品及医疗物品,患儿的分泌物、排泄物及便器需按要求进行严格消毒后才能弃去。

5. 如果照护者发现有身体不适时,应及时就诊。

十四、专科技能

(一)静脉输液

静脉输液用于补充水分、电解质,维持水和电解质的平衡;补充血容量,改善血液循环;

输入药物达到治疗疾病的目的；维持营养,供给热量。为减少患儿反复穿刺的痛苦,现多采用留置针置入周围静脉输液的方法。

1. 评估

（1）评估患儿病情、年龄、心肺功能,告知目前用药、有无药物过敏史。

（2）评估注射部位皮肤及肢体活动度。

（3）评估治疗的需要和所需的治疗过程,制定输液选择血管通路。

2. 用物准备　留置针、诱导液（生理盐水）、透明敷贴、胶布、止血带、治疗盘、治疗巾、碘伏棉签、药物等。

3. 操作步骤　见图 2-17。

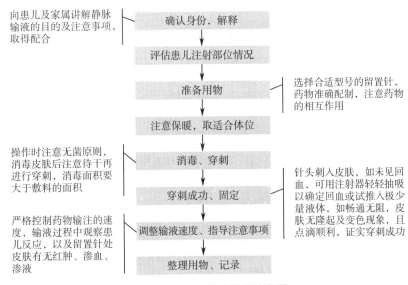

图 2-17　静脉输液操作流程图

4. 注意事项

（1）做好三查七对,指导阅读相关操作须知。

（2）了解药物的性质,有无配伍禁忌；检查药物有无沉淀、混浊、霉菌、破损及有效期。

（3）严格控制药物输注的速度,观察药物输注的通路是否通畅。

（4）新生儿的静脉血管细、弹性差、脆性高且缺乏皮下组织保护,故在输液过程中容易发生药物外渗。

（5）注意观察药物的毒副作用。

（二）静脉采血

静脉采血是自静脉抽取血标本的技术。通过测定血液中的某些成分为判断患儿病情进展、疾病诊断和治疗提供参考依据。

1. 评估

（1）评估患儿病情、年龄、心肺功能,告知采血项目。

（2）评估注射部位皮肤及肢体活动度。

（3）评估采血项目是否需要空腹,患儿目前进食情况。

（4）血培养标本应在使用抗生素前采取。

2. 用物准备   条形码、采血试管、采血针、止血带、碘伏棉签、消毒棉球、治疗盘等。

3. 操作步骤   见图 2-18。

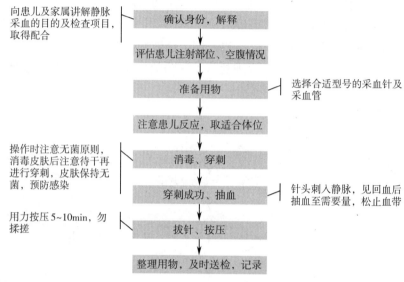

图 2-18   静脉采血操作流程图

4. 注意事项

（1）做好三查七对,指导阅读相关操作须知。

（2）采血中注意观察患儿的面色。

（3）血液沿试管壁缓慢注入,管内有抗凝剂时,颠倒混匀 5~8 次。

（4）切忌剧烈振荡,防止发生溶血。

（5）注意采血部位的按压与观察。

（三）氧气雾化吸入

氧气雾化吸入术是一种利用高速氧气气流,使药液在雾化器内形成雾状悬液,通过吸入呼吸道,达到肺泡,起到治疗目的的一种方法。此方法可达到湿化呼吸道黏膜、祛痰、解痉、抗炎的目的。适用于支气管痉挛、气道黏膜水肿、呼吸道感染的患儿。

1. 评估

（1）评估患儿病情,向患儿及家长解释雾化吸入的目的及过程,取得配合。

（2）观察患儿面色、口唇颜色。

2. 用物准备   治疗车、治疗盘、弯盘、治疗巾、雾化面罩、氧气流量表、药物等。

3. 操作步骤   见图 2-19。

4. 指导要点

（1）雾化前半小时尽量不进食,吸入前不要抹油性面霜。

（2）指导患儿清除口腔分泌物、食物残渣,睡眠、平静和深呼吸的状态下雾化吸入的效果好。

（3）雾化时取坐位或半坐卧位,婴儿取怀抱位,将面罩上缘紧贴患儿鼻根。

（4）指导患儿用药后漱口、婴幼儿清洁口腔,使用面罩吸入后洗脸。

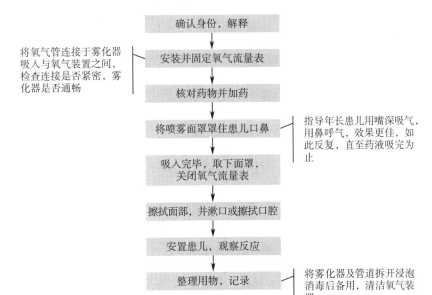

图 2-19　氧气雾化吸入操作流程图

5. 注意事项

（1）使用前要检查氧气流量表功能是否完好。

（2）雾化器要保持水平位置,防止漏液。

（3）雾化器专人专用,防止交叉感染。

（4）患儿呼吸困难、哭闹时面罩不可紧扣口鼻,以便观察面色。

（四）口鼻腔吸痰术

吸痰术是一种利用负压吸引装置连接吸痰管,清除呼吸道内分泌物的一种方法。此方法可保持呼吸道通畅。适用于危重、昏迷及麻醉后咳嗽无力、反射迟钝或会厌功能不全等不能将痰液咳出以及误吸呕吐物的患儿。

1. 评估

（1）了解患儿意识状态、生命体征、吸氧流量、是否有活动性义齿。对清醒患儿应当进行解释,取得操作配合。

（2）观察痰液的颜色、性质、量,并准确记录。

（3）评估患儿有无痰鸣音、湿啰音。对清醒患儿应当进行解释,取得患儿配合。

2. 用物准备　中心负压装置、吸痰瓶、连接管、无菌治疗盘内置适当型号的吸痰管 2 根、治疗碗 2 个、生理盐水、弯盘、无菌纱布、无菌手套、听诊器,必要时备压舌板、开口器、舌钳等。

3. 操作步骤　见图 2-20。

4. 指导要点

（1）如果患儿清醒,应安抚患儿不要紧张,指导其自主咳嗽。

（2）指导患儿吸痰后适量饮水,以利于痰液排出。

5. 注意事项

（1）一次吸痰时间不应超过 15s。进入鼻腔时阻断负压,吸痰时开放负压,自下而上、左右旋转、向上提拉吸痰管,吸净鼻腔内分泌物。若患儿咳嗽剧烈,先暂停吸痰,让患儿休息片刻。

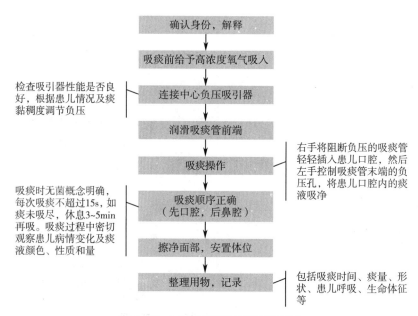

检查吸引器性能是否良好，根据患儿情况及痰黏稠度调节负压

确认身份，解释

↓

吸痰前给予高浓度氧气吸入

↓

连接中心负压吸引器

↓

润滑吸痰管前端

↓

吸痰操作 ——— 右手将阻断负压的吸痰管轻轻插入患儿口腔，然后左手控制吸痰管末端的负压孔，将患儿口腔内的痰液吸净

↓

吸痰时无菌概念明确，每次吸痰不超过15s，如痰未吸尽，休息3~5min再吸。吸痰过程中密切观察患儿病情变化及痰液颜色、性质和量

吸痰顺序正确（先口腔，后鼻腔）

↓

擦净面部，安置体位

↓

整理用物，记录 ——— 包括吸痰时间、痰量、形状、患儿呼吸、生命体征等

图 2-20 口鼻腔吸痰术操作流程图

（2）压力：婴儿 60~100mmHg，儿童：100~150mmHg。

（3）吸痰时观察患儿颜面、口唇颜色及生命体征的变化。心电监护显示心率大于180次/min，口唇颜色发绀，血氧饱和度小于80%，应立即停止吸痰，提高氧流量，休息片刻。

（4）若患儿痰液黏稠，可遵医嘱进行雾化吸入、拍背后再行吸痰，有利于痰液引出。

（五）口服给药

口服给药是指药物通过口服喂给，经过胃肠道黏膜吸收和利用而产生疗效，达到协助诊断和预防治疗疾病的目的。

1. 评估

（1）评估患儿病情、意识状态，有无留置胃管、吞咽困难、呕吐、禁食，生命体征和血糖情况等。

（2）患儿用药既往史、过敏史，了解目前用药目的与计划。

（3）查看药物的质量包括药名、剂量、浓度、批号、有效期、颜色、有无变质等，水剂类药物应观察有无沉淀、混浊、絮状物等。

（4）观察患儿服药后效果及有无用药不良反应，评估患儿服药依从性。

2. 用物准备 发药车、药盘盒、药卡、带刻度的小药杯、药袋、水壶（内放温开水）、干毛巾、饮水管、弯盘、研钵、搅拌棒、洗手液等。

3. 操作步骤 见图 2-21。

4. 指导要点

（1）用温开水而不是用茶水服药。

（2）注意药物之间配伍禁忌。

（3）婴幼儿喂药不可将药物与牛奶或米糊混合，以免引起厌乳、厌食。

5. 注意事项

（1）摆药时双人核对药物剂量是否准确。

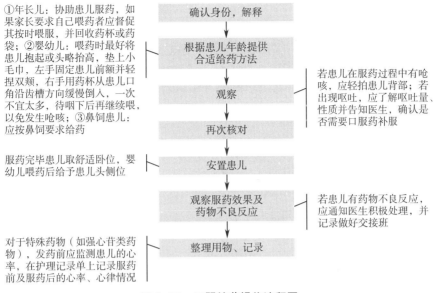

①年长儿：协助患儿服药，如果家长要求自己喂药者应督促其按时喂服，并回收药杯或药袋；②婴幼儿：喂药时最好将患儿抱起或头略抬高，垫上小毛巾，左手固定患儿前额并轻捏双颊，右手用药杯从患儿口角沿齿槽方向缓慢倒入，一次不宜太多，待咽下后再继续喂，以免发生呛咳；③鼻饲患儿：应按鼻饲要求给药

确认身份，解释

根据患儿年龄提供合适给药方法

观察 —— 若患儿在服药过程中有呛咳，应轻拍患儿背部；若出现呕吐，应了解呕吐量、性质并告知医生，确认是否需要口服药补服

再次核对

服药完毕患儿取舒适卧位，婴幼儿喂药后给予患儿头侧位 —— 安置患儿

观察服药效果及药物不良反应 —— 若患儿有药物不良反应，应通知医生积极处理，并记录做好交接班

对于特殊药物（如强心苷类药物），发药前应监测患儿的心率，在护理记录单上记录服药前及服药后的心率、心律情况 —— 整理用物、记录

图 2-21 口服给药操作流程图

（2）吞咽困难或鼻饲患儿，应将药物碾碎后溶解，从胃管注入，注入前后用温开水冲净胃管。

（3）护士应在患儿服药完毕后再离去，以免误服或不服药。

（4）对于下列药物在服用时应格外注意：①对牙齿有腐蚀作用或易导致牙齿变色的药物，如酸类或铁剂类，应使用吸管吸服后再用清水漱口，以保护患儿牙齿。②健胃药宜在饭前服，助消化药和对胃黏膜有刺激的药宜在饭后服。③催眠药在睡前服，驱虫药在空腹或半空腹服用。④舌下含片应放于舌下或两颊黏膜与牙齿之间待其溶化。⑤对呼吸道起安抚作用的止咳糖浆及口含药，服用后不宜饮水以免降低疗效；若同时服用多种药物时，最后服用止咳糖浆。⑥缓释片、肠溶片、胶囊吞服时不可嚼碎。⑦服强心苷类药物时需加强心率、心律的监测，心率低于 60 次 /min 或心律不齐时应暂停服用，并告知医生。

（六）更换引流袋

更换引流袋是临床上常用的护理操作技术，广泛应用于外科手术留置导管的患儿，而留置导管期间如护理不当，极易引起管路相关性感染，严格掌握更换引流袋的方法、遵守无菌操作原则是预防留置导管并发管路相关性感染的关键。

1. 评估

（1）评估患儿的一般情况、病情、配合程度。

（2）评估置管情况、导管周围皮肤黏膜情况。

（3）注意观察患儿引流液的颜色、性质、引流量。

2. 用物准备　复合碘棉签、引流袋、一次性治疗巾、一次性清洁手套、无菌棉签、卵圆钳、污物桶、导管固定夹。

3. 操作步骤　见图 2-22。

4. 指导要点

（1）妥善固定引流管，引流袋的位置低于引流口，引流管应有标识并注明置管日期。

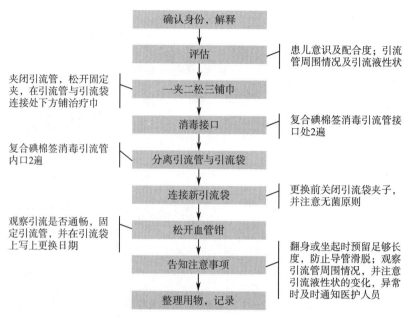

图 2-22　更换引流袋操作流程图

（2）置管期间,观察引流液的颜色、性质、引流量。

（3）保持引流通畅,避免导管受压、扭曲、牵拉、堵塞。

（4）拔除引流管后注意有无伤口疼痛、渗出液等不适情况。

5. 注意事项

（1）严格执行无菌操作。

（2）保持引流管通畅,妥善固定导管,操作时防止牵拉。

（3）操作时观察患儿情况,动作应轻巧、稳当、准确。

（七）儿童心肺复苏

心肺复苏（cardiopulmonary resuscitation,CPR）是指在呼吸、心跳停止时采取抢救措施,即心脏按压或其他方法形成暂时的人工循环,恢复心脏自主搏动和血液循环,用人工呼吸代替自主呼吸,达到恢复苏醒和挽救生命的目的。

1. 评估

（1）现场抢救环境是否有潜在危险,尤其当心搏骤停发生在院外或病房外。

（2）患儿呼吸情况是否正常,及时启动心肺复苏。

2. 用物准备　胸外按压板、治疗盘、简易呼吸囊、吸氧装置、纱布、负压吸引器、弯盘、血压计、听诊器、手电筒等。

3. 操作步骤　见图 2-23。

4. 注意事项

（1）对小婴儿施救时,可用一手托住患儿背部,另一手两指置于乳头连线下一指处（以患儿手指为参照）,垂直进行按压或两手掌及四手指托住两侧背部,用双手大拇指按压胸骨下 1/3 处（图 2-27）。对年长患儿,可将一手掌根部置于按压部位,只以掌根部接触按压处,且掌根不离开患儿胸部。

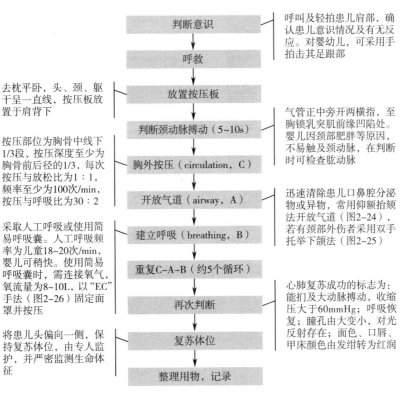

判断意识 —— 呼叫及轻拍患儿肩部，确认患儿意识情况及有无反应。对婴幼儿，可采用手拍击其足跟部

呼救

去枕平卧，头、颈、躯干呈一直线，按压板放置于肩背下 —— 放置按压板

判断颈动脉搏动（5~10s）—— 气管正中旁开两横指，至胸锁乳突肌前缘凹陷处。婴儿因颈部肥胖等原因，不易触及颈动脉，在判断时可检查肱动脉

按压部位为胸骨中线下1/3段，按压深度至少为胸骨前后径的1/3，每次按压与放松比为1:1，频率至少为100次/min，按压与呼吸比为30:2 —— 胸外按压（circulation，C）

开放气道（airway，A）—— 迅速清除患儿口鼻腔分泌物或异物，常用仰额抬颏法开放气道（图2-24），若有颈部外伤者采用双手托举下颌法（图2-25）

采取人工呼吸或使用简易呼吸囊。人工呼吸频率为儿童18~20次/min，婴儿可稍快。使用简易呼吸囊时，需连接氧气，氧流量为8~10L，以"EC"手法（图2-26）固定面罩并按压 —— 建立呼吸（breathing，B）

重复C-A-B（约5个循环）

再次判断 —— 心肺复苏成功的标志为：能扪及大动脉搏动，收缩压大于60mmHg；呼吸恢复；瞳孔由大变小，对光反射存在；面色、口唇、甲床颜色由发绀转为红润

将患儿头偏向一侧，保持复苏体位，由专人监护，并严密监测生命体征 —— 复苏体位

整理用物，记录

图2-23 儿童心肺复苏操作流程图

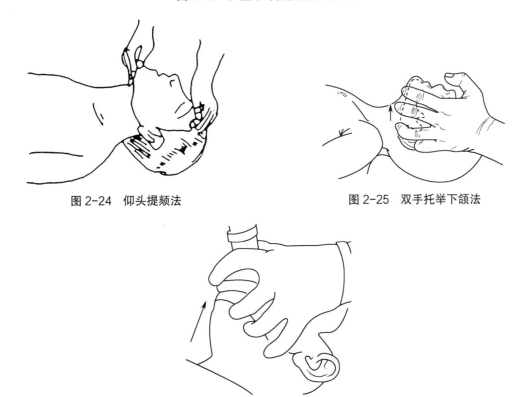

图2-24 仰头提颏法　　　　　　图2-25 双手托举下颌法

图2-26 "EC"手法

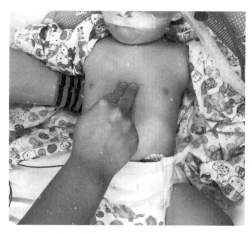

图 2-27　双指按压法

（2）每次行胸外按压时,应让胸廓充分回弹,使心脏得到充分的血液回流。

（3）人工呼吸吹气两次,吹气时间 >1s,同时观察患儿胸廓有无起伏。

（4）心肺复苏过程中按压间断时间不超过 10s。

（5）持续操作时间约 2min 后,再次评估患儿颈动脉搏动,如已恢复,则进行下一步生命支持;如未恢复,继续上述步骤至有条件行高级生命支持。

（6）胸外按压要用力均匀、适度,不可用力过猛,以免造成肋骨骨折、血气胸、肝脾破裂、心包积液等。

（7）如在院外抢救,应记录抢救时间和过程,呼吸循环恢复应转入医院继续观察生命体征。

第三节　儿科初阶护士岗位专科胜任能力的评价方法及记录

根据《儿科初阶护士岗位专科胜任能力评价表》进行培训效果及护士岗位专科胜任能力评价（评价内容可根据科室实际情况进行修订）。

评价方法及记录：由护理单元护士长、带教老师组成考核小组,通过理论知识问卷考核、口头提问、现场观察法、日常工作评价或考核等方法,可采用 1 对 1 或多对 1 的评价方式,根据初级专科胜任能力评价表对护士每一项培训内容掌握情况开展综合评定。将评定结果记录在评价表中,如项目通过考评则画"√",如考核未通过,则进一步辅导并跟进考核,直至通过。要求入科 1 年内完成所有项目培训,并通过考核。规范化培训期间护士次年要对所有项目进行复训并通过考核。

第四节　儿科高阶护士岗位专科胜任能力培训适用对象及岗位要求

（一）适用对象

完成初阶护士岗位专科胜任能力培训的科室固定工作护士。

（二）岗位要求

掌握儿科疾病护理,本专科急危重症病人的观察及护理,完成《高阶护士岗位专科胜任能力评价表》上内容的学习及考核,见表 2-2。能正确执行科室内特殊作业和各项高风险护理操作。具备危重病人病情观察及突发事件应对能力,能独立负责儿科所有病种（尤其是重症）病人照护和专科性照护。

表 2-2　高阶护士岗位专科胜任能力评价表

工号		姓名		科室				
内容				考核：1 合格　　2 不合格		时间	签名	备注
1	重症肺炎							
2	支气管哮喘							
3	化脓性脑膜炎							
4	癫痫							
5	皮肤黏膜淋巴结综合征（川崎病）							
6	过敏性紫癜							
7	无神经节细胞症（巨结肠）							
8	肾积水							
9	糖尿病							
10	急性白血病							
11	胆管扩张症							
12	脑积水							
13	专科技能							
	CRRT 的护理配合							
	骨髓穿刺术的护理配合							
	腰椎穿刺术的护理配合							
	肾穿刺活检术的护理配合							
	鼻饲法							
	巨结肠清洁灌肠							
	除颤技术							
	造口护理							

本岗位出勤　　月

主管签名：　　　　　　　　　　　　　　员工签名：

　　　　　　　　年　　月　　日　　　　　　　　　　　年　　月　　日

第五节　儿科高阶护士岗位专科胜任能力培训内容

一、重症肺炎

案例导入及思维过程

　　患儿,男,2岁,因"咳嗽、咳痰、发热6d,加重伴气促1d"收入院。入院前6d无明显诱因出现咳嗽、咳痰,痰液量少,色黄白,不易咳出,伴发热,体温最高39℃,家长给予口服退热药后效果不明显,入院前1d出现咳嗽、咳痰加重,痰液量多,为黄白色脓痰,伴活动后胸闷、气促、烦躁、厌食、哭闹。既往体质弱,经常"感冒"。入院T 39.2℃,P 127次/min,R 41次/min,急性病容,神志不清,呼吸急促、发绀、鼻翼扇动,营养发育中等,发育正常。腹胀严重,肠鸣音消失咽充血,双侧扁桃体Ⅱ度肿大,充血。颈项稍强直,胸廓对称,可见吸气三凹征。双肺闻及中细湿啰音,腹轻度胀气,肝肋下3.5cm,质较软,脾未及。查血常规:WBC $14.37 \times 10^9/L$,N 85.3%,CRP 454mg/L,血钠130mmol/L。血气分析:pH 7.453,$PaCO_2$ 19.10mmHg,PaO_2 75mmHg,BE −9mmol/L。乳酸脱氢酶745mmol/L,Na^+ 124mmol/L,PCT>100ng/ml,胸部X线示片状阴影,胸部CT提示右上肺大片状实变影及双肺多发毛玻璃样阴影,B超示胸腔积液,诊断为"重症肺炎"。经高流量吸氧、亚胺培南抗感染、地塞米松、甲泼尼龙琥珀酸钠抗炎平喘、多巴胺改善微循环等对症、支持治疗后治愈出院。

　　案例护理思维过程见图2-28。

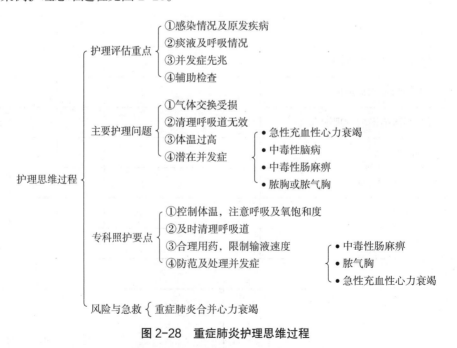

图2-28　重症肺炎护理思维过程

【疾病概述】

肺炎（pneumonia）是指不同的病原体或其他原因（如吸入羊水、动物油、植物油或过敏反应等）所致的肺部炎症，是严重危害儿童健康的一种疾病，为儿科常见和导致死亡的危重症疾病之一。重症肺炎是一个概念性的临床诊断用语，除具有严重的呼吸功能障碍以外，由于缺氧、病原毒素或坏死组织释放及全身性炎症反应，导致其他脏器的结构和功能明显受累的表现，如呼吸衰竭、心力衰竭、中毒性肠麻痹、中毒性脑病、休克或弥散性血管内凝血等。

1. 主要病因　婴幼儿重症肺炎是较常见疾病，症状重，处理难度较大，病情易反复。肺炎的分类目前尚无统一的分类，常按病理、病因、病程或地区等进行分类。

（1）按病理：可分为大叶性肺炎、支气管肺炎和间质性肺炎。其中支气管肺炎最为常见。

（2）按病因：病毒性肺炎以呼吸道合胞病毒占首位，其次为腺病毒、流感病毒、副流感病毒、巨细胞病毒、麻疹病毒、肠道病毒等；细菌性肺炎如肺炎链球菌、葡萄球菌、肺炎杆菌、流感嗜血杆菌、大肠埃希菌、铜绿假单胞菌等；非典型微生物病原，如支原体肺炎多由肺炎支原体所致；衣原体肺炎以沙眼衣原体感染多见；原虫性肺炎的易感人群多为免疫缺陷病患儿；真菌性肺炎是一种深部组织真菌感染，多见于免疫缺陷病及长期使用抗生素者；非感染病因引起的肺炎，如吸入性肺炎、嗜酸细胞性肺炎、坠积性肺炎、类脂性肺炎等。

（3）按病程：急性肺炎为病程小于 1 个月；迁延性肺炎为病程在 1~3 个月；慢性肺炎为病程大于 3 个月。

2. 主要临床表现

（1）多数患儿最先出现上呼吸道感染，随后逐渐出现发热、咳嗽、气促，起病急，骤起高热，多数热型不规则。

（2）常见体征包括呼吸急促、鼻翼扇动、三凹征、喘憋、烦躁、唇周发绀等表现。听诊可伴有喘鸣音或湿啰音，并伴有肝脏下界下移。

（3）患儿可出现气道高反应性、气道梗阻、分泌物潴留、呼吸暂停、抽搐、呛奶、胃食管反流、呼吸肌疲劳等。重者立即出现呼吸衰竭，甚至呼吸心跳骤停。

（4）精神萎靡、嗜睡或烦躁不安；重者出现中毒性脑病表现，如昏迷、抽搐、一过性失语、视力障碍，甚至呼吸不规则、瞳孔对光反射迟钝或消失。

为重症肺炎最严重的情况，可出现急性心力衰竭，主要机制为心肺相互作用，胸腔负压的急剧升高而导致左心室跨壁压升高，致使左心室搏出量下降。

（5）胃肠道功能紊乱，如纳差、呕吐、腹泻、腹胀等；严重者可出现中毒性肠麻痹，表现为腹胀进行性加重、呕吐咖啡样物、肠鸣音消失。

（6）微循环功能障碍表现，如四肢冰冷、皮肤花纹、脉搏细速、血压偏低、尿量减少、眼底动脉痉挛等，如未能及时处理，可引起弥散性血管内凝血，皮肤黏膜出现瘀斑、瘀点、便血、呕血等消化道出血，或者肺出血等。

3. 诊疗原则

（1）实施早期心肺功能监测和心肺功能支持是最有效的措施，紧急纠正缺氧，有效控制并发症,积极治疗病因,是重症肺炎的治疗基本原则。

（2）应尽早使用抗生素,根据不同病原体选择抗生素,宜采用静脉给药或采用抗生素序贯治疗。

（3）临床上对使用糖皮质激素治疗重症肺炎尚存在争议。

（4）积极改善机体的微循环,常用的药物有多巴胺、酚妥拉明和山莨菪碱。

【护理评估】

1. 健康史及相关因素　评估患儿有无反复上呼吸道感染史以及发病前有无原发疾病,如麻疹、百日咳等病史;评估患儿生长发育情况,询问既往有无住院经历、家庭居住环境和经济状况,以及营养障碍性疾病、先天性心脏病等。

2. 症状体征　面色、神志、体温、心率、呼吸频率等变化;肺部有无啰音、哮鸣音或呼吸音减弱;咳嗽时有无痰液及痰液的色、质、量;有无气急、烦躁、发绀及三凹征等表现;每日饮食摄入量、进食次数、食欲等情况;了解患儿每日大便次数、性状;评估患儿腹胀、肠鸣音有无减弱或消失等中毒性肠麻痹体征。

3. 辅助检查　患儿胸部 X 线检查是判断肺炎的客观指标。重症肺炎时做血培养检查,对指导抗生素使用有很高的价值。

【护理问题】

1. 气体交换受损　与肺部炎症造成的通气和换气功能障碍有关。

2. 清理呼吸道无效　与呼吸道分泌物过多、痰液黏稠、患儿体弱、无力排痰有关。

3. 体温过高　与肺部感染有关。

4. 潜在并发症:急性充血性心力衰竭、中毒性脑病、中毒性肠麻痹、脓胸或脓气胸等。

【照护要点】

1. 尽量使患儿安静,保证足够的休息时间,各类治疗操作应集中进行,减少刺激,避免哭吵,以减少机体的耗氧量。

2. 定时测量体温,密切观察患儿的体温变化。

3. 至少每 2h 评估 1 次呼吸型态,如出现呼吸困难、喘憋、口唇发绀、烦躁不安、面色苍白等严重缺氧表现时,应立即给予氧疗。若患儿进一步出现呼吸衰竭,应气管插管行机械通气治疗。

4. 及时清除呼吸道分泌物,保持呼吸道通畅,遵医嘱给予雾化治疗。

5. 协助患儿取舒适体位,一般可取半卧位或抬高床头 30°~60°,常变换体位以利于呼吸和痰液排出,减轻肺部淤血和防止肺不张,必要时行体位引流。

6. 根据不同病原体选用相应抗生素治疗,积极控制感染,用药原则为早期、联合、足量、足疗程静脉给药。

7. 并发症观察及护理

（1）严格控制输液速度,宜控制在每小时 5ml/kg。

（2）如发现患儿气急加剧、心率加快、肝脏在短时间内迅速增大等,提示有心力衰竭的表现;若患儿出现呼吸困难、咳嗽加重、口吐粉红色泡沫样痰,为肺水肿表现;患儿发生眼球凝视、惊厥、哭声尖叫等神经系统表现,提示有中毒性脑病;若患儿腹胀、肠鸣音减弱或消失、呕吐咖啡样物、便血等,说明发生

> 证据显示,体位引流作为胸部物理疗法的一种常用技术,由于其简单可行,可推荐其成为与其他技术结合的一种清理呼吸道的方法。

中毒性肠麻痹和消化道出血。

（3）患儿合并脓气胸时,咳嗽、呼吸困难加重,肺部听诊呼吸音减弱或消失,出现胸痛、发绀、烦躁不安、患侧呼吸运动受限等,此时应立即配合做好胸腔穿刺或胸腔闭式引流。

【健康教育】

1. 讲解疾病相关的知识和护理要点,指导掌握正确观察病情的方法。

2. 加强预防本病的关键是增强体质,对易感人群,在寒冷季节外出时,应注意保暖。

3. 肺炎高发季节,尽量避免到拥挤的公共场所,避免接触呼吸道感染患儿,对机体抵抗力弱的患儿加强卫生管理,防止交叉感染。

4. 定期进行健康检查及按时预防接种。

【风险与急救】

1. 重症肺炎合并心力衰竭的诊断标准

（1）安静时心率增快,婴儿大于 180 次 /min,幼儿大于 160 次 /min,无法用发热或缺氧解释。

（2）呼吸困难,紫绀突然加重,安静时呼吸大于 60 次 /min。

（3）肝脏达肋下 3cm 以上,或短时间内肝脏较先前增大超过 1.5cm 以上,不能用膈肌下移等原因解释。

（4）心音明显变钝或出现奔马律。

（5）突然烦躁不安,面色苍白或发灰,无法用肺炎本身及其合并症解释。

（6）尿少,下肢浮肿,除营养不良、肾炎、维生素 B_1 缺乏、人工冬眠等原因所致。

以上前 4 项为主要依据,可结合后两项及辅助检查综合分析。

2. 重症肺炎合并心力衰竭的护理

（1）卧床休息,降低机体代谢率,减少耗氧量,减轻心脏负担。

（2）密切监测生命体征的变化,根据病情判断氧疗方法及氧疗时间。

（3）限制钠盐摄入为每日 0.5~1g,心功能Ⅲ级者应进行无盐饮食。限制入量,每日总液体入量应控制在 65~75ml/kg。注意补充含钾食物,暂停进食含钙食物。

（4）正确观察药物疗效及不良反应。地高辛为小儿最常用的洋地黄制剂,用药时需监测心率,一般年长儿心率小于 60 次 /min、幼儿心率小于 80 次 /min,婴儿心率小于 100 次 /min,或节律不齐时,应请示医生是否继续用药。

（5）使用利尿药是治疗心力衰竭的重要措施之一,在与洋地黄制剂合用时,注意防止洋地黄中毒反应,定时测量体重,评估患儿水肿情况。

---

1. 应至少每 4h 监测 1 次生命体征。

2. 每日检查插管部位是否干燥,保持清洁、无异味。

3. 评估置管部位有无皮下气肿,并在患儿深呼吸或咳嗽时监测胸腔引流管内液体是否摆动和（或）有无气泡,以评估引流管是否通畅。

4. 由专科护士进行胸腔引流管的临床监控是安全、有效的,同时也符合成本效益。

疫苗接种是一种减少重症肺炎发病率的有效预防措施,包括有麻疹疫苗、流感疫苗和肺炎链球菌结合疫苗。

【拓展】

洋地黄制剂的临床应用：

常用的洋地黄制剂包括地高辛、去乙酰毛花苷及毒毛旋花子苷K，其中地高辛为儿科首选（表2-3）。

表2-3 洋地黄制剂的临床应用

制剂	给药途径	负荷量（mg/kg）	维持量（mg/kg）	效力开始时间（min）	效力最大时间（h）	半衰期（h）
地高辛	口服	早产儿 0.02	1/5~1/4 负荷量，分两次，q12h	30~60	2~3	36
		足月儿 0.02~0.03				
		婴儿、儿童 0.025~0.04				
	静注	75% 口服量		5~30	1.5~3	
去乙酰毛花苷	静注	小于 2 岁 0.03~0.04		3~6	1~2	23
		大于 2 岁 0.02~0.03				
毒毛旋花子苷 K	静注	小于 2 岁 0.006~0.012		5~10	0.5~2	21
		大于 2 岁 0.005~0.01				

二、支气管哮喘

案例导入及思维过程

患儿，女，5岁，因"咳嗽4d加重伴气喘1d"收治入院。患儿入院前4d无明显原因下出现咳嗽，起初表现为打喷嚏，清晨和夜间阵发性咳嗽，非犬吠样咳嗽，无发热呕吐及腹泻，家长在家自行给予中成药治疗，未见明显效果。入院前1d咳嗽加重，伴气喘，咳白色泡沫样痰，门诊就诊，予以头孢美唑抗感染以及止咳对症等治疗后，患儿咳嗽气喘症状仍无明显改善，故为进一步治疗收入院。病程中患儿无腹泻，无寒战，无皮疹，无抽搐。入院后血常规：WBC 10.15×10^9/L，CRP<8mg/L，嗜酸性粒细胞12%，血气分析显示 pH 值正常，PaO_2 偏低，$PaCO_2$ 仍正常。患儿婴儿期有湿疹史，既往有反复咳嗽、喘息史，多以气温骤变、冬春较冷季节多发。患儿精神尚可，体格检查为桶状胸，听诊双肺闻及广泛哮鸣音，胸片显示：双肺透亮度增加。肺功能检查提示"气道中度阻塞"，诊断为"支气管哮喘"。经补液纠正酸中毒、低流量氧气吸入、全身应用糖皮质激素抗炎、雾化吸入支气管扩张剂等对症、支持治疗后好转出院。

案例护理思维过程见图2-29。

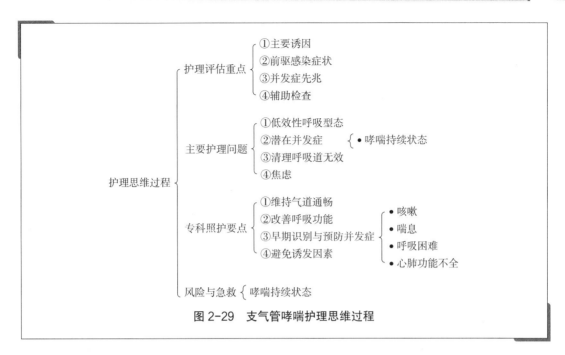

图 2-29　支气管哮喘护理思维过程

【疾病概述】

支气管哮喘(bronchial asthma)简称哮喘,是儿童期最常见的慢性呼吸道疾病。哮喘是多种细胞(如嗜酸性粒细胞、肥大细胞、T淋巴细胞、中性粒细胞及气道上皮细胞等)和细胞组分共同参与的气道慢性炎症性疾病,这种慢性炎症导致气道反应性的增加,通常出现广泛多变的可逆性气流受限,并引起反复发作性的喘息、气促、胸闷或咳嗽等症状,常在夜间和(或)清晨发作或加剧,多数患儿可经治疗缓解或自行缓解。

1. 主要病因

(1)吸入过敏原(室内:尘螨、动物毛屑及排泄物、蟑螂、真菌等;室外:花粉、真菌等)。

(2)食入过敏原(牛奶、鱼、虾、鸡蛋和花生等)。

(3)呼吸道感染(尤其是病毒及支原体感染)。

(4)过度情绪激动(大哭、大笑、生气或惊恐等极度情绪表达可引起过度通气)。

(5)运动和过度通气(运动可引起哮喘儿童气流受限而有哮喘症状的短暂发作,是哮喘最常见的触发因素)。

(6)冷空气。

(7)药物和食品添加剂(阿司匹林和其他非甾体抗炎药物是引起哮喘的危险因素)。

(8)职业粉尘及气体。

2. 主要临床表现

(1)咳嗽和喘息呈阵发性发作,以夜间和清晨为重。发作前可有流涕、打喷嚏和胸闷,发作时呼吸困难,呼气相延长伴有喘鸣音。严重病例呈端坐呼吸,恐惧不安,大汗淋漓,面色青灰。

(2)体格检查可见桶状胸、三凹征,肺部满布哮鸣音,严重者气道广泛堵塞,哮鸣音反可消失,称"闭锁肺"(silent lung),是哮喘最危险的体征。肺部粗湿啰音时隐时现,在剧烈咳嗽后或体位变化时可消失。

（3）哮喘发作在合理应用常规缓解药物治疗后，仍有严重或进行性呼吸困难者，称为哮喘危重状态（哮喘持续状态，status asthmaticus）。表现为哮喘持续发作，出现咳嗽、喘息、呼吸困难、大汗淋漓、烦躁不安，甚至表现为端坐呼吸、语言不连贯、严重发绀、意识障碍及心肺功能不全的征象。

3. 诊疗原则

（1）所有危重哮喘患儿均存在低氧血症，需用高浓度面罩或双腔鼻导管提供高浓度湿化氧气，初始吸氧浓度为 40% 为宜，流量 4~5L/min。

（2）制定合理目标，补液、纠正酸中毒：注意维持水、电解质平衡，纠正酸碱紊乱。

（3）全身应用糖皮质激素作为儿童危重哮喘治疗的一线药物，应尽早使用。

（4）支气管扩张剂的使用，如吸入型速效 β2 受体激动药、氨茶碱、抗胆碱能药物、肾上腺素。

> 有效控制急性发作症状；防止症状加重或反复；尽可能将肺功能维持在正常或接近正常水平；防止发生不可逆的气流受限；保持正常活动能力；避免药物不良反应；防止因哮喘而死亡。

【护理评估】

1. 健康史及相关因素　病前有无呼吸道感染史，有无过敏史。

2. 症状体征　严密观察面色、呼吸、脉搏，如有心力衰竭征象，应立即与医生联系处理。评估患儿神志、面容与表情；口唇、指（趾）端皮肤颜色；呼吸的频率、节律、深浅度；体位、胸部体征、心律等。

3. 辅助检查　肺功能检查主要用于 5 岁以上的患儿；过敏原皮肤试验是诊断变态反应的首要工具。重症哮喘或婴幼儿哮喘急性发作时，X 线检查可见两肺透亮度增加或肺气肿表现。

【护理问题】

1. 低效性呼吸型态　与支气管痉挛、气道阻力增加有关。

2. 清理呼吸道无效　与呼吸道分泌物黏稠、体弱无力排痰有关。

3. 焦虑　与哮喘反复发作有关。

4. 潜在并发症：哮喘持续状态。

【照护要点】

1. 维持气道通畅，缓解呼吸困难。使患儿取坐位或半卧位，以利于呼吸；遵医嘱给予支气管扩张剂和糖皮质激素；给予雾化吸入，以促进分泌物的排出。

> 是治疗儿童哮喘重度发作的一线药物，给药后 3~4h 即可显示明显的疗效。

2. 注意呼吸困难的表现及病情变化，对痰液较多而无力咳出者，及时吸痰。

3. 哮喘发作时，采取措施缓解患儿及家长的恐惧心理。

4. 指导呼吸运动，以加强呼吸肌的功能，在执行呼吸运动前，应先清除呼吸道分泌物。

5. 确认哮喘发作的诱因，避免接触可能的过敏原，去除各种诱发因素（如避免寒冷刺激、避免食入鱼虾等易导致过敏的蛋白质等）。室内外变应原是哮喘儿童防护的一个重点。尘螨是最常见、危害最大的室内变应原，是哮喘在世界范围内的重要发病原因。花粉与草粉是最常见的引起哮喘发作的室外变应原。

6. 教会患儿及家长对病情进行监测,辨认哮喘发作的早期征象、发作表现及掌握适当的处理方法,正确、安全用药(特别是吸入技术)。

【健康教育】

1. 慢性持续期主要是教育患儿及家长掌握哮喘的基本防治知识,提高用药的依从性,避免各诱发因素,巩固治疗效果。

2. 对于所有反复喘息怀疑哮喘的儿童,均推荐进行变应原皮肤点刺试验或血清变应原特异性 IgE 测定,以协助哮喘诊断。

3. 坚持规范治疗,定时测量呼气峰流速 PEF、监测病情变化、记录哮喘日记。

4. 呼吸运动的指导

(1)腹部呼吸运动方法:平躺,双手平放在身体两侧,膝弯曲,脚平放;用鼻连续吸气并放松上腹部,但胸部不扩张;缩紧双唇,慢慢吐气直到吐完;重复以上动作 10 次。

(2)向前弯曲运动方法:坐在椅上,背伸直,头向前向下低至膝部,使腹肌收缩;慢慢上升躯干并由鼻吸气,扩张上腹部;胸部保持直立不动,由口将气慢慢吐出。

(3)胸部扩张运动:坐在椅上,将手掌放在左右两侧的最下肋骨上;吸气,扩张下肋骨,然后由口吐气,收缩上胸部和下胸部;由手掌下压肋骨,可将肺底部的空气排出;重复以上动作 10 次。

> 吸入变应原致敏是儿童发展为持续性哮喘的主要危险因素,儿童早期食物致敏可增加吸入变应原致敏的危险性,吸入变应原的早期致敏(≤3岁)是预测发生持续性哮喘的高危因素。

5. 定期随访。

【风险与急救】

1. 哮喘持续状态的诊断标准　表现为哮喘急性发作,患儿出现咳嗽、喘息、呼吸困难、大汗淋漓和烦躁不安,甚至表现为端坐呼吸、语言不连贯、严重发绀、意识障碍及心肺功能不全的征象。

2. 哮喘持续状态的护理

(1)遵医嘱应用糖皮质激素、支气管扩张剂和抗感染药物。

(2)指导患儿及家长确认哮喘发作的诱因避免接触可能的过敏原。

(3)指导患儿及家长对病情进行监测,辨认哮喘发作的早期征象。

(4)给予半坐卧位或端坐卧位。保持病室安静,避免刺激。

(5)面罩吸氧,流量 4~5L/min,及时清除呼吸道分泌物,做好机械通气的准备。

(6)极度烦躁者按医嘱给予镇静药。禁用吗啡、盐酸哌替啶、氯丙嗪。

(7)安抚患儿,教会患儿做深而慢的呼吸运动。

【拓展】

儿童哮喘的评估:

对于每个哮喘患儿,哮喘的评估应该包括至少 3 方面的内容。

1. 哮喘控制评估(包括症状控制和将来不良后果危险因素)。

2. 治疗方面问题评估,特别是吸入技术和依从性。

3. 合并症的评估。主要评估指标包括:在过去的 4 周中是否有以下情况:

(1)6 岁及以上儿童白天症状大于每周 2 次,≤5 岁儿童大于每周 1 次。

（2）因为哮喘夜间惊醒。

（3）6 岁及以上儿童应急药物使用大于每周 2 次，≤5 岁儿童大于每周 1 次。

（4）任何因为哮喘的活动受限。

四项中均无为控制良好，有其中任何 1~2 项为部分控制，有其中任意 3~4 项为未控制。

三、化脓性脑膜炎

案例导入及思维过程

患儿，男，5 月龄，因"反复发热 2 个多月，再发热伴呕吐"收治入院。入院时体温 39℃。在当地医院治疗 1 个月后出院，未见好转并仍有发热，时有呕吐，吐出胃内容物，非喷射性，无惊厥。病后患儿精神萎靡，易激惹，吃奶欠佳。入院后 T38.6℃，P154 次/min，R41 次/min，BP84/69mmHg，双肺呼吸音清，无啰音，前囟 1.5cm×1.5cm，张力稍高，颈抵抗弱阳性，两侧瞳孔等大等圆，对光反射存在，全身散在瘀斑、瘀点，四肢肌张力无明显升高，Kerning 征阴性，Brudzinski 征阳性，Babinski 征未引出。查血常规 CRP 示：WBC $25.1×10^9$/L，N37.3%，L51%，CRP<8mg/L，HB89g/L，脑脊液：外观混浊似米汤样，WBC $26×10^9$/L，白细胞分类多个核 30%，白细胞分类单个核 70%。潘氏蛋白定性：氯化物 118mmol/L，糖 2.5mmol/L，蛋白质 0.5g/L。头颅 CT 显示脑积水。血培养、脑脊液培养化脓性脑膜炎均为阳性。诊断为"化脓性脑膜炎"。经甘露醇降低颅内压、青霉素钠和美罗培南抗感染、地塞米松抗炎、咪达唑仑注射液镇静等对症、支持治疗后治愈出院。

案例护理思维过程见图 2-30。

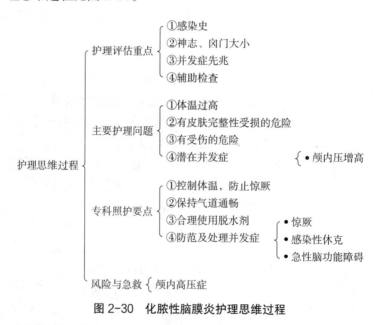

图 2-30　化脓性脑膜炎护理思维过程

【疾病概述】

化脓性脑膜炎(purulent meningitis)简称化脑,指由于化脓性细菌侵入所致的软脑膜、蛛网膜、脑脊液及脑室的急性炎症反应,常与化脓性脑炎或脑脓肿同时存在。是儿童、尤其婴幼儿时期常见的中枢神经系统感染性疾病。临床以发热、头痛、呕吐、惊厥、意识障碍、脑膜刺激征阳性和脑脊液化脓性病变为特征。

1. 主要病因 我国 2/3 以上的化脓性脑膜炎由脑膜炎双球菌、流感嗜血杆菌及肺炎链球菌所致,致病菌可通过多种途径侵入脑膜(图 2-31)。

(1)通过血流侵入脑膜是最常见的途径,即菌血症抵达脑膜微血管。大多数致病菌由上呼吸道入侵血流,也可通过消化道、皮肤、黏膜或新生儿脐部入血感染。

(2)邻近组织器官感染侵入脑膜,如中耳炎、头面部软组织感染、鼻窦炎、乳突炎等扩散感染。

(3)与颅腔存在直接通道,如颅骨骨折、皮肤窦道、脑脊膜膨出等,细菌直接入侵感染蛛网膜下腔。

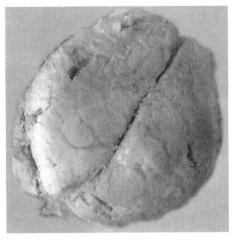

图 2-31 脑膜的化脓性炎

2. 主要临床表现

(1)化脓性脑膜炎常见于 5 岁以下儿童,婴儿期为发病的高峰期,与年长儿存在临床差异。部分患儿病前有数日上呼吸道或消化道感染病史。

(2)感染中毒症状:主要表现为突起高热,包括烦躁不安、精神萎靡、易激惹、不安等。特殊致病菌(如脑膜炎双球菌)可引起瘀点、瘀斑。暴发型者可在发病后不久即出现血压下降、休克及皮肤大片瘀斑。

(3)急性脑功能障碍症状:进行性意识改变,如精神萎靡、嗜睡、昏睡、昏迷等。

(4)颅内压增高表现:年长儿表现持续性剧烈头痛、频繁呕吐,畏光等;婴儿表现易激惹、尖声哭叫、双眼凝视、惊厥、前囟饱满与张力增高、头围增大等。

(5)20%~30% 的患儿可出现部分或全身性惊厥发作。

(6)脑膜刺激征,以颈项强直最常见,可出现病理反射(如:Kernig 征阳性、Brudzinski 征阳性)。

(7)限灶性神经系统体征:可能会出现Ⅱ、Ⅲ、Ⅵ、Ⅶ、Ⅷ对脑神经受累或肢体瘫痪表现。

(8)脑积水:婴儿头围迅速增大,颅骨缝裂开、头皮变薄、静脉扩张,患儿额大面小。严重脑积水由于颅内压增高压迫眼球,形成双目下视,巩膜外露的特殊表情,称为"落日现象"(图 2-32)。由于颅骨缝裂开,头颅叩诊可呈"破壶音"。

1. 体温可高、可低甚至体温不升。

2. 面色青紫或苍白,吸吮力差或拒奶。

3. 颅内压增高可不明显,可能仅表现为吐奶、尖叫、前囟隆起或紧张。

4. 不典型性惊厥,仅存在面部、肢体局灶或多灶抽动、局部或者全身性肌痉挛,或目光呆滞、呼吸不规则、屏气等各种不显性发作。

5. 脑膜刺激征不明显,且由于颅骨缝和囟门的缓冲作用所致颅内压增高表现不明显。

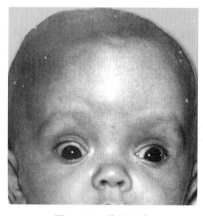

图 2-32   落日现象

3. 诊疗原则

（1）依靠脑脊液检测确立诊断,正确使用抗生素。早期、足量、足疗程、联合用药,以静脉给药为原则,选用对血－脑屏障通透性较佳的抗生素。

（2）肾上腺皮质激素可减轻炎症反应和中毒症状,降低血管通透性,减轻脑水肿及颅内高压的症状,必要时静脉连续使用地塞米松治疗 2~3d。

（3）对症和支持治疗:注意维持水、电解质平衡;及时处理高热、惊厥和感染性休克;适当降低颅压后再行腰椎穿刺,儿童颅内压正常值为 50~100mmHg;预防脑疝;严重脑积水患儿,必要时应行手术治疗。

【护理评估】

1. 健康史及相关因素   评估患儿发病前是否曾有呼吸道、消化道或皮肤感染史。

2. 症状体征   面色、精神状态、头痛、呕吐、惊厥、嗜睡及昏迷等,囟门未闭合患儿应注意囟门是否隆起或紧张,有无脑膜刺激征。

3. 辅助检查   脑脊液对明确诊断和指导治疗均有重要意义,常见颅内感染性疾病脑脊液改变特点,见表 2-4。

表 2-4   常见颅内感染性疾病脑脊液改变特点

情况	压力（mmHg）	外观	潘氏实验	白细胞计数（×10⁹/L）	蛋白（g/L）	糖（mmol/L）	其他
正常	50~100	清亮	–	0~5	0.2~0.4	2.2~4.4	
化脓性脑膜炎	高	混浊	++~+++	数百~数千,多核为主	明显增加	明显减低	涂片、培养可发现致病菌
结核性脑膜炎	常升高	毛玻璃样	+~+++	数十~数百淋巴为主	增高,阻塞时明显升高	减低	抗酸染色、培养可发现结核菌
病毒性脑膜炎	正常或高	多数清亮	+~++	正常或数百淋巴为主	正常或稍高	正常	特异性抗体阳性,病毒培养可能阳性

【护理问题】

1. 体温过高   与细菌感染有关。

2. 有皮肤损伤的危险   与反应差、自主活动减少、皮肤抵抗力弱有关。

3. 有受伤的危险   与抽搐或意识障碍有关。

4. 潜在并发症:颅内压增高。

【照护要点】

1. 注意观察热型及伴随症状,防止惊厥发生。意识模糊的患儿可遵医嘱留置胃管。

2. 昏迷患儿,为保持呼吸道通畅,应根据实际情况适时吸痰。

3. 严密监测生命体征,观察患儿的意识状态、面色、神志、瞳孔、囟门等变化情况。

4. 遵医嘱给予 20% 甘露醇或利尿药进行脱水治疗,定期复测血清电解质浓度,注意维持水电解质平衡。

5. 输液速度不宜过快,适当限制液体量,准确记录 24h 出入量。

6. 颅内压增高的患儿卧床时抬高头部 15°~30°,保持中位线,避免扭曲颈部,有脑疝发生时,应选择平卧位。

7. 密切观察患儿是否出现恶心、呕吐、头疼、抽搐、烦躁不安等症状。

8. 频繁呕吐不能进食者,应记录呕吐的情况及呕吐物的色、质、量,至少每周测量 1 次体重,以了解患儿营养状态。

9. 注意患儿的安全,躁动不安或惊厥时预防坠床发生,防止舌咬伤,对依从性较差的患儿适当给予约束或镇静。

> 如患儿在治疗中发热不退或退而复升,前囟饱满、颅缝裂开、呕吐不止、频繁惊厥、应考虑有并发症存在。可做颅骨透照法,头颅 CT 扫描检查等。

> 将压舌板或筷子、纱布、手帕、小布卷等置于患儿口腔一侧上、下白齿之间,防止舌、口唇和颊部咬伤。

【健康教育】

1. 嘱患儿绝对卧床休息,保持病室安静、空气新鲜。

2. 利用多种宣教方式进行化脓性脑膜炎的预防知识普及,告知患儿家长应积极防治上呼吸道、消化道等感染性疾病,注意预防皮肤外伤和脐部感染。

3. 对恢复期和有神经系统后遗症的患儿,根据患儿的不同情况,和家长共同制定相应的功能锻炼计划,鼓励积极采取功能锻炼和恢复训练促进康复。

4. 注意观察是否发生并发症及后遗症;注意劳逸结合;根据气候变化及时增减衣服;注意个人卫生;定期来院复查。

【风险与急救】

1. 颅内高压症的诊断标准

(1)主要指标

1)呼吸节律不整。

2)瞳孔大小改变或不等大。

3)前囟隆起或紧张。

4)高血压,血压 > [年龄 × 2+100(mmHg)]除外其他原因的高血压。

5)视神经盘水肿。

(2)次要指标

1)意识障碍。

2)惊厥或四肢肌张力增高。

3)呕吐。

4)头痛。

5)静脉注射甘露醇 1g/kg,症状于 4h 内明显改善。

根据主要指标 1 项,次要指标 2 项以上可初步诊断。

2. 颅内高压症的护理

（1）协助医生查明颅内压增高的原因，如脑脊液分泌过多、脑脊液循环阻塞、脑脊液吸收障碍、高血压、高碳酸血症、脑水肿等。

（2）卧床休息，取头高位，避免一切使颅内压增高的因素，如：强烈刺激、搬动、颈部扭转或屈伸、憋尿，及时处理高热、抽搐和咳嗽。

（3）保持大便通畅，必要时可给予开塞露，避免因屏气排便而增高颅内压。

（4）定期观察瞳孔变化，若患儿出现意识障碍、囟门隆起或紧张度增高、瞳孔改变、躁动、频繁呕吐、四肢肌张力增高等，此为惊厥发作先兆；若呼吸节律不规则、瞳孔不等大或忽大忽小、对光反射迟钝、血压升高，应注意是否发生脑疝或呼吸衰竭。

（5）严密观察生命体征的变化，危重患儿可考虑施以颅内压监测，以动态观察颅内压变化，以防脑水肿、脑疝及呼吸衰竭。

（6）遵医嘱使用强利尿药，对脑水肿并发左心功能衰竭或有肾功能不全者尤应使用，甘露醇为最常用的脱水剂，呋塞米为强利尿药。

（7）危重患儿必要时可采用过度通气疗法，应用呼吸机进行控制性通气，维持 $PaCO_2$ 25~30mmHg，pH 7.45~7.55，PaO_2 100~150mmHg 以上。

（8）对血容量不足、低蛋白血症的颅内高压、脑水肿患儿，应适当输注人血白蛋白或血浆。

（9）对行侧脑室穿刺引流术患儿，引流瓶 U 形管出口位于侧脑室穿刺点水平上 8~12cm，确保其颅内压处于正常范围。密切观察引流液性质和量，并保持引流管通畅，若 24h 内引流量超过 200ml，应通知医生及时处理。

（10）脑室引流时间最短为 16d，待病情稳定，且引流液逐渐减少至 50ml 以下时，应夹闭引流管并观察 1~2d。

【拓展】

对乙酰氨基酚的使用注意事项：

1. 体温低于 41℃的患儿，用药剂量为 10~15mg/kg 即可达到明显的退热效果，在使用该药物时，应谨慎选择，不主张将对乙酰氨基酚作为中、低度发热的常规治疗手段。

2. 用药时，最高剂量应控制在 60mg/（kg·d）以下。

3. 肝脏毒性是过度使用对乙酰氨基酚的严重不良反应，主要表现为频繁呕吐及伴有胃纳减退的腹泻。对脱水、禁食或营养不良的患儿，尤应谨慎使用。

四、癫痫

案例导入及思维过程

患儿，女，10 岁，因"抽搐 2 次"收治入院。入院前一日晚上无明显诱因出现头痛、心慌，随后大叫，晕倒在地，呼之不应，四肢抽搐，口吐少许白沫，嘴唇及面部发紫，无大小便失禁，持续约 1min，醒后仍感头痛、心慌，以"癫痫"收治入院。入院后 T 37.7℃，P 100 次 /min，R 20 次 /min，BP 130/68mmHg。患儿发育正常，神志清，双侧瞳孔等大等圆，直径约为 2.5mm,对光反射灵敏。口唇红润,无颈静脉怒张,肝颈静脉反流征阴性。颈抵抗(−),布鲁津斯基征(−),凯尔尼格征(−),双侧腱反射存在,踝阵挛(−),双侧巴宾斯基征(+),括约肌功能无障碍。第 2d 行脑电图检查后,再次出现上述抽搐症状。辅助检查:头颅磁共振未见异常;24h 动态脑电图示"异常脑电图,痫样放电";头颅 CT 示"右侧枕叶局部放射性分布降低,考虑癫痫发作间期病灶"。入院后完善相关检查,给予口服拉莫三嗪、丙戊酸钠抗癫痫,宝立康营养神经支持治疗,目前患儿体温正常,无抽搐发作,予以出院定期随访。

案例护理思维过程见图 2-33。

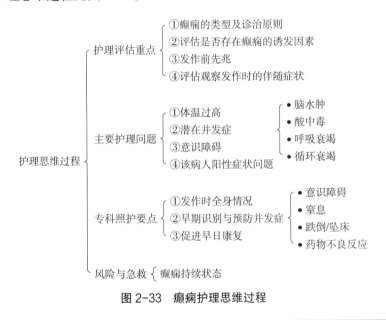

图 2-33　癫痫护理思维过程

【疾病概述】

癫痫(epilepsy)是多种原因所致的慢性脑功能异常综合征,是小儿神经系统常见疾病之一。是由阵发性、暂时性脑功能紊乱所致的惊厥发作,临床出现意识、运动、感觉、精神或自主神经运动障碍。癫痫的患病率为 3%~6%,大多数癫痫起病于儿童时期。

1. 主要病因　从病因学上可将癫痫分作两大类:

(1)原发性的癫痫:这一类癫痫占癫痫患儿总数 20%,大多与遗传有关,因此,也称作隐源性癫痫或遗传性癫痫。

(2)继发性的癫痫或症状性的癫痫:先天或后天性脑损伤可产生异常放电的致痫灶,或降低了痫性发作的阈值,如脑发育畸形、染色体病和先天性代谢病引起的脑发育障碍、脑变性和脑髓鞘性疾病、宫内感染、肿瘤以及颅内感染、中毒、产伤和脑外伤后遗症等。

(3)诱发因素:年龄、内分泌、睡眠等均与癫痫发作有关。进食过量、饥饿、疲劳等均可能成为某些癫痫的诱发因素。

2. 主要临床表现　癫痫发作时的表现形式取决于其病灶起源的位置和定位于大脑的

某一部位。

（1）儿童癫痫早期症状：患儿在喂奶及睡眠时头部多汗，由于汗液刺激，患儿喜欢摇头，摇头时枕部受到摩擦，日久而致脱发。此外，患儿烦躁不安，睡眠时易惊醒。

（2）儿童癫痫大发作：儿童癫痫大发作又称全身强直阵挛发作，大发作时突然意识丧失，全身强直阵挛性抽动，呼吸暂停，口吐白沫，四肢抽动，可能伴有舌咬伤和尿失禁。持续1~5min，抽动停止后入睡。醒后头痛、无力，对发作无记忆。

（3）儿童癫痫局限性发作：儿童癫痫局限性发作又称为简单部分运动性发作，表现为病灶对侧口角、眼睑、手指、足趾或一侧面部及肢体末端短阵性抽搐或麻木刺痛。抽搐有时可由手指至上肢扩展到对侧。症状持续数分钟以上。发作时意识不丧失。

（4）肌阵挛发作：患儿表现为某一块肌肉或肌肉群突然、有力的、快速抽动，有的呈局部，有的可引起一侧或双侧肢体抽动，抽动时手中拿的东西掉出或甩出。躯干肌肉受累时表现突然频繁用力点头、弯腰或后仰，站立时突然摔倒。

（5）儿童失神发作：失神小发作5~7岁发病，表现为突然发生和突然中止的短暂意识障碍，不抽动。在发作的时候，患儿会静止不动，脸色略有苍白，言语活动暂停，手不能握住物品，有时会站不稳。发病频繁，智力正常。一般持续在2~15s。

（6）高热惊厥：小儿时期特殊的、常见的癫痫综合征。多发于6个月至3岁的婴幼儿，表现为全身性惊厥。四周抽动、两眼球上翻、口周发绀、神志不清，有时大小便失禁。

3. 诊疗原则　诊断癫痫最重要的依据是患儿发作的经过，如先兆症状、发作时状态及发作后意识模糊等。小儿癫痫经确诊要及早治疗，根据发作类型选药，单药治疗，剂量个体化，简化服药次数。

（1）抗癫痫药物：先选择单种药物，从小剂量开始直至完全控制发作。如单种药物不能控制癫痫，可选用多种药物联合治疗。一般在服药后2~4年完全不发作，再经3~6个月的逐渐减量过程后方可停药。

（2）有明确局灶性癫痫发作起源的难治性癫痫可考虑手术治疗，常用手术方法有：脑皮质病灶切除术；前颞叶切除术；大脑半球皮质切除术；癫痫的立体定位手术治疗。

【护理评估】

1. 健康史及相关因素　询问有无家族史，胎儿期、围生期的情况，有无产伤、头颅外伤、中枢神经系统感染等病史。有无过度疲劳、发热、手术、缺氧血症、低血糖、焦虑等。

2. 症状体征　注意询问初次发作的年龄、发作的情况及发作的频率、发作持续的时间、场合、有无先兆；发作后有无肢体瘫痪、无力、神经系统体征等；癫痫的临床表现多样，但都具有短暂性、刻板性、间歇性和反复发作性的特征。

3. 辅助检查　脑电图检查、CT、MRI检查等。

【护理问题】

1. 急性意识障碍　与癫痫发作有关。
2. 有窒息的危险　与喉痉挛、呼吸道分泌物增多有关。
3. 有受伤的危险　与发作时肢体不自主抽搐有关。
4. 体温过高　与感染和（或）惊厥持续状态有关。
5. 潜在并发症：脑水肿、酸中毒、呼吸衰竭、循环衰竭。

> 有助于分型、估计预后及术前定位，约半数以上患儿在发作间歇期可出现各种痫样放电病理波。

【照护要点】

1. 注意安全,发作频繁的患儿应由专人看护。各种护理、检查及治疗应有计划地集中进行,减少对患儿的刺激。

2. 观察患儿的意识状态、面色变化、瞳孔大小和对光反射等;发作时伴随症状,持续时间;有无呼吸急促、发绀,及时发现酸中毒表现和循环衰竭征象;

3. 患儿经抗癫痫治疗后,需观察癫痫发作、智力和运动发育等状况的转归。

4. 发作时的护理

(1)保持呼吸道通畅,安置患儿于侧卧位,下颌稍向前,解开衣领和腰带。

(2)遵医嘱给予鼻导管给氧。发作时加大氧流量及浓度,保证脑部供氧。

(3)观察发作的时间、频率、类型、瞳孔及四肢情况;及时、准确给予止惊药,如地西泮、苯巴比妥钠等,以控制癫痫发作。

(4)发作时切勿强压肢体,以防骨折和脱臼;注意安全,防止坠床和意外发生。

(5)床边备齐手电筒、吸引器、吸痰管、气管插管盘、裹有纱布的不锈钢压舌板等抢救物品。

5. 预防肺部感染。根据医嘱给予抗感染治疗,适时翻身拍背,防止坠积性肺炎。

6. 密切观察体温变化,及时给予物理降温及遵医嘱给予退热药物。

7. 若有意识模糊或者出现意识障碍的患儿可以采用鼻饲喂养,因呕吐或其他原因无法进食的患儿,则可采用静脉输液保证营养。

8. 脑电图检查的护理 检查前清洁头发。避免空腹(新生儿喂奶后 30min 内检查,小婴儿进食 3h 内进行检查);确认患儿体温在正常范围内;行脑电图检查期间,不用中枢神经系统兴奋药或镇静药,但正在服药的癫痫患儿不需要停服抗癫痫药。

9. 药物护理 常见抗癫痫药物的不良反应见表 2-5。

(1)一旦明确,应在病因治疗的同时给予抗癫痫药物的治疗。

(2)根据发作的类型选择药物。

(3)避免多种药物同时合用,以减少药物间相互作用而导致中毒或影响疗效。

(4)观察用药疗效和毒性不良反应。

(5)为了使药物保持稳定有效的浓度,必须规律服药,不得自行减量、加量、突然停药等。

(6)使用甘露醇时剂量要准确,快速输注,时间在 30min 之内。

10. 患儿常因反复发作、长期用药而精神负担加重,护士应鼓励患儿克服自卑心理,提高其自信心和自尊感。

1. 须每24h或在给药、管饲前对导管位置进行核查。

2. 推荐在管饲前后对导管进行反复冲洗。

3. 为防止阻塞,给药及管饲前应用温水进行冲洗,在持续管饲时也应定时冲洗。

4. 若已发生阻塞,可在用温水冲洗时施加合适的压力和吸力。若无效,可尝试使用胰腺酶。禁止使用酸化剂如苏打水等以防管腔内发生凝结或沉淀。

5. 当导管发生阻塞而无法解决时,应重新置管。

6. 应每日对导管固定情况进行核查并及时更换固定物以防止导管移位。

表 2-5　抗癫痫药物的不良反应

药物	主要不良反应
丙戊酸钠	食欲和体重增加、肝功能受损等
卡马西平	头晕、皮疹、白细胞减少、肝功能受损等
苯妥英钠	齿龈增生、共济失调、皮疹、白细胞减少
苯巴比妥	多动、注意力不集中、皮疹
乙琥胺	胃肠道反应、头痛、白细胞减少
氯硝西泮	嗜睡、共济失调、流涎、全身松软
硝西泮	嗜睡、共济失调、流涎、全身松软
促肾上腺皮质激素	肾上腺皮质功能亢进
托吡酯	嗜睡、思维慢、食欲减退、体重降低、少汗
拉莫三嗪	皮疹、嗜睡、头痛、共济失调、胃肠道反应
氨乙烯酸	嗜睡、精神压抑、视野缺失

【健康教育】

1. 指导患儿和家长掌握疾病相关知识及自我护理方法,分析生活中存在的可变性诱因。

2. 教会家长癫痫发作时的紧急护理措施。为防止外伤及窒息,告知患儿有肢体麻木、眩晕、幻觉等前驱症状时立即平卧,避免摔伤。

3. 强调遵医嘱按时服药的重要性,不可随意增减剂量或撤换药物,以防诱发癫痫发作加重或癫痫持续状态。

4. 避免过度疲劳、睡眠不足、便秘、情感冲动、过度换气、声光刺激等诱因,以减少发作。

5. 建立良好的生活习惯,癫痫反复发作影响智力发育的患儿,要及早进行训练,包括动作训练、语言训练、认知活动训练等,培养患儿的生活自理能力。

6. 定期门诊随访。

【风险与急救】

1. 癫痫持续状态的诊断标准　癫痫连续发作之间意识未完全恢复又频繁再发,或发作持续 30min 以上不能自行停止。最常见原因:急性脑病、脑卒中、脑炎、外伤肿瘤和药物中毒等所致。

2. 癫痫持续状态的护理

(1)患儿出现前驱症状时,应立即下蹲或平卧,防止摔伤。

(2)发作时,去枕平卧,头偏向一侧,清除口鼻腔分泌物,将牙垫置于上、下磨牙之间,防舌咬伤;如有舌后坠,用舌钳将舌拉出,防止呼吸道堵塞。

(3)清除口腔分泌物,保持呼吸道通畅,防止误吸或窒息。

(4)有呼吸困难者立即给予吸氧并备好呼吸机。

(5)选择有效控制发作的药物,地西泮静脉注射是控制癫痫持续状态的首选药物,用药过程中严密监测生命体征变化,以免呼吸抑制,意识障碍加深。

（6）控制入液量，防止脑水肿。

（7）严密观察病情变化，观察发作的时间、频率、类型、瞳孔、四肢情况以及有无大小便失禁。监测血清电解质和酸碱平衡情况，及时发现并处理高热、周围循环衰竭、脑水肿等严重并发症。

3. 全面性惊厥性痫性发作（CCSE）的处理　对任何超过 5min 的全面性惊厥性痫性发作应按以下步骤处理（表 2-6）。

表 2-6　步骤处理

时间	处理流程
0~5min	适当体位，维持气道通畅，监测生命体征，吸痰，维持心血管功能，开放静脉通道，抽血进行实验室检查
5~10min	纠正可能的低血糖，使用抗癫痫的一线药物静脉注射（地西泮或劳拉西泮）
10~20min	如果第一剂地西泮使用后 5min 仍不能中止，重复静脉注射地西泮，如果发作中止，使用一种二线药物（苯妥英钠或丙戊醇）防止复发
20~30min	静脉注射负荷苯妥英钠或丙戊醇，监测心率和血压
>30min	确诊 SE，几乎都需要气管插管，考虑咪唑西泮（或）异丙嗪，苯巴比妥麻醉，大剂量地西泮或其他全身麻醉药物，根据个人经验调整各种药物

【拓展】

普通脑电图导联数较少，仅能记录患儿发作或发作间期痫样放电，记录具有局限性，仅能记录到 49.5% 患儿的痫性放电。而视频脑电图是将脑电监测系统与录像装置结合起来，同步记录患儿癫痫发作的临床表现与脑电图，医生根据录像资料仔细观察患儿发作时的临床表现，与同步脑电图记录对照分析，能更准确的判断癫痫发作的类型和可能的起始部位，同时准确掌握患儿在各时间段的活动状态及相应的脑电图变化，及时发现并排除各种干扰伪差及电极故障，提高脑电图监测的准确性和可靠性。

检查前应清洗头发待干，头发上不可涂抹任何如发蜡等物质，进行检查当日应较早起床，保证正常进食，穿着柔软、宽松的衣服（建议穿着棉质衣服）；检查前一日停服安眠药及抗癫痫药。进入检查室后应关闭手机、无线上网等设备，避免干扰脑电图的记录；给予患儿床栏保护；开始后患儿需在视频监测范围内活动，陪护人员应保持安静，避免开灯，以免干扰脑电图监测。

五、皮肤黏膜淋巴结综合征（川崎病）

案例导入及思维过程

患儿，男，10 月龄。因"发热 1 周，眼结膜充血 4d"收治入院。患儿 1 周前无明显诱因出现发热，体温 39~40℃，给予退热对症处理后，体温可暂时下降，维持 4~6h 后体温复升，4d 前，患儿出现眼结膜充血仍持续发热，来我院就诊，查血常规示 CRP 56mg/L，

WBC 16.70×10^9/L，PLT 327×10^9/L，予头孢美唑抗感染治疗，仍有发热，1d 前臀部出现皮疹，为红色斑丘疹，加用阿奇霉素联合抗感染治疗，患儿仍有发热，再次复查血常规CRP 70mg/L，WBC 18.36×10^9/L，PLT 320×10^9/L，诊断为"川崎病"，入院后查心脏彩超示：冠状动脉增宽。经过人免疫球蛋白和阿司匹林抗炎治疗，阿司匹林和双嘧达莫抗凝等对症、支持治疗后治愈出院。

案例护理思维过程见图 2-34。

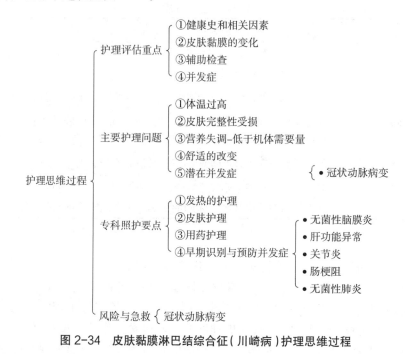

图 2-34　皮肤黏膜淋巴结综合征（川崎病）护理思维过程

【疾病概述】

川崎病（Kawasaki disease，KD）是好发于儿童，以全身血管炎性病变为主要病理改变的急性发热性疾病，于 1967 年 1 月由日本学者川崎富作首先报道。

1. 主要病因　本病病因未明。大量的流行病学及临床观察表明：川崎病是由感染因素引起的。川崎病所具有的明显的季节性、区域性流行、疾病自限性以及高发于婴幼儿而成人罕见的特点，高度提示川崎病的病原是一种自然环境中普遍存在的微生物，它能够引起大多数个体无症状感染，从而在成人期具有获得性免疫。

（1）感染：一般认为可能是多种病原，包括 EB 病毒、逆转录病毒（retrovirus），或链球菌、丙酸杆菌感染。

（2）免疫反应：机体对感染源的过敏反应参与了发病机制，尚缺乏确切依据。

（3）其他：环境污染、化学药品等。

2. 主要临床表现

（1）发热持续 5d 以上，抗生素治疗无效，体温维持在 39~40℃以上，呈稽留热或弛张热，持续 7~14d。

（2）眼结膜充血，无脓性分泌物。

（3）口唇充血皲裂，口腔黏膜弥漫充血，舌乳头明显突起，充血，似草莓状舌。

（4）掌跖红斑，手足硬性水肿，第二周开始自指、趾甲与皮肤交界处出现膜状脱皮，指、趾甲有横沟，重者指、趾甲亦可脱落（图2-35）。

（5）多形性皮疹，可呈弥漫性红斑，或麻疹样皮疹，躯干部多见，发热后2~4d出疹，持续4~5日后消退。肛周皮肤发红、脱皮。有的婴儿原卡介苗接种处重新出现红斑，疱疹或结痂（图2-36）。

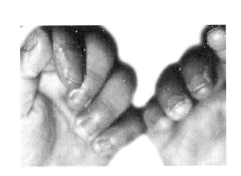

图2-35　指端膜状脱皮

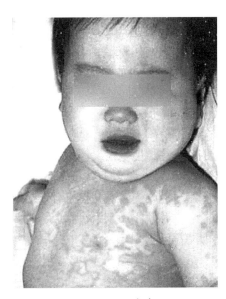

图2-36　皮疹

（6）浅表淋巴结肿大，单侧或双侧，直径在1.5cm以上，有触痛，表面不红，不化脓，常为一过性。

（7）心血管系统可有冠状动脉扩张，冠状动脉瘤，心包炎，心肌炎，心内膜炎，冠状动脉血栓形成甚至心肌梗死等。

（8）可出现激惹、烦躁不安，少数有颈项强直，惊厥，昏迷等无菌性脑炎的症状；可有恶心，腹痛，腹泻，麻痹性肠梗阻，黄疸，血清转氨酶升高，肝大等消化系统表现。

3. 诊疗原则　依靠临床表现和实验室检查确立诊断，控制炎症和抗血小板聚集治疗。

（1）控制炎症：阿司匹林，人免疫球蛋白及肾上腺皮质激素。人免疫球蛋白静脉滴注（IVIG）：剂量2g/kg于8~12h缓慢输入，宜于发病早期（10d以内）应用，可迅速退热，预防或减轻冠状动脉病变发生，应同时合用阿司匹林。如果IVIG治疗后仍发热（>38℃）持续48~72h及CRP等检查未改善者，即对IVIG治疗无反应，应再追加IVIG 1~2g/kg，一次静脉滴注，并同时应用肾上腺皮质激素泼尼松治疗。

（2）抗血小板聚集：除阿司匹林外可加用双嘧达莫（潘生丁）联合治疗。川崎病并发一个或多个巨大冠状动脉瘤或多个小到中等冠状动脉瘤但冠状动脉闭塞者，应长期服用阿司匹林联合华法林抗凝治疗。

（3）其他治疗：根据病情给予对症治疗及支持疗法，如补充液体、保护肝功能、控制心力衰竭、纠正心律失常等,有心肌梗死症状时应及时溶栓治疗。

【护理评估】

1. 健康史及相关因素　病前有无呼吸道、消化道和皮肤感染史。

2. 症状体征　生命体征、面色、精神状态、皮肤黏膜,淋巴结、关节症状、四肢肿胀等,注意有无无菌性脑炎、消化系统和心血管系统的症状。

3. 辅助检查

(1)血液检查:白细胞增高以中性粒细胞为主,C 反应蛋白明显升高,血小板在第 2 周开始增多,血沉明显增快,血清蛋白电泳显示球蛋白升高,尤以 α_2 球蛋白增多显著,白蛋白减少。免疫学检查,心电图检查有利于鉴别诊断和评价。

(2)超声心动图:急性期可见心包积液、左室内径增大、二尖瓣主动脉瓣或三尖瓣反流;可有冠状动脉异常,如冠状动脉扩张(3mm< 直径≤4mm 为轻度;4~7mm 为中度)、冠状动脉瘤(≥8mm)、冠状动脉狭窄。冠状动脉改变是川崎病的诊断依据。

【护理问题】

1. 体温过高　与血管炎性病变有关。

2. 皮肤完整性受损　与皮肤黏膜破损、皮肤抵抗力弱有关。

3. 营养失调:低于机体需要量　与摄入不足有关。

4. 舒适的改变　与高热、口腔黏膜破损不能进食有关。

5. 潜在并发症:冠状动脉扩张和冠状动脉瘤。

【照护要点】

1. 川崎病患儿由于发热,口腔黏膜充血糜烂,出现食欲下降,不肯进食,为保证营养摄入,根据患儿平时的饮食习惯与喜好,给予患儿进食高热量、高蛋白、高维生素、清淡易消化饮食,切忌过热、过咸、辛辣饮食,以减少对口腔黏膜的刺激。对年幼患儿要耐心喂养,尚未断奶的患儿,指导其母亲进食营养丰富的食物,并增加鱼汤、鸡汤等,以增加乳汁的分泌量。

2. 发热是川崎病最常见的症状,患儿体温可达 38~40℃以上,呈稽留热或弛张热,体温超过 38.5℃时采用物理降温,若物理降温效果不理想则予以药物降温,但药物应避免和阿司匹林同时服用。定时监测体温变化,退热期间及时擦干汗液,及时更换衣服,防受凉。同时鼓励患儿多喝开水,必要时静脉补充液体。

3. 川崎病患儿易出现口唇皲裂、破溃出血,双眼球结膜充血,指趾端脱皮、手足硬肿,针对这些症状,做好相应的对症护理。

(1)对口唇皲裂,破溃损伤的患儿,告知患儿要保持口腔清洁。护士示范和指导家长在口唇破裂处可涂润唇膏,动作要轻柔。

(2)双眼球结膜充血明显的患儿,叮嘱患儿不要用手揉擦眼,保证用眼卫生。

(3)指趾端脱皮、硬肿的患儿切忌用手撕扯,告知家长应用清洁的剪刀小心修剪,并及时修理指甲以免抓破皮肤。

(4)对于全身皮疹所致皮肤瘙痒者,可根据医嘱给予复方锌洗剂外涂。

4. 用药护理

(1)人免疫球蛋白:急性期,病程 10d 内给予大剂量人免疫球蛋白静脉滴注,若体温高于 38.5℃,立即停止输液,待体温正常后继续输液。用药后,告知家长接受过人免疫球蛋白治疗的患儿 9 个月内不宜做麻疹、风疹、腮腺炎等疫苗预防接种。输注人免疫球蛋白时出现不良反应,须立即停药,给予地塞米松静脉推注,待皮疹消退后,继续输液。

（2）抗血小板药物:通常采用肠溶阿司匹林。川崎病患儿住院期间和出院后均需服用阿司匹林,一般服用 3~6 个月,做好药物指导及告知不良反应的观察尤为重要。常见副作用主要为:

1）胃肠道反应:如恶心、呕吐、腹痛,因此护士要告知家长喂服此种药物时尽量避免空腹,以免增加不适。

2）出血倾向:如鼻出血、皮肤瘀青、血尿等。若发生出血,应立即就诊。

3）皮肤过敏:如皮疹,皮肤瘙痒等。轻症者给予停药观察,皮疹严重者,给予抗过敏药物口服。

（3）抗凝药物:川崎病合并巨大冠状动脉瘤患儿的长期抗血栓治疗方案中除继续服用阿司匹林外,可同时口服华法林。二者联用可达到更好的抗凝效果,且该方案是安全的。使用华法林的过程中需要动态监测国际标准化比值（INR 值）,定时抽血化验,调整药物剂量。注意观察患儿有无出血倾向,避免外伤及皮肤损伤,同时,指导患儿和家长避免进食含有会影响华法林疗效的可促进血液凝固的维生素 K 的食物,如鱼油、芒果等。服用其他会影响华法林作用的药物（如抗生素,维生素 C 等）时,要提供服用华法林的病史,以便调整药量。

【健康教育】

1. 护士告知家长、患儿出院后坚持服药与随访的重要性,提高患儿和家长的依从性。无冠状动脉扩张的川崎病患儿出院后,应每个月做心电图及超声心动图检查,连续 3~6 个月。有冠状动脉扩张者须长期随访,至少每半年做 1 次超声心动图检查直至冠状动脉扩张消失。

2. 指导患儿注意休息,避免剧烈运动。

3. 严重冠脉瘤形成的患儿,可发生心肌梗死,心源性休克,必要时教会家长心肺复苏的方法。

【风险与急救】

1. 冠状动脉病变的诊断标准　超声心动图扫描冠状动脉主干及分支的内膜回声情况,内径有无扩张狭窄或动脉瘤,判断是否存在冠状动脉病变。

2. 川崎病冠状动脉扩张分级标准

（1）轻度:内径增宽,内径小于 4~8mm,发病 30~60d 内径恢复正常。

（2）中度:出现球状、囊状、梭形扩张,或呈串珠样改变,内径 4~8mm,发病 1~2 年内消退,一部分转为狭窄,形成冠状动脉瘤。

（3）重度:病变广泛,明显扩张,内径达到或超过 8mm 血栓形成,内膜增厚、狭窄或闭塞,形成巨大冠状动脉瘤。

3. 护理

（1）护士指导患儿需严格卧床休息,按时按量服药,定时做心脏超声,监测冠状动脉的变化。患儿口服华法林等抗凝药时,定时监测出凝血时间及肝肾功能。

（2）严密观察面色变化,尤其注意小婴儿的精神状况,如有精神萎靡、不进食立即报告医生。

（3）教会家长并发症的观察,如出现胸痛,心悸,呼吸困难,烦躁,恶心、呕吐等症状,需立即就诊。

（4）按时门诊随访。

【拓展】

1. 川崎病的诊断标准　不明原因发热 5d 以上，伴下列 5 项临床表现中 4 项者，排除其他疾病后，即可诊断为川崎病。

（1）周围肢体的变化：急性期掌趾红斑，手足硬性水肿；恢复期指趾端膜状脱皮。

（2）多形性红斑。

（3）眼球结合膜充血，非化脓性。

（4）口唇充血皲裂，口腔黏膜弥漫充血，舌乳头呈草莓舌。

（5）颈部非化脓性淋巴结肿大（直径大约 1.5cm²）。

本病的诊断主要依据临床主要表现，除发热为必备条件外，上述其他 5 项主要表现中具备 4 项者即可诊断本病。如 5 项主要表现只具备 3 项或 3 项以下，则需经超声心动图证实有冠状动脉扩张或冠状动脉瘤，亦可确诊。

2. 其他并发症的观察和护理

（1）无菌性脑膜炎：观察患儿有无头痛、呕吐、颈项强直、惊厥、易激惹等症状，嘱患儿卧床休息，颅内压增高明显者，可遵医嘱应用脱水剂（甘露醇）降颅压，改善症状。同时积极治疗原发病。

（2）肝功能异常：观察患儿有无肝大、黄疸等症状，血清学检查血清转氨酶是否升高，遵医嘱应用保肝药物（谷胱甘肽）静脉滴注，饮食清淡易消化，忌油腻。同时积极治疗原发病。

（3）关节炎：观察患儿有无关节肿胀，关节疼痛的症状，嘱患儿卧床休息，减少活动。同时积极治疗原发病。

（4）麻痹性肠梗阻、胰腺炎及胆囊炎：观察患儿有无腹痛、腹胀、腹泻及恶心等症状，血尿淀粉酶指标有无升高，遵医嘱必要时给予患儿禁食、静脉补液维持，监测症状及化验指标的改善情况。同时积极治疗原发病。

（5）无菌性肺炎：观察患儿有无咳嗽症状，遵医嘱给予雾化吸入治疗，口服止咳药。同时积极治疗原发病。

六、过敏性紫癜

案例导入及思维过程

患儿，男，4 岁，因"反复发热 3d，皮疹、腹痛 5h"收治入院。体温最高 40℃，自行予口服"头孢克洛、布洛芬混悬液"治疗。入院前一日于外院就诊，查血常规：WBC $11.28 \times 10^9/L$，N 60.8%，CRP 27.22mg/L，予"头孢硫脒"静滴后患儿退热。入院 5h 前患儿出现双下肢皮疹，红色出血点，瘀斑，少数融合成片，不伴明显瘙痒；阵发性脐周痛，可忍受；呕吐 5~6 次，非喷射状，吐胃内容物，有咖啡样物，排两次褐色稀便。腹部立位片示部分肠腔充气明显，伴小液平影。尿常规检查：尿蛋白 ++，诊断为"过敏性紫癜"。经卧床休息，头孢美唑钠控制感染，补充维生素 C，改善血管通透性，葡萄糖酸钙抗过敏，肝素钙抗凝治疗，肾上腺皮质激素免疫治疗后治愈出院。

案例护理思维过程见图 2-37。

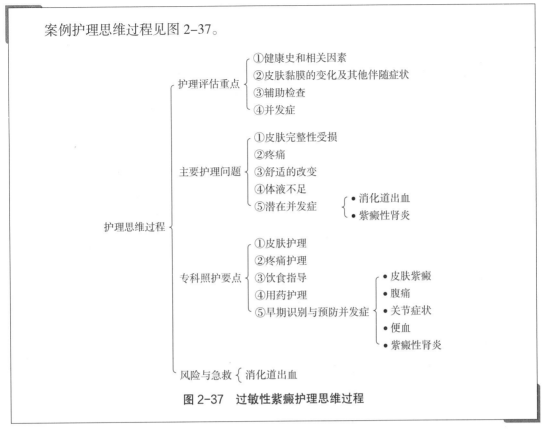

图 2-37　过敏性紫癜护理思维过程

【疾病概述】

过敏性紫癜（anaphylactoid purpura）又称 Henoch–Schönlein syndrome，是一种侵犯皮肤和其他器官细小动脉和毛细血管的过敏性血管炎，常伴腹痛、关节肿痛、血便、血尿和肾损害。多发于学龄前和学龄期儿童，男孩发病率高于女孩。

1. 主要病因

（1）病因尚不清楚，一般认为可能的诱发因素有：微生物感染，药物、食物过敏、疫苗接种、花粉过敏、蚊虫叮咬等，但均无确切证据。近年认为，链球菌感染与过敏性紫癜发病的关系密切。

（2）过敏性紫癜发病的可能机制为：尚未明确的感染原或过敏原，作用于具有遗传背景的个体，引起机体异常免疫应答，导致系统性免疫性血管炎。

2. 主要临床表现　多为急性起病，首发症状以皮肤紫癜为主，部分病例腹痛、关节炎或肾脏症状首先出现。发病前 1~3 周常有上呼吸道感染史。可伴有低热、食欲不振、乏力等全身症状。

（1）皮肤紫癜（图 2-38）：病程中反复出现皮肤紫癜为本病特征，多见于四肢及臀部，对称分布，伸侧较多，分批出现，面部及躯干较少；初起呈紫红色斑丘疹，高出皮面，继而呈棕

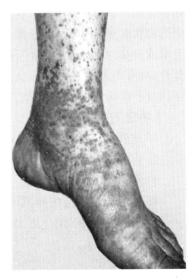

图 2-38　皮肤紫癜

褐色而消退,可伴有荨麻疹和血管神经性水肿,重症患儿紫癜可融合成大疱伴出血性坏死。

（2）消化道症状:半数以上患儿出现反复的阵发性腹痛,位于脐周或下腹部,疼痛剧烈,可伴呕吐,但呕血少见;部分患儿有黑便或血便、腹泻或便秘,偶见并发肠梗阻、肠套叠或肠穿孔。

（3）关节症状:出现膝、踝、肘、腕等大关节肿痛,活动受限,呈单发或多发,关节腔常有积液,关节症状消失较快,亦可在数月内消失,不留后遗症。

（4）肾脏症状:本病引起的肾脏病变中最常见的为继发性肾小球疾病。肾脏症状轻重不一,多数患儿出现血尿、蛋白尿和管型,伴血压增高和浮肿,称为紫癜性肾炎。

包括大量蛋白尿、水肿、高血压及肾功能减退,肾活检对了解肾脏病理改变及指导治疗很有帮助。

（5）其他:少数发生颅内出血患儿导致失语、瘫痪、昏迷、惊厥。部分患儿有鼻腔出血、牙龈出血、咯血、睾丸出血等出血表现。

3. 诊疗原则

（1）本病无特效疗法。卧床休息,积极寻找和去除致病因素,控制感染,补充维生素 C,改善血管通透性。

（2）有荨麻疹或血管神经性水肿时,应用抗组胺药和钙剂;腹痛时应用解痉剂,有消化道出血时应禁食。

（3）肾上腺皮质激素:急性期对腹痛和关节痛可予缓解,但不能预防肾脏损害的发生,亦不能影响预后。重症可加用环磷酰胺免疫抑制剂。

（4）抗凝治疗:阿司匹林每日 3~5mg/kg,分次口服;双嘧达莫（潘生丁）每日 2~3mg/kg;以过敏性紫癜性肾炎为主要表现时,可选用肝素钙皮下注射,连用 5~7d。

（5）中成药如贞氏扶正冲剂、复方丹参片、银杏叶片等,可补肾益气和活血化瘀,有利于疾病恢复。

【护理评估】

1. 健康史及相关因素　病前有无呼吸道感染史,药物或食物过敏史。

2. 症状体征　生命体征、面色、精神状态、腹痛、关节疼痛、皮肤皮疹分布情况。

3. 辅助检查　血常规白细胞正常或增加,中性和嗜酸性粒细胞可增高;部分患儿患毛细血管脆性试验阳性;尿常规可有红细胞,蛋白,管型,重症有肉眼血尿;大便隐血试验有消化道症状者多阳性;血沉正常或增快,血清 IgA 可升高,IgG、IgM 正常亦可轻度升高;C3、C4 正常或升高,抗核抗体及 RF 阴性;重症血浆黏度增高;腹部超声波检查有利于早期诊断肠套叠,对有中枢神经系统症状患儿可给予头颅 MRI 确诊;肾脏症状较重和迁延患儿可行肾穿刺以了解病情给予相应治疗。

【护理问题】

1. 皮肤完整性受损　与皮疹、血管炎有关。

2. 疼痛　与腹痛、关节肿痛有关。

3. 舒适度改变　与腹痛,关节肿痛有关。

4. 体液不足　与腹痛、呕吐及禁食有关。

5. 潜在并发症:消化道出血、紫癜性肾炎。

【照护要点】

1. 对症护理

（1）观察患儿皮疹情况,保持皮肤清洁干燥,清洁时切忌用力摩擦,避免使用碱性肥皂。

保持床单位清洁干燥平整,叮嘱家长给患儿穿宽松柔软的棉质衣服,并经常换洗。生活中避免碰伤、撞伤、抓伤,如有破溃及时处理,防止出血和感染。

（2）观察患儿关节疼痛及肿胀的情况,保持患肢功能位,协助患儿取舒适体位,可以使用肾上腺皮质激素以缓解关节疼痛。

（3）腹痛时应及时报告医生,注意大便性状,有血便者应记录血便性状及次数,检查粪便常规大便隐血情况。腹痛时应卧床休息,观察有无腹部绞痛、呕吐及便血,禁止热敷以防胃肠道出血。严重者禁食,必要时静脉补充营养。

（4）有水肿的患儿皮肤避免受压,注意观察水肿的消退状况和体重的变化,及时记录尿量。高血压的患儿应测量血压,观察血压的变化,神志、瞳孔和有无头痛、呕吐、复视、惊厥等高血压脑病的表现。患儿住院后应定期做晨尿检查,出院时要叮嘱家长定期复查尿检 3~6 个月。

2. 饮食护理

（1）食物过敏原,应尽量设法确定是哪种食物,并严格禁食该种食物,同时也不可使用与这种食物接触过的餐具。鱼、虾、蟹、奶等动物性食品,以及蚕豆、菠萝、花粉等植物性食物,有可能成为过敏原,应避免食用。

（2）高蛋白膳食、瘦肉、动物肝脏、蛋及豆制品等优质蛋白应充分保证。

（3）高维生素食品,尤其是含维生素 C 的食物,对于维持血管正常功能有重要作用,主要有新鲜蔬菜、水果,特别是绿叶蔬菜,如青椒、柑橘、鲜枣、猕猴桃等。

（4）对有消化道症状的患儿,可根据病情给予流质或半流质饮食,症状严重者给予禁食。肾型紫癜患儿应给予低盐饮食。

3. 在进行静脉注射及肌内注射时,应避开紫癜部位,防止出血感染。

4. 用药护理

（1）严格按剂量按时使用肾上腺皮质激素,用药过程中应观察患儿症状改善状况,切忌静脉输注过快而引起患儿不适症状。激素治疗时要预防继发感染,避免摔跤,防止骨折,并注意观察血压。

（2）输注钙剂过程中应控制补液滴速,避免过快而引起患儿心跳加快,严密观察静脉是否通畅,有无肿胀,避免钙剂外渗,引起局部组织坏死。

（3）应用阿司匹林或肝素钙等抗凝药物的过程中,观察患儿有无鼻出血,牙龈出血,皮肤出现瘀点瘀斑等出血倾向的症状。

（4）应用免疫抑制剂(环磷酰胺)治疗时,嘱患儿多饮水,防止出血性膀胱炎发生。注意血常规及肝肾功能测定,观察有无出血,胃肠道反应,脱发等副作用。

【健康教育】

1. 保持良好的休息,避免劳累,发病期应卧床休息,待症状好转后可适当增加活动量。

2. 遵医嘱按时、按量服药,不可随意减量或停药,按时门诊随访。

3. 做好家庭卫生,不养宠物,去除可能存在的各种致敏原,避免复发。

4. 注意保暖,防止感冒,预防感染。

5. 适当的锻炼身体,增加机体抵抗力。

6. 一年内避免接种疫苗。

7. 饮食宜清淡易消化,避免过冷、过硬、刺激性食物,多吃富含维生素 C 的食物。

【风险与急救】

1. 消化道出血的救治要点　根据出血部位及出血量、出血速度不同,临床表现各异。

(1)慢性出血多无明显自觉症状,急性、大量出血时出现头晕、心慌、冷汗、乏力、口干等症状,甚或晕厥、四肢冰凉、尿少、烦躁不安、休克等症状。

(2)脉搏和血压改变是失血程度的重要指标。根据原发疾病的不同,可以伴有其他相应的临床表现,如腹痛、发热、肠梗阻、呕血、便血、柏油便、腹部包块、蜘蛛痣、腹壁静脉曲张、黄疸等。

2. 消化道出血的护理

(1)出血期卧床休息,随着病情的好转,逐渐增加活动量。

(2)出血期禁食,出血停止后,按顺序给予温凉流质、半流质及易消化的软食。

(3)经常更换体位,避免局部长期受压。保持床单位平整清洁、干燥,无皱褶。如出现呼吸急促,氧饱和度下降,可遵医嘱给予低流量氧气吸入。

(4)排便后及时清洗肛周皮肤,保持肛周清洁、干燥。

(5)遵医嘱输血、输液、止血,保持静脉通畅。

(6)遵医嘱给予抑酸、胃黏膜保护剂等药物。

(7)积极治疗原发病。

【拓展】

1. 过敏性紫癜的常见临床分类　包括皮肤型过敏性紫癜、关节型过敏性紫癜、腹型过敏性紫癜(胃肠型过敏性紫癜)、肾型过敏性紫癜、混合型过敏性紫癜。

2. 肾型过敏性紫癜的治疗　小儿肾型过敏性紫癜的预后依其病理改变而不同。临床常为自限过程,但紫癜的反复出现可加重肾脏的损害,部分患儿可发展为肾功能不全。小儿肾型过敏性紫癜目前无特异性治疗,主要采用对症疗法,注意保护肾功能。

3. 肾型过敏性紫癜的观察与护理

(1)饮食护理:根据患儿的病情制定合理的饮食计划,对于高血压伴有水肿的患儿,应摄入低盐饮食和控制饮水。

(2)卧床休息:患儿在发病期间,应注意卧床休息。能够增加肾血流量和尿量,减轻水肿,减少蛋白尿,改善肾功能。尤其是伴有血尿等症状的患儿当症状好转后,可以适当下地活动。

(3)病情观察

1)严密观察患儿的病情变化,观察紫癜出现的数量与饮食、药物有无关系,并记录交班,报告医生。

2)记录生命体征,观察血压变化,每日测量血压一次,患儿口服降压药后适当的休息减少活动量。

3)观察患儿尿色、尿量变化。有无肉眼血尿、尿频、尿急等膀胱炎症状。如尿液色泽正常定期复查镜下血尿,指导应用止血药物。

(4)皮肤护理

1)观察紫癜全身分布的部位及性状,如发现疱状紫癜应加强预防感染的措施。

2)静脉注射时避开紫癜处,已经破损的疱疹应用0.2%的碘伏涂抹。如果紫癜严重者,应将紫癜融合成的大血疱用无菌注射器抽吸疱内渗出液,防止感染并观察皮疹消退。

(5)用药护理:根据患儿病情选择合适的药物治疗。应用环磷酰胺治疗的患儿,应告知患儿用药的注意事项及副作用,减少患儿的紧张情绪。

（6）恢复期护理:紫癜性肾炎病程长易反复发作,应定期做尿蛋白测定,尿隐血试验,肾功能测定,预防发展为慢性肾炎、肾衰竭。

七、无神经节细胞症(巨结肠)

案例导入及思维过程

患儿,男,7月龄,出生后第3d排胎便一次,此后患儿反复出现便秘,具体表现为5d左右排大便一次,最长可达2周排便一次。患儿无畏寒、发热、腹泻、腹痛、便血等症状,精神可。患儿有时可有呕吐及腹胀,排便后症状可缓解,此后上述症状反复发作,给予通便药物治疗后,便秘可缓解。门诊行直肠测压检查示"直肠肛门抑制反射未引出",腹部立位片示"低位结肠梗阻,近端结肠扩张,盆腔无气体"。患儿系 G_1P_1,出生体重3000g,生后无窒息抢救史。生后母乳喂养,6月龄起添加辅食(蛋黄、菜汁、果泥等),此后便秘情况加重。神志清,反应佳,腹部膨隆,直肠指检时直肠壶腹空虚无粪,手指拔出后有大量气体和粪便排出。初步诊断为"先天性巨结肠"收治入院。

患儿皮肤红润,皮肤、巩膜无黄染,未见皮疹、破溃及出血点。头颅大小正常,前囟1cm×1cm。肛门及外生殖器无畸形,肠鸣音正常,约3次/min。患儿家长否认"乙肝、结核病"等病史,否认药物、食物过敏史,按时预防接种。入院后每日行清洁灌肠一次,术前3d起口服抗生素进行肠道准备。完善术前准备后行"巨结肠根治术",给予正确进行肛门口护理,伤口恢复良好并逐渐恢复饮食。术后2周在医生指导下进行扩肛,并定期随访。

案例护理思维过程见图2-39。

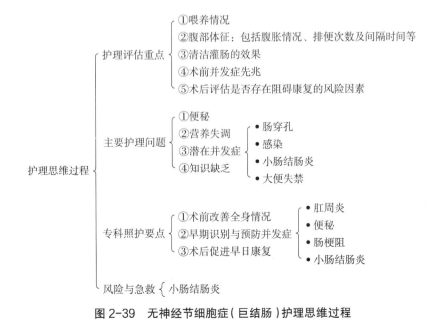

图2-39 无神经节细胞症(巨结肠)护理思维过程

【疾病概述】

先天性巨结肠又称先天性无神经节细胞症或希尔施普龙病,是由于直肠或结肠远端的肠管持续痉挛,粪便积聚在近端结肠而使该段肠管肥厚、扩张,以便秘为主要临床表现,病变肠管神经节细胞缺如的一种消化道发育畸形。

1. 主要病因　目前认为本病是多基因遗传和环境因素共同作用的结果。其基本病理变化是局部肠壁肌间和黏膜下神经丛缺乏神经节细胞,导致该段肠管收缩狭窄呈持续痉挛状态,痉挛肠管的近端因肠内容物堆积而扩张。病变肠管近端肠段异常扩大,壁肥厚,色泽略为苍白,腔内有质地坚韧的粪石,黏膜水肿,有时有小的溃疡,称为"扩张段"。在扩大部分的远端,则比较狭窄,称为"痉挛段",大小趋于正常,外表无特殊。在此两部分之间有一个过渡区或移行区,往往呈漏斗形,称为"移行段"。

> 可分为常见型(病变自肛门向上达乙状结肠远端,约占85%)、短段型(病变局限于直肠下端,约占10%)、长段型(病变肠段延伸至降结肠以上,约占4%)和全结肠型(约占1%)。

2. 主要临床表现

(1)便秘:患儿出生后24~48h内多无胎便或仅有少量胎便排出,生后2~3d出现腹胀、拒食、呕吐等急性低位性肠梗阻表现,以后逐渐出现顽固性便秘。患儿数日甚至1~2周以上排便一次,腹胀明显,可见肠型和蠕动波,经灌肠排出大量气体和粪便后症状好转,后又反复,严重者必须依赖灌肠才能排便。

(2)呕吐:由于功能性肠梗阻,可出现呕吐,量不多,呕吐物含少量胆汁,严重者可见粪液。由于腹胀、呕吐、便秘使患儿食欲下降,影响营养吸收导致营养不良、发育迟缓。

3. 诊疗原则

(1)近来常用的辅助检查有放射学检查、肛门直肠测压、直肠黏膜乙酰胆碱酯酶组织化学染色和病理活检四种,临床上往往同时应用几种方法互相配合以互补不足。

(2)巨结肠除部分短段型外,一般均应以根治手术治疗为主。对全身条件较差或全结肠型的患儿应先行肠造口术。

(3)在无条件行根治手术或准备作根治术之前,需注意纠正患儿全身营养状况、灌肠、扩肛、中西医泻药、开塞露等辅助应用。

> 肛门直肠测压是目前公认的安全简便的一种方法,测压内容主要是内括约肌松弛反射与肛管各部压力。主要观察黏膜下及肌间神经丛中有否神经节细胞与神经节细胞发育程度如何。

【护理评估】

1. 健康史及相关因素　喂养情况、胎便排出时间、有无家族发病史等。

2. 症状体征　生命体征、面色、精神状态、腹胀情况、营养状况及发育情况,排便次数、性状及间隔时间,注意呕吐物的观察,观察有无肠炎、肠穿孔的表现。

3. 辅助检查　腹部X线检查多提示低位结肠梗阻,近端结肠扩张,盆腔无气体;钡剂灌肠检查可显示痉挛段及其上方的扩张肠管排钡功能差(图2-40)。

【护理问题】

1. 便秘　与远端肠段痉挛、低位性肠梗阻有关。

2. 营养失调:低于机体需要量　与腹胀、便秘引起食欲减退有关。

3. 潜在并发症:肠穿孔、感染、小肠结肠炎、大便失禁。

4. 知识缺乏：患儿家长缺乏有关疾病治疗及护理的相关知识。

【术前照护要点】

1. 观察患儿生命体征、神志、意识状态等。

2. 评估腹部体征，腹胀的程度，排便次数及间隔时间等。

3. 注意有无脱水、电解质紊乱、腹泻、发热等征象。

4. 术前饮食应以易消化、无渣或少渣饮食为主。术前2~3d起遵医嘱口服抗生素，完善各项术前准备工作，检查脏器功能作相应处理。

5. 清洁灌肠前做好知情同意，告知可能发生的并发症。一般为每日1次，腹胀严重者可增加肛管排气，减轻腹胀症状。有坚硬粪石行清洁灌肠困难的患儿，可在清洁灌肠后做石蜡油保留灌肠，软化粪便。术前晚及术日晨增加一次清洁灌肠，充分做好肠道准备。

6. 向家长说明选择治疗方法的目的，消除其心理负担，争取对治疗和护理的支持与配合。

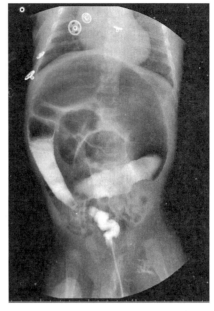

图2-40 巨结肠消化道造影显像

【术后照护要点】

1. 麻醉未醒时取去枕平卧位，头偏向一侧，保持呼吸道通畅，必要时给予吸氧。麻醉清醒后根据手术方式选择体位（俯卧位或侧卧位）。

2. 术后3d内低热，一般为手术热，如超过38.5℃，应查明原因，判断有无伤口感染或呼吸道感染。注意观察患儿面色、口唇、皮肤弹性及大便颜色、性状、次数等，水、电解质紊乱患儿应记录24h出入量。

3. 做好各类导管护理，保持胃肠减压、伤口引流管、留置导尿管、肛管的通畅及妥善固定，翻身活动或搬动患儿时防止脱出。避免导管的扭转、折叠。肛门支撑管需定期挤捏，防止堵塞。可应用护架，便于观察（图2-41）。

4. 肛管拔除前可用消毒棉签轻轻擦拭溢出的肠液。肛管拔除后应加强肛门口护理，及时用消毒棉签或呋喃西林棉球擦拭肛门口溢出的肠液或粪便，擦净后待干（使用电吹风吹干时应注意控制温度，防止烫伤），防止发生肛周炎。术后肛管留置既可以保证排气及排出分泌物、肠液的作用，也可以起到支撑、扩肛作用，防止发生吻合口狭窄。

5. 观察伤口敷料情况，如有渗血渗液或粪尿污染，应及时通知医生更换。

6. 术后早期患儿排便较多，便后用温水清洁肛门，并保持干燥，预防伤口感染。如肛周皮肤发红可行红外线局部照射，或喷涂皮肤保护膜防止皮肤破损。

7. 行结肠造口的患儿应密切观察造口处肠黏膜的颜色、造口的形状及大小、造口的高度、造

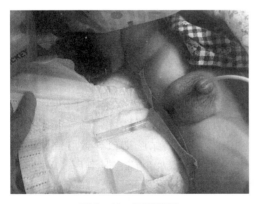

图2-41 肛管留置

口周围皮肤情况及造口的功能等,并指导家长正确使用造口袋。

8. 如病情需要使用约束带的患儿,使用前应与家长做好沟通、解释工作,并签署知情同意书。约束带使用时应保证功能位,注意松紧度,以能插入 1~2 指为宜,并定时松解,观察约束处皮肤及血运情况。

【健康教育】

1. 保持病房安静、空气流通,定期开窗通风。

2. 告知患儿及家长术前和术后禁食的重要性,配合并指导患儿进行术前准备及术后的恢复。

3. 指导患儿及家长各类导管留置期间勿牵拉导管,防止滑脱,必要时可使用约束带。

4. 术前应以易消化、无渣或少渣饮食为主,术后多进食粗纤维食物。

5. 出院指导

(1)嘱患儿少吃刺激性强、辛辣的食物,注意饮食卫生。鼓励多饮水,适当进食粗纤维食物,避免发生便秘。

(2)注意适当运动,劳逸结合,增强机体抵抗力。

(3)巨结肠根治术后 2 周内禁用开塞露和肛表。

(4)指导患儿家长术后 2 周左右开始扩肛训练,每日 2 次,坚持 3~6 个月,同时训练患儿排便习惯,改善排便功能,如效果不佳,则应进一步检查和处理。

(5)减少出入人员密集场所,每日开窗通风,预防呼吸道感染,避免与感冒人群接触。

(6)主管医生门诊随访,注意有无吻合口狭窄的发生。

【风险与急救】

1. 小肠结肠炎的诊断标准　高热、腹泻,排出奇臭粪液,伴腹胀、脱水、电解质紊乱等,X 线检查腹部直立位平片提示小肠与结肠扩张,可伴有液平面。

2. 小肠结肠炎的护理

(1)遵医嘱监测血常规、血电解质(钠钾氯钙磷镁等)、粪便常规等各项实验室指标,并及时补充水电解质,避免水电解质紊乱。

(2)告知患儿及家长禁食的重要性,得到配合。

(3)遵医嘱给予清洁灌肠,促进肠炎的恢复。

(4)注意观察神志变化及有无脱水征象,如精神萎靡、少尿、哭时无泪、囟门凹陷等,必要时记录24h 出入量。

(5)禁食期间做好口腔护理,年长儿可鼓励其漱口或刷牙。

(6)恢复饮食后应进食易消化、高蛋白、高热量的食物,少吃油炸、生冷的刺激性食物,做到少量多餐。

(7)观察腹部情况,有无腹痛、腹胀、腹泻、大便呈腥臭味等表现。

(8)定期随访,如发生腹痛、血便、呕吐等及时就诊。

【拓展】

生物反馈治疗　小儿大便失禁常见于先天性肛门直肠畸形、先天性巨结肠等肛门直肠手术后,一直是小儿外科难以解决的问题;另外,患儿出生后行横结肠造口导致肛周肌肉失用性萎缩也是引起大便失禁的原因。迄今为止,许多先进的技术如肛门直肠测压、括约肌肌电图都显示出大便失禁患儿外括约肌的主动收缩功能受到损害。因此,提高括约肌的主动收缩幅度、增强肛周肌肉的力量被普遍认为是最基本、最重要的改善大便失禁的方法,对于括约肌不完全损伤的患儿,盆底肌训练可取得良好的疗效。

生物反馈治疗是将患儿的生物信号转化为视、听信号,通过指导和自我训练有意识地控制这些生理活动,达到控制某种病理过程,促进功能恢复的目的。它是一种操作式条件反射,就是机体必须通过自己完成某些运动或操作后才能得到强化的条件反射。生物反馈只是用于辅助盆底肌肉的收缩训练,使得患儿在反馈信号的指导下能够进行更加有效的训练,但患儿必须理解生物反馈治疗的方法,并能很好地配合训练,否则不适合应用该方法进行大便失禁的治疗。

生物反馈治疗应根据肛肠测压、肛门 3DVVP 检查结合肛门失禁 Wexner 评分和 Kelly临床评分进行严格的病例选择,且患儿能够配合治疗才能取得理想的治疗效果。对于外括约肌功能严重受损、肛门评价较差的患儿,仅仅依靠生物反馈训练不能取得良好的效果,最好在行肛门外括约肌重建的基础上再行生物反馈训练。

八、肾积水

案例导入及思维过程

患儿,男,7 岁,因 "右肾中度积水,左肾轻度积水" 收治入院。患儿母亲于怀孕时发现胎儿双侧肾积水,我院门诊泌尿系 B 超检查示:右肾大约 82mm×44mm,右肾盂分离约33mm,左肾大小约 72mm×35mm,左肾盂分离约 23mm。患儿自患病期间无明显发热、寒战,无尿急、尿频、尿痛,无腹痛、腹泻,无泡沫尿、肉眼血尿等。患儿系 G_1P_1,足月顺产,出生后无青紫、窒息抢救史,Apgar 评分 10 分。发病以来,神志清,胃纳可,睡眠安稳,大、小便正常,无发热、体重减轻等异常。生后混合喂养,按时添加辅食。生长发育同正常同龄小儿。诊断为 "肾积水"。入院后,给予患儿完善各项检查、化验,于全身麻醉下施行 "腹腔镜下右肾盂成形肾盂输尿管再吻合术 + 右肾造瘘术",术后给予抗生素、电解质静脉抗感染、对症支持治疗,手术后两周拔除导尿管、肾周引流管,留置肾造瘘管出院。

案例护理思维过程见图 2-42。

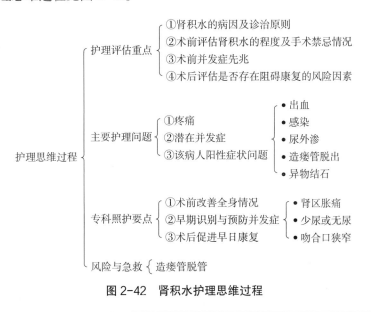

图 2-42　肾积水护理思维过程

【疾病概述】

肾盂输尿管连接部梗阻从而导致尿液从肾脏排出受阻,使肾内压升高,肾盂、肾盏扩张,肾实质萎缩,造成尿液积聚在肾内成为肾积水。先天性肾积水是小儿泌尿生殖系统中常见的一种疾病。

1. 主要病因

(1)输尿管连接部梗阻:最为常见,一般认为狭窄由于输尿管起始段纤维组织增生或肌层增厚造成。

(2)输尿管起始部位扭曲或折叠。

(3)肾盂输尿管连接部瓣膜:输尿管内部形成一个内在性活瓣膜样结构引起梗阻。

(4)输尿管外部的粘连或扭曲:输尿管生长发育不良,影响其蠕动功能,导致尿液排出不畅,造成肾积水。

(5)高位输尿管:若输尿管起始部偏高则使尿液流出受阻,从而积聚在肾盂内,形成积水。

(6)迷走血管或周围血管压迫肾盂输尿管连接部:供应肾下极的血管从输尿管跨过使其受压从而形成梗阻。

2. 主要临床表现

(1)腹部包块:最常见症状,多数患儿因腹部肿块就诊。肿块无压痛、光滑、偶有波动。

(2)腰腹部疼痛:可在大量饮水后诱发,发作时多伴有恶心、呕吐。

(3)尿路感染:主要表现为尿频、尿急、尿痛,常伴高热。

(4)血尿:轻微腹部外伤或者肾内血管破裂,均可引起肉眼血尿或镜下血尿。

(5)高血压。

3. 诊疗原则

(1)肾积水保守治疗原则:定期观察有无临床症状的发生;超声波检查肾集合系统积水变化有无加重,一般是 3~6 个月复查一次,小婴儿有时需要 1~2 个月复查;复查中若发现肾积水加重,进一步做 SPECT 分肾功能测定和影像学检查,如 IVU 或 CTU。

(2)肾积水手术治疗原则:患儿若出现明显的梗阻症状,全肾或部分肾功能损害或合并泌尿系结石、感染、高血压等,应考虑手术解除梗阻并引流,尽早而有效降低肾盂内压力,积极控制感染,最大限度地保留患儿的肾功能。

> 正常情况下,肾盂无分离,大量饮水的情况下,肾盂分离不超过 5mm。

【护理评估】

1. 术前评估

(1)健康史及相关因素:注意观察患儿腹部体征,有无腹部包块,有无尿路刺激征,有血尿的患儿,观察患儿积水程度、血尿次数、颜色及量。高血压患儿注意血压情况,观察患儿有无头晕、恶心等症状。

(2)症状体征:评估患儿生命体征,出、凝血时间,乙肝等病毒检测以及肝、肾功能,还包括手术部位,女性患儿月经来潮日期,既往病史等。

(3)辅助检查:B 超可判断包块的位置、大小及包块的性质;泌尿系增强 CT 可确定包块的范围、大小、形态、性质;静脉肾盂造影显示梗阻部位;肾有效血浆流量(ERPF)利用肾图曲线变化,了解分肾功能;影像尿动力学检查协助了解排尿时有无输尿管反流、膀胱逼尿肌收缩幅度、膀胱颈口开放情况。

2. 术后评估 麻醉和手术方式;生命体征;腹部体征;伤口;引流管;并发症等。

【护理问题】

1. 疼痛 与手术创伤、引流管牵拉有关。

2. 知识缺乏:家长缺乏合理喂养知识及肾积水相关的护理知识。

3. 潜在并发症:出血、感染、造瘘管脱出、尿外渗、异物结石。

【术前照护要点】

1. 有高血压的患儿应每日定时测量血压。

2. 指导患儿勿剧烈活动,腹部包块和腰腹疼痛的患儿,应减少其活动量,防止肾盂破裂,腹痛者应观察疼痛情况和排尿情况。

3. 有尿路感染的患儿应积极控制感染症状,有血尿的患儿应观察血尿的次数、颜色及量。

4. 按医嘱行 B 超、肾有效血浆流量(ERPF)检查。

5. 预防和控制泌尿系感染:正确留取尿标本,进行尿常规及尿培养检验,根据检验结果,如并发泌尿系感染,按医嘱给予抗生素治疗。

6. 做好术前准备工作。

【术后照护要点】

1. 保持伤口干燥,加强术后血压观察,观察患儿疼痛的部位、程度、性质。

2. 观察患儿肠蠕动恢复情况,注意腹部体征,有无呕吐、腹胀、腹肌紧张等表现。

3. 四肢适当约束,使用护架;妥善安置肾周、导尿管等引流管,保持引流通畅;定时挤压肾周引流管,正确记录 24h 引流液色、质、量。

4. 并发症的预防

(1)出血:观察造瘘管中尿液的颜色、性质、量及伤口渗血、渗液情况。少量出血一般都不可避免(图 2-43),尿液会逐渐转清,不需特殊处理;出血多时可出现血压下降、脉搏增快、尿液颜色由淡血性转为鲜血性(图 2-44),患儿可表现出神志淡漠,少言懒语,嗜睡甚至昏迷。

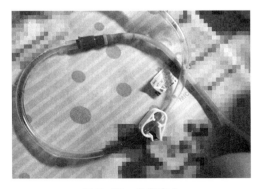

图 2-43 少量出血

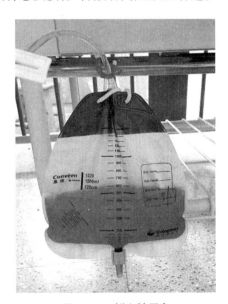

图 2-44 鲜血性尿色

（2）造瘘管堵塞：在留置造瘘管期间可能会因血块、分泌物、结石碎片等因素造成造瘘管堵塞。多饮水和不定时地反复挤压造瘘管是防止堵塞的最好方法。

（3）尿外渗：预防和治疗尿外渗的主要方法是保持造瘘管引流通畅。若伤口敷料渗液，伤口处流出淡黄色液体，提示有尿液外渗。肾造瘘后一般都会有少量尿外渗，患儿一般无症状；外渗较多时，需观察患儿有无腰部和侧腹部疼痛，以及腹胀、发热等症状，若有相应症状及时对症处理。

（4）造瘘管脱出：肾造瘘管脱出不多时易与造瘘管堵塞相混淆，需借助 B 超或经造瘘管造影来进行鉴别。造瘘管脱出后，用无菌敷料覆盖伤口。如病情需要继续放置者，应在6h 之内，前往医院更换或重新放置造瘘管。

（5）感染：无症状的感染亦不需要特殊处理，待尿路梗阻解除、拔除造瘘管后，感染一般会自动消退。严重感染常继发于造瘘管梗阻，需及时解除梗阻，保持造瘘管引流通畅并适当应用抗生素。

（6）异物结石：预防的方法是鼓励患儿多饮水，稀释尿液。定期更换引流袋（一周），定时挤压引流管，观察引流液的颜色、性质、量。

【健康教育】

1. 高血压患儿宜低盐饮食，指导患儿勿剧烈运动，并注意观察有无头晕、恶心等症状。

2. 了解患儿积水程度，避免肾区受碰撞，预防泌尿系感染。

3. 伤口拔管后一周左右可以进行淋浴，避免用力揉搓伤口，观察伤口愈合情况，如有伤口渗出，疼痛加重等情况，及时来院就诊。

4. 术后 1 个月内应避免剧烈运动，出院后患儿出现尿路感染或腹痛等不适症状应及时就诊。

5. 定期复查，以了解肾积水的程度是否减轻及肾功能情况。

6. 避免服用对肾功能有损害的药物。

【风险与急救】

肾造瘘管意外脱管的救治要点：

1. 通知医生，立即捏闭伤口处皮肤，用无菌纱布按压伤口，切忌回纳造瘘管，检查造瘘管是否完整，观察病情，观察有无渗血渗液，安抚患儿及家长。即刻禁食。

2. 保留管道，以便了解所置管道的类型，利于后续处理和治疗。

3. 准备大小合适的新造瘘管，通知 B 超室，在 B 超引导下协助医生从原置管口置入引流管，严格执行无菌操作。

4. 观察腹痛、腹胀等腹部体征及体温、血常规的变化。

5. 可在 B 超引导下行肾脏穿刺造瘘术，必要时再次手术并重新置管。

6. 妥善固定造瘘管：保持造瘘管通畅，避免导管受压、扭曲、牵拉、堵塞等；定期更换引流装置；拔管前采用间歇式夹闭造瘘管方式；拔管后注意观察伤口情况及小便自解情况。

【拓展】

最新研究表明，对 3 个月以下重度肾积水患儿实施不分期肾盂成形手术方式是一种安全、有效的治疗方式，并建议作为 3 个月以下重度肾积水患儿的首选治疗方式，此项治疗方案对于降低手术后患儿尿路感染和缩短治疗住院时间等方面优于肾造瘘后 Ⅱ 期手术的患儿。

九、糖尿病

案例导入及思维过程

患儿,男,10 岁,因"多饮、多尿、体重明显下降近 1 个月"收治入院。患儿 1 个月前因上呼吸道感染治疗后出现多饮、多尿、体重 1 个月内下降 3kg。无明显多食,不怕热、双手震颤、情绪改变;无尿痛、血尿、水肿;也无视力下降、四肢感觉异常等。近一周出现头晕、恶心、呕吐、腹痛、腹泻、食欲下降等症状来我院就诊。症状表现:每日饮水量约 3000ml;尿量每日可达 2500~3000ml;日间排尿 8~10 次,夜尿 2~3 次;精神不振、疲乏无力。T 37℃,P 100 次 /min,R 24 次 /min,BP 115/68mmHg,体重 50kg,身高 150cm,发育正常,营养中等,神志清,全身皮肤黏膜无发绀、苍白、黄染,皮肤温度正常,全身浅表淋巴结未触及肿大,口唇无发绀、呼气无异味,心肺无异常,腹软,无压痛及反跳痛,未扪及包块,肝脾肋下未及,肠鸣音正常,脊柱四肢无畸形。血糖 22.2mmol/L,尿糖 +++,尿酮体 +。诊断为"糖尿病"。经补液扩容后纠正水电解质酸碱平衡紊乱、饮食控制、胰岛素对症治疗、心理支持治疗后治愈出院。

案例护理思维过程见图 2-45。

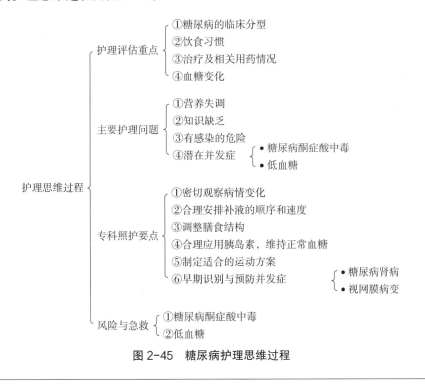

图 2-45 糖尿病护理思维过程

【疾病概述】

糖尿病是一组由遗传、环境因素交互作用导致的慢性并以血糖升高为主要特征的临床综合征;因胰岛素分泌量绝对或相对不足及靶组织细胞对胰岛素敏感性降低,引发糖、蛋白质、脂肪、电解质和水等一系列代谢紊乱。

糖尿病可分为 1 型糖尿病,即胰岛素依赖性糖尿病,特点是胰岛素绝对不足,必须使用胰岛素治疗;2 型糖尿病,即非胰岛素依赖型糖尿病,由于肥胖患儿的增加以及生活方式的改变,发病率有增加趋势;其他类型:包括青年成熟期发病型、继发性糖尿病、某些遗传综合征伴随糖尿病等。

1. 主要病因

(1)遗传因素:1 型糖尿病为多基因遗传病。

(2)环境因素(不良饮食行为、肥胖、体力活动不足、心理社会因素):病毒感染(风疹病毒、腮腺炎病毒、柯萨奇病毒等)、化学毒素(如亚硝胺、链尿菌素等)、饮食中某些成分(如牛奶蛋白)、胰腺遭到缺血损伤等因素的触发;自身免疫反应:免疫系统对自身组织的攻击可认为是发生 1 型糖尿病的病理生理基础。

2. 主要临床表现

(1)多尿、多饮和多食。

(2)体重下降。

(3)婴儿多饮多尿不易发现,易发生脱水和酮症酸中毒。

(4)年长儿可表现为精神不振、疲乏和体重减轻。

3. 诊疗原则

(1)1 型糖尿病:常规采用胰岛素替代、饮食控制、运动锻炼、血糖监测、健康教育和心理支持相结合的综合治疗方案。诊疗原则:①消除临床症状。②预防并纠正糖尿病酮症酸中毒,纠正代谢紊乱,防止糖尿病引起的血管损害。③避免发生低血糖。④保证患儿正常生长发育及其正常生活活动。⑤早期诊断和治疗并发症及伴随疾病。⑥避免和延缓慢性并发症的发生和发展。⑦长期系统管理和教育,并使患儿和家长学会自我管理,保持健康心理,保证合理的学习和生活能力。

(2)2 型糖尿病:防治肥胖是早期预防糖尿病的重要策略。肥胖是 2 型糖尿病的主要诱因,也与高血压、高血脂、冠心病和其他心血管疾病密切相关。诊疗原则:①合理膳食,做到低盐、低糖、低脂、高纤维和维生素充足,既保证正常发育,又达到防治肥胖目标。②培养科学的生活方式,改变不良饮食习惯,不吸烟,不酗酒,积极参加体育锻炼以增加热量消耗。③定期检测体重,已发生超重者,从科学膳食、有氧锻炼、合理生活制度、建立健康行为等方面采取综合措施控制体重,已发展为肥胖者应在医师指导下,采取综合措施稳步降低体重。

【护理评估】

1. 健康史及相关因素　患儿有无糖尿病家族史、发病前有无遗尿、乏力、消瘦等情况、饮食习惯、活动、既往是否诊断过此病,是否进行过糖尿病治疗及相应的用药情况。

2. 症状体征　了解患儿有无多尿、多饮、多食、体重下降等症状,评估患儿有无呼吸深长、呼吸中有无酮味等糖尿病酮症酸中毒表现,有无皮肤弹性差、眼窝凹陷等脱水的表现。

3. 辅助检查　尿液检查、血糖、糖耐量试验(OGTT)、糖化血红蛋白、血气分析等检查结果。

【护理问题】

1. 营养失调:低于机体需要量　与摄胰岛素缺乏所致代谢紊乱有关。

2. 知识缺乏:患儿及家长缺乏糖尿病控制的有关认知和技能。

3. 有感染的危险　与蛋白质代谢紊乱所致抵抗力下降有关。

4. 潜在并发症：糖尿病酮症酸中毒、低血糖。

【照护要点】

1. 密切观察病情变化，监测患儿血糖、尿糖的变化；有无低血糖和高血糖的症状。警惕酮症酸中毒的出现。

2. 迅速建立静脉通路，补液扩容，合理安排补液的顺序和速度，纠正水电解质酸碱平衡紊乱，保证出入量的平衡。

3. 饮食控制以能保持正常体重、减少血糖波动、维持血脂正常为原则。食物选择含丰富蛋白质和纤维素的食物，限制纯糖和饱和脂肪酸的入量。每日进食应定时、定量，勿吃额外食品。

4. 运动疗法经胰岛素治疗和饮食控制，糖尿病患儿应作适当运动，运动时间以进餐 1h 后、2~3h 内为宜，空腹时避免运动，运动后有低血糖症状时可加餐。

5. 遵医嘱注射胰岛素，做好相关用药指导，包括类型、高峰时间、剂量、抽吸胰岛素、给药方法、更换注射部位、针头处理和胰岛素的储存。

6. 预防感染保持良好的卫生习惯，避免皮肤的破损。

7. 心理支持针对患儿不同年龄发展阶段的特征，提供长期的心理支持，帮助患儿保持良好的营养状态、适度的运动、并建立良好的人际关系以减轻心理压力。指导家长避免过于溺爱或干涉患儿的行为，应帮助患儿逐渐学会自我护理，以增强其战胜疾病的自信心。

【健康教育】

1. 1 型糖尿病患儿必须每日使用胰岛素　患儿的血糖易受情绪、摄入饮食、活动、疾病等的影响，故胰岛素剂量应根据血糖监测情况及时调整。

2. 胰岛素注射方法　通常使用标准的胰岛素注射器皮下注射；也可以使用喷射注射装置进行喷气推进式注射；必要时可使用胰岛素泵，将胰岛素持续释放到皮下组织。

3. 患儿胰岛素皮下注射部位　可选择股前部、腹壁、上臂三角肌或臀部等部位，按顺序轮番注射，1 个月内不要在同一部位注射 2 次，每次注射部位与上次注射点距离在 2cm 左右，以防日久局部皮肤组织萎缩，影响效果。

4. 胰岛素应用注意事项

（1）胰岛素为皮下组织层吸收，如果进针过深误入肌层，会造成胰岛素吸收过快，增加低血糖发生的风险。

（2）注射要点：患儿应采取 45° 角进针，腹部注射前用拇指和示指捏起皮肤。为了减轻患儿的疼痛，选择尽量小的针头，注射针头严禁重复使用。使用胰岛素笔完成注射时，一定要卸下针头、盖上笔帽。

（3）胰岛素的储存方法：使用中的胰岛素可在不超过 30℃ 的室温下保存，未开封的胰岛素在 2~8℃ 的冰箱冷藏室里存储。

5. 饮食治疗　儿童糖尿病患儿需终生饮食治疗，在食物烹调过程中不加糖、少用或尽量不用煎炸烹调方法，要多采用炒、蒸、煮、炖、煨等方法，葱、姜、酱油、醋等调料不加限制。

（1）宜吃全麦谷物、水果、蔬菜和低脂牛奶。选择新鲜的食物，少食用罐头、盒装食品和冷冻食品。

（2）严格限制蜂蜜、蔗糖、麦芽糖、果糖等纯糖制品，如一定要吃甜食，可用甜叶菊、木糖醇、阿斯巴糖等甜味剂代替蔗糖;高糖分水果如柿子、荔枝、红果、甘蔗等尽量不食用,可选择含糖量低的桃、苹果、枇杷、火龙果,也可以用西红柿、黄瓜、青萝卜代替。食用水果时,应适当减掉部分主食,最好放在两餐之间食用。

6. 血糖监测 包括家庭日常血糖监测和定期总体血糖监测。家庭日常血糖监测应记录血糖水平、胰岛素剂量、影响血糖控制的特殊事件(如患病、聚会、运动、月经等)、低血糖及其严重程度,以及潜在的日常生活习惯改变等。每 3~6 个月定期至医院总体血糖监测糖化血红蛋白等相关检查。

7. 出院指导

(1)学会自我监测病情,血糖控制平稳。

(2)当患儿感觉不舒服时,应监测血糖及尿酮体水平。

(3)当患儿出现口干、烦渴、多饮、多尿;腹泻或呕吐、不能进食时;发热;持续高血糖;呼气有烂苹果味,口唇颜色呈樱桃红色时应立即到医院就诊。

(4)运动适合稳定的 1 型糖尿病患儿。运动时间以进餐 1h 后、2~3h 内为宜,空腹时避免运动。

(5)预防并发症:积极预防微血管继发损害所造成的肾功能不全、视网膜和心肌等病变。建议:年满 9 岁且病程达 5 年、年满 11 岁且病程达 2 年的患儿,应每年筛查 1 次各项并发症;每年监测血压;病程 >2 年,且大于 12 岁的患儿应每年检查尿微量白蛋白;病程不超过 2 年的儿童从 11 岁、病程 5 年以上儿童从 9 岁开始每年一次接受视网膜病变筛查;年龄达到 12 岁的患儿应进行血脂的测定。

(6)由于儿童糖尿病的病情不稳定,易于波动,且本病需要终生饮食控制和注射胰岛素,给患儿及其家庭带来种种精神烦恼。因此,医务人员必须向患儿及家长详细介绍有关知识,帮助患儿树立信心,使其能坚持有规律的生活和治疗,并减轻管理,要定期随访复查。

(7)患儿及其家长应遵守医生的安排,接受治疗,同时在家做好家庭记录,包括饮食、胰岛素注射次数和剂量、尿糖情况等。

【风险与急救】

1. 酮症酸中毒的诊断标准

(1)主要指标:尿糖、尿酮体强阳性;血糖明显升高,>16.7mmol/L,轻、中度为 16.7~27.5mmol/L,重症 >27.5mmol/L 时可伴高渗性昏迷;血酮体升高 >5mmol/L。血酮体显著增高 >8.6mmol/L 有确诊价值。酸中毒治疗后,尿量增加时,血钾逐渐下降。

(2)次要指标:临床上对以原因不明的恶心呕吐、酸中毒、失水、休克、昏迷的患儿,尤其是呼吸有烂苹果味、血压低而尿量多者,无论有无糖尿病史,均应想到此症。

根据主要指标 1 项,次要指标 2 项以上可初步诊断。

2. 酮症酸中毒的护理

(1)密切观察病情变化,监测血气、电解质以及血和尿液中糖和酮体的变化。

(2)一旦发现酮症酸中毒,立即建立两条静脉通路。

(3)准确执行医嘱,确保液体和胰岛素的输入。液体输入量应在规定的时间内完成,胰岛素用量必须准确和及时。

(4)心电监护,严密观察和记录患儿神志状态、瞳孔大小和对光反应、呼吸、血压、脉搏、心率及每日出入液量等变化。

（5）患儿绝对卧床休息，注意保暖，预防压疮和继发感染，昏迷者按昏迷护理。

3. 低血糖的诊断标准

（1）主要指标：血糖≤2.8mmol/L，而糖尿病患儿只要血糖≤3.9mmol/L就属于低血糖。

（2）次要指标：突发饥饿感；心慌、脉速；软弱；多汗。

根据主要指标1项，次要指标2项以上可初步诊断。

4. 低血糖的护理

（1）立即检测血糖值。

（2）轻、中度低血糖时，应立即给予可以快速吸收的碳水化合物，如果汁、果酱、白糖水、水果糖等。

（3）避免摄入脂肪，因为它会减慢碳水化合物的吸收，并且增加过度的热量。

（4）严重的低血糖并伴有意识丧失者，应侧卧，随时检查呼吸道是否通畅，呼吸、心率是否平稳，可直接由静脉注入25%~50%高浓度葡萄糖。

【拓展】

1. 儿童糖尿病特殊的自然病程

（1）急性代谢紊乱期：约20%患儿表现为糖尿病酮症酸中毒；20%~40%为糖尿病酮症，无酸中毒；其余仅为高血糖和糖尿。从出现症状到临床确诊，时间多在1个月以内。

（2）暂时缓解期：约75%患儿经胰岛素治疗后进入缓解期，表现为临床症状消失、血糖下降、尿糖减少或转阴。此时胰岛β细胞恢复分泌少量胰岛素，对外源性胰岛素的需要量减少，少数患儿甚至可以完全不用胰岛素。这种暂时缓解期一般持续数周，最长可达半年以上。此期应定期监测血糖、尿糖水平。

（3）强化期：经过缓解期后，患儿出现血糖增高和尿糖不易控制的现象，胰岛素用量逐渐或突然增多，称为强化期。在青春发育期，由于性激素增多等变化，增强了对胰岛素的拮抗，因此，该期病情不稳定，胰岛素用量较大。

（4）永久糖尿病期：青春期后，病情逐渐稳定，胰岛素用量比较恒定，称为永久糖尿病。

2. 胰岛素的种类及作用时间，见表2-7。

表2-7 胰岛素的种类及作用时间

胰岛素的种类	开始作用时间（h）	作用最强时间（h）	作用最长时间（h）
短效（RI）	0.5	3~4	6~8
速效胰岛素类似物	10~15min	1~2	4~6
中效（NPH）	1.5~2	4~12	18~24
长效（PZI）	3~4	14~20	24~36
长效胰岛素类似物（甘精胰岛素）	2~4	无峰	24
长效胰岛素类似物（地特胰岛素）	1~2	6~12	20~24
预混胰岛素（短效/中效）	0.5	双峰1~12	16~24

十、急性白血病

案例导入及思维过程

患儿,女,3 岁,"因发热、面色苍白 10d"收治入院,患儿在前 10d 无明显诱因出现双下肢红色瘀斑,压之不褪色,随后出现发热,体温在 37.5~38.5℃之间波动,家长在当地医院就诊后给予"阿莫西林、感冒冲剂"口服,体温可暂时下降但仍有反复,并伴有面色苍白、咳嗽。3d 后于当地医院再次就诊,查血常规示:WBC 55×10⁹/L, N3.8%, L66.5%, RBC 2.14×10¹²/L, BPC 19×10⁹/L、HB 58g/L, PT 14×10⁹/L,当地医院建议专科医院就诊。在来院就诊途中患儿出现鼻出血现象,出血量比较多,就诊后骨髓检查示:骨髓增生极度活跃、原始淋巴细胞 + 幼稚淋巴细胞 93%,诊断为"急性淋巴细胞白血病"。入院后体检:T 38.2℃, P 112 次/min, R 32 次/min, BP 94/56mmHg。面色苍白,精神可,全身浅表淋巴结未及、双下肢有红色瘀斑,皮肤弹性可。咽稍红,双肺呼吸音粗,未闻及啰音。右手关节诉有疼痛影响活动,四肢肌张力正常,步态稳。完善相关检查,予头孢美唑钠抗感染、输注红细胞悬液纠正贫血,纤维蛋白原纠正凝血功能障碍,并给予长春新碱、阿糖胞苷等化疗,行腰椎穿刺术 + 鞘内注射,同时予止吐、保护肝功能等支持治疗。现患儿化疗结束,一般情况稳定予以出院,定期门诊随访。

案例护理思维过程见图 2-46。

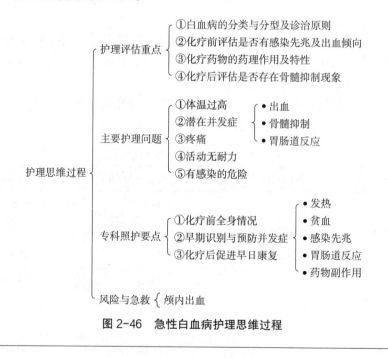

图 2-46　急性白血病护理思维过程

【疾病概述】

白血病(leukemia)是造血系统的恶性增生性疾病,其特点为造血组织中某一血细胞系统过度的增生、进入血液并浸润各组织和器官,引起一系列的临床表现。是儿童时期最常见的恶性肿瘤,在儿童恶性肿瘤中白血病占 32%~37%,我国每年新发白血病为 15 000 例左右。

1. 主要病因

(1)病毒感染:已证明属于 RNA 病毒的逆转录病毒可引起人类 T 淋巴细胞白血病。

(2)物理和化学因素:电离辐射、核辐射、苯及衍生物、氯霉素、保泰松和细胞毒药物等化学物质可激活隐藏在体内的白血病病毒,使癌基因畸变,或抑制机体的免疫功能而诱发白血病。

(3)遗传或体质因素:白血病不属于遗传性疾病,但在家族中却有多发性恶性肿瘤的情况。

2. 分类与分型　白血病的分类与分型对其诊断、治疗和提示预后都有一定意义。

(1)根据增生的细胞种类不同分为急性淋巴细胞白血病和急性非淋巴细胞白血病,小儿以急性淋巴细胞白血病发病率最高,约占 75% 以上。

(2)采用形态学、免疫学、细胞遗传学、分子生物学,即 MICM 综合分型,更有利于治疗和判断预后,形态学分型(FAB)将急淋分为 L_1、L_2、L_3 三型;将急非淋分为 M_1、M_2、M_3、M_4、M_5、M_6、M_7 七型。

3. 主要临床表现　各型白血病的主要临床表现为发热、贫血、出血和白血病细胞浸润所致的肝、脾、淋巴结肿大和骨、关节疼痛等。

(1)起病大多较急。早期精神不振、乏力、食欲下降、面色苍白、鼻出血或齿龈出血等症状。

(2)多数患儿起病时就有发热,一般不伴寒战,抗生素治疗无效;合并感染时常持续高热。

(3)贫血常早期出现,轻重不等。表现为苍白、虚弱无力、心悸、活动后气促、颜面水肿等。

(4)出血以皮肤、黏膜出血多见,表现为紫癜、瘀斑、鼻出血、齿龈出血,也可见消化道出血和泌尿道出血,严重可出现眼底视网膜出血。偶尔出现颅内出血,表现为头痛、呕吐、抽搐和昏迷等,是白血病致死的主要原因之一。

(5)白血病细胞浸润症状常见有单核 - 巨噬细胞系统的浸润,表现为肝、脾、淋巴结肿大;骨关节浸润表现为持续性并阵发性加剧的骨、关节疼痛或肿痛,行为受限;中枢神经系统浸润时,常引起颅内压增高,如头痛、呕吐、视神经盘水肿所致的视物模糊。

> 发热的一个原因是白血病性发热(肿瘤热),这种发热用抗生素无效;另一个原因是感染,由于呼吸道感染、气管炎、肺炎等,可由菌血症和脓毒血症所致。

> 出血主要是由于白血病细胞浸润骨髓,巨核细胞受抑制使血小板生成减少。

4. 诊疗原则

(1)骨髓检查是确立诊断和判定疗效的重要依据。骨髓检查最常用的穿刺部位是髂后上棘,其次是胫骨。

(2)采用以化疗为主的综合疗法,其主要原则是按型选方案分层治疗,强调早期、连续、适度化疗和分阶段、坚持长期规则化疗。化疗药采用联合、足量、间隙、交替及长期的治疗方针。分阶段化疗包括诱导缓解治疗、缓解后治疗、髓外白血病防治。

（3）目前造血干细胞移植（HSCT）不仅可提高患儿的长期生存率，还可能根治白血病。

【护理评估】

1. 健康史及相关因素　询问既往史、接触史、家族史；本次发病的时间、主要症状和体征；了解化疗方案及给药途径；询问用药史和过敏史。

2. 症状体征　测量患儿的生命体征，注意有无发热；观察贫血及其程度；有无出血倾向；有无骨痛、关节痛；化疗药物副作用的观察。

3. 辅助检查　了解血常规、骨髓检查结果。

【护理问题】

1. 体温过高　与大量白细胞浸润、坏死和（或）感染有关。

2. 活动无耐力　与贫血致组织缺氧有关。

3. 疼痛　与白血病细胞浸润有关。

4. 有感染的危险　与机体免疫功能低下有关。

5. 潜在并发症：出血、药物副作用如骨髓抑制、胃肠道反应。

【化疗前照护要点】

1. 维持正常体温　监测体温，观察热型及热度，遵医嘱给予降温并观察降温效果。忌用安乃近和乙醇擦浴以免降低白细胞和增加出血倾向。

2. 合理安排休息，重度贫血伴缺氧患儿应卧床休息，减少心脏负荷，同时抬高床头，利于肺扩张和肺泡内气体交换，给予氧气吸入。

3. 给予高营养、高热量、高蛋白、高维生素饮食。

4. 密切观察病情变化，严密监测生命体征、有无感染先兆及出血倾向。

【化疗后照护要点】

1. 遵医嘱应用抗生素，监测血常规报告结果。观察感染早期征象：观察有无牙龈肿痛，咽红、咽痛，皮肤有无破损、红肿等异常，发现感染先兆及时处理。

2. 化疗过程中消化系统出现恶心、呕吐、腹泻等症状，可采取少量多餐的进食方法，给予清淡、易消化的饮食。不能进食者可给予静脉营养。

3. 及时做好疼痛评估，运用适当的非药物性止痛技术或遵医嘱用止痛药，以减轻疼痛，及时评价止痛效果。

4. 接触患儿前认真洗手，免疫功能低下的患儿，避免麻疹、风疹、水痘、流行性腮腺炎等减毒活疫苗和脊髓灰质炎糖丸预防接种。

5. 保持大便通畅，便后用温水清洁肛周，以防肛周脓肿。

6. 化疗药物的护理

（1）熟悉各种化疗药物的药理作用和特性，了解化疗方案。

（2）化疗药物有较强的刺激性，发生药物外渗可引起局部组织疼痛、红肿甚至坏死，因此输注方式尽可能采取中心静脉导管。

> HSCT是将正常的造血干细胞移植到患儿骨髓内使其增殖、分化，以取代有缺陷的造血细胞，重建其造血和免疫功能，从而达到治疗目的。

> 骨髓抑制最低点的时间为7~14d，恢复时间为之后的5~10d。

（3）化疗药物可致骨髓抑制，应监测血常规，及时防治感染，观察有无出血倾向。

（4）观察消化道反应，恶心、呕吐严重的患儿在用药前半小时给予止吐药。

（5）环磷酰胺可致出血性膀胱炎，应保证液体摄入量。

（6）糖皮质激素应用可出现满月脸及情绪改变，应多关心患儿。

（7）可能致脱发者应先告知患儿及家长，可备假发、帽子。

（8）在执行化疗操作中护士要注意自我防护及环境保护。

7. 中心静脉导管护理

（1）每班评估导管，观察穿刺点周围皮肤情况，有红肿、皮疹、瘙痒等异常情况及时给予处理。

（2）按时更换敷料，导管置入后 24h 内更换一次；之后透明敷料 7d 更换一次；纱布敷料 48h 更换一次；敷料一旦潮湿、卷边应立即更换；输液管、延长管每日更换一次；肝素帽每周更换一次。

（3）冲管必须使用 10ml 以上的注射器，以脉冲式进行冲管，重力输注生理盐水或其他方式都不能有效冲管。

8. 观察患儿有无出血倾向及神志状况，避免碰伤、刺伤或摔伤出血；尽量减少肌内注射或深静脉穿刺抽血，必要时延长压迫时间；观察皮肤瘀点、瘀斑变化，监测血小板数量变化。

9. 当血小板低于 20×10^9/L 时患儿应绝对卧床休息，必要时遵医嘱给予止血药物及成分输血。

【健康教育】

1. 讲解白血病的有关知识，重视患儿心理变化，正确引导，使患儿及家长逐渐接受，积极配合治疗。

2. 宜用软毛牙刷或海绵，以免损伤口腔黏膜及牙龈，导致出血和继发感染。

3. 指导患儿家长正确预防感染和观察感染及出血倾向，出现异常如发热、心率呼吸加快、鼻出血或其他出血征象应及时就诊。

4. 患儿免疫功能低下时避免预防接种。

5. 出院后中心静脉导管按时维护；告知留置外周置中心静脉导管（PICC）的重要性及日常护理注意事项，派发日常维护手册，做好携带 PICC 出院的指导。

6. 定期门诊随访。

> 取坐位，拇指和示指捏住鼻子前部，将鼻翼向鼻中隔处挤压，以压迫鼻腔易出血处，还可用手接冷水轻拍前额部或颈后部，同时让患儿低头、张口呼吸，一般压迫 3min 左右。

【风险与急救】

白血病颅内出血的诊断标准：

中枢神经白血病的症状和体征（颅内压增高的症状和体征）：脑脊液压力增高 >0.02kPa 或 >60 滴 /min；WBC>0.018 × 10^9/L；涂片可见白血病细胞；蛋白 >450mg/L 或潘氏试验阳性；排除其他原因造成的中枢神经系统或脑脊液的改变。

【拓展】

造血干细胞可以从骨髓、外周血和脐带血中获得。因此，HSCT 又分为骨髓移植（BMT）、外周血造血干细胞移植（PBSCT）和脐带血造血干细胞移植（UBSCT）。根据造血干细胞的基因来源分为同基因造血干细胞移植、异基因造血干细胞移植和自体干细胞移植。

移植前要进行 HLA 配型,选择供者,首选 HLA 配型完全相合具有血缘相关者,其次是有血缘关系的 HLAb 不完全相合者。随着移植技术的提高,无血缘供者的移植成功率不断提高,应用越来越多。

干细胞的移植方式同一般密闭式输血;一般每袋 100ml 干细胞输注时间不超过 15min,以尽量减少防冻液中的二甲亚砜对造血干细胞的损伤;输注过程中密切观察患儿的生命体征,倾听患儿主诉;进行心电、血压、经皮氧监测,输注时每 15min 记录一次,输毕后每 30min 记录一次,共 4 次,以后每 60min 记录一次至 24h;干细胞输注完毕应及时留取患儿尿液(血尿)立即送检,直到尿液澄清为止,做好记录。

> 患儿呼吸中可能会有一种大蒜味,为二甲亚砜的气味,嘱不要紧张,张口呼吸,尽量排出,二甲亚砜的不良反应有异味、恶心、呕吐、头痛、腹痛及血尿。

HSCT 常见的并发症有感染、移植物抗宿主病以及各系统并发症如肝脏、泌尿系统、消化系统和中枢神经系统并发症,也可发生移植后继发性恶性肿瘤。

十一、胆管扩张症

案例导入及思维过程

患儿,女,4 岁,于 1 年前无明显诱因出现阵发性腹痛,主要为右上腹痛,伴恶心、呕吐,无发热,无腹胀,无皮肤、巩膜黄染,无便秘。至当地医院就诊行超声检查提示:胆总管上段呈球形扩张(内径约 61mm×26mm),考虑先天性肝外胆管囊状扩张;给予抗感染、止痛等对症支持治疗,腹痛症状缓解。建议上级医院就诊,患儿未正规治疗。1 年来患儿反复发作腹痛 10 余次,俯卧位时疼痛稍减轻,每次持续半日左右缓解。患儿于 1 个月前无明显诱因再次发生中上腹部疼痛,无恶心、呕吐,无发热,无腹胀,无皮肤巩膜黄染等不适,至医院就诊行超声检查提示:胆总管囊肿扩张(31mm×14mm),先天性胆总管囊肿可能,肝内胆管轻度扩张,脾、胰、双肾未见异常,胆囊内未见结石,并建议手术治疗。肝脏弹性成像检测示:肝脏回声均匀,肝脏硬度正常范围,VTQ(声触诊组织量化)平均值约 1.08m/s。初步诊断为"胆总管囊肿"收治入院。

患儿系 G_2P_2,足月剖宫产,出生体重 2700g。出生后无青紫、窒息抢救史,Apagr 评分 10 分。生后混合喂养,按时添加辅食,生长发育稍落后于同龄儿。自发病以来,神清,精神可,胃纳稍差,大小便无殊。患儿全身皮肤黏膜未及黄染,未及皮下瘀点瘀斑,双侧巩膜无黄染。全腹平软,未见胃肠型,右上腹触及囊性肿块,有压痛,Murphy 征阴性,肝脾无肿大。移动性浊音阴性,肠鸣音无亢进。行"胆总管囊肿切除术 + 胆肠吻合术"后定期监测血、尿淀粉酶,给予抗感染、止血、营养支持等对症治疗,预后良好。

案例护理思维过程见图 2-47。

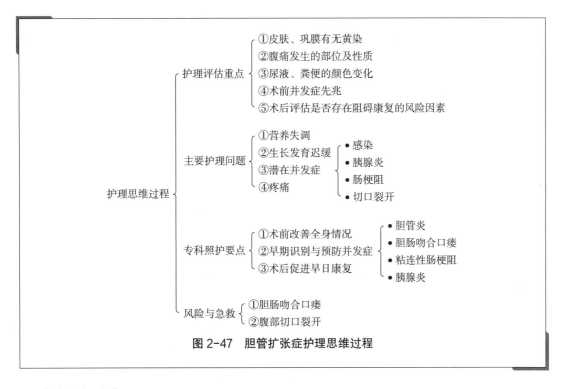

图 2-47 胆管扩张症护理思维过程

【疾病概述】

先天性胆管扩张症是以胆总管囊状或梭状扩张,伴有或不伴有肝内胆管扩张为特点的胆道畸形,一般认为亚洲人群发病率较欧美高,多在婴儿期和儿童期发现,女性发病较男性高。

1. 主要病因　先天性胆管扩张症为先天性胆道发育畸形,确切病因尚不十分清楚,主要考虑可能与以下五方面有关。

（1）胰胆管合流异常:由于胚胎期胆总管、胰管未能正常分离,胆总管接近或超过直角汇入胰管,二者在十二指肠壁外汇合,使共同管较正常延长,故胰管内压力较胆总管内压力高,胰液可反流入胆总管,破坏其壁的弹性纤维,使管壁失去张力,而发生扩张。

> 根据胆管扩张的部位、范围和形态,可分为Ⅰ型(囊状扩张型)、Ⅱ型(憩室型)、Ⅲ型(胆总管囊性脱垂型)、Ⅳ型(肝内外胆管扩张型)、Ⅴ型(单纯性肝内胆管扩张型)5种类型,其中Ⅰ型最常见。

（2）胆管发育不良:原始胆管在上皮细胞增殖转变为实体性时发育不平衡,使下部胆管过度增生,则在空泡化再贯通时远端出现狭窄,近端则发生扩张而形成本病。

（3）胆总管远端神经肌肉发育不良:胆总管运动减弱,远端出现功能性梗阻,胆汁排出受阻,胆总管内压高,逐渐形成扩张。

（4）病毒性感染:有文献报道巨细胞病毒感染可能引起胆道发育畸形,如胆道闭锁、胆管扩张症和胆道发育不良等。

（5）其他:胆总管远端的狭窄、闭锁、屈曲、瓣膜或炎性瘢痕等,均可使胆汁排出受阻,导致胆总管扩张。

2. 主要临床表现

（1）黄疸：轻者临床上可无黄疸，但随感染、疼痛发作后出现黄疸，黄疸的程度与胆总管远端梗阻程度有直接关系，间歇性黄疸为其特征之一。

（2）腹痛：多发生于右上腹部，疼痛性质和程度不一，多数为钝痛，或仅有轻度的胀痛，严重者出现绞痛，间歇性发作，患儿常取屈膝俯卧位。剧烈绞痛多因胰液胆汁通过共同通道，相互逆流引起胆管炎、胰腺炎所致，此时常伴有发热、恶心和呕吐。腹痛突然加重并伴有腹膜刺激征时，常见合并胆总管穿孔，腹腔穿刺可抽出胆汁性腹水。

（3）腹部肿块：约80%年长患儿的右上腹可触及表面光滑的囊性肿块，腹痛发作并发感染、黄疸时，肿块可增大，有压痛，症状缓解后肿块可缩小。

（4）其他：合并急性感染时可有畏寒、发热等表现，晚期可出现胆汁性肝硬化和门脉高压的临床表现。

3. 诊疗原则　本病一经确诊应尽早手术，完全囊肿切除术和胆肠 Roux-en-Y 吻合术是治疗本病的主要手段，疗效好。对于并发严重感染或穿孔等病情危重者，可先行囊肿造瘘外引流术，待感染控制、全身症状改善后再行胆道重建术。如肝内胆管扩张病变累及全肝或已并发肝硬化的患儿，应考虑施行肝移植手术。

【护理评估】

1. 健康史及相关因素　发病前有无病毒感染等，有无家族发病史等。

2. 症状体征　生命体征、面色、精神状态、黄疸发生的部位及进展等，疼痛部位及性质，注意尿液、粪便的颜色变化情况，观察巩膜黄染的情况。

3. 辅助检查

（1）实验室检查：部分患儿的血、尿、粪便检查呈梗阻性黄疸改变，白细胞升高常见于囊肿合并感染时，血、尿淀粉酶的升高提示胰胆管合流异常伴发胰腺炎，尤其是腹痛发作时。

（2）超声检查：可显示肝内外胆管有无扩张以及扩张的部位、程度和胆囊壁厚度、囊内有无结石、肝脏有无纤维化、胰管是否扩张以及胰腺有无水肿等，诊断准确率达 95% 左右，应作为首选的辅助检查方法。

（3）X 线检查：腹部平片可见右上腹有占位性致密肿物阴影；纤维内镜下逆行性胰胆管造影（ERCP）可了解胰胆管汇合情况，是确定有无胰胆管合流异常的重要检查手段；术中胆道造影可清楚显示肝内外胆道、胰胆管结合部的形态，为术中处理提供依据。

（4）磁共振胰胆管造影（MRCP）：利用磁共振的特殊成像技术，可清晰显示肝内外胆管、胰腺的三维图像结构。

【护理问题】

1. 营养失调：低于机体需要量　与肝功能受损有关。

2. 生长发育迟缓　与肝功能受损致消化吸收功能障碍有关。

3. 有感染的危险　与肝功能受损致机体抵抗力下降有关。

4. 疼痛　与胆管扩张胰胆液反流有关。

5. 潜在并发症：感染、胰腺炎、肠梗阻、切口裂开。

【术前照护要点】

1. 改善患儿营养状况，术前积极纠正贫血、低蛋白血症、水电解质紊乱等，遵医嘱静脉输注白蛋白、脂肪乳、氨基酸等。

2. 观察腹痛部位、持续时间及性质,有无腹膜刺激征。

3. 做好术前肠道准备。

4. 向家长介绍预后及手术的必要性,使其对患儿的疾病及病情有所了解,增强对手术的信心,并能积极配合疾病的治疗和病情的观察。

【术后照护要点】

1. 监测患儿生命体征、神志、意识状态等。

2. 麻醉清醒后取头高位或半卧位,利于伤口引流,同时改善通气。

3. 观察黄疸消退情况,大便颜色,动态监测肝功能恢复情况。

4. 观察患儿腹部切口敷料有无渗液及胆汁有无外溢。

5. 观察引流液的颜色、性质及量,如引流出血液或胆汁,应警惕术后出血或胆瘘。

6. 适当约束患儿,妥善固定和连接导管与各引流袋,防止导管脱出,维持引流通畅。如发生导管脱出,应立即报告医生,不可试行重新置入,防止损伤吻合口或脏器,导致出血、感染或吻合口瘘。

7. 加强皮肤护理,瘙痒剧烈时可涂氧化锌软膏,及时更换敷料。

8. 禁食期间做好口腔护理。

9. 患儿排便、排气后遵医嘱恢复由口进食,从少量饮水逐渐过渡到正常饮食,少量多餐,饮食应注意易消化、忌油腻。

10. 鼓励早期下床活动,防止发生肠粘连、肠梗阻。

11. 观察排便情况,特别注意大便颜色是否好转。

12. 对贫血、低蛋白血症或术后并发胆瘘、肠瘘的患儿,应给予静脉补液,或短期实施胃肠外营养支持。

【健康教育】

1. 保持病房安静、空气流通,定期开窗通风。

2. 应给予患儿家长心理支持,鼓励家长参与护理过程。

3. 出汗后及时更换衣服,注意保暖。

4. 指导患儿家长防止引流管受压、打折、牵拉、脱出,特别注意患儿翻身、起床时防止导管滑脱。

5. 出院指导

(1)出院后要保持高热量、高蛋白、高维生素饮食,可以尝试使用含中链甘油三酯的奶粉,一方面易于分解吸收,补充脂肪的摄取,一方面减轻肝脏的负担。注意补充含维生素 K 的食物,如牛奶、鱼肝油、奶酪等。

(2)注意适当运动,劳逸结合,增强机体抵抗力。

(3)保持大便通畅,如发生排便困难,可使用按摩腹部、使用开塞露等方法。

(4)注意观察患儿腹部体征,伤口有无红肿、开裂等,警惕切口疝的发生。

(5)指导患儿家长每日观察患儿皮肤颜色、腹部情况及大便情况,定期门诊复查。

【风险与急救】

1. 胆肠吻合口瘘及腹部切口裂开的诊断标准

(1)患儿突然哭闹不安、腹肌紧张并有压痛。

(2)切口有胃肠液、胆汁样液溢出,应警惕胆肠瘘。

2. 胆肠吻合口瘘及腹部切口裂开的护理

（1）持续胃肠减压,促进肠蠕动尽早恢复。

（2）腹带保护是减轻腹胀,防止切口裂开的有效方法。

（3）术后去枕平卧 6h,监测生命体征,尤其是血压的情况。6h 后取半卧位,减轻腹部切口张力,缓解疼痛,有利于呼吸和循环,利于引流,鼓励患儿术后早期活动,防止肠粘连。

（4）注意观察神志变化及切口渗液情况。

（5）注意各类导管的护理,妥善固定,防止移位或脱出。观察引流液的色、质、量。

（6）恢复饮食后应循序渐进,切忌暴饮暴食,饮食以易消化、软食为主。

（7）观察腹部情况,有无腹痛、腹胀、肛门停止排便排气等肠梗阻表现。保持大便通畅,必要时使用开塞露通便。

（8）定期随访,如发生腹痛、切口有胃肠液、胆汁样液溢出、发热等及时就诊。

【拓展】

经内镜逆行性胰胆管造影（ERCP）是指将十二指肠镜插至十二指肠降部,找到十二指肠乳头,由活检管道内插入造影导管至乳头开口部,注入造影剂后 X 线摄片,以显示胰胆管的技术。由于 ERCP 不用开刀,创伤小,手术时间短,并发症较外科手术少,住院时间也大大缩短,深受病患欢迎。近年来 ERCP 在儿科患儿中取得了巨大的成绩,已经成为当今胰胆疾病重要的治疗手段。

ERCP 术后注意事项:

1. 术后常规应用抗生素 3d,以防感染。

2. 密切观察临床上有无发热、腹痛、呕血、黑便等变化。

3. 留置鼻胆管的患儿应注意保持导管通畅,妥善固定,并记录色、质、量。

4. 术后定期监测血常规及血、尿淀粉酶等的动态变化。

十二、脑积水

案例导入及思维过程

患儿,女,12 个月,因"发现患儿头围增大 2 个月,间断呕吐 5d,抽搐 1 次"收治入院。入院前 2 个月,家长发现患儿前额进行性增大,未在意,入院前 5d 患儿出现精神差,拒乳,夜间哭闹,无明显诱因出现呕吐,呈喷射样,呕吐物为胃内容物,抽搐 1 次,遂来医院就诊,颅骨 X 线片提示颅缝分离;CT 检查结果示幕上脑积水。患儿系 G_1P_1,孕 35 周早产,出生后无窒息抢救史,出生体重 2300g,出生时头围 33cm。生后母乳喂养,生长发育正常,按计划接受预防接种。父母亲均身体健康,无家族遗传性疾病史,无传染性疾病史。入院后 T37℃,P110 次 /min,R30 次 /min,BP110/68mmHg,神志清,精神萎靡,双侧瞳孔等大等圆,直径 2.5mm,对光反应灵敏,眼部落日现象。颈抵抗阴性,皮肤色泽正常,无黄染、皮疹及皮下出血。头颅无肿块,前囟饱满,张力稍高,头皮静脉怒张,头围 48cm。肢体肌力Ⅳ级。浅反射存在、腱反射、病理征阴性。诊断为"脑积水"。住院期间完善术前各项准备,甘露醇降颅压治疗,择期行脑室 – 腹腔分流术,术后 2 周康复出院。

案例护理思维过程见图 2-48。

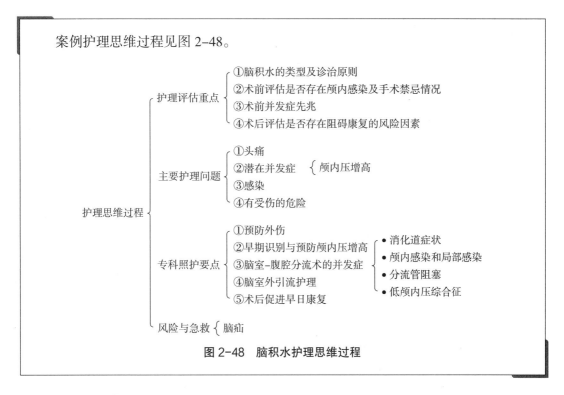

图 2-48 脑积水护理思维过程

【疾病概述】

脑积水（hydrocephalus）是由于脑脊液分泌过多、吸收障碍和（或）循环障碍、引起脑脊液循环动力学的异常改变,使得脑脊液在脑室内和（或）颅内蛛网膜下腔异常积聚,使其部分或全部异常扩大。先天性脑积水多见于新生儿及婴儿。脑积水多为散发、无性别差异。先天性中脑导水管狭窄引起的脑积水有家族遗传倾向,属于 X 染色体隐性遗传疾病,女性携带,男性发病。

1. 主要病因　引起脑积水的病因复杂,目前尚未完全查明,有先天性和后天性,而先天性有自限性现象。尽管脑积水病因多种多样,不外乎脑脊液分泌过多及脑脊液吸收障碍两个方面。

（1）先天性原因包括脉络丛分泌异常、静脉窦狭窄或阻塞、先天性脑脊液吸收障碍、室间孔闭锁、导水管闭锁和狭窄、小脑扁桃体及延髓下疝畸形、Dandy-Walker 畸形。

（2）后天性原因包括脑肿瘤、外伤后、蛛网膜下腔出血后以及炎症后蛛网膜粘连。

2. 主要临床表现

（1）颅缝未闭合的婴幼儿高压性脑积水:患儿可出现进食困难、易激惹、活动度减少及频繁呕吐;患儿出生后数周可出现头颅增大（图 2-49）,少数患儿出生时头颅就明显大于正常;视诊或触诊可发现颅骨骨缝分离,叩诊头部额颞顶交界处可呈实性鼓音即"破壶音",称麦克尤恩征（MacEwen 征）;前囟饱满,其他囟门也有扩大;双眼球呈下视状态,上眼睑不伴随下垂,上凝视麻痹,眼球上视不能,出现所谓"落日现象";单侧或双侧展神经麻痹出现复视;运动异常主要表现为肢体痉挛性瘫痪,以下肢为主;当脑积水严重或进展较快时,可出现视神经盘水肿、视神经萎缩甚至失明,如病情继续进展,可出现嗜睡、惊厥,甚至脑疝、死亡。

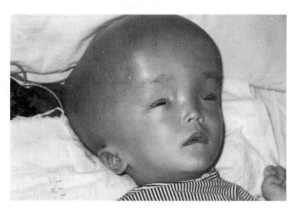

图 2-49　脑积水患儿

（2）颅缝已闭合的儿童脑积水：患儿可出现头痛（以早晨更为明显）、频繁呕吐、视物模糊、颈部疼痛（提示小脑扁桃体疝）、复视、行走困难、智力发育障碍、内分泌异常、生长发育迟缓、肥胖、性早熟等；MacEwen 征阳性，提示颅骨骨缝分离；严重者视神经盘水肿伴有视网膜出血；单侧或双侧展神经麻痹；上视困难；双下肢痉挛性瘫痪。

（3）正常压力性脑积水

1）步态障碍为首发症状，随病情进展，出现失平衡，闭目难立，即使睁眼站立也需双脚分开，行走时双侧分开、足外旋、步幅小、行走速度慢、起步及转身困难，严重者不能站立及行走。

2）认知障碍以额叶功能障碍为主。随疾病的进展，出现注意力下降、精细运动能力差、短期记忆障碍，严重者出现淡漠、思维迟钝、说话减少、说话迟钝、肢体运动功能减退、记忆力和书写能力明显障碍。

3）因失去中枢抑制，膀胱功能紊乱，逼尿肌过度活跃，可发生尿失禁。

3. 诊疗原则

（1）诊断时应通过仔细询问病史和详细体格检查，结合辅助检查，综合分析后确立诊断。

（2）脑积水的治疗以脑室分流和脑室镜下第三脑室造瘘术为主要手术方式。

（3）脑室分流系另建脑脊液循环通路，使脑脊液流向可被吸收处，分流术的类型一般可分为：脑室 – 头皮下 Omaya 囊植入；脑室 – 心房分流；脑室 – 腹腔分流（目前临床上最常用的分流手术）；腰大池 – 腹腔分流。

（4）药物治疗包括使用多种利尿药和渗透性药物如甘露醇等，只能暂时缓解症状，最终还需通过手术治疗解除。

【护理评估】

1. 健康史及相关因素　了解患儿的双亲有无近亲结婚；患儿出生前母体的健康状况；出生时是否难产、是否动用产钳或胎头吸引器；头部有无外伤史；有无感染史；了解家族史、出生后喂养史。

2. 症状体征　注意患儿意识、瞳孔、血压、生命体征变化；有无头痛、呕吐，头痛部位、性质；肢体有无共济失调；头围大小；胃纳情况；有无持续高调、短促的异常哭泣等。

3. 辅助检查　测量头围周径、前后径及耳间径；X 线头颅摄片可见头颅增大，颅面大小不相称,颅骨变薄,颅缝增宽,前囟、后囟扩大或延迟闭合等;脑超声波检查可提示双侧侧脑室扩大;CT 和磁共振检查是临床筛查脑积水最常用的影像学诊断方法;腰椎穿刺检查有助于完善诊断和辅助手术治疗的决策。

【护理问题】

1. 受伤的危险 与头颅增大、颅内压增高、步态不稳有关。

2. 头痛 与脑脊液回流有关。

3. 感染 与手术创伤有关。

4. 潜在并发症:颅内压增高。

【照护要点】

1. 因患儿头颅大,拥抱或移动患儿时要用一只手托住患儿的头部,避免对头颅有直接或间接的冲击。减少搬动,避免引起呕吐。

2. 监测生命体征,观察患儿神志、瞳孔、血压变化、注意前囟张力、有无头痛、恶心、呕吐等颅内压增高的表现。

3. 遵医嘱使用脱水剂,有计划选择静脉,保持输液通畅,观察脱水治疗效果。

4. 头部抬高 15° ~30°,对行脑室 – 腹腔分流手术后应加强腹部体征的观察,注意有无腹痛、腹胀、腹泻、恶心、呕吐等消化道症状。

5. 由于分流导管埋入皮下途径长,局部感染机会较多,应密切观察伤口有无渗血、渗液情况,保持伤口敷料清洁、干燥。

6. 观察记录引流液的色、质、量;对行侧脑室穿刺引流术患儿,引流瓶 U 形管出口位于侧脑室穿刺点水平上 8~12cm,确保其颅内压处于正常范围。若 24h 内引流量超过 200ml,应通知医生及时处理。

7. 对于烦躁、意识模糊的患儿,应给予适当约束,防止引流管意外脱出。

8. 进行头皮静脉穿刺时(图 2-50),应避开放置分流阀门部位。

【健康教育】

1. 个别患儿由于终身体内带管,教会家长如何观察颅内压增高或低颅压的症状;同时避免剧烈运动或进行重体力劳动,以免发生体内分流管脱落或断裂等情况。

2. 向患儿及家长耐心讲解术前准备的内容;禁食禁水时间;术前用药目的、注意事项;麻醉及手术方式以取得配合。

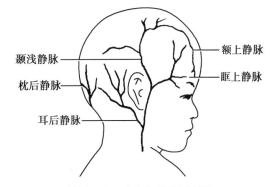

图 2-50 头皮浅静脉示意图

3. 对行侧脑室穿刺引流术患儿,指导不要大幅度翻身,坐起或搬动时应夹闭脑室引流装置开关,维持脑室引流瓶高度正确。

4. 强调脑功能、语言功能训练的必要性,以促进患儿的智能、行为发展。

5. 对于有癫痫患儿,应坚持按医嘱长期服药,不能擅自停药或改变剂量。

6. 定期随访,若有意识障碍、头痛呕吐、头围增大、腹痛腹胀等情况应及时来院就诊。

【风险与急救】

1. 预防脑疝发生的救治要点 脑疝是指在颅内压增高的情况下,脑组织通过某些脑池向压力相对较低的部位移位的结果,即脑组织由原来正常的位置进入了一个异常的位置,极易危及患儿的生命。根据脑疝发生部位和疝出的脑组织分为小脑幕切迹疝和枕骨大孔疝。

2. 脑疝的临床表现

(1)小脑幕切迹疝:瞳孔忽大忽小,两侧大小不等,对光反射减弱或消失;一侧或两侧眼睑下垂、斜视或凝视;呼吸节律异常;颈强直;单侧或双侧锥体束和(或)肢体瘫痪。

(2)枕骨大孔疝:昏迷迅速加深;双侧瞳孔散大,对光反应消失,眼球固定;呼吸骤停。

3. 脑疝的护理

(1)加强病情观察,早期发现脑疝症状,及时予以处理。以下情况提示即将出现脑疝的临床表现:

1)对疼痛刺激引起的运动反应不对称。

2)对疼痛刺激呈去皮层或去大脑反应。

3)脑神经受损,特别是双侧或单侧瞳孔对光反射消失。

4)出现库欣综合征:呼吸不规则、血压增高、心率减慢。

5)其他生命体征异常:血压增高或降低、心率增快或减慢。

(2)避免一切诱发脑疝发生因素,保持大便通畅;对咳嗽患儿,积极对症治疗;对于头痛剧烈无法忍受的患儿,遵医嘱使用镇痛剂或脱水药物;避免情绪波动引起血压升高。

(3)预防和有效控制癫痫发作,以免加重脑缺氧和脑水肿。

(4)病情危重的患儿,应持续予以 24h 心电监护,并详细做好记录,床边备好抢救用物。

【拓展】

1. 脑室 – 腹腔分流术常见并发症

(1)消化道症状:早期可出现腹胀、腹痛、呕吐和食欲下降等症状;脑脊液中白细胞和蛋白增高时,腹腔管周围可能出现炎性水肿;有时候甚至因为穿刺造成腹腔脏器损伤,如肠道穿孔等,则会出现腹膜刺激征。

> 根据分流泵(阀门)的不同可分为:压力调节阀门;抗虹吸阀门;流量调节阀门。

(2)颅内感染和局部感染:术后 7d 患儿高热持续不退,可行腰椎穿刺术,检查脑脊液,以明确有无感染。

(3)分流管阻塞:包括脑室端阻塞和腹腔端阻塞。脑室端阻塞多系血凝块及脉络丛堵塞脑室端引流孔,或高蛋白脑脊液沉积堵塞分流泵脑室端引起。腹腔端阻塞多由大网膜包绕及分流管扭曲、压扁、打折引起。

2. 低颅内压综合征

(1)发生原因有两种,一为分流管选择不当;二为患儿直立时分流管中的脑脊液的虹吸作用,导致过度分流。

(2)症状与脊柱性头痛(姿势性头痛,平卧可缓解)相似,但也有可能发生恶心、呕吐、嗜睡或神经症状(如复视、上视麻痹)等。

(3)出现上述症状时,应让患儿平卧,逐渐适应,严重者可遵医嘱给予生理盐水静脉滴注。对于分流装置设计不合理者,应在术前测颅压,根据颅内压力选择合适的分流管。

十三、专科技能

（一）CRRT 的护理配合

连续肾脏替代疗法（continuous renal replacement therapy，CRRT）是模仿人的自然肾脏功能，生理性且温和地维持患儿的废物清除、体液平衡，使内环境得到持续的稳定和减少脏器的工作压力，为身体功能的恢复创造有利条件和保护器官免受进一步的损害。

1. 评估

（1）患儿病情变化、生命体征，尤其注意治疗期间患儿血压变化。

（2）血管通路是否通畅，有无相关并发症。

（3）定时评估患儿 CRRT 过程中出血、凝血情况，观察皮肤有无出血点、有无活动性出血等发生，做好出凝血功能、电解质、血气分析等监测。

2. 用物准备　血液净化机、血液净化管路、滤器 1 套、预充液、透析液、置换液、注射器，必要时遵医嘱备红细胞悬液、血浆或人血白蛋白等。

3. 操作步骤　见图 2-51。

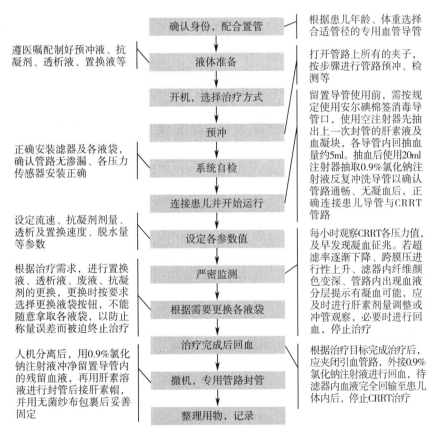

图 2-51　CRRT 的护理配合操作流程图

4. 注意事项

（1）妥善固定 CRRT 专用穿刺导管，防止导管受压、扭曲及滑脱，适当使用镇静剂、抗凝剂以保持血管通路的畅通，注意观察穿刺部位皮肤情况。血液净化治疗期间，严禁在专用留置导管中进行输液、输血、采血等。

（2）气泡是导致凝血的重要原因，在治疗时应严格无菌操作，并防止气泡进入滤器内。若留置导管内出现凝血块堵管，可以使用 50ml 注射器进行加压回抽，以将血凝块抽出，从而保证管路通畅。

（3）预防导管堵塞的关键是进行正确的肝素溶液正压封管操作。

（4）由于 CRRT 治疗时间较长，应注意保持体位舒适与皮肤的护理，定时更换体位，避免压疮发生。

（5）治疗时，注意患儿的保暖，可采用血液加温仪，使静脉端血液温度保持在 37.5℃。正确记录每小时出入量，尤其是每次冲管的液体量。

（6）正确处理 CRRT 治疗期间各种报警，如压力报警、漏血报警、气泡报警、重量异常报警等。

（二）骨髓穿刺术的护理配合

骨髓穿刺术（bone marrow puncture）是临床一种诊疗技术，观察骨髓内细胞形态及分布，了解骨髓造血情况，常用以协助诊断血液系统疾病，也可作为化疗和应用免疫抑制剂的参考。

1. 评估

（1）穿刺部位皮肤情况：有无皮肤瘀点、瘀斑、鼻出血、牙龈出血等，查看血常规、凝血功能化验报告。

（2）评估患儿病情、意识状态、全身情况、配合程度、术前准备情况、物品带入情况等。

（3）评估治疗室内急救药品和器械准备情况。

2. 用物准备　骨髓穿刺包、注射器、玻片培养瓶、染色体管、免疫分型管、碘伏、利多卡因、灭菌棉球、灭菌纱布、胶布。

3. 操作步骤　见图 2-52。

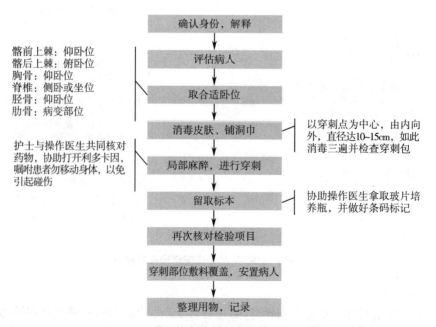

图 2-52　骨髓穿刺术的护理配合操作流程图

4. 注意事项

（1）术后安慰、鼓励患儿，协助患儿平卧休息 2~3h，限制肢体活动。

（2）观察穿刺处敷料有无渗血，询问患儿有无疼痛不适。

（3）并告知患儿及家长，穿刺术后 1 周内勿洗浴，以免防止伤口感染。

（4）伤口敷料污染时，及时通知护士予以更换。

（5）若穿刺处出现红、肿、热、痛时，可用 0.5% 碘伏或 2% 碘酊每日 3~4 次涂搽局部。

（三）腰椎穿刺术的护理配合

腰椎穿刺术可通过检查脑脊液的性质，以协助诊断脑炎、脑膜炎、脑血管病变、脑瘤等疾病；用于测定脑脊液的压力，了解蛛网膜下隙有无阻塞，诊断脑和脊髓病变；用于腰椎麻醉及椎管内注射药物，以预防或治疗白血病等疾病；对于颅内压增高的患儿，可通过放出少量脑脊液，达到降低颅内压的作用。

1. 评估

（1）评估患儿的意识、配合度。

（2）评估皮肤的完整性，有无破溃、红肿、硬结等。

（3）血常规、凝血功能等化验指标是否正常。

2. 用物准备　治疗车、腰椎穿刺包、治疗盘（棉签、碘伏、胶布、0.2% 利多卡因注射液、5ml 注射器）、闭式测压表或玻璃测压管等，需作培养者准备培养管。

3. 操作步骤　见图 2-53。

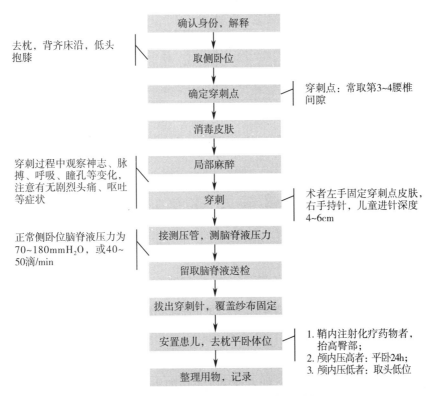

图 2-53　腰椎穿刺术的护理配合操作流程图

4. 注意事项

（1）指导患儿按要求去枕平卧 6h。

（2）保持穿刺处清洁干燥。

（3）颅内压增高者,不宜做腰椎穿刺,以免脑脊液动力学的突然改变,使与脊髓腔之间的压力不平衡,导致脑疝。

（4）注意患儿排尿情况及原发疾病有无加重。

（四）肾穿刺活检术的护理配合

肾穿刺是在 B 超引导下,使用肾活检针经皮穿刺,夹取少许肾组织后,进行光镜、免疫荧光、电镜检查,以明确肾小球疾病的病因、病变程度、病理分型,从而指导治疗、判断预后。该操作创伤小,安全性高,恢复快,是一项成熟的操作技术,对于肾脏疾病的诊疗具有重要的意义。

1. 评估

（1）患儿的意识和配合度。

（2）B 超下确定穿刺部位所观察的肾脏的大小位置及活动度。

（3）血常规、出凝血时间、血小板计数、凝血酶原时间等化验指标。

（4）穿刺处皮肤情况。

2. 用物准备　穿刺包、14G 穿刺针、巴特自动穿刺枪、0.2% 利多卡因注射液、无菌注射器、生理盐水、腹带、手术刀片、标本盒等。

3. 操作步骤　见图 2-54。

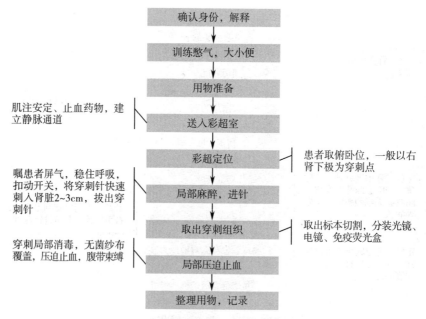

图 2-54　肾穿刺活检术的护理配合操作流程图

4. 注意事项

（1）肾穿后必须卧位休息 72h,6h 内采取平卧位,6h 后如病情平稳可更换体位。

（2）肾穿后每半小时测量血压,如发现患儿不适如头晕、视物模糊、出冷汗、胸闷、烦躁、肾穿部位肿胀、疼痛等症状时,及时报告医生。

（3）肾穿后按顺序依次留取头三次尿液送检,观察尿色,如出现肉眼血尿及时告知医生,必要时遵医嘱应用止血药物。

（4）若术后无法自排小便,可给予按摩、听流水声,尽量自排小便。无效时考虑留置导尿。

（5）术后正常进餐,无明显浮肿、心功能异常者或留置导尿的患儿,嘱其多饮水,保持大便通畅。

（6）保持腰部伤口敷料干洁,若敷料潮湿及时告知医务人员给予更换。

（7）肾穿后 3 个月内勿做剧烈运动或重体力劳动,尤其是腰部运动。

（五）鼻饲法

鼻饲法是对不能经口进食的患儿,将胃管经鼻腔插入至胃内,从胃管内灌注流质食物、营养液、水分和药物的方法,以维持患儿营养和治疗需要。

1. 评估

（1）患儿的病情及治疗情况。

（2）患儿鼻腔黏膜有无肿胀、炎症,有无鼻中隔偏曲,有无鼻息肉等,患儿的腹部体征、症状。

（3）置胃管时观察患儿面色、唇色,有无呛咳、呼吸困难。

（4）置胃管后或每次鼻饲前均需确认胃管是否在胃内。

2. 用物准备 治疗车、治疗盘内放一次性胃管（根据患儿年龄选择相应型号胃管）、一次性手套、弯盘、压舌板、石蜡油、治疗巾、50ml 注射器或 20ml 注射器、纱布、棉签、胶布、听诊器、温开水、鼻饲液（温度 38~40℃）、洗手液等。

3. 操作步骤 见图 2-55、图 2-56。

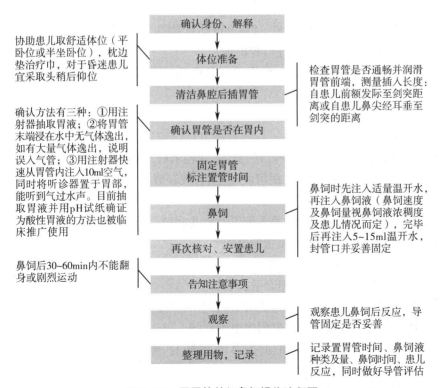

图 2-55 置胃管并行鼻饲操作流程图

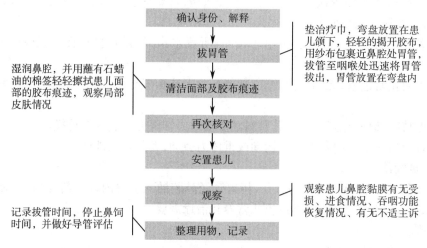

图 2-56   拔除留置胃管操作流程图

4. 注意事项

（1）留置胃管时动作轻柔,避免损伤食管黏膜。如插入不畅应检查胃管是否盘曲口腔,如有呛咳应拔管休息片刻后重新置管。

（2）鼻饲药物时,药片应研碎,充分溶解后注入。饮食类与药物类必须分开灌入,注入新鲜果汁,应与奶液分灌入,以免混合产生凝块致堵管。

（3）每次鼻饲前都应检查胃管是否在胃内,回抽胃液,若胃内潴留量超过 15ml,应通知医师减量或者暂停鼻饲。

（4）鼻饲液温度控制在 38~40℃,过高易烫伤胃黏膜,过低可造成肠痉挛,导致腹泻等。

（5）长期鼻饲患儿,应每日做好口腔护理。

（6）普通胃管每周更换 1 次,硅胶胃管每月更换 1 次,如需重新更换胃管,应从另一侧鼻腔置管。

（7）凡上消化道出血,食管静脉曲张或梗阻,以及鼻腔、食管手术后的患儿禁用鼻饲法。

（六）巨结肠清洁灌肠

巨结肠清洁灌肠的目的是：缓解结肠炎症,减轻水肿,改善血循环;有利于手术操作,防止术中粪便污染,减少术后并发症;缓解便秘症状,减轻腹胀。

1. 评估

（1）患儿的排便情况、既往史、手术史以及患儿病情、意识状态、全身情况、配合程度等。

（2）评估患儿的腹部体征、引流管情况。

（3）患儿是否刚进食,有无恶心呕吐等。

（4）评估有无肠狭窄,以便选用合适的肛管。

（5）观察灌出物的性质及腹胀有无缓解,必要时测量并记录腹围。

（6）评估患儿有无腹痛、腹胀、肛门出血等症状。

2. 用物准备   凡士林或石蜡油、肛指手套、灌肠盆、便盆、肛管、生理盐水、水银温度计、隔离衣等。

3. 操作步骤   见图 2-57。

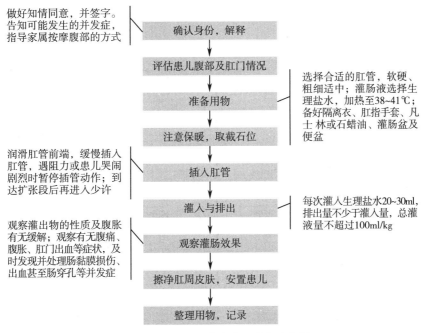

做好知情同意，并签字。告知可能发生的并发症，指导家属按摩腹部的方式 → 确认身份，解释

→ 评估患儿腹部及肛门情况

→ 准备用物 → 选择合适的肛管，软硬、粗细适中；灌肠液选择生理盐水，加热至38~41℃；备好隔离衣、肛指手套、凡士林或石蜡油、灌肠盆及便盆

→ 注意保暖，取截石位

润滑肛管前端，缓慢插入肛管，遇阻力或患儿哭闹剧烈时暂停插管动作；到达扩张段后再进入少许 → 插入肛管

→ 灌入与排出 → 每次灌入生理盐水20~30ml，排出量不少于灌入量，总灌液量不超过100ml/kg

观察灌出物的性质及腹胀有无缓解；观察有无腹痛、腹胀、肛门出血等症状，及时发现并处理肠黏膜损伤、出血甚至肠穿孔等并发症 → 观察灌肠效果

→ 擦净肛周皮肤，安置患儿

→ 整理用物，记录

图 2-57　巨结肠清洁灌肠操作流程图

4. 指导要点

（1）指导患儿应选择易消化、清淡、少渣或无渣饮食,忌食油腻及饱餐,避免油煎、油炸食品。

（2）指导家长按摩腹部的方法,使肠内残存粪便及气体尽量排出。

（3）如患儿主诉肛门疼痛或粪便带血丝、肛门滴血等提示肠黏膜损伤、出血;见有血性灌出物,应立即停止操作,提示可能发生肠穿孔、肠破裂。

5. 注意事项

（1）选择软硬粗细适宜的肛管,插管及揉腹时动作轻柔,注入液体时严禁按揉腹部。

（2）灌肠过程中如患儿有便意,嘱其深呼吸,并注意保暖。

（3）灌肠过程中及灌肠后,应注意观察病情,发现异常,应停止灌肠,报告医生。

（七）除颤技术

除颤(defibrillation)是指用高能脉冲电流,经过胸壁或直接作用于心脏,转复各种异位快速心律失常,消除心室扑动或心室颤动(图 2-58),从而使心脏恢复窦性心律。

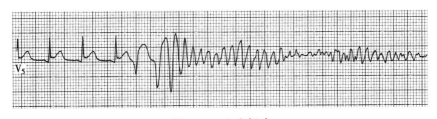

图 2-58　心室颤动

1. 评估

（1）通过心电监护或心电图正确评估患儿心律失常类型。

（2）迅速评估患儿除颤部位皮肤情况,确保无潮湿、无敷料。

2. 用物准备 除颤仪、导电膏、电极片数片、纱布、急救用物等。

3. 操作步骤 见图2-59。

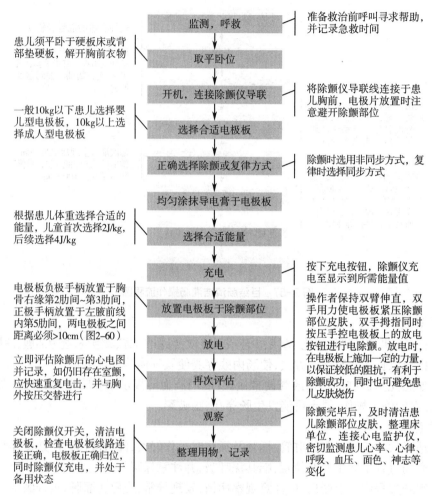

准备救治前呼叫寻求帮助，并记录急救时间 —— 监测，呼救

患儿须平卧于硬板床或背部垫硬板，解开胸前衣物 —— 取平卧位

开机，连接除颤仪导联 —— 将除颤仪导联线连接于患儿胸前，电极片放置时注意避开除颤部位

一般10kg以下患儿选择婴儿型电极板，10kg以上选择成人型电极板 —— 选择合适电极板

正确选择除颤或复律方式 —— 除颤时选用非同步方式，复律时选择同步方式

均匀涂抹导电膏于电极板

根据患儿体重选择合适的能量，儿童首次选择2J/kg，后续选择4J/kg —— 选择合适能量

充电 —— 按下充电按钮，除颤仪充电至显示到所需能量值

电极板负极手柄放置于胸骨右缘第2肋间~第3肋间，正极手柄放置于左腋前线内第5肋间，两电极板之间距离必须>10cm（图2-60） —— 放置电极板于除颤部位

放电 —— 操作者保持双臂伸直，双手用力使电极板紧压除颤部位皮肤，双手拇指同时按压手控电极板上的放电按钮进行电除颤。放电时，在电极板上施加一定的力量，以保证较低的阻抗，有利于除颤成功，同时也可避免患儿皮肤烧伤

立即评估除颤后的心电图并记录，如仍旧存在室颤，应快速重复电击，并与胸外按压交替进行 —— 再次评估

观察 —— 除颤完毕后，及时清洁患儿除颤部位皮肤，整理床单位，连接心电监护仪，密切监测患儿心率、心律、呼吸、血压、面色、神志等变化

关闭除颤仪开关，清洁电极板，检查电极板线路连接正确，电极板正确归位，同时除颤仪充电，并处于备用状态 —— 整理用物，记录

图2-59 除颤技术操作流程图

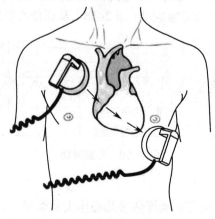

图2-60 正-负电极板放置位置

4. 注意事项

（1）除颤仪需每日检查,定期充电,保持其功能正常,处于备用状态。

（2）操作者应保持手部干燥,切不可用湿手握电极板。除颤前应移除患儿身上所有金属物品,并通知所有人员远离患儿、病床及设备仪器。

（3）导电膏不能涂在两电极之间的皮肤上,以免电极板或除颤仪烧毁,或者导致除颤无效。除颤时,若使用生理盐水纱布包裹电极板,应注意包裹 4~6 层纱布,湿度以不滴水为宜。

（4）手持电极板时,两级不能相对,不能面向自己。除颤仪电极板不可直接放在监护仪电极片、导电线上,避免监护仪损坏。

（5）除颤时应动作迅速、准确。除颤过程中需确保患儿有效静脉开放,以保证抢救用药的及时使用。

（6）除颤过程中注意并发症的发生,如心肌损伤、心律失常、急性肺水肿、循环栓塞。

（7）若为使用洋地黄过量所致室颤,除颤时应从低能量开始。

（8）放置电极板部位应避开瘢痕、伤口。安装起搏器的患儿除颤时,电极板距起搏器至少 10cm。

（9）除颤成功后,应遵医嘱继续使用相关药物以维持患儿正常心律。

（八）造口护理

小儿肠造口术是治疗肛门直肠畸形、肠坏死合并休克以及腹腔广泛感染所致肠穿孔、先天性巨结肠不能Ⅰ期手术者、危重急腹症的常见治疗方式。肠造口术是有效挽救患儿的生命、治愈疾病的重要手段。

1. 评估

（1）肠黏膜的颜色:正常的肠造口黏膜鲜红色,表面血管丰富、湿润。

（2）造口的形状及大小:通常为圆形或椭圆形。

（3）造口的高度:肠造口的高度都会高出皮肤,一般为 0.5~1.5cm。

（4）造口周围皮肤情况:皮肤是否健康完整,一旦有渗漏应及时更换造口袋防止粪水性皮炎的发生。

2. 用物准备 造口袋、造口护肤粉、防漏膏或环、皮肤保护膜、袋夹、生理盐水棉球、圆头弯剪、造口测量尺等。

3. 操作步骤 见图 2-61。

4. 指导要点

（1）当粪便装满造口袋 1/3~1/2 的时候,应排放粪便。

（2）造口袋不牢固或者有粪便漏出的时候,须立即更换肠造口袋。

（3）根据肠造口部位,回肠造口 1~2d 更换一次造口袋;结肠造口每 3~5d 更换一次造口袋。

（4）教会患儿家长肠造口的护理方法及并发症的观察,必要时至造口维护门诊就诊,有异常情况联系外科医师处理。

5. 注意事项

（1）操作中保持患儿安静。

（2）体位安置要安全合理,充分暴露造口,注意保暖,避免着凉。

（3）注意保护造口旁的伤口,防止污染伤口。

（4）造口袋底盘开口应大于造口黏膜直径 1~2mm。

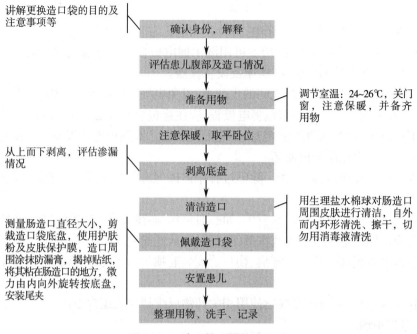

图 2-61　造口护理操作流程图

第六节　儿科高阶护士岗位专科胜任能力的评价方法及记录

根据《儿科高阶护士岗位专科胜任能力评价表》进行培训效果及护士岗位专科胜任能力评价（评价内容可根据科室实际情况进行修订）。

评价方法及记录：由护理单元护士长、带教老师组成考核小组，通过理论知识问卷考核、口头提问、现场观察法、日常工作评价或考核等方法，可采用 1 对 1 或多对 1 的评价方式，根据儿科高阶专科胜任能力评价表对护士每一项培训内容掌握情况开展综合评定。将评定结果记录在评价表中，如项目通过考评则画"√"，如考核未通过，则进一步辅导并跟进考核，直至通过。之后评价表每年更新，每一项培训内容每年至少复训 1 次，并通过考核，考核结果记录在当年评价表上。

（姜丽萍　戈晓华　雒胜男　唐春燕　王利维　陈懿

许莉莉　郑洁虹　杨玲　夏英华　俞群　赵燕）

第三章 新生儿科病人照护专题

第一节 新生儿科初阶护士岗位专科胜任能力
培训适用对象及岗位要求

（一）适用对象

规范化培训阶段的护士、有工作经验新入科护士。

（二）岗位要求

掌握新生儿科基本理论、基本知识、基本技能，完成《初阶护士岗位专科胜任能力评价表》上内容的学习及考核，见表3-1。能正确执行科室内常规作业和各项护理技术。具备本专科基础临床护理能力，能独立完成一般轻症病人的照护。

表3-1 初阶护士岗位专科胜任能力评价表

工号		姓名		科室				
	内容			考核：1合格 2不合格		时间	签名	备注
1	新生儿分类							
2	各类新生儿特点							
3	更换尿布法、臀部护理							
4	新生儿沐浴							
5	新生儿抚触							
6	脐部护理							
7	新生儿胸部物理疗法							
8	气道吸引术							
9	奶瓶喂养							
10	鼻饲喂养							
11	静脉穿刺术							
12	新生儿暖箱							
13	新生儿辐射床							
14	新生儿光疗仪							
15	经皮黄疸仪							
16	血糖仪							
17	早产儿ROP筛查配合							

本岗位出勤 月

主管签名：	员工签名：
年 月 日	年 月 日

第二节   新生儿科初阶护士岗位
专科胜任能力培训内容

一、新生儿黄疸

案例导入及思维过程

患儿,男,出生后 7d,因发现皮肤巩膜黄染 3d 入院。患儿系 G_5P_2 孕 37^{+3} 周,剖宫产娩出,出生体重 3050g,羊水无混浊,胎盘、脐带情况均正常,否认生后窒息抢救史。患儿 3d 前无明显诱因出现皮肤巩膜黄染,颜面部为主,进行性加重,给予茵栀黄口服,皮肤巩膜黄染未减退,遂至我院门诊就诊,经皮胆红素(TCB)测定结果 256.5μmol/L(15mg/dl),门诊拟以"新生儿高胆红素血症"收住入院。起病以来,患儿反应尚可,哭声响,自行吃奶完成奶量,大小便已解,自出生后至今体重减少 50g。入院后给予蓝光照射降低胆红素及开塞露灌肠排便减少肠肝循环,蓝光照射持续 12h,共 2 次,TCB 降至正常,血培养阴性,无神经系统症状,住院 6d 后出院。

案例护理思维过程见图 3-1。

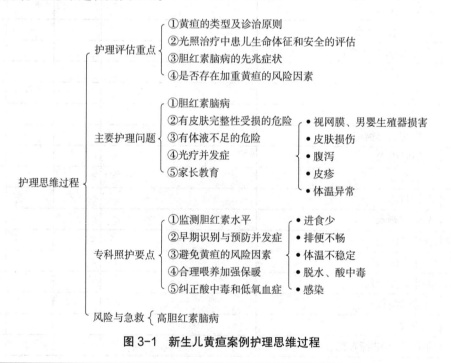

图 3-1   新生儿黄疸案例护理思维过程

【疾病概述】

1. 定义   新生儿黄疸(neonatal jaundice)是指新生儿时期,由于胆红素代谢异常,引起血中胆红素水平升高,而出现以皮肤、黏膜及巩膜黄染为特征的病症,是新生儿时期最常见的临床问题。

2. 主要病因

（1）生理性黄疸：与新生儿胆红素代谢特点有关,包括胆红素生成相对较多;肝细胞对胆红素的摄取能力不足;血浆白蛋白结合胆红素的能力差;胆红素排泄能力缺陷;肠肝循环增加。

（2）病理性黄疸：①胆红素生成过多：因过多的红细胞的破坏及肠肝循环增加,使血清未结合胆红素升高。常见的病因有：红细胞增多症、血管外溶血、同族免疫性溶血、感染、胎粪排出延迟、红细胞酶缺陷、红细胞形态异常等;②肝脏胆红素代谢障碍：由于肝细胞摄取和结合胆红素的功能低下,使血清未结合胆红素升高。常见的病因有：缺氧和感染、药物、先天性非溶血性未结合胆红素增高症、先天性甲状腺功能低下、21-三体综合征等;③胆汁排泄障碍：肝细胞排泄结合胆红素障碍或胆管受阻,可致高结合胆红素血症,但如同时伴肝细胞功能受损,也可有未结合胆红素的升高。常见的病因有：新生儿肝炎、先天性代谢性缺陷病、胆管阻塞等。

3. 主要临床表现

（1）生理性黄疸：在出生后2~3d出现,4~6d达到高峰,7~10d消退。轻者呈浅黄色局限于面颈部,或波及躯干,巩膜亦可黄染2~3d后消退,至第5~6d皮肤颜色恢复正常,较重者黄疸也可先头后足遍及全身,时间长达1周以上,特别是早产儿可持续至4周。一般情况好,肝脾不肿大,肝功能正常,不发生核黄疸。

（2）病理性黄疸：①出现早,生后24h内出现;②程度重,血清胆红素大于220.59μmol/L（12.9mg/dl）;③进展快,血清胆红素每日上升超过85.5μmol/L（5mg/dl）;④持续时间长,足月儿>2周,早产儿>4周仍不退,或退而复现。黄疸程度较深,常伴随其他临床表现。溶血性黄疸多伴有贫血、肝脾大、出血点、水肿、心衰;感染性黄疸多伴发热、感染中毒症状及体征;梗阻性黄疸多伴肝肿大,大便色发白,尿色黄。

4. 诊疗原则

（1）降低血清胆红素：以光照治疗为主,符合换血指征的患儿进行换血治疗;适当输注白蛋白降低游离胆红素。

（2）积极寻找病因进行相应治疗。

（3）早期喂养,保持大便通畅,促进正常菌群的建立,减少肠肝循环。

（4）保护肝脏：不用影响肝脏功能和导致溶血黄疸的药物。

（5）保持内环境稳定：保暖、供给营养、防止缺氧、纠正酸中毒、维持水电解质平衡、控制感染。

【护理评估】

1. 健康史及相关因素　了解患儿胎龄、分娩方式、Apgar评分,母婴血型,出生体重、进食情况,大小便颜色和次数,药物使用情况。母亲以往的分娩史。

2. 症状体征　评估皮肤黄染程度,观察患儿反应、精神状态、吸吮力、肌张力等情况,监测生命体征和胆红素值的变化。

3. 辅助检查　评估母婴血型、血红蛋白、网织红细胞、血清总胆红素、未结合胆红素值,抗人球蛋白试验、红细胞抗体释放试验,红细胞脆性试验,肝功能检查结果。血常规、C反应蛋白、血培养,宫内感染病原学检查等感染指标。

4. 心理-社会状况　了解家长的心理状况和对疾病的了解程度,尤其是胆红素脑病患儿家长的心理变化和焦虑程度。

【护理问题】

1. 潜在并发症：胆红素脑病。

2. 有皮肤完整性受损的危险　与光疗箱较硬、光疗时不穿衣服及光疗易诱发患儿皮疹有关。

3. 有体液不足的危险　与光疗中患儿不显性失水增加有关。

4. 家长知识缺乏：缺乏黄疸相关知识的认识。

【照护要点】

1. 密切观察病情　注意皮肤黏膜、巩膜的色泽,皮肤黄染的部位、范围和程度。至少每日1次经皮测胆红素仪检查胆红素水平的动态变化。注意神经系统的临床症状,如拒食、嗜睡、肌张力减退等是胆红素脑病的早期表现。观察大小便次数、量、颜色及性状,促进患儿及早排出胎便。

2. 合理喂养　通过刺激肠蠕动促进胎粪的排出,可建立肠道的正常菌群,减少胆红素的肠肝循环。

> 反应差、精神萎靡、厌食、肌张力低、呼吸节律不规则是胆红素脑病的早期症状。

3. 注意保暖　维持体温在 36.0~37.0℃,以避免低体温时游离脂肪酸过高与胆红素竞争和白蛋白的结合点。

4. 纠正酸中毒和低氧血症。

5. 预防感染。

【健康教育】

1. 交代病情、治疗效果及预后,取得家长配合。

2. 对于新生儿溶血症做好产前咨询及监测。

3. 可能有后遗症者,指导家长早期进行功能锻炼。

4. 为 G6PD 缺陷者,乳母需忌食蚕豆及其制品。

5. TCB<256.5μmol/L（15mg/dl）的母乳性黄疸不需要停母乳喂养;胆红素过高时可暂停母乳 3d,改为人工喂养,黄疸减轻后尽快恢复正常母乳喂养。

6. 出院指导

（1）继续监测:出院后 48h 内应到社区或医院复查胆红素,以监测胆红素水平。足月新生儿黄疸一般 2 周内消退,若患儿皮肤黄疸加深或退而复现,需及时就诊。

（2）用药指导:出院时黄疸仍明显需口服酶诱导剂的,告知家长服药方法。贫血者注意补充铁剂。若为红细胞 G6PD 缺陷者,患儿衣物保管时勿放樟脑球,并注意药物的选用,避免使用维生素 K_3、磺胺类药物、解热镇痛药物,以免诱发溶血。肝炎综合征患儿出院后需服用保肝药物。

（3）定期随访:疑有或确诊胆红素脑病者,应定期神经内科随访,尽早做康复治疗。溶血病患儿定期复查血红蛋白,一般生后 2~3 个月内每 1~2 周复查。肝炎综合征患儿每隔 1~2 个月复查肝功能。

（4）溶血症患儿母亲再次妊娠,需做好产前监测与处理。

【风险与急救】

1. 高胆红素脑病定义　新生儿高胆红素脑病,又称核黄疸,为新生儿高胆红素血症的严重并发症,由于血中过高的游离未结合胆红素通过未成熟的血 - 脑脊液屏障进入了中枢神经系统,导致神经细胞中毒变性,抑制脑组织对氧的利用而出现一系列的中枢神经系统临床表现。

2. 高胆红素脑病的处理

（1）氧气吸入,不能维持正常呼吸者需进行气管插管人工呼吸机支持。

（2）保持气道通畅。

（3）白蛋白输注减少游离的未结合胆红素。

（4）蓝光照射治疗,符合换血指征早期进行换血治疗。

（5）维持水电解质酸碱平衡。

（6）根据病情应用止痉药物。

二、新生儿肺炎

案例导入及思维过程

患儿，男，出生后 18d，系 G_3P_2，孕 38^{+3} 周，单胎顺产，出生体重 3800g，羊水不详，出生时 Apgar 评分不详，否认窒息抢救史。患儿 3d 前因接触感冒的哥哥出现鼻塞，打喷嚏，无发热，无气促发绀，无咳嗽。在当地医院治疗 2d，鼻塞症状无明显好转，昨晚患儿开始出现咳嗽，不剧，单咳为主，鼻塞、打喷嚏较前加重，稍有气促，最高体温 38.2℃，起病近 2d 以来，精神尚可，吃奶时吸吮费力，吃奶量从每次 60ml 减至 45ml，哭声低下，无腹胀腹泻，来本院就诊，门诊查血常规：WBC 13.04×10^9/L，L 48.9%，N 34.8%，RBC 4.79×10^{12}/L，HB 166g/L，PLT 344×10^9/L，CRP 22mg/L，X 线胸片提示：两肺纹理增粗，散在的片状影。门诊以"新生儿肺炎"收住。入院时体温 37.3℃，住院期间最高体温 38.6℃。鼻塞，呼吸费力，52 次 /min，轻度吸气性凹陷，喉头痰鸣音明显，伴有单声咳嗽，听诊双肺呼吸音粗糙，有啰音，SpO_2 90%。大便 4~5 次 /d，小便正常。入院后给予拉氧头孢钠 0.12g，bid，泵注抗感染，小儿伪麻美芬滴剂滴鼻，电动吸痰清理呼吸道等处理。入院 3d 后体温正常，鼻塞仍明显，咳嗽减少，住院 8d，痊愈出院。

案例护理思维过程见图 3-2。

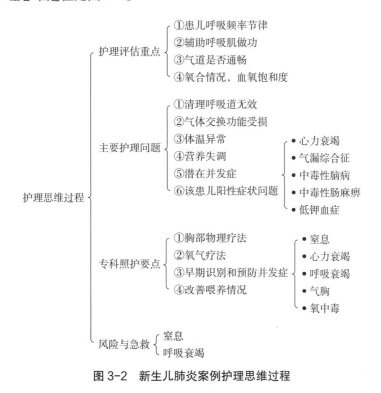

图 3-2　新生儿肺炎案例护理思维过程

【疾病概述】

1. 定义　新生儿肺炎（pneumonia of newborn）是由于感染或吸入等原因引起的肺部炎症。可分为感染性肺炎和吸入性肺炎两大类。

2. 主要病因

（1）产前感染的病因：①妊娠晚期患菌血症或病毒血症，病原体通过胎盘至胎儿循环而到达肺部引起感染，以病毒感染为主，如巨细胞病毒、风疹、水痘和肠道病毒等；②羊膜早破时，引起羊水污染，胎儿在宫内吸入污染的羊水而感染。

（2）产时感染：胎儿在分娩过程中吸入产道被病原体污染的分泌物引起肺炎，断脐不当可引起血行感染。

（3）产后感染的病因：①新生儿与呼吸道感染病人如父母、家人或医护人员密切接触后受到感染；②新生儿患败血症，经血行传播到肺部而致肺炎；③在复苏抢救过程中，因医疗器械、用物等消毒不严，或不遵守无菌操作原则而导致医源性感染。出生后感染的肺炎以金黄色葡萄球菌、链球菌、肺炎链球菌为主，亦可有病毒和真菌感染。

3. 主要临床表现

（1）感染性肺炎：①初起时呼吸道症状不典型，有发热、拒奶、少哭、少动，继而出现呛咳、青紫、气促、鼻翼扇动、点头样呼吸、三凹征、口吐泡沫、体温异常、反应差、吃奶差；②早产儿可见呼吸暂停，日龄大的新生儿可有咳嗽；③双肺可闻及干湿啰音；④严重者出现呼吸衰竭、心力衰竭、酸碱失衡和水电解质紊乱。

（2）吸入性肺炎：①除有气道阻塞、呼吸困难为主要临床表现的综合征外，胸片表现为持续时间较长的肺部炎症改变。②羊水吸入量少者可无症状或轻度呼吸困难，吸入量多者常在窒息复苏后出现呼吸窘迫、青紫、口吐泡沫，肺部可闻及粗湿啰音。③胎粪吸入性肺炎的患儿呼吸困难，明显气促、发绀、鼻翼扇动、吸气性三凹征、胸廓饱满呈桶状胸，肺部听诊呼吸音粗，闻及湿啰音或呼吸音降低。可伴有全身皮肤、指趾甲、脐带被胎粪污染呈黄绿色。当并发气胸或纵隔气肿时，呼吸困难突然加重，紫绀明显，心音减低，移位，血压下降等危急症状。④乳汁吸入性肺炎患儿可有咳嗽、喘憋、气促、发绀、肺部啰音等临床表现，严重者可导致窒息。

4. 诊疗原则

（1）根据病原菌选择敏感药物。

（2）早期治疗、联合用药，足量、足疗程、静脉给药。

（3）用药时间一般持续至症状、体征消失后 3d 停药。

（4）加强呼吸道护理及合理供氧，胸部物理治疗。

（5）供给足够的营养及液体。

（6）对症治疗。

【护理评估】

1. 健康史及相关因素　评估患儿出生胎龄、体重、分娩方式、Apgar 评分，询问母亲孕期尤其是孕后期感染病史如巨细胞病毒或弓形体等感染，有无羊膜早破，询问羊水颜色、性质，有无宫内窘迫或产时窒息。了解生后新生儿感染病史、呼吸道感染性疾病接触史，喂养史和喂养后呕吐情况，有无长期住院、人工气道等医源性感染的因素。

2. 症状体征　评估患儿反应情况、体温变化，注意呼吸频率、节律、深浅度，观察有无口唇发绀、鼻翼扇动、呻吟、口吐泡沫、呼吸急促、三凹征、咳嗽、呼吸暂停等症状。

3. 辅助检查　了解患儿氧合情况,监测血氧饱和度,必要时进行血气分析和电解质测定以指导治疗。了解胸部拍片结果,评估疾病严重程度。了解呼吸道分泌物检查和血感染指标的化验结果。

4. 心理 - 社会状况　新生儿肺炎多数预后良好,痊愈出院。对于少数宫内感染性肺炎、胎粪吸入性肺炎、呼吸机相关性肺炎等病情危重、病死率高或病程迁延者应注意评估家长焦虑与恐惧情绪。

【护理问题】

1. 清理呼吸道无效　与肺部炎症、呼吸道分泌物增多、咳嗽无力等有关。

2. 气体交换功能受损　与吸入羊水、胎粪、奶汁及肺部炎症有关。

3. 体温异常　与肺部感染有关。

4. 营养失调:低于机体需要量　与摄入困难、消耗增加有关。

5. 潜在并发症:心力衰竭、气胸、中毒性脑病、中毒性肠麻痹。

【照护要点】

1. 病情观察　①监测生命体征、经皮血氧饱和度、动脉血气,密切观察患儿反应、面色、呼吸频率、节律以及呻吟、鼻翼扇动、三凹征等呼吸做功增加情况;②观察吃奶情况、有无腹胀腹泻等消化道症状;③观察嗜睡、意识障碍、惊厥等中枢系统症状;④监测各脏器功能变化。

2. 氧气疗法　①供给温湿化氧气,维持正常的氧分压和血氧饱和度;②给氧方法依病情而定,可采用鼻导管、温湿化面罩法、头罩法,甚至机械通气;③持续监测患儿氧合情况并根据监测结果及时调整吸入氧浓度,避免氧分压波动。加强新生儿安全用氧。

3. 胸部物理疗法　①经常翻身、多怀抱。②患儿穿单衣拍背,用力适当,皮肤微微发红即可,沿气管分支走向从小气道往肺门方向叩击。③吸痰:在雾化后及吃奶前半小时进行,清除呼吸道分泌物,保持呼吸道通畅。下呼吸道分泌物黏稠,造成局部阻塞引起肺不张、肺气肿者可在纤维支气管镜下吸痰。④根据病情和胸片中病变的部位选用适当的体位引流,以利呼吸道分泌物或胎粪的清除。

4. 用药护理　①抗生素需现配现用,遵医嘱准时分次使用。熟悉抗生素的剂量、用法、药理作用及配伍禁忌,并注意观察有无过敏和其他不良反应。②用抗炎、平喘、化痰药物氧气雾化吸入,吸入时间每次为 15min。③肺炎患儿需保持安静以减少氧耗,避免剧烈哭吵,必要时遵医嘱使用镇静剂,观察镇静剂的效果及不良反应。

5. 耐心喂养,保证营养供应　患儿易呛奶,喂奶时体位采用头部抬高环抱式,并少量多餐耐心间歇喂奶,不宜过饱,以免影响呼吸和引起呕吐、吸入。呛奶严重或呼吸困难明显者可行鼻饲。鼻塞症状严重的患儿喂奶前给予呋麻合剂或小儿伪麻美芬滴剂滴鼻,以改善通气。进食少者可根据不同日龄、体重、对液体的具体要求给予静脉补液,重症肺炎补液时适当控制输液速度避免诱发心力衰竭。

6. 并发症护理   ①心力衰竭：面色苍灰或紫绀加重、烦躁、短期内呼吸明显加快，心率加快，肝脏增大，提示并发心力衰竭，应配合做好给氧、镇静、强心、利尿等处理。②气胸：烦躁不安、突然呼吸困难伴青紫加重、一侧胸廓饱满及呼吸音降低可能合并气胸，应立即做好胸腔穿刺或胸腔闭式引流准备。③中毒性脑病：烦躁、前囟隆起、惊厥、昏迷，则可能并发中毒性脑病，遵医嘱止痉、脱水等治疗。④中毒性肠麻痹或低钾：腹胀明显，肠鸣音减弱或消失，可能存在中毒性肠麻痹或低钾，予以禁食、胃肠减压、肛管排气，低钾者根据病情进行补钾。

【健康教育】

1. 向家长介绍与疾病相关的知识，减轻家长的焦虑。

2. 宣传母乳喂养的益处，告知家长母乳喂养的方法和注意事项，鼓励母亲患儿住院期间继续保持母乳喂养。正确怀抱孩子，减少喂养时的呛咳，防止奶液误吸。

3. 教会家长胸部物理疗法和处理口鼻腔分泌物的方法，采用合适的体位保持气道通畅。

4. 出院指导

（1）呼吸道护理：如肺炎治疗期或恢复期指导正确拍背，可在脊柱两侧由下而上，由外向内用弓状手掌拍其背部。经常检查鼻孔是否通畅，清除鼻腔内的分泌物。患儿一般取右侧卧位，如仰卧时要避免颈部前屈或过度后伸。

> 小于3月龄的婴儿倾向于经鼻呼吸，清理鼻腔分泌物可改善通气。

（2）合理喂养：少量多餐，细心喂养，奶头孔大小要适宜，防止呛咳窒息。喂奶后，将患儿竖直，头伏于母亲肩上，轻拍其背以排出咽下的空气，避免溢乳和呕吐，待打嗝后再取右侧卧位数分钟。发生呕吐时，迅速将头侧向一边，轻拍其背部，及时清除口鼻腔内的奶汁，防止奶汁吸入。

（3）预防感染：气候变幻时，应注意增减衣物，感冒流行季节，避免到人多的公共场所。居家护理时注意患上呼吸道感染的人员不要参与新生儿照护。定时健康检查，按时预防接种。

【风险与急救】

1. 新生儿窒息（奶汁吸入或分泌物窒息）的处理

（1）清理呼吸道：立即给予电动吸痰，吸痰负压60~100mmHg，吸引时间不超过10s。

（2）建立呼吸：高流量吸氧，无自主呼吸者进行复苏球囊正压通气，40~60次/min，确保胸廓起伏，无法建立有效的自主呼吸者，需进行气管插管正压通气。

（3）维持正常循环：心率<60次/min的患儿在正压通气的同时配合进行胸外心脏按压。

（4）药物治疗：胸外心脏按压后仍无法建立自主循环或心率<100次/min，可给予1∶10 000肾上腺素0.1~0.3ml/kg，静脉注射、气管内滴注或骨髓腔注射。

（5）体温控制：处理过程中注意保温，在新生儿辐射床上进行抢救。复苏后根据病情可进行头部亚低温治疗，体温维持在正常的低限，防止患儿发热。

（6）复苏后监护：持续心肺监护和（或）血氧饱和度监测。必要时进行血气分析。监护主要内容为体温、心率、呼吸、血压、尿量、氧合情况和窒息所致的神经系统症状。

2. 新生儿急性呼吸衰竭

（1）定义：指各种原因导致呼吸功能异常，通气或换气功能严重障碍，出现缺氧或二氧化碳潴留而引起的一系列生理功能和代谢紊乱的临床综合征。Ⅰ型呼吸衰竭PaO_2低于6.7kPa（50mmHg），Ⅱ型呼吸衰竭低氧血症伴$PaCO_2$高于6.7kPa（50mmHg）。

（2）呼吸衰竭的急救处理

1）改善通气：适当抬高肩背部开放气道，迅速清除分泌物，保持气道通畅，雾化吸入。

2）氧气吸入：根据病情选择鼻导管、面罩、头罩等吸氧方式。保证吸入气体的加温湿化，氧浓度可以调节并进行监测。维持 PaO_2 在 6.7~10.7kPa（50~80mmHg）。

3）呼吸支持：肺炎伴 I 型呼吸衰竭可通过鼻罩、鼻插等给予持续呼气末正压通气（CPAP），Ⅱ型呼吸衰竭和病情严重的患儿，进行气管插管机械通气。

4）维持水电解质平衡。

三、新生儿腹泻

案例导入及思维过程

患儿，男，20d，G_1P_1，孕 39^{+2} 周，足月顺产，无窒息抢救史，Apgar 评分 10 分，出生体重 3500g。出生后母乳喂养，1d 前排黄色稀水样便 >10 次 /d，无黏液，无明显腥臭味，伴发热，体温波动于 37.6~38.5℃，伴呕吐奶汁 2 次，量少，非喷射性，胃纳减少，尿量偏少，入院体重 3850g，查血常规提示 WBC、CRP 轻度升高。门诊以"新生儿腹泻"收治入院，入院后完善各项检查，大便病毒检测阴性，一般细菌 + 真菌涂片检查：G^+ 球菌（++），G^- 杆菌（+），真菌孢子（−）。予以调整饮食，纠正水电解质及酸碱平衡紊乱，控制感染，肠道微生态疗法，以促进肠道正常菌群的建立。治疗 1 周后排黄色糊状便，每日 2~3 次，单次喂养奶量 100ml，q3h，自行吃奶完成顺利，无呕吐，痊愈出院。

案例护理思维过程见图 3-3。

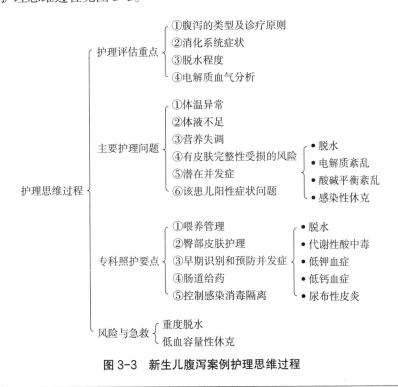

图 3-3　新生儿腹泻案例护理思维过程

【疾病概述】

1. 定义　新生儿腹泻（neonatal diarrhea）是一种多病原多因素引起的消化道疾病，以大便次数增多，大便性状改变为特点，是新生儿和婴儿时期的常见病。严重腹泻者除有较重的胃肠道症状外，还伴有水、电解质、酸碱平衡紊乱和全身中毒症状。

2. 主要病因

（1）易感因素：①消化系统发育不成熟，胃酸和消化酶分泌不足，消化酶活性低；②新生儿生长发育快，对营养物质的需求相对较多，消化道负担较重；③机体防御功能差，新生儿血液中免疫球蛋白、胃肠道 SIgA 及胃内酸度均较低，对感染的防御能力差。新生儿出生后尚未建立正常的肠道菌群，或因使用抗生素等导致肠道菌群失调，使正常菌群对入侵肠道致病微生物的拮抗作用丧失，而引起肠道感染；④人工喂养患儿缺乏母乳中所含的大量体液因子，巨噬细胞和粒细胞、溶酶体等，肠道抗感染能力更低。人工喂养温度不易控制且容易污染。

（2）肠道内感染：由病毒、细菌、真菌、寄生虫引起。80% 由病毒感染，轮状病毒引起的新生儿腹泻也较常见。

（3）肠道外感染：因发热及病原体毒素作用使消化功能紊乱，或肠道外感染的病原体（主要是病毒）同时感染肠道。

3. 主要临床表现

（1）腹泻：一日大便可达 5~10 次，每次大便量少、呈黄色或黄绿色，粪质不多，水分略多时大便呈"蛋花汤"样。重症肠炎可出现频繁腹泻，每日十至数十次，大便呈黄绿色水样、量多，可有少量黏液，甚至出现黏液血便。肛门周围皮肤发红或糜烂。

（2）呕吐：起病急骤，呕吐物多为奶汁，严重者可呕吐胆汁或血性呕吐物，常伴有胃纳减少。

（3）腹痛：上腹部或脐周可有压痛，腹痛为阵发性，患儿表现为阵发性哭吵，肠鸣音亢进。

（4）全身症状：起初全身症状轻微，严重者有发热、脱水、酸中毒、电解质紊乱、休克等症状。①脱水：由于吐泻丢失体液和摄入量的不足，导致不同程度脱水，根据患儿精神状态、皮肤弹性、口腔黏膜干燥、前囟眼眶凹陷、尿量、肢端循环等方面判断脱水程度。由于腹泻时水和电解质两者丧失的比例不同，从

> 高渗性脱水的患儿，临床脱水症状可以不明显。

而引起体液渗透压的变化，可造成等渗、低渗或高渗性脱水。临床上以等渗性脱水最常见。②代谢性酸中毒：表现精神萎靡、嗜睡、呼吸深快、口唇樱桃红色。③低血钾：中、重度脱水患儿都有不同程度的低血钾；④低钙、低镁：表现为新生儿惊跳、惊厥或出现呼吸不规则，严重者可出现呼吸暂停。

4. 诊疗原则

（1）调整饮食：急性期需要禁食 6~8h，让胃肠道休息，然后根据耐受情况逐渐增加奶量和浓度，争取保持母乳喂养。禁食期间由静脉补充营养和液体量。

（2）纠正水电解质及酸碱平衡紊乱：根据脱水程度决定患儿静脉补液量。根据血气分析血钠水平选择不同张力的液体类型。纠正低钾、低钙或低镁血症。

（3）药物治疗：①控制感染：病毒性肠炎以饮食疗法和支持疗法为主，一般不用抗生素。

其他肠炎应对因选药;②肠道微生态疗法:有助于建立肠道正常菌群的生态平衡,常用双歧杆菌、嗜酸乳杆菌等制剂;③补锌治疗:对于急性腹泻患儿补充锌剂可缩短病程;④轮状病毒疫苗:对新生儿也安全有效;⑤对症治疗:发热时减少衣物,松开包被,必要时温水擦浴。新生儿一般不需要药物降温。腹胀明显者用肛管排气或胃肠减压。

【护理评估】

1. 健康史及相关因素　应详细询问喂养史。母乳喂养还是人工喂养,喂何种乳品,冲调浓度、喂哺次数及量。有无不洁喂养史、食物过敏史。腹泻开始时间、次数、颜色、性质、量。是否伴随发热、呕吐、腹胀、阵发性哭吵等症状。是否使用了广谱抗生素等。

2. 症状体征　评估腹痛、腹胀,大便性状。评估患儿生命体征、脱水程度,有无电解质紊乱,检查肛周皮肤是否发红、破损。

3. 辅助检查　了解大便常规、病毒分离、细菌培养和其他致病菌的检查结果,特别关注血气分析和电解质测定结果。

4. 心理 - 社会状况　应注意评估患儿家庭的经济状况、居住环境、饮食卫生习惯、家长的文化程度及对疾病知识的了解程度。

【护理问题】

1. 腹泻　与感染、肠道功能紊乱有关。

2. 体液不足　与腹泻致体液丢失过多和摄入不足有关。

3. 营养失调:低于机体需要量　与呕吐、腹泻、进食少有关。

4. 有皮肤完整性受损的危险　与大便刺激臀部皮肤有关。

5. 体温过高　与肠道感染有关。

6. 知识缺乏:家长缺乏喂养知识及相关护理知识。

【照护要点】

1. 饮食要求　根据患儿病情,合理安排哺乳。一般在补充累积损失阶段可暂禁食6~8h,腹泻次数减少后,逐步过渡到正常喂养。双糖酶缺乏者,不宜用蔗糖,并暂停乳类或用特殊配方奶。

2. 基础护理　选用柔软布类尿布或透气性良好的纸尿裤,勤更换,每次便后用温水清洗臀部及会阴部皮肤并擦干,保持其清洁、干燥,也可预防性地喷涂液体敷料或其他一些隔离敷料,防止尿布皮炎发生,预防上行性尿路感染。局部皮肤已经发红时,应积极处理,可涂以鞣酸软膏或氧化锌油剂,有条件可进行臀部暴露疗法。

3. 病情观察　①监测生命体征:如反应、体温、脉搏、呼吸、血压等。②大便情况:观察记录大便次数、颜色、气味、性状、量,做好动态比较,为输液方案和治疗提供可靠依据。③观察全身中毒症状:如发热、精神萎靡、嗜睡、烦躁等。④观察脱水程度:通过观察患儿的反应、精神、皮肤弹性、前囟眼眶有无凹陷、血压、尿量和肢端循环等临床表现,估计患儿脱水的程度,同时要动态观察经过补充液体后脱水症状是否得到改善。⑤观察低血钾表现:常发生于输液后脱水纠正时,当发现患儿不哭或哭声低下、吃奶无力、肌张力低下、反应迟钝、呕吐、腹胀及听诊发现肠鸣音减弱或消失,心音低钝,提示有低血钾存在,应及时补充钾盐。⑥监测代谢性酸中毒表现:当患儿出现呼吸深快、精神萎靡,口唇樱红,血 pH 及 CO_2-CP 下降时,在纠正脱水的前提下可适当使用碱性药物纠正酸中毒。

4. 纠正水、电解质紊乱　①建立静脉通路,保证液体按计划输入,特别是重度脱水者,必须尽快（30~60min）补充血容量。②第 1d 补液总量包括累积损失量、继续损失量及生理需要量。根据脱水程度计算输液总量，根据脱水性质决定液体性质。③输液速度主要取决于脱水程度和大便量，原则上先快后慢，可将累积损失量在 8h 内输完，继续损失量和生理需要量在余下 16h 内匀速输入。第 2d 及以后的补液主要补充继续损失量和生理需要量。④根据血气分析结果调整液体和电解质浓度，新生儿补钾浓度为 0.15%，严禁直接静脉推注。⑤严格记录出入量：每小时巡回记录输液量，根据病情调整输液速度，了解补液后排尿情况，重症患儿留置导尿以便准确记录尿量，指导补液。

5. 控制感染、消毒隔离　遵医嘱选用针对病原菌的抗生素以控制感染。腹泻患儿单间收治，严格执行消毒隔离，护理患儿前后严格洗手，患儿使用后的床单、被服、尿布等分类处理，预防交叉感染。

【健康教育】

1. 向家长解释腹泻的病因、潜在并发症及相关的治疗措施。说明饮食控制的重要性，指导家长进行饮食调整，少量多次逐渐过渡到正常饮食。

2. 告知家长微生态制剂（如妈咪爱）的服法，水温 <37℃。

3. 指导合理喂养，宣传母乳喂养的优点，过敏或乳糖不耐受的患儿在医生指导下选择乳制品。

4. 指导家长正确洗手并做好使用后的被服、奶瓶、奶嘴、纸尿裤等处理，仔细监测出入量以及观察脱水表现。

5. 出院指导

（1）向患儿家长告知小儿腹泻的预防措施，可以起到辅助治疗作用，有助于患儿康复。

（2）注意气候变化，防止受凉或过热。

（3）避免长期滥用广谱抗生素。

（4）及时进行预防接种。

【风险与急救】

1. 重度脱水定义　重度腹泻致失水量达体重的 10% 以上，相当于 100~120ml/kg。表现为精神极度萎靡、表情淡漠，皮肤发灰、无弹性，口腔黏膜极度干燥，眼窝前囟明显凹陷，心音低钝、脉搏细弱、四肢末梢厥冷、毛细血管充盈时间延长、少尿或者无尿等低血容量性休克症状。

2. 急救处理

（1）建立静脉通路，尽可能建立中心静脉通路以便快速输液，必要时建立骨髓腔输液通路。先用生理盐水按 10~20ml/kg 扩容，于 30~60min 内输入。

（2）评估脱水程度及脱水性质。根据脱水程度继续补液。

（3）保持呼吸道通畅（呕吐者头偏向一侧）。

（4）吸氧，必要时气管插管机械通气进行心肺功能支持。

（5）监测生命体征，注意肢端循环、血压和尿量变化，必要时有创血压监测和 CVP 监测指导输液。

（6）补足血容量后血压仍低时可使用升压药物如多巴胺注射液。

（7）监测血气、电解质，指导正确补液。

四、新生儿败血症

案例导入及思维过程

患儿,男,出生后 4d,系 G_2P_2,孕 39^{+2} 周顺产出生,出生体重 3450g,羊水、胎盘、脐带等情况无殊,Apgar 评分不详,否认生后窒息抢救史。因发热 1d 入院。患儿 1d 前无明显诱因出现发热。最高体温 38.2℃,无寒战高热,无四肢抽动,就诊于当地妇幼保健院,诊断新生儿败血症,给予拉氧头孢及青霉素抗感染治疗,患儿吃奶欠佳,吸吮力减弱,嗜睡,无阵发性哭吵,皮肤中重度黄染,脐带未脱落,脐凹潮湿,为求进一步诊治,来院门诊就诊,门诊血常规示:WBC 25.16×10^9/L, N 68.9%, L 21.4%, HB 124g/L, PLT 262×10^9/L, CRP 15mg/L,拟以"新生儿败血症"收住入院。入院后给予头孢噻肟钠和氨苄西林钠舒巴坦钠泵注抗感染治疗,光照治疗退黄,加强脐部护理,保持大便通畅。住院期间患儿无发热,抗生素治疗 10d 后,黄疸消退,反应好,吃奶佳,大小便正常,实验室检查结果正常,痊愈出院。

案例护理思维过程见图 3-4。

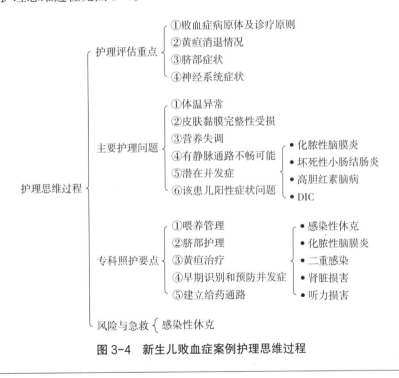

图 3-4　新生儿败血症案例护理思维过程

【疾病概述】

1. 定义　新生儿败血症(neonatal septicemia)是新生儿时期一种严重的感染性疾病。当病原体侵入新生儿血液中并且生长、繁殖、产生毒素而造成的全身性炎症反应。新生儿败血症往往缺乏典型的临床表现,但进展迅速,病情险恶是新生儿败血症的特点。

2. **主要病因**　由于新生儿免疫系统未成熟,免疫功能较差,极易发生感染,发生感染后很难局限而导致全身广泛炎性反应,病情进展较快。常见病原体为细菌,但也可为霉菌、病毒或原虫等其他病原体。

3. **主要临床表现**　新生儿败血症的早期临床表现常不典型,早产儿尤其如此。表现为进奶量减少或拒乳,嗜睡或烦躁不安、哭声低、发热或体温不升,也可表现为体温正常、反应低下、面色苍白或灰暗、精神萎靡、体重不增等非特异性症状。出现以下临床表现时应高度怀疑败血症发生。

> 新生儿败血症早期常无特异性表现。

(1)黄疸:有时可为败血症唯一表现。表现为生理性黄疸消退延迟、黄疸迅速加深或黄疸退而复现,无法用其他原因解释。

(2)肝脾肿大:出现较晚,一般为轻至中度肿大。

(3)出血倾向:皮肤黏膜瘀点、瘀斑、紫癜、针眼处止血困难、呕血、便血、肺出血、严重时发生 DIC。

(4)休克:面色苍灰,皮肤花纹,心动过速,血压下降,尿少或无尿。

(5)其他:呼吸窘迫、呼吸暂停、呕吐、腹胀、中毒性肠麻痹。也可合并脑膜炎、坏死性小肠结肠炎等。

4. **诊疗原则**

(1)抗生素治疗:依据细菌培养结果和药物敏感试验选用抗生素。用药原则:早期、联合、足量、静脉应用抗生素,疗程足,血培养阴性,经抗生素治疗后病情好转时应继续治疗 5~7d;血培养阳性,疗程至少需 10~14d;有并发症者应治疗 3 周以上。注意药物不良反应。

(2)处理严重并发症:监测血氧和动脉血气,及时纠正低氧血症、酸中毒、休克等,积极处理脑水肿和 DIC。

(3)清除感染灶:加强脐部护理,注意臀部皮肤护理。

(4)支持疗法:注意保温,供给足够热量和液体。纠正酸中毒和电解质紊乱。必要时静脉注射免疫球蛋白。

【护理评估】

1. **健康史及相关因素**　了解患儿宫内、产时和产后感染史,胎龄、体重、Apgar 评分、复苏抢救史。是否接受过损伤性操作,皮肤黏膜破损情况,了解断脐方式,脐部分泌物情况和护理方法等。

2. **症状体征**　注意患儿体重增长情况,评估面色、肤色、反应、哭声、体温、呼吸、吃奶情况。观察脐部是否红肿,脐凹渗液情况,有无其他感染病灶。评估腹胀、黄疸、肝脾肿大、硬肿、出血倾向及休克等临床表现。检查神经系统反射和阳性体征。

3. **辅助检查**　了解血常规检查结果,WBC 总数低于 $5.0 \times 10^9/L$ 或超过 $20 \times 10^9/L$,中性粒细胞比例升高,PLT 小于 $100 \times 10^9/L$,CRP 值增高都提示感染的存在。了解血培养结果,血培养阳性可以确诊(但要排除采集血标本时是否有污染),血培养阳性率不高,培养阴性仍不能排除新生儿败血症应结合临床。

4. **心理 - 社会状况**　评估患儿家长对本病的了解程度、护理新生儿知识及技巧、家庭卫生习惯及居住环境,有无焦虑情绪。

【护理问题】

1. 体温异常　与感染有关。

2. 皮肤黏膜完整性受损　与脐带未脱落、皮肤破损或化脓性感染有关。

3. 营养失调：低于机体需要量　与纳差、摄入不足及疾病消耗增加有关。

4. 有静脉通路不畅可能　与疾病疗程长、需反复静脉穿刺造成血管损伤有关。

5. 潜在并发症：化脓性脑膜炎、感染性休克、DIC。

【照护要点】

1. 病情观察　①监测生命体征,尤其是体温变化,观察神志、精神、反应、哭声、吃奶情况;②注意全身皮肤有无新的感染灶或出血点,口腔内有无鹅口疮、口腔炎,皮肤硬肿情况;③观察黄疸的进展和消退;④注意观察出血倾向及神经系统症状。

2. 用药护理

(1) 正确使用抗生素:熟悉抗生素的剂量、用法、药理作用及配伍禁忌,观察有无过敏反应和不良反应,定期复查血、尿常规和听力检查。

(2) 建立可靠的药物治疗静脉通路:本病疗程较长,部分药物刺激性强,应提高静脉穿刺成功率,必要时尽早留置 PICC 导管等中心静脉输液通路。

(3) 其他药物治疗:遵医嘱正确静脉输注免疫球蛋白。血管活性药物应使用输液泵匀速输入,尽可能使用中心静脉通路,避免药物外渗。

3. 并发症护理　①化脓性脑膜炎:出现持续发热、面色青灰、激惹、呕吐、颈部抵抗、前囟饱满、双眼凝视和呼吸暂停等,提示有化脓性脑膜炎可能,应立即与医生联系,积极处理,并配合医生行腰椎穿刺检查;②感染性休克:患儿面色青灰、心动过速、脉搏细弱、脉压差缩小、毛细血管充盈时间延长、皮肤花斑、四肢厥冷等应考虑感染性休克,及早建立静脉通路、积极配合医生进行扩容、纠正代谢性酸中毒和电解质紊乱,应用血管活性药物等治疗。

【健康教育】

1. 向家长讲解药物治疗的必要性和抗感染治疗的疗程,取得家长的理解与合作,配合治疗。

2. 向家长讲解本病的预防和护理知识,保持脐部、皮肤黏膜和口腔清洁的重要性。

3. 向家长解释可能发生的潜在并发症。

4. 出院指导

(1) 用药指导:如出院后继续口服抗生素,告诉家长应在两餐奶间服用,用温开水溶化,喂后再喂少许温开水。

(2) 预防感染:脐部未愈合者每日 2 次涂 5% 聚维酮碘溶液直至脐带残端脱落愈合;有脓疱疹者每日 2 次涂 5% 聚维酮碘溶液,避免用手挤压脓疱疹;加强臀部护理,预防尿布疹,保持皮肤完整清洁。

(3) 日常护理:保持新生儿的衣服、被褥、尿布干燥清洁,最好能曝晒或烫洗,预防感染。注意室内空气新鲜、流通,经常通风换气,保持适宜的环境温湿度,注意保暖,防止受凉。

(4) 就医指导:告知家长如发现皮肤黄染加重,发热、咳嗽、气急、腹胀、呕吐、吃奶减少等不适应及时就医。

(5) 喂养指导:告知正确的新生儿喂养方法,出院后继续母乳喂养。

【风险与急救】

1. 新生儿脓毒性休克诊断标准　新生儿脓毒性休克是指脓毒症诱导的组织低灌注及心血管功能障碍。诊断包括：

（1）低血压：血压＜该年龄组第 5 百分位。

（2）需用血管活性药物才能维持血压在正常范围。

（3）具备下列组织低灌注表现中的 3 条：①心率、脉搏变化：外周动脉搏动细弱，心率、脉搏增快；②皮肤改变：面色苍白或苍灰，湿冷，大理石样花纹，如暖休克可表现为四肢温暖、皮肤干燥；③毛细血管充盈时间（CRT）延长 >3s，暖休克时可以正常；④意识改变：早期烦躁不安或萎靡，表情淡漠，晚期意识模糊，甚至昏迷、惊厥；⑤液体复苏后尿量仍 <0.5ml/（kg·h），持续至少 2h；⑥乳酸性酸中毒（除外其他缺血缺氧及代谢因素），动脉血乳酸 >2mmol/L。

2. 新生儿脓毒性休克的急救处理

（1）评估：心肺监护及 SpO_2 监测，监测生命体征变化。

（2）呼吸支持：注意保暖，打开气道，保持呼吸道通畅，吸氧，必要时给予无创正压通气或气管插管机械通气行呼吸支持。

（3）循环支持：开放两路静脉通路，尽早实施液体复苏。快速输入生理盐水 10ml/kg，最大量控制在 60ml/kg。怀疑心功能不全或心脏病患儿给予较小的液体复苏剂量 5~10ml/kg，但需反复评估，确保不延误足够的液体复苏，又要避免液体负荷过重。生后 1 周内早产儿快速扩容可增加脑室内出血的风险。

（4）抗感染治疗：在抽取血培养标本后，尽早应用抗生素治疗。

（5）纠正酸中毒：如经扩容、纠正缺氧等仍存在代谢性酸中毒，可根据血气分析结果给予 5% 碳酸氢钠，先给总量 1/2，以后根据血气结果进行调整。

（6）血管活性药物应用：低血压和低灌注持续，需考虑应用血管活性药物提高和维持组织灌注压，改善氧输送。多巴胺是治疗休克的首选药物。

（7）肾上腺皮质激素：60min 时评估休克仍未纠正，考虑肾上腺皮质功能不全，给予氢化可的松 1~2mg/kg。

五、新生儿低血糖

案例导入及思维过程

患儿，女，3h，出生后反应差 3h，发生低血糖约半小时入院。患儿系 G_3P_3，孕 37^{+6} 周因"宫缩发动，宫内窘迫"行剖宫产娩出，出生体重 1950g，羊水清，量中，胎盘、脐带情况无殊，出生后 Apgar 评分 10 分，否认抢救窒息史。考虑"足月小样儿，低出生体重儿"，建议转入我院进一步治疗，在鼻导管吸氧下由 120 急救车转入本院。

急诊科测得血糖 1.6mmol/L，无激惹、抽搐、发绀、发热、口吐泡沫、呻吟、呕吐、腹胀等临床症状，给予 10% 葡萄糖 2ml/kg 静推半小时后复测血糖为 2.3mmol/L，拟以"新生儿低血糖症，双胎之小"收住入院。起病以来，患儿反应稍差，尚未开奶，胎便未排。入院后经静脉补液，血糖监测，逐渐开始肠内营养。经相关检查后排除代谢性疾病，右耳听力筛查检查未通过，住院 10d 后出院，建议门诊随访并预约脑干听检查。

案例护理思维过程见图 3-5。

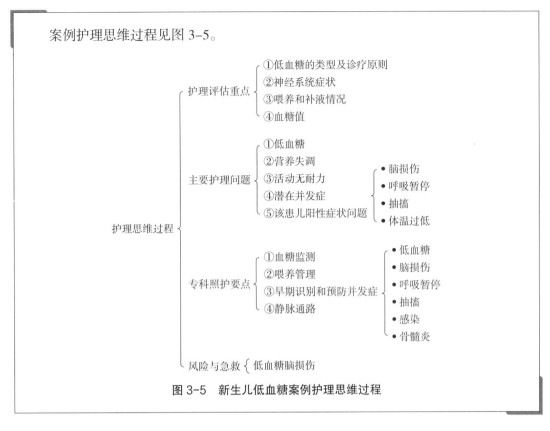

图 3-5　新生儿低血糖案例护理思维过程

【疾病概述】

1. 定义　新生儿低血糖（hypoglycemia in newborn）的定义目前仍存在争议,新生儿无论胎龄和日龄,静脉血糖 <2.2mmol/L（40mg/dl）即可诊断,而低于 2.6mmol/L 为临床需要处理的界限值。

2. 主要病因

（1）糖储存减少:糖原和脂肪储存少、肠道喂养不耐受、激素应答障碍等。

（2）消耗增加:围生期缺氧、低体温、败血症、糖尿病母亲婴儿。

（3）代谢异常:糖原累积症,糖原分解和合成酶的缺陷。

（4）医源性:葡萄糖补充不足,静脉输液突然中断,如静脉输液环路脱开,禁食患儿长时间未能建立静脉通路或未持续输液。

3. 主要临床表现

（1）抑制性症状:多发生于生后数小时至 1 周内,表现为反应差、嗜睡、拒乳、呼吸暂停、阵发性青紫、昏迷、面色苍白、心动过速、体温不升等。

（2）兴奋性症状:表现激惹、震颤、兴奋和惊厥,以微小型和局限型惊厥发作为多见。

（3）无症状性低血糖:多见于早产儿,无症状性低血糖发生率远高于症状性低血糖,同样可引起急性及远期神经系统不可逆损伤。

4. 诊疗原则

（1）预防低血糖发生:新生儿生后 1h 内即开始母乳喂养;对可能发生低血糖的新生儿,加强血糖监测,发现低血糖积极进行处理。

（2）静脉补糖：如血糖低于临界值 2.6mmol/L，患儿无症状，应静脉输注葡萄糖液 6~8mg/（kg·min），每小时 1 次监测微量血糖，直至血糖正常后逐渐减少监测频率。如血糖低于临界值，患儿有症状，立即以 10% 葡萄糖液 2ml/kg 静脉推注，速度 1ml/min，随后继续泵注 10% 葡萄糖液 6~8mg/（kg·min）。如经上述处理，低血糖不缓解，则逐渐增加输注葡萄糖量至 10~12mg/（kg·min）。

（3）顽固性低血糖：静脉补充葡萄糖后仍不能维持正常血糖水平，可加用氢化可的松。高胰岛素血症可用胰高血糖素，必要时应用二氮嗪和生长抑素。

【护理评估】

1. 健康史及相关因素 了解患儿胎龄、日龄、体重及 Apgar 评分情况，了解首次喂养时间、奶量、喂奶间隔时间、喂养耐受情况。询问患儿母亲是否有糖尿病。

2. 症状体征 注意观察嗜睡、激惹、颤抖、眼球震颤、肌张力异常、惊厥等神经系统症状，是否有呼吸暂停、面色苍白、哭声异常。了解吸吮和吞咽情况。

3. 辅助检查 密切关注血糖值的变化，临床一般采用试纸法测血糖，试纸法简便易行，主要用于血糖筛查和动态监测。生化法测定全血血糖，了解血气、电解质和血生化结果。

4. 心理-社会状况 了解患儿的家庭经济状况、文化水平、对疾病的认识、接受程度和家长的焦虑情况。

【护理问题】

1. 营养失调：低于机体需要量 与摄入不足有关。

2. 活动无耐力 与供需失调有关。

3. 潜在并发症：呼吸暂停、脑损伤。

【照护要点】

1. 病情观察

（1）监测血糖：所有新生儿入院后常规监测血糖，存在低血糖高危因素和有不能解释异常症状和体征的患儿加强监测。

（2）监测生命体征，观察患儿神志、哭声、呼吸、肌张力及抽搐情况，如发现呼吸暂停，立即给予拍背、弹足底等初步处理。

> 葡萄糖是新生儿脑细胞能量的基本来源，立即处理低血糖以减少脑发育异常的发生。

2. 喂养 提倡早期喂养，补充足够热量。开奶后，严密观察喂养耐受情况，如奶量、胃内潴留量、腹胀、大小便等。

3. 保持静脉输液通畅 定时监测血糖，依据血糖值随时调整输液量、速度和血糖监测间隔时间。输注葡萄糖溶液时严格执行输注量及速度，用输液泵控制并每小时观察记录 1 次。外周静脉补糖浓度不能大于 12.5%，如需要更高的浓度输入，应采用中心静脉置管，输入葡萄糖浓度可达 15%~20%，最高可达 25%。

4. 维持内环境稳定 加强保温，维持中性温度环境。依据患儿缺氧程度，合理给氧，注意监测氧饱和度和血氧分压。

5. 其他 在足跟采血测血糖时应避开正中部位，以免发生足后跟骨髓炎。

【健康教育】

1. 对有高危因素的患儿，要及时告知家长低血糖发生的原因和预后，以便家长配合治疗。

2. 新生儿低血糖的预后与低血糖持续时间、发作次数、严重程度和基础疾病有关,告知家长高危患儿定时监测血糖的必要性。

3. 出院指导

(1)指导家长掌握一些辨别和处理低血糖症状的常识,以便及时发现,及时处理。

(2)注意保温,防止感染。

(3)合理喂养,保证每次喂养有足够的摄入量。人工喂养者指导家长按说明书正确配制配方奶。

【风险与急救】

1. 低血糖脑损伤 目前尚无新生儿低血糖脑损伤的统一临床诊断标准,诊断依据主要为:①反复低血糖病史和伴随低血糖的神经系统功能障碍表现,如:肢体颤抖、惊厥或肌张力降低,意识状态改变表现为嗜睡、少数表现为激惹,重者可昏迷,表现为呼吸暂停,呼吸循环功能障碍等;②排除其他神经系统疾病:如颅内出血、HIE、颅内感染、代谢性疾病等;③EEG 有脑功能障碍的表现和神经影像学检查有特定区域受累表现。严重、持续或者反复低血糖可以引起远期神经系统不可逆性损伤。

2. 预防措施

(1)尽早母乳喂养或人工喂养是预防新生儿低血糖的重要措施。

(2)高危新生儿和具有低血糖高危因素的患儿进行常规血糖监测。

(3)新生儿血糖目标值维持在 2.6mmol/L 以上。

(4)低血糖治疗期间每小时监测血糖,直至血糖稳定。

(5)除首剂快速补糖外,维持量的葡萄糖应匀速输入,尽量避免高浓度葡萄糖输注,因其可导致高胰岛素分泌。

(6)选择粗、大的外周静脉或者尽早建立中心静脉通路以便高浓度葡萄糖匀速安全输入。

六、早产儿视网膜病

案例导入及思维过程

患儿,男,因早产窒息后 6h 入院,患儿母亲为 G_5P_2,孕 26 周,因胎膜早破自然分娩,胎膜早破 183h,出生体重 860g,生后 Apgar 评分 1min 3 分,5min 4 分。入院后给予无创呼吸机支持 45d,鼻导管吸氧 48d。光照退黄治疗 7d。因入院解脲支原体 DNA 测定阳性,予以注射用阿奇霉素抗感染治疗 13d,同时使用拉氧头孢抗感染 7d,住院期间曾用氟康唑注射液预防真菌感染,氨苄西林钠舒巴坦钠抗感染治疗,咖啡因兴奋呼吸中枢治疗 53d。口服吲哚美辛 3 剂促使动脉导管关闭。

入院后次日开始母乳微量喂养,生后 25d 基本达到完全肠内营养。住院期间多次进行眼底检查,诊断为双眼 II 区 III 期视网膜病变,进行了双眼视网膜激光光凝术,术后检查未发现异常,住院 100d 后停氧气吸入,血氧饱和度正常,母乳喂养耐受,体重达 2370g,出院后眼科门诊定期复查。

案例护理思维过程见图 3-6。

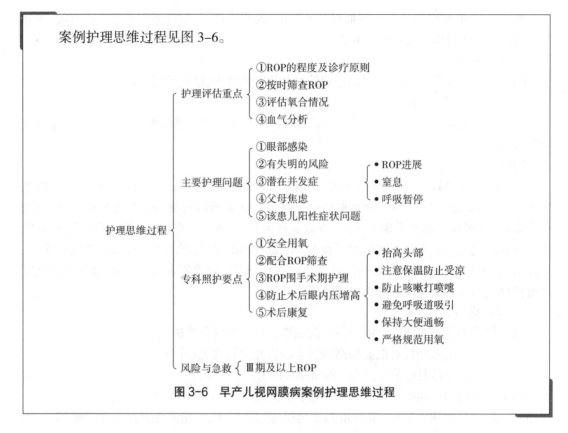

图 3-6　早产儿视网膜病案例护理思维过程

【疾病概述】

1. 定义　早产儿视网膜病变（retinopathy of preterm，ROP）是发生在早产儿和低体重儿的眼部视网膜血管增生性疾病。在多种因素影响下，视网膜发生缺血缺氧、新生血管形成和增生性病变，严重者可引起视网膜脱离而导致永久性失明，是目前儿童失明的首位原因，也是严重影响早产儿生存质量的常见疾病。

2. 主要病因　ROP 的确切病因仍未明确，目前公认的高危因素有早产、低出生体重、氧疗、贫血和输血、代谢性酸中毒、二氧化碳分压过低、感染、呼吸暂停、基因差异及种族等。

3. 主要临床表现　根据 ROP 的国际分类法（ICROP），ROP 的眼底临床表现包括以下几个概念。

（1）按发生部位将视网膜分为 3 个区（图 3-7）

Ⅰ区：以视神经盘中央为中心，以视神经盘中央到黄斑中心凹距离的 2 倍为半径的圆内区域，ROP 发生在该区者最严重。

Ⅱ区：以视神经盘中央为中心，以视神经盘中央至鼻侧锯齿缘距离为半径，Ⅰ区以外的圆内区域。

Ⅲ区：Ⅱ区以外的颞侧半月形区域，是 ROP 最高发的区域。早期病变越靠近后极部（Ⅰ区），进展的风险性越大。

（2）按时钟钟点定位病变范围，将视网膜按时钟钟点分为 12 个区域计算病变范围。

（3）按病变严重程度分为 5 期。

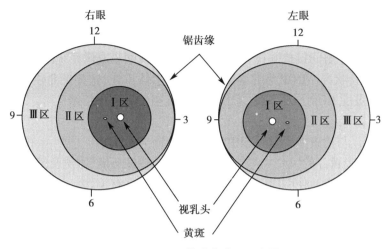

图 3-7　ROP 的病变分区示意图

Ⅰ期：约发生在矫正胎龄 34 周，在眼底视网膜颞侧周边有血管区与无血管区之间出现一条白色平坦的细分界线。

Ⅱ期：平均发生于矫正胎龄 35 周（32~40 周），白色分界线进一步变宽且增高，形成高于视网膜表面的嵴形隆起。

Ⅲ期：平均发生于矫正胎龄 36 周（32~43 周），眼底分界线的嵴样病变上出现视网膜血管扩张增生，伴随纤维组织增生；阈值前病变发生于平均矫正胎龄 36 周，阈值病变发生于平均矫正胎龄 37 周。

Ⅳ期：由于纤维血管增殖发生牵拉性视网膜脱离，先起于周边，逐渐向后极部发展；此期根据黄斑有无脱离又分为 A 和 B，ⅣA 期无黄斑脱离，ⅣB 期黄斑脱离。

Ⅴ期：视网膜全脱离（大约在出生后 10 周）。病变晚期前房变浅或消失，可继发青光眼、角膜变性、眼球萎缩等。此期有广泛结缔组织增生和机化膜形成，导致晶状体后纤维膜。

（4）特殊病变：①附加病变（plus disease）提示活动期病变的严重性；②阈值病变（threshold disease）是早期治疗的关键时期；③阈值前病变（pre-threshold disease）需密切监测，及时治疗；④急进型后极部 ROP（AP-ROP）发生在后极部，通常位于Ⅰ区，进展迅速，常在短时间内快速进展至Ⅴ期病变，预后极差。

4. 诊疗原则

（1）Ⅰ期和Ⅱ期的 ROP 不需要治疗。

（2）一旦发现Ⅲ期病变，应及时开始治疗。目前国际上主要采用以下几种治疗方法：①激光光凝治疗：激光光凝术是利用激光的生物热凝固效应，破坏视网膜异常组织，促进视网膜与脉络膜粘连，以达到消灭和控制眼底病变的治疗技术。间接检眼镜下激光光凝治疗仍是 ROP 早期治疗的"金标准"，它是 AP-ROP、阈值病变和Ⅰ区阈值前病变的最佳治疗方式。②冷凝治疗：适应证同激光光凝治疗，适用于无激光光凝设备或屈光间质混浊而无法进行激光光凝者。

【护理评估】

1. 健康史及相关因素　评估患儿胎龄、日龄及体重，了解出生史和既往史中存在的

ROP 高危因素。

2. 症状体征　在眼底检查中可以看见视网膜血管的改变。

3. 辅助检查　了解间接检眼镜和（或）广角数码视网膜成像系统的筛查及复查结果。

4. 心理 – 社会状况　ROP 患儿通常为极低出生体重儿,这些患儿住院时间长,并发症多,治疗费用高,重度 ROP 预后不良,家长普遍存在担忧和焦虑情绪。

【护理问题】

1. 眼部感染　与检查或手术过程中污染有关。

2. 有窒息、呼吸暂停的风险　与检查和手术中的特殊环境、体位及镇静麻醉药物有关。

3. 父母焦虑　与患儿住院时间长,疾病可能预后不良有关。

4. 有失明的风险　与视网膜脱离、晶体后纤维增生有关。

【照护要点】

1. ROP 筛查护理

（1）环境准备:关闭检查室灯光,床边检查时需保持周围环境干净整洁,关闭局部灯光,拉上窗帘,创造有利于检查的暗环境。保持室温 24~26℃,相对湿度 55%~65%。

（2）物品准备:备好检查仪（镜头使用 75% 酒精擦拭）、双目间接检眼镜、经高压消毒的开睑器和巩膜顶压器、专用检查床或辐射床,复方托吡卡胺滴眼液、盐酸丙美卡因滴眼液、左氧氟沙星滴眼液各 1 瓶备用。抢救用物及设备处于备用状态。

（3）患儿准备:检查前 1h 使用散瞳药复方托吡卡胺滴眼液滴眼,1 次 /5min,每次 1 滴,共 4 次,至瞳孔完全散大。患儿取舒适体位,头稍后仰。操作者严格洗手,先用无菌棉棒彻底清洁患儿眼部,再用左手拇指和示指撑开患儿上下眼睑,右手持复方托吡卡胺滴眼液距离眼部 1~2cm,将眼药水滴入结膜下穹窿部,保持上下眼睑撑开数秒钟,使药液分布于整个结膜囊内;或一操作者双手各持无菌棉棒 1 根撑开患儿上下眼睑,另一操作者滴眼药水。检查前发现散瞳不充分者,使用开睑器补滴眼药水。

（4）病情观察:检查时须保持呼吸道通畅,密切关注患儿的面色及呼吸,必要时给予血氧饱和度（SpO_2）监测,若患儿发生呛咳、呼吸暂停、SpO_2 数值急剧下降或面色紫绀等变化,护士应立即通知医生停止检查,做好相应的急救处理。喂奶之后不宜立即行眼底检查,以免在检查过程中发生吐奶引起窒息。检查时需由护士配合固定患儿身体和头部,充分暴露患儿眼睛并观察病情。

（5）检查后眼部护理:保持眼部清洁,为预防感染,遵医嘱连续 3d 使用抗生素眼膏或滴眼液。注意观察眼部情况,若出现异常如分泌物增多、充血等需及时报告处理。

2. ROP 床边激光光凝术的护理

（1）环境、物品准备:与新生儿眼底筛查护理相同,为防止术中发生误吸或呼吸暂停,术前须禁止喂养 4~6h,根据进食奶量适当静脉补液,预防低血糖的发生。术前 1h 进行眼睛散瞳准备。

（2）术中配合

1）严密监护:将患儿置于辐射床上,取仰卧位,头朝床尾。疾病危重使用人工呼吸机辅助通气或无创正压通气的患儿,妥善固定各路管道,注意约束四肢,充分暴露眼部。连接心电监护仪,监测心率、呼吸及 SpO_2,密切观察患儿面色与口唇颜色。当发现心率、SpO_2 下降或口唇发绀时,立即停止手术做相应处理,病情稳定后再继续进行。

2）有效镇静：为避免患儿头部突然移动造成激光误伤正常眼组织结构，不可随意改变患儿体位，须保持患儿安静，给予安抚奶嘴安慰患儿，剧烈哭吵者可适当应用镇静、镇痛类药物，如苯巴比妥钠、咪达唑仑等。

3）正确固定头部：固定患儿头部时应动作轻柔，力度适中，顺着头部运动用力，勿压迫前囟，避免造成组织损伤。根据激光治疗眼底的部位适当调整患儿头部，保证眼底视野清晰。及时协助滴注左氧氟沙星滴眼液，保持眼表面湿润，维持角膜透明，保证手术视野的清晰可视。

（3）术后护理：ROP 术后均会出现不同程度的眼睑肿胀，结膜充血或水肿，结膜囊内有分泌物。术后 1d 使用左氧氟沙星滴眼液减轻炎性反应，每日 4 次，每次 1 滴，连续使用 1 周；使用妥布霉素地塞米松滴眼液（或眼膏）减轻眼部充血水肿，每日 2 次，连续使用 2~3d。两者交替使用。为防止眼静脉压升高引起的新生血管或毛细血管破裂出血，术后需抬高头部，注意保暖、避免受凉，预防呼吸道感染引发的咳嗽、打喷嚏；保持大便通畅，避免便秘，大便 3d 未排者给予开塞露灌肠通便。对氧气依赖的患儿，术后继续严格规范氧疗，应用空氧混合器吸氧，严禁纯氧吸入，维持 SpO_2 在 88%~93%，避免随意地改变氧浓度或氧流量。

【健康教育】

1. 知情同意　早产儿入院时就需要告知家属 ROP 的相关知识，若患儿需要用氧，必须告知家属用氧的必要性、可能的危害性、ROP 筛查的必要性，并请家长签署知情同意书。

2. ROP 的治疗　诊断有 ROP 的患儿，护士须耐心讲解 ROP 的危害及早期激光治疗的意义、手术方法及可能出现的并发症，并让家长了解不及时处理可能会出现的严重后果。

3. 出院指导

（1）ROP 筛查：出院时告知家属目前 ROP 筛查的结果，下一次筛查的重要性及筛查的时间和地点，保证出院后眼底检查的延续性。

（2）眼部护理：患儿行激光治疗后出院，眼部处于术后恢复期。向家长交代病情及观察眼部有无红肿及分泌物增多的症状，如有异常，及时就诊，详细讲解正确的滴眼方法，滴眼液的种类、用药量、次数，注意保持眼部清洁。

（3）随访：告知出院后新生儿专家和眼科复查及随访时间，病情稳定者每月检查 1 次至半年，然后根据情况定期随访。

【风险与急救】

1. 用氧不当与 ROP 的风险　早产儿视网膜发育未成熟是发生 ROP 的根本原因，吸氧与 ROP 存在一定的关系。早产儿在高浓度氧疗时，动脉血氧分压超过正常，未成熟的视网膜血管由于没有基质和外层细胞的支持，血管收缩，视网膜血管收缩使周边视网膜的无血管区形成低氧状态，释放血管内皮生长因子等体液因子，促进血管形成，从而导致新生血管产生，新生血管都伴有纤维组织增生，最后在晶体后形成纤维膜，膜的收缩可将视网膜拉向眼球中心，重者引起视网膜脱离。吸氧是否会导致 ROP 或加剧 ROP，还取决于：吸氧时间、吸氧方式、吸氧浓度、动脉氧分压高值和持续时间、氧分压波动等因素。

2. 风险防范

（1）严格掌握用氧指征：产房内新生儿可采用空气复苏。反复呼吸暂停的早产儿可在不用氧的情况下给予持续气道正压通气（CPAP）维持呼吸。在吸氧不可避免时，应尽快地下调吸入氧浓度,缩短吸氧时间。

（2）早产儿安全用氧的原则:氧气必须加温、湿化、使用空氧混合仪,高流量吸氧时必须进行吸入氧浓度监测,禁止纯氧吸入。

（3）氧气治疗过程进行监测:所有用氧的新生儿必须有氧合情况的监测,如血氧饱和度、经皮氧分压和血气分析等。观察患儿的 SpO_2 变化,早产儿用氧时 SpO_2 报警范围设置在 88%~93%,有学者对小于 28 周胎龄的早产儿进行了 SpO_2 目标值的研究,结果 SpO_2 维持在 91%~95% 组较 SpO_2 维持在 85%~89% 组的早产儿死亡率降低但重度 ROP 发生率增加。临床上应根据病情变化及时调节吸入氧浓度。尽量缩短吸氧时间,防止动脉血氧分压过高。定时监测动脉血气,保持氧分压稳定,维持 CO_2 分压正常范围,保证脑组织的适当灌注。

（4）避免血氧分压波动:CPAP 或机械通气的患儿清理呼吸道时应双人合作,动作轻柔而迅速,缩短吸痰时间,避免缺氧。气管插管人工呼吸机应用的患儿使用密闭式吸痰管,防止断开呼吸机造成肺泡塌陷。根据患儿病情尽量减少吸痰操作,减少对患儿的刺激,减少血氧分压波动。

（5）ROP 筛查:严格按照要求进行 ROP 筛查,ROP 治疗的时间窗非常短,根据严重程度治疗时间一般在 72h 之内。

七、专科技能

（一）新生儿暖箱操作实践要点

新生儿暖箱是以科学的方法为高危新生儿、低体重儿提供一个温湿度适宜的舒适环境,是新生儿病房临床治疗必备的重要设备。适应证:①体重在 2000g 及以下的未成熟儿;②体重 >2000g 但无法较长时间在室温中维持正常体温者;③高危新生儿便于病情观察,如观察患儿抽搐情况;④脓疱疮、尿布疹、烫伤及表皮缺损等患儿暴露皮肤。

1. 评估

（1）评估患儿胎龄、日龄、体重、体温、皮肤完整性。

（2）评估暖箱结构是否完整、功能是否正常,是否已清洁消毒。

（3）向家长讲解暖箱使用目的和注意事项。

2. 用物准备

（1）将清洁暖箱置于温暖无风地带、避开门口及窗口。准备好温度计、湿度表,根据需要加无菌蒸馏水。

（2）接通电源,检查暖箱各仪表显示是否正常,设置预定温度。当到达预定箱温后再预热 20min。

（3）鸟巢式体位支撑用物、单衣、尿布。

3. 操作步骤　见图 3-8。

4. 注意事项

（1）根据患儿胎龄、日龄、体重提供中性温度环境,保持患儿体温正常、肢端温暖,每日监测体重变化。

（2）通过操作孔进行操作,尽量减少打开箱门,以利于保持恒温,操作后随手关闭操作孔。

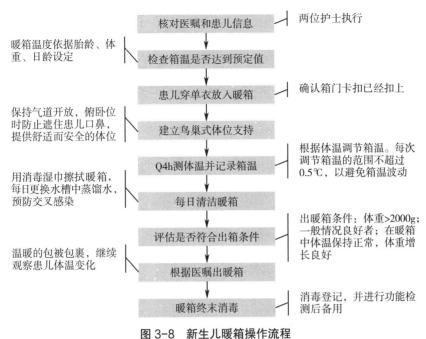

图 3-8　新生儿暖箱操作流程

（3）每次入箱操作、检查、接触患儿前、后必须洗手。

（4）患儿每次进出暖箱都必须核对身份信息。

（5）刚出暖箱的患儿应注意保温并监测体温变化。

（二）新生儿辐射床操作实践要点

辐射床通过红外辐射装置直接辐射热量来保持患儿的热平衡,其敞开式的设计便于临床对高危新生儿进行抢救护理并保持体温。适应证:低温新生儿、需要监护与抢救的重危新生儿、新生儿特殊检查操作。

1. 评估

（1）评估胎龄、日龄、体重、体温,设定合适的中性温度环境。

（2）评估全身皮肤及四肢末梢循环情况。

（3）评估辐射床各挡板、连接线及皮肤温度、传感器功能是否正常。

（4）评估辐射床放置位置,减少对流、辐射、传导及蒸发作用的影响,以利保持恒温。

2. 用物准备

（1）将清洁的辐射床置于温暖无风地带、避开门口及窗口,放入温度计。

（2）接通电源,打开开关,进入预热模式,将传感器置于床上,检查辐射床各仪表显示是否正常。

（3）鸟巢式体位支撑用物、传感器粘贴片、胶带、尿布、塑料薄膜。

3. 操作步骤　见图 3-9。

4. 注意事项

（1）患儿仰卧位,仅穿尿裤,将传感器头部金属面（部分传感器为圆形结构无需选择）紧贴患儿右上腹部皮肤;俯卧位将探头放置于患儿背部皮肤,避开骨突部位。覆盖小片锡纸并用胶布固定。

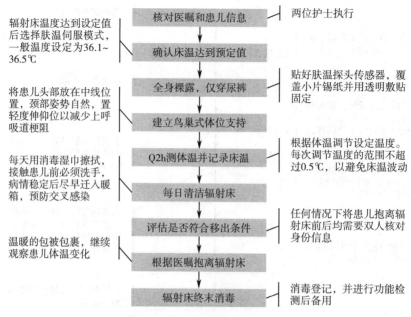

	两位护士执行
核对医嘱和患儿信息	
确认床温达到预定值	
全身裸露，仅穿尿裤	贴好肤温探头传感器，覆盖小片锡纸并用透明敷贴固定
建立鸟巢式体位支持	
Q2h测体温并记录床温	根据体温调节设定温度。每次调节温度的范围不超过0.5℃，以避免床温波动
每日清洁辐射床	
评估是否符合移出条件	任何情况下将患儿抱离辐射床前后均需要双人核对身份信息
根据医嘱抱离辐射床	
辐射床终末消毒	消毒登记，并进行功能检测后备用

辐射床温度达到设定值后选择肤温伺服模式，一般温度设定为36.1~36.5℃

将患儿头部放在中线位置，颈部姿势自然，置轻度伸仰位以减少上呼吸道梗阻

每天用消毒湿巾擦拭，接触患儿前必须洗手，病情稳定后尽早迁入暖箱，预防交叉感染

温暖的包被包裹，继续观察患儿体温变化

图 3-9　新生儿辐射床操作流程

（2）保持辐射床挡板竖立，保证患儿安全，辐射床上的患儿还应覆盖塑料薄膜，减少皮肤不显性失水。

（3）注意辐射床温度、患儿体温及肢端是否温暖，患儿是否处于中性温度。保证温度传感器探头位置正确，粘贴牢固。关注是否存在使辐射床温度不恒定的环境因素。放置床上的温度计尽量靠近患儿。

（4）每日评估患儿是否符合移入暖箱或婴儿床的条件，尽早抱离敞开式辐射床。

（5）患儿每次进出辐射床都必须核对身份信息。

（三）新生儿光照疗法操作实践要点

光照疗法又称光疗，光疗方法众多，其中以波长主峰在 425~475nm 的蓝光治疗最为有效。光线透过皮肤，使其血清中的间接胆红素产生异构体，将胆红素由脂溶性转化为水溶性，经胆汁及尿液排出体外，降低血清间接胆红素浓度，主要治疗各种原因所致的高胆红素血症，换血前后的辅助治疗。光疗适应证：①各种原因所致的新生儿高胆红素血症；②早期（出生后 36h 内）出现黄疸并进展较快；③换血前后的辅助治疗；④高危儿出生后即可进行预防性光疗。禁忌证：①直接胆红素 >68.4μmol/L（4mg/dl）；②心肺或肝功能损害；③胆汁淤积；④频繁呕吐或腹泻表现；⑤体温过高 >38.5℃。

1. 评估

（1）环境评估：室内温度 24~26℃，室内温度过低时，应先预热光疗箱，使光疗箱温度达到该患儿的中性温度，为 30~33℃，相对湿度 55%~65%。

（2）患儿评估：评估患儿的日龄、体重、精神反应、黄疸的范围及程度、生命体征、胆红素检查结果及皮肤情况。

2. 用物准备

（1）检查光疗箱：接通电源，检查光疗箱运转是否正常，灯管数目是否完整和光照强度。

（2）清除光疗箱灯管及反射板上的灰尘。

（3）设置参数,根据患儿日龄及体重设置预热温度及温度报警值。

（4）光疗箱应避免放置于有阳光直射、对流风或取暖设备旁。

（5）物品准备:遮光眼罩、尿布、温度计、胶布、皮肤保护敷料、记录单。必要时备约束带。

3. 操作步骤　见图 3-10。

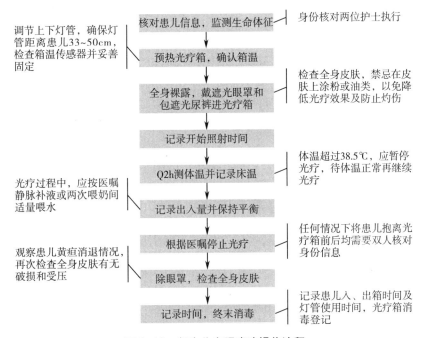

调节上下灯管,确保灯管距离患儿33~50cm,检查箱温传感器并妥善固定

→ 核对患儿信息,监测生命体征 ── 身份核对两位护士执行

→ 预热光疗箱,确认箱温

→ 全身裸露,戴遮光眼罩和包遮光尿裤进光疗箱 ── 检查全身皮肤,禁忌在皮肤上涂粉或油类,以免降低光疗效果及防止灼伤

→ 记录开始照射时间

Q2h测体温并记录床温 ── 体温超过38.5℃,应暂停光疗,待体温正常再继续光疗

光疗过程中,应按医嘱静脉补液或两次喂奶间适量喂水 ── 记录出入量并保持平衡

观察患儿黄疸消退情况,再次检查全身皮肤有无破损和受压 ── 根据医嘱停止光疗 ── 任何情况下将患儿抱离光疗箱前后均需要双人核对身份信息

→ 除眼罩,检查全身皮肤

→ 记录时间,终末消毒 ── 记录患儿入、出箱时间及灯管使用时间,光疗箱消毒登记

图 3-10　新生儿光照疗法操作流程

4. 注意事项

（1）打开光疗灯后,检查是否所有的灯光都亮,必要时请专业人员测定灯管光照强度。一般灯管使用超过 1000h 后更换。也可以根据光疗箱使用的频次在规定时间内统一更换所有灯管。

（2）单面光疗患儿常规 2~4h 翻身一次,俯卧位时,应加强巡视,避免口鼻受压,影响呼吸。

（3）光疗过程中密切注意患儿眼罩、遮光尿裤等是否移位。

（4）注意观察光疗并发症:体温异常、皮疹、呕吐、腹泻、脱水、皮肤破损、呼吸暂停等。

（5）监测胆红素水平,观察皮肤黄疸消退情况。

（四）新生儿沐浴操作实践要点

新生儿沐浴是通过盆浴、淋浴等不同手段,清洁新生儿皮肤,使其感觉舒适并促进健康的一项基础护理操作。新生儿沐浴有盆浴、淋浴两种方式。盆浴是在澡盆中放入水,将新生儿泡在水里擦洗。淋浴是将新生儿放置在沐浴台上,用莲蓬头冲淋擦洗新生儿全身。适用于生命体征稳定的新生儿。

1. 评估

（1）评估患儿的面色、精神状态、体重。

（2）评估患儿是否安静,喂奶前 30min 或喂奶 1h 后进行沐浴。

（3）评估环境：门窗关好，室温保持 28~30℃。如为盆浴，倒入洗澡水，先冷水再热水，浴盆内放水 1/2 深。用水温表（或用手背或前臂内侧试水温）测试水温 38~40℃。如为控温式沐浴水龙头，将水温调节至 38~40℃。

2. 用物准备　新生儿洁净衣服、尿裤、大小毛巾、婴儿专用洗发沐浴乳、消毒干棉签、聚维酮碘棉签、护臀软膏、婴儿润肤油、婴儿磅秤、沐浴装置一套。一次性沐浴中单。必要时备脐部护理物品。

3. 操作步骤　见图 3-11。

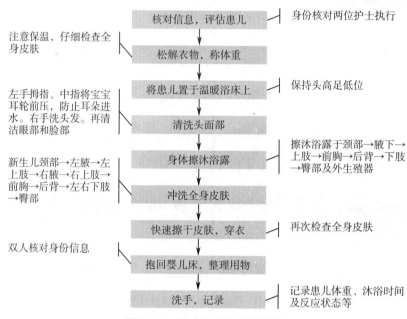

图 3-11　新生儿沐浴操作流程

4. 注意事项

（1）注意水温，防止烫伤。可用水温计测定温度，用裸露手背或手臂敏感部位评估水温，禁止用戴手套的手评估水温。

（2）沐浴前后均需评估全身皮肤，以便及时发现异常情况。

（3）清洗头部时，防止水进入耳道。清洁眼部时，从内到外，从左到右进行擦拭。

（4）注意打开皮肤的皱褶如腋下、颈下，特别注意新生儿双手掌心的清洗。

（5）每次沐浴前后都应注意身份核对，防止腕带脱落。

（五）新生儿抚触操作实践要点

抚触是指通过抚触者的双手对被抚触者的皮肤各部位进行有次序、有手法技巧的按摩，让温和的刺激通过皮肤感受器传达到中枢神经系统，产生生理效应。增加婴儿的心肺功能，改善婴儿睡眠质量，促进食物的消化吸收，有利于婴儿生长发育，促进皮肤的血液循环，增强抵抗疾病的能力，刺激神经系统，提高婴儿的智力。适用于健康新生儿和部分病情稳定的高危新生儿。

1. 评估

（1）评估患儿的面色、精神状态、皮肤状况。

（2）评估抚触时机，沐浴后或两次进食之间，安静清醒状态。

（3）评估环境：房间安静清洁，光线柔和，温度 28~30℃，湿度 55%~65%。可选择轻柔有节奏的背景音乐。

（4）护士自身评估：剪指甲、去掉戒指、手表等首饰防止划伤宝宝皮肤。

2. 用物准备　替换衣物、尿布、一次性中单、婴儿抚触油等物品。必要时备脐部护理物品，根据病情备 SpO_2 仪。

3. 操作步骤　见图 3-12。

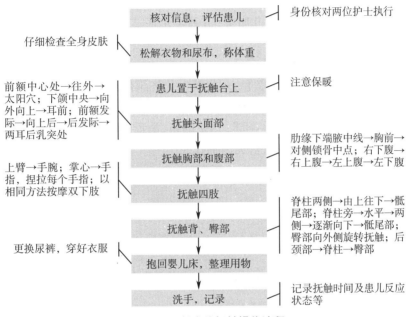

图 3-12　新生儿抚触操作流程

4. 注意事项

（1）头面部抚触：取适量抚触油揉搓双手，从前额中心处用双手拇指往外推压，止于太阳穴；双手拇指从下颌中央向外向上推压，止于耳前；四指并拢，指腹从前额发际向上后滑动，至后发际，并止于两耳后乳突处，轻轻按压。

（2）胸部抚触：示指与中指并拢，用两指腹或手掌外缘由肋缘下端腋中线部位，经胸前向对侧锁骨中点滑动，两手交替进行。

（3）腹部抚触：四指并拢，由新生儿右下腹→右上腹→左上腹→左下腹滑动，左右手交替进行；右手在新生儿右腹，由下往上画一个英文字母 "I"，接着由右至左画一个倒写的 "L"，然后由右至左画一个 "U"。

（4）四肢抚触：两手握住新生儿一侧胳膊，交替从上臂至手腕轻轻挤捏；用两手拇、示指的指腹从掌心按摩至手指，并捏拉每个手指；以相同方法按摩对侧手臂及双下肢。

（5）背、臀部抚触：新生儿俯卧位，双手拇指沿新生儿脊柱两侧由上往下轻轻打圈按压滑向骶尾部；双手并拢，四指指腹由脊柱两侧水平滑向两侧，之后向下移动一指距离如前操作直至骶尾部；两手鱼际（或掌心）按住新生儿臀部左右侧，然后向外侧旋转抚触；最后两手掌心交替沿后颈部及脊柱轻轻抚触至臀部。

（6）质量要求：每次抚触 10~15min，每日 2 次。每个动作 4~6 次。做完后新生儿皮肤微微发红。注意保暖，防止受凉。

（六）新生儿脐部护理操作实践要点

新生儿脐部护理是防止新生儿脐炎、破伤风、败血症、降低围产儿死亡率的关键环节。脐带残端是一个开放的伤口，又有丰富的血液，是病原微生物入侵的门户，如处理不当，病菌就会趁机而入，引起全身感染，严重者甚至可导致破伤风与败血症的发生。因此，保持脐部清洁干燥，同时予以科学、细致的脐部护理，是预防和治疗新生儿脐炎的有效方法，对于新生儿的健康具有重要意义。适应证：①所有出生后脐带残端未脱落的新生儿；②脐血管置管的新生儿；③新生儿破伤风；④新生儿脐炎；⑤新生儿脐尿管瘘。

1. 评估

（1）评估患儿的日龄、体重和反应。

（2）评估脐带有无脱落和脐带颜色，观察新生儿脐部有无渗血、潮湿、黏液性分泌物、脓性分泌物、脐周皮肤颜色及有无异常气味。

2. 用物准备　治疗盘、5% 聚维酮碘、75% 酒精、消毒棉签、酌情备 3% 双氧水和 2% 氯己定，尿裤、大毛巾。必要时备换药包，无菌棉扎线。

3. 操作步骤　见图 3-13。

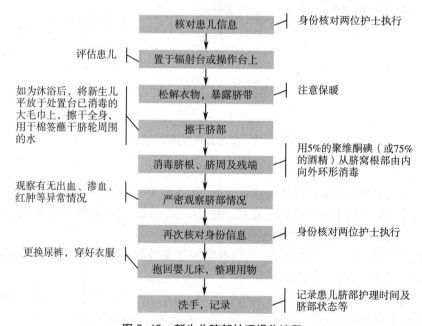

图 3-13　新生儿脐部护理操作流程

4. 注意事项

（1）重新结扎，再次剪脐：结扎线或脐带夹如有脱落，依据脐带残端有无出血决定是否需要重新结扎。脐带末端预留过长需要再次剪脐，再次剪脐后的结扎线、脐带夹或者血管钳至少观察 24h 后方可去除。

（2）脐动静脉置管：置管前及导管护理过程中使用 2% 氯己定消毒，可减少感染的风险。脐动静脉导管留置过程中每 8h 进行脐部护理。

（3）脐炎时：先用3%双氧水初步清洗脐部，再用5%的聚维酮碘，可用氧气吹干脐部，氧疗可增加脐炎的治疗效果。

第三节　新生儿科初阶护士岗位专科胜任能力的评价方法及记录

各护理单元根据《初阶护士岗位专科胜任能力评价表》进行培训效果及护士岗位专科胜任能力评价（评价内容可根据科室实际情况进行修订）。

评价方法及记录：由护理单元护士长、带教老师组成考核小组，通过理论知识问卷考核、口头提问、现场观察法、日常工作评价或考核等方法，可采用1对1或多对1的评价方式，根据初阶专科胜任能力评价表对护士每一项培训内容掌握情况开展综合评定。将评定结果记录在评价表中，如项目通过考评则画"√"，如考核未通过，则进一步辅导并跟进考核，直至通过。要求入科1年内完成所有项目培训，并通过考核。规范化培训期间护士次年要对所有项目进行复训并通过考核。

第四节　新生儿科高阶护士岗位专科胜任能力培训适用对象及岗位要求

（一）适用对象

完成初阶护士岗位专科胜任能力培训的科室固定工作护士。

（二）岗位要求

掌握新生儿科急危重症病人的观察及护理，完成《高阶护士岗位专科胜任能力评价表》上内容的学习及考核，见表3-2。能正确执行科室内特殊作业和各项高风险护理操作。具备危重病人病情观察及突发事件应对能力，能独立负责新生儿科所有病种（尤其是重症）病人照护和专科性照护。

表3-2　高阶护士岗位专科胜任能力评价表

工号		姓名		科室			
内容			考核：1合格　2不合格	时间	签名	备注
1	窒息复苏						
2	气管内吸痰						
3	气管插管术配合						
4	TPN配制						
5	母乳解冻、消毒和加热						
6	新生儿管饲						
7	新生儿洗胃技术						
8	经鼻无创CPAP支持						

续表

	内容	考核:1 合格　2 不合格	时间	签名	备注
9	PICC 导管敷贴更换				
10	脐血管插管维护				
11	新生儿换血术配合				
12	造瘘袋更换				
13	窒息复苏				
14	气管内吸痰				
15	气管插管术配合				

本岗位出勤　　月

主管签名:	员工签名:
年　　月　　日	年　　月　　日

第五节　新生儿科高阶护士岗位专科胜任能力培训内容

一、新生儿窒息及新生儿缺氧缺血性脑病

案例导入及思维过程

患儿,女,1h59 分,因"窒息复苏后1h 余"入院。系 G_1P_1 孕 40^{+4} 周因"胎儿窘迫"剖宫产娩出,出生体重 3850g,羊水Ⅲ度混浊,出生时 Apgar 评分 1min 4 分,5min 7 分,10min 10 分,予以气管插管、皮囊加压、正压通气抢救治疗。气管插管下转至我院急诊。

急诊血气示:pH 7.16, PCO_2 20.8mmHg, Cl^- 110mmol/L, Lac 8.8mmol/L, HCO_3^- 12.2mmol/L, ABE−10.5mmol/L。入院诊断:新生儿窒息,新生儿缺氧缺血性脑病。入院查体:反应差,嗜睡状态,四肢肌张力偏高,双侧瞳孔等大等圆,直径 3.5mm,对光放射迟钝,前囟平,全身水肿明显。

入院后予以亚低温治疗 72h,呼吸机支持 7d 后撤离改成无创 CPAP 支持治疗 3d,鼻导管吸氧 5d,经口喂养困难,主要是吸吮功能弱,大部分经鼻插管管饲喂养,住院 15d 后携带胃管和鼻导管转康复科进一步康复治疗。

案例护理思维过程见图 3-14。

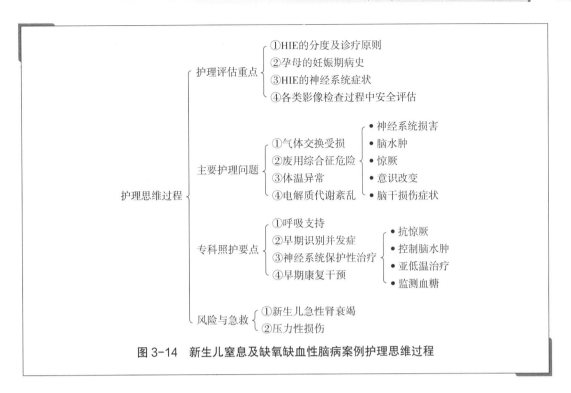

图 3-14　新生儿窒息及缺氧缺血性脑病案例护理思维过程

【疾病概述】

1. 定义　新生儿缺氧缺血性脑病（hypoxic ischemic encephalopathy，HIE）是指围生期窒息导致脑的缺氧缺血性损害，临床出现一系列中枢神经异常的表现，多见于足月儿，是围生期足月儿脑损伤的最常见原因。新生儿窒息的本质是缺氧，凡能使血氧饱和度下降的任何因素都可以引起窒息。

2. 主要病因

（1）缺氧：围生期窒息；反复呼吸暂停；严重呼吸系统疾病；右向左分流型先天性心脏病等。其中围生期窒息是引起 HIE 的主要原因。

（2）缺血：心跳停止或严重的心动过缓；重度心力衰竭或周围循环衰竭。

3. 主要临床表现　胎儿宫内窒息早期有胎动增加，胎心增快≥160 次 /min；晚期胎动减少甚至消失，胎心率变慢或不规则，<100 次 /min，羊水被胎粪污染呈黄绿色或墨绿色。

Apgar 评分是一种简易的评价新生儿窒息程度的方法，内容包括心率、呼吸、对刺激的反应、肌张力和皮肤颜色 5 项。每项 0~2 分，总共 10 分，8~10 分为正常；4~7 分为轻度窒息；0~3 分为重度窒息。生后 1min 可区分窒息程度，5min 及 10min 评分有助于判断复苏效果和预后。

临床表现是诊断 HIE 的主要依据，同时具备以下 4 条者可确诊，第 4 条暂时不能确定者可作为拟诊病例。

（1）有明确的可导致胎儿宫内窘迫的异常产科病史，以及严重的胎儿宫内窘迫表现，如胎心率 <100 次 /min 持续 5min 以上，和（或）羊水Ⅲ度污染，或者在分娩过程中有明显窒息史。

（2）出生时有重度窒息，指 Apgar 评分 1min ≤3 分，并延续至 5min 时仍 ≤5 分；和

（或）出生时脐动脉血气 pH ≤ 7.00。

（3）出生后不久出现神经系统症状、并持续至 24h 以上，如意识改变（过度兴奋、嗜睡、昏迷），肌张力改变（增高或减弱），原始反射异常（吸吮、拥抱反射减弱或消失），病重时可有惊厥，脑干症状（呼吸节律改变、瞳孔改变、对光反应迟钝或消失）和前囟张力增高。

（4）排除电解质紊乱、颅内出血和产伤等原因引起的抽搐，以及宫内感染、遗传代谢性疾病和其他先天性疾病所引起的脑损伤。

HIE 的神经症状在出生后是变化的，症状可逐渐加重，一般于 72h 达高峰，随后逐渐好转，严重者病情可恶化。根据新生儿出生 3d 内的神经症状，HIE 可分轻、中、重三度（表 3-3）。

表 3-3　HIE 临床分度

| 分度 | 意识 | 肌张力 | 原始反射 | | 惊厥 | 中枢性呼吸衰竭 | 瞳孔改变 | EEG | 病程及预后 |
			拥抱反射	吸吮反射					
轻度	兴奋抑制交替	正常或稍增高	活跃	正常	可有肌阵挛	无	正常或扩大	正常	症状在 72h 内消失，预后好
中度	嗜睡	减低	减弱	减弱	常有	有	常缩小	低电压，可有痫样放电	症状在 14d 内消失，可能有后遗症
重度	昏迷	松软，或间歇性伸肌张力增高	消失	消失	有，可呈持续状态	明显	不对称或扩大，对光反射迟钝	爆发抑制，等电线	症状可持续数周，病死率高，存活者多有后遗症

4. 诊疗原则　目前对于 HIE 的治疗原则为"三个维持、二个对症"：

（1）维持适当的通气和氧合。

（2）维持适当的灌流，避免血压的剧烈波动。

（3）维持适当的血糖水平。

（4）适量限制液体摄入量和控制脑水肿。

（5）及时控制惊厥。

【护理评估】

1. 健康史及相关因素　了解妊娠期孕母身体状况，生前胎心、胎动以及破膜时间、胎盘脐带情况、胎位、产程长短、羊水情况等。

2. 症状体征　评估皮肤颜色、呼吸情况、心率、四肢肌张力及对刺激的反应、意识、瞳孔及神经反射等。

3. 辅助检查　①脑电图：生后一周内检查，表现为脑电活动延迟，异常放电，缺乏变异，背景活动异常（以低电压和爆发抑制为主）等。②B 超：可在 HIE 病程早期（72h 内）开始检查。有助于了解脑水肿、脑室内出血、基底核、丘脑损伤和脑动脉梗死等 HIE 的病变类型。③CT：患儿生命体征稳定后检查，一般以生后 4~7d 为宜。有病变者 3~4d 后复查。

④MRI：对HIE病变性质与程度评价方面优于CT，对矢状旁区和基底核损伤的诊断尤为敏感。

4. 心理–社会状况　了解家属对HIE疾病知识及预后的认识程度，了解家属有无焦虑、恐惧等心理，评估家属经济支持能力。

【护理问题】

1. 气体交换受损　与肺动脉收缩、肺血流减少、羊水及气道分泌物吸入、中枢神经系统受损有关。

2. 体温异常　与体温调节中枢功能失调及摄入不足有关。

3. 有废用综合征的危险　与缺氧缺血导致的后遗症有关。

4. 潜在并发症：颅内压增高。

【照护要点】

1. 保暖　将患儿置于暖箱或辐射床，维持皮肤温度36.5~37.5℃，以保持最低耗氧量。

2. 维持有效呼吸　保持呼吸道通畅，及时清除呼吸道分泌物；选择合适的氧疗方式以纠正缺氧状况及维持血氧稳定。

3. 保护中枢系统　①控制惊厥：保持安静，减少刺激，各项操作集中进行。正确使用镇静、止惊剂并观察药物疗效及副作用。②控制脑水肿：抬高头部30°，控制输液量，密切观察前囟张力，颅内高压应用甘露醇期间需保持静脉管路通畅，以防液体渗出造成局部皮肤坏死。③选择性头部亚低温：亚低温治疗期间维持核心温度33~34℃，密切观察患儿意识、反应、四肢肌张力，观察心率、血压，出现心率减慢，血压下降等症状时，遵医嘱使用多巴胺或多巴酚丁胺以维持周身和各脏器足够的血液灌流，尽早做好皮肤压力性损伤的预防措施。④低血糖：密切监测血糖，及时识别低血糖的发生，维持血糖在正常高值（5.0mmol/L）以保证神经细胞代谢所需。

4. 适当延迟开奶　一般禁食72h，对重度窒息者，应禁食5~7d，待肠鸣音恢复和大便隐血阴性后开始喂养。开奶后注意观察腹胀、潴留等坏死性小肠结肠炎表现。

5. 早期康复干预　对怀疑有功能障碍者，早期给予动作训练和感知刺激。

【健康教育】

1. 与患儿家长妥善沟通　向家长讲明随访的重要性以得到家长最佳配合并坚持定期随访。一般出院后1个月复查一次，以后根据复查结果决定下次复查时间。

2. 出院后康复干预　新生儿期的干预包括：①视觉刺激法：将颜色鲜艳的红球挂在婴儿床头，每日多次逗引婴儿注意，或让婴儿看人脸；②听觉刺激法：每日听音调悠扬而低沉优美的乐曲，每日3次，每次15min；③触觉刺激：被动屈曲婴儿肢体，抚摸和按摩婴儿，以及变换姿势等；④前庭运动刺激，给予摇晃、振荡，可选择一床小棉被，让婴儿俯趴在棉被上，把头抬起，父母拉起被子的一角，沿着顺时针方向转一圈，然后再沿逆时针方向转三圈，速度宜缓慢。

3. 就诊时机　告知家长出现下列情况需及时就诊，以防产生神经系统后遗症：①第2、3个月复查CT、B超或MRI，出现脑软化、脑室扩大、脑萎缩、脑室周围白质软化或基底节病变等；②第2、3个月时不能直立抬头、手不灵活、不会握物、脚尖着地、肌张力异常，以及膝跳反射亢进、踝阵挛阳性等异常体征；③治疗至28d，神经症状仍未消失，脑电图仍有异常波形。

【风险与急救】

1. 新生儿急性肾衰竭　是指新生儿在血容量低下、休克、缺氧等多种病理状态下,肾脏短时间内受到损害,表现为少尿或无尿、体液紊乱、酸碱失调以及血浆中尿素、肌酐等浓度升高。新生儿窒息后对肾功能有一定程度损害,而亚低温治疗可出现少尿等并发症,因此,治疗期间需记录 24h 进出量,尤其注意尿量变化,维持尿量 >1ml/(kg·h),保持进出量动态平衡。窒息复苏后立即进行血气分析检查有助于对窒息程度的判断,同时动态监测肾脏功能,维持水、电解质及酸碱平衡。如尿量 <1ml/(kg·h),可予小剂量多巴胺 2μg/(kg·min)输液泵维持以扩张肾血管,当尿量 <0.5ml/(kg·h)持续 24h 以上且伴有血钾增高时停止亚低温治疗。

2. 皮肤压力性损伤　重度窒息后患儿的皮肤感知觉较差,头颅血肿患儿头部限制体位,尤其在亚低温治疗期间,由于皮肤血管收缩、血液黏滞度增高、血细胞比容增高,使血液在局部黏滞,易发生水肿,下肢等处于低位更易水肿。故宜用电动剃刀剃除患儿后枕部毛发,注意防止皮肤刮伤。受压部位贴 3M 水胶体敷料加以保护。密切观察患儿皮肤,保持皮肤清洁、干燥,定时评估末梢循环,严格做好交接班,及早发现皮肤异常情况。

【拓展】

亚低温治疗是采用人工方法使脑温下降 2~6℃,以达到治疗新生儿缺氧缺血性脑病的目的,其脑保护机制与降低脑组织能量消耗,减少兴奋性氨基酸释放和氧自由基的生成,改善脑血流和脑氧合代谢,抑制细胞凋亡有关。亚低温治疗新生儿 HIE 的选择标准是胎龄≥36 周和出生体重≥2500g,并且同时存在下列情况:①有胎儿宫内窘迫的证据;②有新生儿窒息的证据;③有新生儿 HIE 或脑电图脑功能监测异常的证据。

> 亚低温治疗越早治疗效果越好,最适宜在生后 6h 内进行;持续时间 72h。临床一般以 33.5~34℃作为低温治疗的目标温度。

亚低温治疗的效果与低温开始时间、持续时间和温度降低幅度显著相关。亚低温降温方法包括:头部降温、全身降温和头部降温联合轻度全身降温,而比较理想的降温方法是采用头部降温联合轻度全身低温,即保持大脑深部温度 33~34℃,全身温度 34~35℃。新生儿床边动态脑电图可用于测定围产窒息等急性脑损伤的严重程度及细微惊厥的发生,在判断预后上也能起良好效果,大脑损伤程度与脑电图的异常程度成正相关,在 HIE 较为显著可靠。

二、新生儿肺透明膜病

案例导入及思维过程

患儿,女,4h 31min,因"生后气促、呻吟 1h 余"入院。患儿系 G_1P_1 孕 36^{+3} 周,因"胎儿宫内窘迫"单胎剖宫产出生,出生体重 2350g,羊水清,出生时 Apgar 评分 1min 9 分,5min 10 分,否认窒息抢救史。生后 3h 即出现气促呻吟,伴口吐泡沫,测 SpO_2 85%~90%,吸氧后 SpO_2 升至 95%,门诊拟以"气促待查,呼吸窘迫综合征"收住入院。鼻导管吸氧下气促、呻吟,SpO_2 86%。X 线片提示两肺野透亮度减低,两肺纹理增多、模糊,见散在片状密度增高影。予气管插管后呼吸机支持 3d,猪肺磷脂注射液 240mg 气管内滴注。拉氧头孢钠抗感染治疗,母乳喂养,静脉营养维持,蓝光治疗黄疸。撤离呼吸机后有呼吸暂停发生,心脏彩超提示动脉导管未闭(直径 0.35cm),予口服吲哚美辛关闭动脉导管。鼻导管吸氧 3d,反应好,母乳足量喂养予以治愈出院。

　　案例护理思维过程见图 3-15。

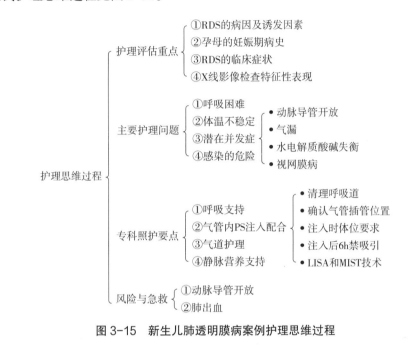

图 3-15　新生儿肺透明膜病案例护理思维过程

【疾病概述】

　　1. 定义　肺透明膜病又名新生儿呼吸窘迫综合征(respiratory distress syndrome, RDS),是由于肺成熟度差,肺泡表面活性物质缺乏导致进行性肺泡萎陷而出现呼吸困难、吸气性三凹征和紫绀的疾病,多见于早产儿。

　　2. 主要病因　肺泡表面活性物质(pulmonary surfactant, PS)的缺乏是本病的根本原因。肺泡表面活性物质在胎龄 20~24 周初现,35 周后迅速增加,故本病多见早产儿,胎龄越小,发病率越高。选择性剖宫产因其影响激素分泌而致肺泡表面活性物质合成及释放不足、肺液清除延迟、抑制肺成熟等因素,是引起足月或近足月新生儿呼吸窘迫综合征的主要原因之一。

　　3. 主要临床表现　早期临床表现为进行性加剧的呼吸困难,伴发绀、呻吟、肋骨凹陷和呼吸急促,多在出生后 6h 出现,发病 12~24h 达高峰,如无并发症 72h 后症状减轻,严重时可发生进行性低氧血症和呼吸衰竭,甚至死亡。

　　4. 诊疗原则

　　(1)肺泡表面活性物质:尽早使用肺泡表面活性物质,一般在出生后 24h 内使用,越早使用效果越好。对胎龄≤26 周、FiO_2>30% 的早产儿和胎龄 >26 周、FiO_2>40% 的早产儿建议在病程早期治疗性给予肺泡表面活性物质,推荐起始剂量为 200mg/kg。

（2）无创呼吸支持：无创呼吸支持是解决早产儿呼吸问题的最优方法，包括 CPAP、经鼻间歇正压通气以及高流量鼻导管给氧。存在 RDS 风险的早产儿生后应尽早应用 CPAP 治疗。CPAP 联合早期肺泡表面活性物质应用被认为是治疗 RDS 早产儿的最佳方案。

（3）机械通气：在其他呼吸治疗无效的情况下，对 RDS 患儿行机械通气，推荐使用目标潮气量通气，其有助于缩短机械通气时间，降低支气管肺发育不良和脑室内出血的发生。对于机械通气超过 1~2 周的患儿，可小剂量、短疗程地应用地塞米松以帮助顺利撤机。

（4）支持治疗：维持体温；严密监测液体平衡和电解质平衡；提倡早期微量喂养；维持组织灌注，积极纠正低血压；必须依据临床症状和超声心动图，提示动脉导管未闭（patent ductus arteriosus，PDA）需要治疗才考虑药物或手术关闭动脉导管；药物治疗关闭 PDA 时，注意剂量正确，严密观察药物的毒副作用。

【护理评估】

1. 健康史及相关因素　了解其母孕期疾病及用药情况，有无胎膜早破史；了解患儿孕周，有无早产、缺氧窒息史及出生抢救情况，及出生后几小时出现症状。

2. 症状体征　评估患儿生命体征，是否有低体温、低血压等，观察呼吸状况，是否存在气促、鼻翼扇动和青紫。

3. 辅助检查　RDS 患儿 X 线检查早期两侧肺透亮度降低，可见弥漫性均匀一致的细颗粒和网状影；中期两侧肺除颗粒状阴影外还可见支气管充气征；重度 RDS 双肺呈广泛白色阴影，即"白肺"征象。血气分析可见 pH 和动脉氧分压降低，动脉二氧化碳分压增高。彩色 Doppler 超声检查可确定有无分流水平及方向，有助于早期识别持续肺动脉高压。

4. 心理 – 社会状况　了解患儿家属心理反应；评估其对疾病知识及预后的认识程度；评估家庭经济情况。

【护理问题】

1. 呼吸困难　与肺泡表面活性物质缺乏、缺氧有关。

2. 体温不稳定　与早产及保温不当有关。

3. 有感染的危险　与早产免疫功能差、创伤性操作及人工气道建立有关。

4. 潜在并发症：动脉导管开放、水电解质酸碱失衡、呼吸困难等。

【照护要点】

1. 氧疗护理　首选 CPAP 支持，起始压力 6~8cmH$_2$O。注意安全用氧，鼻导管吸氧时，建议使用空氧混合仪，可以调节吸入氧浓度，早产儿 SpO$_2$ 维持在 85%~95%，吸入氧气需加温湿化。呼吸机辅助呼吸时，应根据血气分析结果随时调整呼吸机参数。尤其是肺泡表面活性物质治疗时，及时下调氧浓度与压力，防止因肺泡表面张力的快速改善而发生气压伤或高氧血症。肺泡表面活性物质气管内给药前确认气管插管位置，彻底清理呼吸道，给药时注意患儿体位，力求药物均匀吸入，给药后严密观察病情。

2. 气道管理　保持气道通畅，定时翻身，吸痰。动作轻快，气管内吸引每次 <10s，吸引前后充分供氧。

3. 支持护理　注意保暖，维持体温 36.5~37.5℃；遵医嘱予以静脉营养，控制输液速度，避免单位时间内大量液体输注。

【健康教育】

1. 预防感染　指导患儿家属做好手卫生，避免去人多的公共场所，注意保暖，预防呼吸道感染等。

2. 合理喂养　鼓励母乳喂养,逐渐增加奶量,注意观察有无腹胀、呕吐等喂养情况,如有异常及时就诊。

3. 呼吸管理　告知家长如何判别正常呼吸和呼吸停顿,当孩子呼吸正常时可见胸廓和腹部上下有节奏的起伏,面色红润;当有口唇发绀或呼吸暂停时可给予物理刺激,如捏耳垂、拍打足底等,如果不能恢复呼吸,需要将孩子的头偏向一侧,并给予更强烈的刺激如用力拍打足底,清理干净口鼻内奶液,并且就近马上送医院急救。

4. 出院指导　接受居家氧气治疗早产儿,每 2 周到眼科进行眼底检查,直至矫正胎龄40 周,以便及时发现和治疗视网膜病。定期随访,检查体格、智能及行为发育并给予指导。

【风险与急救】

1. 动脉导管开放(patent ductus arteriosus, PDA)　RDS 恢复期,因通气和氧合的改善,肺血管阻力下降,易导致动脉导管水平的血液左向右分流,动脉导管重新开放,使肺血流增加,出现肺水肿及心肺功能改变。

(1)密切观察患儿呼吸、心率、血压、氧合、心前区杂音等症状和体征,早期识别动脉导管开放。

(2)加强液体管理,限制进液量,保持液体匀速输入。

(3)环氧化酶抑制剂如吲哚美辛应用期间观察药物的疗效及副作用,密切观察有无消化道出血情况,监测尿量,避免肾功能损害。

2. 肺出血　在紧急诊治过程中使用自然或合成肺泡表面活性物质并不会导致肺出血的发生,但使用肺泡表面活性物质后发生肺出血可能与肺泡表面活性物质改变血流动力学以及肺顺应性,通过 PDA 的左向右分流导致肺血增多有关。

(1)抗休克治疗　依据需求输注全血、血浆、血小板或者凝血因子Ⅶ,出血致贫血者可输注新鲜血,每次 10ml/kg,维持血细胞比容 0.45 以上。改善通气及扩容之后,及时纠正酸中毒。使用正性肌力药物提高收缩压。

(2)正压通气同时气管内使用止血药物清除气管内分泌物后气管内滴入止血药物,如巴曲酶注射液和肾上腺素,肺出血时或者气管内给药期间严格控制气管内吸引频次。提高呼吸机 PEEP 数值或者改高频通气,根据血气分析结果及患儿临床表现调整呼吸机参数,当PaO_2 稳定在 50mmHg 以上时可逐渐降低呼吸机参数。气管插管内不见血性分泌物,肺部啰音消失,X 线摄片显示肺部情况好转,可逐渐撤离呼吸机。

(3)及时关闭动脉导管和抗生素治疗肺部感染。

【拓展】

微创注入肺泡表面活性物质(less invasive surfactant administration, LISA)和微侵袭肺泡表面活性物质治疗(minimally invasive surfactant treatment, MIST)技术是通过非气管插管方式将肺泡表面活性物质应用于患儿。LISA 是通过一根细而软的导管置入气管,给予肺泡表面活性物质。MIST 是在直接喉镜直视下用细且有一定硬度的血管导管插入气管内给药的方法。这两种方法的目的是在注入过程中患儿可以持续使用 CPAP,避免常规经气管插管注入方式中的复苏气囊加压通气,可减少机械通气及其并发症的发生,改善早产儿早晚期结局,是目前研究的热点。

三、新生儿胎粪吸入综合征和持续肺动脉高压

案例导入及思维过程

患儿,女,4h,因"出生后气促4h"入院。系 G_3P_1 孕 42^{+1} 周,因"产程停滞"行剖宫产娩出,出生体重3360g,羊水Ⅲ度混浊,出生时呻吟,心率<100次/min,反应差,皮肤苍白,肌张力低下。予以清理呼吸道,气管插管吸出胎粪样液体,皮囊复苏后心率上升至100次/min,自主呼吸建立,Apgar评分1min评分3分,5min 5分,8min 10分。拟以"1.新生儿胎粪吸入性肺炎,2.新生儿气胸"由配备呼吸机支持设施的转运车转运至NICU。血常规提示:WBC 13.8×10^9/L,N 87.3%,CRP 65mg/L。血气分析结果:pH 7.16,HCO_3^- 25.9mmol/L,Lac 8.9mmol/L,ABE −11.2mmol/L。X线片提示两肺纹理增多模糊,可见模糊片影,肺野有密度增加的粗颗粒或片状团块,右侧气胸。入科后紧急行胸腔闭式引流,高频通气协同NO气体吸入治疗,多次碳酸氢钠注射液纠正酸中毒并进行液体复苏,头孢噻肟钠抗感染。3d后改常频机械通气治疗,同时拔除胸腔引流管,4d后改成鼻导管吸氧。入院第4d开奶,逐渐加奶,经口喂养耐受后出院,共住院14d。

案例护理思维过程见图3-16。

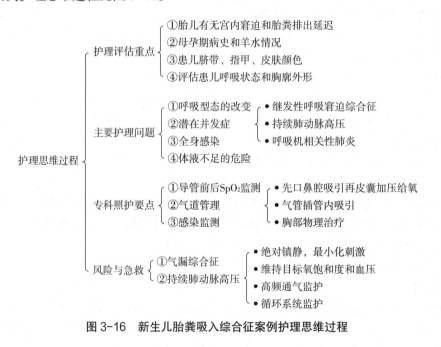

图3-16　新生儿胎粪吸入综合征案例护理思维过程

【疾病概述】

1. 定义　胎粪吸入综合征(meconium aspiration syndrome,MAS)是指胎儿在宫内或娩出过程中吸入被胎粪污染的羊水,发生气道阻塞、呼吸困难、窒息、肺内炎症和一系列全身症状,病理改变为呼吸道的机械性阻塞和肺组织化学性炎症,同时伴有其他脏器损伤,多见于足月儿和过期产儿。

2. 主要病因

（1）胎粪排出延迟：胎儿胎粪的排出受胃肠激素及肠道神经系统的控制，肠肽水平随胎儿的成熟而增高。过期产儿胎盘功能不全，羊水减少，胎粪黏稠，容易发生胎粪吸入综合征。

（2）胎儿宫内窘迫：粪吸入与胎儿宫内窘迫相关，胎儿在宫内或分娩过程中出现缺氧，其肠系膜血管痉挛，使肠蠕动增加和肛门括约肌松弛而排出胎粪。同时缺氧使胎儿出现喘息性呼吸，将混有胎粪的羊水吸入气管和肺内，生后初始的呼吸更进一步加重胎粪的阻塞作用。

3. 主要临床表现

（1）羊水混入胎粪是 MAS 的特征性表现，如分娩时可见胎粪性羊水；患儿皮肤、脐带和指、趾甲床留有胎粪痕迹；口鼻腔吸引物含胎粪；气管插管时声门处或气管内吸引物可见胎粪。

（2）一般常于生后数小时出现呼吸急促（>60 次 /min）、发绀、鼻翼扇动和吸气性三凹征等呼吸窘迫表现。少数患儿也可出现呼气性呻吟，胸廓前后径增加，早期两肺部出现粗湿啰音，以后出现中、细湿啰音。症状的轻重与吸入羊水的性状（混悬液或块状胎粪等）及量有关。吸入少量和混合均匀羊水者，可无症状或症状较轻，普通型患儿表现为气促、发绀，但病程不长，1~2 周呼吸恢复正常；MAS 较重患儿，出生时有窒息，经过复苏和气道吸引后呼吸仍然不规则，青紫较重，桶状胸明显；重型 MAS 患儿呼吸困难持续 48h 以上，需要机械通气才能维持正常的血氧分压和二氧化碳分压。

4. 诊疗原则

（1）气管内吸引：对羊水有污染且无活力（有活力的标准：呼吸运动好，肌张力好，心率 >100 次 /min，反之则判定为无活力）的新生儿，应立即在直视喉镜下气管插管，行气管插管内吸引胎粪，而对有活力的新生儿可不必常规气管内吸引。

（2）氧疗：根据缺氧程度选择合适的吸氧方式。当 FiO_2>40% 时可采用 CPAP 治疗，CPAP 会引起肺内气体滞留，当临床及 X 线胸片提示肺过度充气时需谨慎。

（3）机械通气：PaO_2>50mmHg，$PaCO_2$>60mmHg。对于 MAS 患儿应用机械通气时，常需较高的吸气峰压（30~35cmH_2O）及较长的吸气时间。常频呼吸机应用无效或有气漏、间质性肺气肿者，可采用高频喷射或高频振荡通气模式。高频振荡通气由于有较高的平均气道压，可达到较高动脉与肺泡氧压比值，建议采用高容量通气策略，以保持均匀肺不张，降低肺损伤与慢性肺部疾病。

（4）抗生素：根据细菌培养及药敏结果应用抗生素。

（5）MAS 与肺动脉高压：新生儿持续肺动脉高压（permanent pulmonary hypertension of neonate, PPHN）是由于生后肺血管阻力的持续增高使胎儿循环不能正常过渡到新生儿循环，当肺动脉压力超过体循环压力时，大量未氧合血经动脉导管及卵圆孔水平右向左分流。重症 MAS 病例由于严重缺氧和混合性酸中毒导致肺血管痉挛或肺血管肌层增生（长期低氧血症），使肺血管阻力增高，右心压力增加，发生右向左分流，进一步加重低氧血症和混合性酸中毒，形成恶性循环。多合并脑、心、肾等其他脏器损害。

PPHN 治疗原则：使用镇静和镇痛剂可减少导致血管阻力增加的危害因素，NO 吸入、服用磷酸二酯酶抑制剂降低肺动脉高压；使用扩容剂和（或）加强心肌收缩力的药物，维持体循环血压或者纠正体循环低血压,逆转右向左分流。纠正心功能不全。

【护理评估】

1. 健康史及相关因素　了解其母孕期疾病情况和羊水情况;评估患儿孕周,有无缺氧窒息、胎粪吸入及出生抢救史,及出生后多少时间内出现临床症状。

2. 症状体征　①生命体征:体温、脉搏、呼吸及血压等情况;②评估患儿皮肤颜色、四肢肌张力及对外界刺激的反应。观察患儿的皮肤、脐带、指甲等有无胎粪污染,胃肠减压或呼吸道引流液中有无胎粪;③评估患儿呼吸状态,呼吸困难和缺氧状态有无改善,经皮测动脉导管前、后血氧饱和度(SpO_2)数值等;④评估患儿有无发生 PPHN 倾向,如吸入氧浓度持续增高,刺激不耐受,右侧上肢与双下肢 SpO_2 数值有差异性改变。

> 动脉导管开口前氧合(常取右桡动脉),动脉导管开口后氧合(常为左桡动脉、脐动脉或下肢动脉)。

3. 辅助检查　①实验室检查:血气分析、血常规、气管吸引物培养及血培养;②X 线检查:两肺透亮度增强伴有节段性或小叶肺不张,也可仅有弥漫浸润影或并发纵隔气肿、气胸等;③彩色 Doppler 超声检查可确定有无分流水平及方向,有助于早期识别 PPHN。

4. 心理 - 社会状况　了解患儿家属有无焦虑、恐惧等心理反应,评估其对 MAS 疾病知识及预后的认识程度。

【护理问题】

1. 呼吸型态的改变:呼吸困难　与胎粪吸入造成小气道梗阻有关。

2. 热量摄入不足的危险　与气促导致热量大量消耗有关。

3. 全身感染的危险　与吸入胎粪的炎症反应、人工气道建立有关。

4. 潜在并发症:继发性呼吸窘迫综合征,持续肺动脉高压。

【照护要点】

1. 病情观察　监测患儿心率、呼吸、血压、SpO_2 变化。密切观察患儿呼吸频率、节律、深浅度、胸廓起伏状态。及时识别 PPHN 的早期症状,患儿较明显的体征为动脉导管前后动脉血气血氧分压差的差值大于 15~20mmHg 或两处的 SpO_2 差 >10%。

2. 气道管理　选择合适内径的气管导管,进行气管内和口鼻腔内胎粪吸引,必要时重复插管和吸引,彻底清理呼吸道。定时给患儿翻身、拍背,根据病情及时吸痰并观察痰液性状,将患儿床头抬高 30° 左右。吸痰时严格执行无菌操作,加强口腔护理,及时清除患儿口腔内分泌物,以减少分泌物淤积和微生物定植,预防气道感染及呼吸机相关性肺炎。由于患儿胎粪吸入后肺部感染严重,气管插管时间长,刺激性强,故应及

> 出生后呼吸道尚未清理前勿直接进行皮囊加压呼吸,以防口鼻腔内的胎粪进入气道。

时清除鼻腔、口腔至下呼吸道的分泌物,保持气道通畅,防止因分泌物下移造成进一步通气障碍。

3. 感染监测　监测尿量、全身末梢循环灌注、足底毛细血管充盈时间等,q2h 测量体温,及时送检各类血常规、血培养等实验室检查,及早识别感染症状并积极执行抗生素抗感染治疗。

【健康教育】

1. 知识宣教　讲解 MAS 疾病知识及患儿病情,居家用氧患儿,指导家属安全用氧,学会观察呼吸情况。

2. 耐心喂养　逐渐增加奶量,鼓励母乳喂养,注意奶具消毒。根据医嘱按时补充钙剂、维生素和铁剂。

3. 出院指导　指导家长每周监测体重,了解生长发育情况;指导家长做好手卫生;保持室内空气新鲜、温度适宜,注意保温,防止呼吸道感染;定期门诊复查,检查体格、智能及行为发育并给予指导。

【风险与急救】

1. 气漏综合征　胎粪吸入综合征患儿胎粪及炎性渗出导致局部梗阻、肺泡扩张不均匀、产生压力差造成肺泡破裂容易产生气漏,同时机械通气的应用增加了气漏的危险性。

（1）密切观察患儿呼吸节律、频率、深浅等变化,持续监测心率和血压数值。

（2）如患儿突然出现气促、呼吸困难、心率增快、心音低钝、青紫加重时有合并气胸或纵隔气肿的可能,立即做好胸腔穿刺及胸腔闭式引流的准备。

（3）机械通气过程中注意观察自主呼吸与机械通气是否同步,患儿烦躁不安和出现人机拮抗现象时及时查找原因,并予以镇静,避免气漏发生。

2. 持续肺动脉高压　是指肺动脉压力水平升高等于或者高于体循环压力,通过卵圆孔和（或）动脉导管产生大量的右向左分流。MAS 合并 PPHN 时,临床症状主要是全身性青紫和呼吸困难（伴有吸气性凹陷）,但不伴呼吸暂停。呼吸窘迫与低氧血症不平行,即使吸入高浓度氧气后青紫多数不能改善,部分患儿紫绀虽能短暂缓解,但很快又恶化。

（1）绝对镇静,减少刺激:这是护理首要重点,患儿需要佩戴眼罩和耳罩杜绝声光干扰;各项高频次操作如测量生命体征、更换床单、口腔吸引等需要有序安排和集中进行;尽早建立中心静脉和动脉通路,以减少对患儿触碰、皮肤刺激的次数。

（2）高频通气管路护理:高频通气时选择低顺应性呼吸机管道,每小时检查湿化器盛水位,保持在允许最高水平位,呼吸机管道漏气率必须小于 20%。

（3）循环系统监护:包括观察足背动脉搏动、四肢末梢灌注和尿量变化,及时准确的输注各类血管活性药物和扩容液体,以维持平均动脉压大于 45mmHg。

【拓展】

1. 管理 PPHN 患儿的策略　包括既要避免高氧,又要避免缺氧。选择性治疗 PPHN 的药物只有气道吸入 NO(iNO),该吸入治疗是用于治疗低氧性呼吸衰竭相关的新生儿 PPHN 的第一个循证医学疗法。吸入的 NO 进入通气良好肺泡,改善局部氧气弥散,纠正肺泡通气/血流比值,降低肺动脉高压。现临床多建议采用 iNO 合并高频震荡通气协同联合治疗,iNO 常用剂量开始时为 20ppm,4h 后可降到 6ppm,一般持续 24h,也可根据病情持续应用数日。

2. 体外膜肺氧合(extracorporeal membrane oxygenation, ECMO)技术　是采用体外循环技术进行操作和管理的一种辅助治疗手段,是利用心–肺联合膜氧合仪对可逆性肺脏和（或）心功能不全的患儿提供心肺支持,应用于新生儿胎粪吸入性肺炎、先天性膈疝等可逆性严重心肺功能不全患儿治疗,能有效地对危重症患儿心肺功能进行支持,提高生存率。

四、新生儿膈疝

案例导入及思维过程

患儿,女,2h 28分,因"生后气促2h余"入院。系 G_2P_1 ,胎龄 40^+ 周,胎龄32周产检发现"胃泡上移至左侧胸腔",生后哭声响,Apgar评分1min 10分,5min 8分,10min 7分。生后不久出现气促、呼吸困难,立即转入新生儿重症监护室,予以呼吸机辅助通气,呼吸困难缓解,体格检查:T 36.7℃,P 184次/min,R 78次/min,BP 45/26mmHg。胸片提示腹部充气阴影减少,左侧胸腔有充气的肠管或胃泡影,肺不张,纵隔向对侧移位,肺叶被压缩到胸腔顶部。左胸部听诊可闻及肠鸣音。生后第二日行左膈肌修补术,术中见疝环,大小 2cm×4cm,大部分结肠、小肠、胃疝入。手术后气管插管机械通气支持3d,胃肠减压引流出草绿色液体,术后第7d无明显引流液予以开奶,奶液5ml,q3h鼻饲,逐渐增加奶量。完全耐受经口喂养后,手术后第15d痊愈出院。

案例护理思维过程见图3-17。

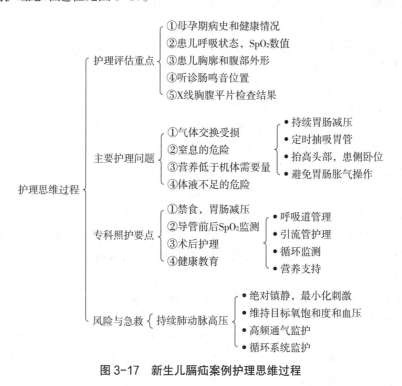

图3-17   新生儿膈疝案例护理思维过程

【疾病概述】

1. 定义   先天性膈疝(congenital diaphragmatic hernia,CDH)是膈肌先天发育不良导致的畸形,腹部器官经膈肌缺损疝入胸腔引起一系列病理改变,对新生儿的心肺发育和功能均造成了不同程度的影响常伴其他畸形和心、肺发育异常。根据其发生部位不同,先天性膈疝可分为:胸腹裂孔疝、胸骨后疝、食管裂孔疝。胸腹裂孔疝是CDH最常见类型,且80%~90%

发生于左侧;胸骨后疝可为单侧或双侧,90% 为右侧,7% 为双侧胸骨旁疝;食管裂孔疝临床较少见。

2. 主要临床表现　先天性膈疝的临床特点常与其分型相关。胸腹裂孔疝最常见疝内容物为小肠、盲肠、阑尾等脏器,甚至胃、脾和肝的一部分亦进入胸腔,少数患儿还可见腹膜后肾和肾上腺位于胸腔。因大量腹腔脏器占据患侧胸膜腔使肺及心脏受压,表现为呼吸困难和循环障碍,疝环较小者可发生胸内肠祥绞窄、坏死。越早出现缺氧、发绀和呼吸困难症状,患儿病情越严重,则预后越差。胸骨后疝常有疝囊,疝内容物较少,多为横结肠或大网膜,偶可见部分肝脏。胸骨后疝所致患儿消化道症状多见,但绝大部分无症状,常在成年后因其他原因行胸部 X 射线检查时被发现,还可合并其他畸形。胸骨后疝患儿的主要表现为反复发作的呼吸道感染、咳嗽、呕吐或上腹疼痛,胃、肠症状可为间歇性。

3. 诊疗原则　手术是治疗本病唯一有效的方法。围手术期的适当处理是提高患儿生存率和生存质量的重要保证。目前主张先采取各种措施稳定患儿呼吸、循环功能后,再施行手术治疗,可以提高新生儿先天性膈疝重症患儿的存活率。

【护理评估】

1. 健康史及相关因素　了解孕母是否有羊水过多或糖尿病,了解孕期健康检查情况。出生后 Apgar 评分,明确是否有窒息与呼吸困难,是否有呕吐以及呕吐物性质,排便情况等。

2. 症状体征观察　胸廓运动情况,听诊两肺呼吸音,有无气促、反常呼吸、呼吸困难及紫绀,是否有舟状腹,呕吐,便血等情况。

3. 辅助检查　评估 X 线胸腹平片结果。

4. 心理 – 社会状况　了解家长对疾病的认知程度;心理状况如有无焦虑或恐惧,对患儿疾病的接受程度;家庭经济情况等。

【护理问题】

1. 气体交换受损　与一侧肺被压缩、有效气体交换面积减少有关。

2. 有窒息的危险　与呕吐有关。

3. 营养失调:低于机体需要量　与反复呕吐,摄入量不足有关。

4. 有皮肤完整性受损的危险　与血流动力学不稳定,高频通气时头部体位限制有关。

【照护要点】

1. 术前护理　术前禁食,胃肠减压,定时抽吸胃肠道积气、积液,防止胃肠道膨胀压迫胸腔而加重呼吸困难。抬高头部,患侧卧位,减少腹腔内脏的移位以减轻疝内容物对肺的压迫,缓解呼吸困难。监测生命体征,给予鼻导管或面罩吸氧以改善呼吸功能,SpO_2 要求维持在 95% 以上,若 SpO_2 维持不稳定可气管插管接呼吸机辅助呼吸,气管插管前避免直接气囊加压给氧以免增加胃肠道积气。密切观察呼吸型态、节律的变化和上下肢 SpO_2 差异,及早发现肺动脉高压征象。

2. 术后护理

(1)呼吸道管理:先天性膈疝患儿均存在不同程度的肺发育不良,术后使用呼吸机时间一般较长,因此,术后气道管理尤为重要。每班记录气管导管插入的深度,妥善固定气管插管位置,防止气管导管滑脱。注意呼吸机各接口有无漏气及呼吸机管道有无受压、扭曲;湿化器内湿化水保持最高水位线,并根据痰液黏稠度调节湿化器温度,及时倾倒管道内冷凝水,以防冷凝水倒流入呼吸道;适时翻身、叩背、吸痰,吸痰前后给予足够的氧气吸入,吸痰过程中严格无菌操作,密切监测 SpO_2。

（2）引流管护理:术后保持胸腔引流管及胃肠减压管妥善固定,保持引流通畅。观察胸腔引流管水柱波动,引流液的性状和量,保持切口敷料清洁干燥。定时抽吸胃液,减少胃肠道膨胀对伤口的压迫。

（3）循环监测:严密监测生命体征变化,根据需要给予多巴胺改善循环。

（4）营养支持:禁食期间维持水、电解质酸碱平衡,给予全静脉营养。观察腹胀、呕吐等喂养情况,及时发现识别胃食管反流、肠梗阻、坏死性小肠结肠炎等症状,及时予以对症处理。

【健康教育】

1. 喂养指导　指导家长喂养时的注意事项,观察患儿有无呼吸困难。吃奶后有无腹胀、呕吐及排便情况,有异常情况及时返院检查。

2. 出院指导　先天性膈疝患儿存在不同程度的肺发育不良,容易反复发生呼吸道感染,术后 1~3 个月内应尽量避免患儿剧烈哭闹、咳嗽等,少去容易诱发呼吸道感染的公共区域。术后 1 个月及 6 个月到医院复诊,观察生长、体格发育及营养状况。

【风险与急救】

因膈疝可致肺组织形态发育不成熟,致肺血管重构,出现肺动脉高压。而肺发育不良和肺动脉高压是影响 CDH 预后的关键因素。肺动脉高压的监护具体见本章第二节肺动脉高压。

【拓展】

近年来认识到新生儿膈疝主要致死原因是出现持续胎儿循环,导致严重缺氧、肺动脉高压和不可逆转的持续右向左分流。提高新生儿膈疝生存率的三个因素是:①尽早产前诊断;②废弃胸腔引流的措施以减少纵隔摆动移位,防止胸腔减压所致肺高压,术前肺高压患儿待肺动脉压力下降后再手术;③高频通气纠正缺氧以及高碳酸血症。

五、新生儿坏死性小肠结肠炎

案例导入及思维过程

患儿,女,22d,因"早产后 22d"由外院转入。入院后因腹胀予以禁食、补液 3d 后再次开奶,喂养顺利,至住院 15d 起频繁发作呼吸暂停、腹胀进行性加重、血便,确诊为新生儿坏死性小肠结肠炎;外科会诊后予完善术前准备后急诊行剖腹探查 + 肠系膜裂孔修补 + 空肠造瘘 + 腹腔冲洗术。手术后呼吸机 SIMV 及 CPAP 支持 3d 并逐渐撤离。术后第 2d 开放造瘘口,第 7d 开奶,逐渐增加奶量,喂养耐受,住院 38d 后体重达 1800g,吃奶好,肠造瘘贴造口袋应用,予以出院。

案例护理思维过程见图 3-18。

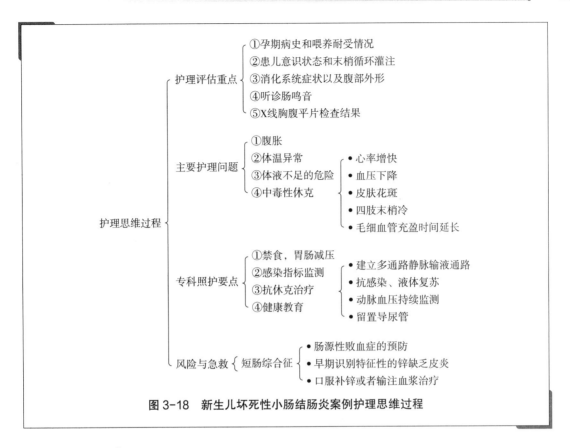

图 3-18　新生儿坏死性小肠结肠炎案例护理思维过程

【疾病概述】

1. 定义　新生儿坏死性小肠结肠炎（neonatal necrotizing enterocolitis，NEC）是一种获得性的新生儿肠道炎症性疾病，多在生后 2 周内发病，主要见于早产儿，临床上以腹胀、呕吐、便血为主要表现，腹部 X 线平片以肠道充气、肠壁囊样积气为特点。

2. 主要病因　NEC 的确切病因至今还不清楚，可能与早产、肠道不成熟、缺氧、感染、免疫功能异常、致病菌定植、不恰当的肠内喂养等有关。

3. 主要临床表现　多见于早产儿和小于胎龄儿，生后 2~3 周内发病。足月儿 NEC 临床表现主要为呕吐、腹胀、便血等，早产儿 NEC 早期临床表现主要为非特异性的喂养不耐受、胃潴留、反应差、呼吸暂停，而腹胀、呕吐、血便则不明显。若处理不及时，病情进展迅速，出现腹胀明显、肠鸣音减少、面色苍白、体温不升、四肢厥冷、代谢性酸中毒，严重者出现感染性休克、肠穿孔和腹膜炎等。

腹部 X 线平片显示肠道充气，肠腔内多个液平面，肠壁囊样积气。急性肠穿孔时出现气腹，可见膈下游离气体。

4. 诊疗原则　一旦怀疑发生 NEC，立即开始内科治疗，内科治疗无效者给予外科手术治疗。

（1）禁食：一旦怀疑 NEC，应立即停止肠内喂养。禁食时间一般为 1 周左右，避免禁食时间太长，恢复喂养初期严格控制加奶量和速度。

（2）严密监护：血小板下降和 C 反应蛋白升高是病情恶化的主要指标，需监测血常规、血生化、血气分析、CRP 等，每 6~8h 动态监测腹部平片和动态评估病情变化。

（3）改善循环：根据血压、四肢循环、尿量等情况,给予扩容和血管活性药物。

（4）加强抗感染：合理选用抗生素抗感染。

当上述内科治疗无效,出现肠穿孔需立即手术治疗。

【护理评估】

1. 健康史及相关因素　评估患儿孕产史,了解围生期有无缺氧史,新生儿期感染史、用药及喂养史,有无输血史等。

2. 症状体征　测量腹围,评估腹胀程度,听诊肠鸣音是否减弱或消失。询问喂养潴留或呕吐情况及大便的颜色、性状等。

3. 辅助检查　了解 X 线胸腹平片、血常规、血气情况。

4. 心理 – 社会状况　了解家长对疾病的关注程度及家庭经济情况。

【护理问题】

1. 腹胀　与肠管扩张、肠黏膜水肿、肠壁组织坏死有关。

2. 体温异常（过高或不升）　与细菌毒素侵入有关。

3. 体液不足　与腹腔内大量渗出有关。

4. 潜在并发症：中毒性休克。

【照护要点】

1. 减轻腹胀　如怀疑或确诊 NEC,立即禁食,行胃肠减压,定时抽吸胃液,以减轻肠道负担。

2. 密切观察病情　①观察腹部情况,定时测腹围,观察腹胀进展或消退情况及有无腹部张力增强、腹壁有无红肿和静脉显露。听诊肠鸣音有无减弱或消失；②观察有无呕吐,呕吐时及时清除呕吐物并记录呕吐物的性状和量；③当患儿出现心率增快、血压下降、皮肤花斑、四肢末梢冷、毛细血管充盈时间延长等中毒性休克症状时,立即通知医生进行抢救。遵医嘱迅速补充有效循环量,改善微循环,纠正脱水、电解质紊乱及酸中毒；④观察大便的次数、性状、颜色及量,及时留取大便并送检。每次便后用温水洗净肛周皮肤并涂护臀膏,减少大便对皮肤的刺激。

3. 监测体温　根据体温监测结果,及时给予相应处理,早产儿常表现为体温不升,注意保暖。

4. 饮食护理　待腹胀、呕吐消失及肠鸣音恢复、大便潜血阴性,可恢复肠内喂养,喂养过程中严密观察喂养情况：有无奶汁潴留、有无呕吐及腹胀、有无血便等,发现异常及时报告医生。

5. 术后肠造瘘护理　观察肠造口的情况,有无造口回缩、出血或坏死,若造口颜色发黑或偏暗,应请外科医生会诊查明原因并给予相应处理；保持造口周围皮肤清洁、干燥,更换造口袋时用温生理盐水清洁造口周围皮肤,造口袋一般 1~3d 更换一次,出现渗漏时及时更换；每班观察并记录造口袋内大便的颜色、性状、量。大便量多者,及时给予补液治疗。

【健康教育】

1. 喂养　提倡母乳喂养,告知家长配方奶配制过程中,需严格按照产品说明书的配制比例进行配制,避免高浓度的配方奶喂养。喂奶时观察有无腹胀,有无拒奶或呕吐,如有异常及时医院就诊。

2. 造口护理　对于肠造瘘居家照护的患儿,出院前教会家长更换造口袋的方法,并每日观察造口袋内大便的颜色、性状和量以及外露肠管的颜色等；学会记录大便量和识别患儿脱水症状；若出现大便量增多或变稀、造口颜色变暗等异常情况时及时医院就诊。

【风险与急救】

短肠综合征由于手术缩短了肠管，容易造成营养成分、水、电解质吸收障碍，短肠综合征患儿会出现营养不良和反复发生肠源性败血症，因为回盲瓣被切除，使结肠内细菌反流入远端回肠并定植，容易引发败血症。护理预防策略是正确配制 TPN 液体；规范维护各类中心静脉导管以延长导管留置时间；经口喂养过程中严防奶液和奶具污染，严格执行手卫生等。

短肠综合征患儿会出现维生素和微量元素缺乏，如 NEC 术后合并获得性锌缺乏皮炎。早产儿锌储备不足，出生后机体对锌的需求旺盛，围手术期长时间禁食，依赖全胃肠外静脉营养支持治疗，锌的口服摄入和吸收受到明显限制，目前国内尚缺乏专用于新生儿的锌注射剂，因此，新生儿坏死性小肠结肠炎术后的早产儿易出现血清锌水平低下导致的获得性锌缺乏皮炎。皮肤损害表现为肢体末端如肘、膝、踝、腕及指趾关节表面皮肤先后出现不同程度红斑或皮损，继而口腔、会阴、四肢皮肤均出现大片对称性红色创面皮肤缺损，伴浆液渗出或水疱，覆盖不易脱落的厚痂。临床护理过程中护理人员应高度警惕反复喂养不耐受、NEC、短肠综合征等早产儿，一旦发现皮肤损害症状须立即告知医生，监测血清锌水平，及时输注血浆和口服葡萄糖酸锌治疗。

【拓展】

1. 单腔造口　封闭或切除远端肠管，近端肠管拉出做造瘘口。多用于永久性造瘘或远端肠管正常者。

2. 双腔造口　近端和远端肠管均拉出做造瘘口。常用于疑有远端肠管异常者，如狭窄，发育异常，闭锁等，可观察远端肠管的情况，还可进行冲洗、造影。

3. 腹腔引流　对极低出生体重儿 NEC 合并穿孔不能耐受手术者，在局部麻醉下床边可以进行腹腔穿刺和引流，引流管通常置于右下腹，先进行腹腔减压，待病情稳定后再行剖腹探查手术。

六、新生儿复杂型先天性心脏病

案例导入及思维过程

患儿，男，3 日龄，因"两日前出现气促，发绀"入院，系 G_2P_1 孕 39^{+1} 周，因相对头盆不称，羊水过少行剖宫产，出生体重 2800g，羊水 II 度混浊。2d 前反应变差，吃奶减少，无口吐泡沫，无呻吟，为进一步治疗转院。入科时哭声低，反应差，皮肤青紫，呼吸促，SpO_2 50% 左右，予以气管插管接呼吸机，SpO_2 逐步上升至 90%。心脏彩超示：完全性大动脉转位，主动脉弓降部离断（A 型），动脉导管未闭（直径 0.5cm），室间隔缺损，房间隔缺损。胸外科会诊后给予前列地尔 5ng/（kg·min）持续静脉泵注。入院第 3d 下午急诊全麻下行 Switch+ 主动脉弓降部离断矫治 + 室缺房缺修补，延迟关胸，术后第 4d 关闭胸腔，第 10d 撤离呼吸机，3 周后转入胸外科普通病房。

案例护理思维过程见图 3-19。

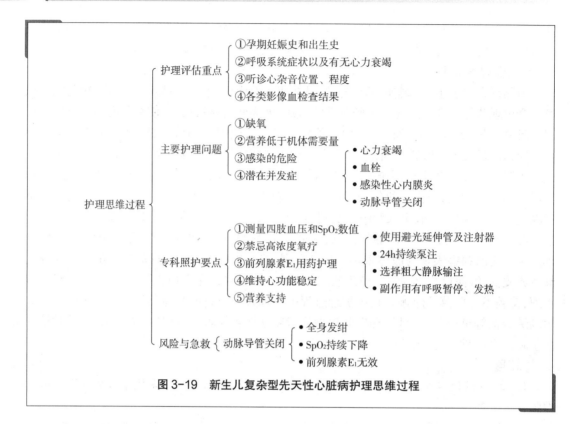

图 3-19   新生儿复杂型先天性心脏病护理思维过程

【疾病概述】

1. 定义   新生儿常见的复杂型先天性心脏病多为动脉导管依赖型先天性心脏病。此类先天性心脏病患儿因难以承受由胎儿循环至生后循环的转变,往往有严重的体循环或肺循环系统受累的体征,其生存必须依赖于各种体肺分流,未闭的动脉导管常是其生存的唯一通道,动脉导管自然关闭可致其死亡或失去外科矫正手术的机会。常见的动脉导管依赖型先天性心脏病有:完全性大动脉转位(TGA)、主动脉弓离断(IAA)、肺动脉闭锁(PA)、左心发育不良综合征、三尖瓣闭锁等。多数复杂型先天性心脏病往往在新生儿早期即出现症状,如果不及时治疗约 30% 在新生儿期夭折,60% 在生后 1 年内死亡。

2. 主要病因   先天性心脏病的病因尚未完全明确,目前认为心血管畸形的发生与遗传因素和环境因素相关。遗传因素主要包括:染色体异位与畸变,单一基因突变,多基因病变和先天性代谢紊乱。环境因素主要为:早期宫内感染;孕母大剂量的放射线接触史和服用药物史;孕母代谢紊乱引起宫内缺氧的慢性疾病;妊娠早期酗酒、吸食毒品等。

3. 主要临床表现   导管依赖型先天性心脏病常可通过测四肢血压及四肢氧饱和度进行早期识别,若排除新生儿持续肺动脉高压,动脉导管前后血氧饱和度差异大于 10% 常提示导管依赖型先天性心脏病。研究表明,经皮血氧饱和度监测结合异常心脏杂音是先天性心脏病筛查简便有效并且可靠的手段。

(1)完全性大动脉转位:完全性大动脉转位是指主动脉和肺动脉的位置相互转换,主动脉出自右心室接受体循环的静脉血,肺动脉出自左心室接受来自肺循环的动脉血,形成两个隔绝的循环系统。若不合并其他畸形,早期即发生严重青紫,呼吸困难甚至晕厥,迅速导致心力衰竭,大多在新生儿期即死亡。如果能维持生命,必须在体、肺循环之间建立交通,例如动脉导管未闭、卵圆孔未闭、房间隔缺损等。体、肺循环之间通过未闭的动脉导管进行动静脉血液的混合。当肺动脉压力高于主动脉压力时,部分来自肺动脉的动脉血经动脉导管致降主动脉,使下肢的青紫比上肢轻,即出现导管前(右上肢)氧饱和度比导管后(下肢)氧饱和度低的症状。

(2)主动脉弓离断:主动脉弓离断又称主动脉弓缺如,是指升主动脉与降主动脉之间没有连接。常与室间隔缺损、动脉导管未闭合并存在。根据主动脉弓中断的位置可分为 A 型、B 型、C 型。主动脉弓中断在左锁骨下动脉起始部的远端为 A 型,中断在左锁骨下动脉与左颈总动脉之间为 B 型,中断在左锁骨下动脉与左颈总动脉与无名动脉之间为 C 型。临床以 A 型和 B 型多见。

不合并动脉导管、室间隔缺损的主动脉弓离断的患儿,其降主动脉的血液靠肋间动脉的侧支循环供应,上肢血压高于下肢,下半身灌注不良,很快出现心力衰竭、酸中毒、肾功能衰竭而死亡。合并动脉导管未闭的主动脉弓离断患儿,升主动脉接受来自左心室的血液,降主动脉通过未闭的动脉导管接受来自右心室的血液,因此出现差异性青紫。因室间隔缺损的存在,左右心室的血液进行混合,若室间隔缺损部位大,则血液混合充分,送到升主动脉、肺动脉及身体各部位的血液含氧量基本相同,导管前后的血氧饱和度可基本无差异。

因主动脉弓离断后的血流主要来自于动脉导管的分流,降主动脉的血流量较升主动脉血流量少,患儿上下肢血压及动脉搏动有区别。离断部位在左锁骨下动脉起始部的远端,则上肢动脉搏动强,血压高,股动脉搏动减弱或触不到;离断在左锁骨下动脉起始部的近端则颈动脉搏动强,左肱动脉、股动脉搏动减弱或消失,血压低。

4. 诊疗原则　患儿出生后一经确诊,应立即静脉给予前列腺素 E_1,以降低肺动脉压力和保持动脉导管开放;及时纠正代谢性酸中毒;根据血压情况应用正性肌力药物;避免吸入高浓度氧,必要时给予机械通气治疗。

外科治疗包括:早期姑息治疗(动脉导管支架植入术、肺动脉瓣球囊扩张术等)和手术治疗(主肺动脉分流术、大血管转位根治术、改良 Fontan 术等)。

【护理评估】

1. 健康史及相关因素　了解母亲妊娠史,在孕期最初 3 个月内有无病毒感染、放射线接触和服用过影响胎儿发育的药物,孕母是否有代谢性疾病。评估患儿出生时有无缺氧、心脏杂音等。

2. 症状体征　评估患儿一般情况,皮肤发绀程度,有无气急、缺氧、杵状指,听诊心脏杂音位置、程度,评估有无肺部啰音及心力衰竭的表现。

3. 辅助检查　评估分析 X 线、心电图、超声心动图、血液、心导管造影的结果。

4. 心理 - 社会状况　了解家长对疾病的关注程度、对治疗的信心及家庭经济情况。

【护理问题】

1. 缺氧　与进入肺内气体交换的血液不足有关。

2. 营养失调:低于机体需要量　与喂养困难及体循环血量减少、组织缺氧有关。

3. 有感染的风险　与机体免疫力低下有关。

4. 潜在并发症:心力衰竭、脑血栓、感染性心内膜炎。

【照护要点】

1. 常规测量四肢血压和 SpO_2 数值　入院时发现患儿有发绀,应常规测量四肢血压和 SpO_2,有明显异常时应立即告知,医生及时行超声心动图检查。

2. 用药护理　前列腺素 E_1 可扩张和维持动脉导管的开放,以维持患儿血氧饱和度,改善低氧血症。在配制时需使用避光延伸管及注射器,经过稀释的前列腺素 E_1 稳定性差,6h 内需更换药物和注射器。若使用原液输注,需使用微量泵以保证进液速度准确。观察药物的作用及副作用,前列腺素 E_1 的常见副作用有呼吸暂停、发热、静脉炎、低血压等,需严密观察,及时予以处理。

3. 禁忌高浓度氧疗　一旦确诊为动脉导管依赖型先天性心脏病,禁忌高流量高浓度氧气吸入,根据 SpO_2 和血气分析结果调整吸氧方式,维持 SpO_2 低限在 65%~75%。同时同步监测导管前后 SpO_2。主动脉缩窄、离断患儿由于下肢 SpO_2 数值明显低于上肢,避免长时间将 SpO_2 探头固定在下肢测量,而误导护士提高吸入氧浓度。

4. 维持心功能稳定　保持安静,持续心肺监护,密切观察患儿心率、血压、呼吸、SpO_2、皮肤色泽、四肢末梢灌注。正确记录 24h 出入量,保持液体平衡。使用多巴胺、米力农等血管活性药物以维持心功能,同时加强利尿减轻心脏负荷。

5. 加强营养支持　体重低下是增加先天性心脏病手术死亡率的危险因素之一,先天性心脏病患儿因处于机体高代谢状态,常不能耐受手术治疗。提倡早期肠内喂养,给予高蛋白奶或个体化的母乳强化喂养,但因机体处于缺氧状态,易发生坏死性小肠结肠炎,喂养后需密切观察胃肠道症状。禁食患儿早期建立中心静脉通路,给予静脉高营养支持。

【健康教育】

1. 喂养　宜高营养、易消化,少量多餐,人工喂养儿用柔软、奶头口稍大的奶嘴,每次喂养时间不宜超过半小时。

2. 避免感染　居室空气新鲜,经常通风,不去人多的公共场所。注意气候变化及时增减衣物,预防感冒。

3. 出院指导

(1)发热、出汗:要及时补充水分,呕吐、腹泻时应到医院就诊补液,以免血液黏稠而发生脑血栓。

(2)休息:指导出院后家长给予患儿耐心细致的护理,避免剧烈哭闹,及时安抚,以免增加心脏负担。

【风险与急救】

动脉导管的解剖学关闭是在生后的 2~3 周,动脉导管的关闭与前列腺素水平和血氧浓度的升高有关。前列腺素 E_1 的使用是在出生后 2 周效果最好。随着药物使用时间延长,动脉导管对前列腺素 E_1 的敏感性也逐渐降低,引起导管关闭。对于使用前列腺素 E_1 2 周后的患儿,注意加强观察患儿的反应、SpO_2 数值、呼吸及喂养时情况,出现口周发绀、SpO_2 持续下降症状时应高度警惕,防止因动脉导管对前列腺素 E_1 的敏感性降低而猝死。

【拓展】

与儿科其他年龄段患儿相比,新生儿期充血性心力衰竭临床表现不典型,左右心衰症状不易分开,通常以全心衰竭的症状出现。心功能不全常表现为喂养困难,如喂养时易疲劳,出汗明显,体重不增等。肝脏肿大是体循环淤血最常见的症状,由于新生儿颈部短且以平躺为主,颈静脉怒张评估困难。肺循环淤血临床表现为呼吸困难、鼻翼扇动、喂养和哭闹后气促加剧,吸入氧浓度增加等。

七、专科技能

(一)新生儿管饲操作实践要点

新生儿管饲法是指通过管道将营养液、流质、药物和水等注入到胃或空肠的一种支持治疗方法。根据导管的置入途径不同,可分为口胃管喂养、鼻胃管喂养、鼻肠管喂养等。根据注入方式的不同,可分为推注法、间歇输注法和持续输注法。新生儿管饲法适应证:①胎龄 <32~34 周早产儿;②吸吮和吞咽功能不全、不能经口喂养者;③因疾病本身或治疗的因素不能经口喂养者;④作为经口喂养不足的补充。

1. 评估

(1)评估患儿的面色、呼吸及意识,清除口鼻腔分泌物,保持呼吸道通畅。

(2)评估有无喂养禁忌,如呼吸暂停、近期有无窒息史等。

(3)评估腹部情况,听诊肠鸣音。

(4)查看胃管位置、刻度,证实胃管在胃或十二指肠内。

(5)评估胃内残留奶量,超过进食奶量的 1/4 时,报告医生酌情减量或禁食。

2. 用物准备　治疗盘、一次性胃管 6Fr 或 8Fr、管饲专用注射器、听诊器、治疗巾、胶布、手套、棉签、温开水、牛奶或药物(温度 38~40℃)、管饲标识、管饲签名单、污物杯。

3. 操作步骤　见图 3-20。

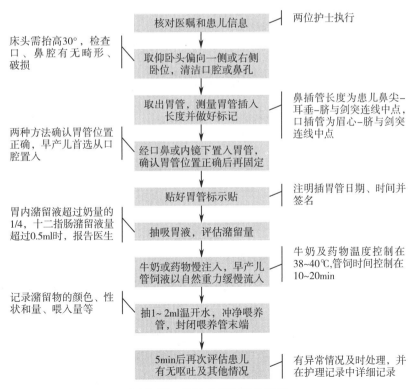

图 3-20　新生儿管饲操作流程

4. 注意事项

（1）每次管饲前必须使用两种方法确认胃管位置正确,如抽吸胃液或向胃内试注空气听诊气过水声,必要时测定胃液 pH 值。确诊胃管末端位置的金标准是 X 线定位。

（2）管饲过程中同时密切观察患儿面色、呼吸,是否有恶心、呕吐等。

（二）新生儿洗胃操作实践要点

新生儿洗胃是将胃管经口腔或鼻腔置入胃内,清除胃内羊水、胎粪、钡剂等刺激物,避免刺激胃黏膜的一种方法。适应证:①适用于减轻腹胀、恶心呕吐等不适;②解除幽门梗阻者痛苦;③为某些手术或检查做准备。

1. 评估

（1）了解患儿有无洗胃禁忌证,如胃穿孔。

（2）观察患儿面色、呼吸、反应、腹部情况。

（3）评估患儿有无迷走神经刺激症状:呛咳、恶心、呕吐。

2. 用物准备   治疗盘、治疗碗、纱布、治疗巾、胃管、注射器、胶布、3M 胶布、听诊器、35~37℃的洗胃液(生理盐水或 1% 碳酸氢钠溶液)、生理盐水、无菌手套、污物杯。

3. 操作步骤   见图 3-21。

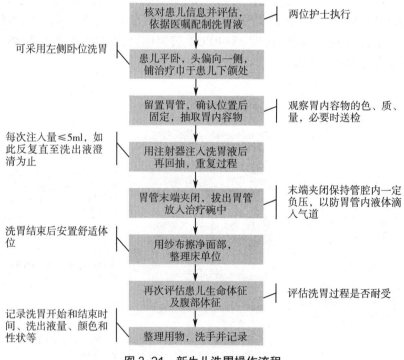

图 3-21   新生儿洗胃操作流程

4. 注意事项

（1）洗胃液选择:①消化道造影检查后用生理盐水;②其他原因引起呕吐的用 1% 碳酸氢钠溶液;③毒物中毒者,毒物不明确用生理盐水,毒物明确者用拮抗剂。

（2）出量≥入量,查看洗出液的颜色、性质;若发现洗胃液只能注入不能抽出,调整胃管位置及患儿体位,同时观察患儿面色、神志、生命体征等情况,发现异常立即停止洗胃。

（三）新生儿经鼻无创 CPAP 支持操作实践要点

经鼻无创 CPAP 支持是指在新生儿有一定自主呼吸条件下,由机器提供一定的压力,通过鼻腔从后鼻孔进入下呼吸道,使整个呼吸周期呼吸道内均保持正压的通气方式。经鼻无创 CPAP 支持可以增加功能残气量,防止肺不张,改善肺部氧合,以减少气管插管和机械通气的应用。适应证:①患儿出生后有呼吸窘迫表现;②头罩吸氧,浓度 >40% 仍不能维持正常血氧饱和度;③频发呼吸暂停;④气管插管拔除后早产儿出现呼吸窘迫;⑤肺泡功能残气量减少、肺顺应性降低的肺部疾病;⑥支气管肺发育不良者。

1. 评估

（1）评估新生儿的出生史、孕周、体重,有无肺泡表面活性物质吸入史。

（2）评估患儿呼吸频率、节律变化,明确有无呼吸窘迫,查看血气分析结果。

（3）测量头围、鼻中隔间距、鼻孔大小并检查患儿鼻部皮肤完整性。

2. 用物准备　有效的 CPAP 设备、CPAP 全套呼吸管路、温湿化水罐、鼻塞 / 鼻罩、CPAP 帽子、水胶体鼻贴、胶布、抢救箱（包含气管插管用物）、复苏皮囊、灭菌注射用水。

3. 操作步骤　见图 3-22。

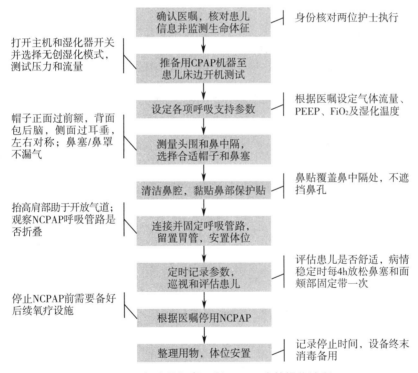

图 3-22　新生儿经鼻无创 CPAP 支持操作流程

4. 注意事项

（1）鼻插和鼻罩选择:根据鼻标尺测量鼻孔大小和鼻中隔间距后选择大小合适的鼻插和鼻罩。

（2）CPAP 支持患儿均需常规留置胃管,胃肠减压,以减少胃肠胀气。

（3）利用卧具给患儿提供舒适卧位,呼吸环路予以固定,减少重力性牵拉,及时倾倒环路内的冷凝水。

（四）新生儿脐动、静脉置管术操作实践要点

脐动、静脉置管是指经脐部血管置入导管的动、静脉置管。新生儿生后早期脐带未干，脐血管清晰可见，脐血管插管的操作简便，可迅速建立动静脉通道，避免反复穿刺。脐静脉置管能用于输注血制品，可作为新生儿生后早期救治的首选的血管通路，尤其适用于超/极低出生体重儿的肠道外营养治疗以及生后 2~3d 重症新生儿的抢救。脐动脉置管主要用于动态、持续监测血压，留取动脉血标本和换血治疗。

1. 评估

（1）评估患儿生命体征和全身反应，核查实验室血常规、出凝血时间等检验结果。

（2）评估脐轮周围皮肤是否有红肿、破损，评估脐带残端新鲜或是干燥，脐血管有无渗血等。

2. 物品准备　脐血管插管包（备有无菌巾、刀片、刀柄、剪刀、直眼科镊、弯眼科镊、直蚊式钳 2 把、持针器、缝线、无菌纱布等）、无菌棉纱线、手套、手术衣、脐动脉导管（新生儿用 5Fr，体重 <1500g 用 3.5Fr）、脐静脉导管用 5Fr~8Fr、皮尺、肝素化生理盐水、针筒、延伸管、三通接头、胶布、消毒用品。

3. 操作步骤　见图 3-23。

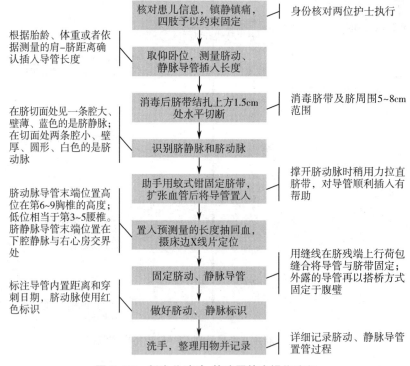

图 3-23　新生儿脐动、静脉置管术操作流程

4. 注意事项

（1）用注射器抽取肝素化生理盐水，充满三通接头和脐血管导管，并紧密连接。

（2）若同时放置两根导管时，建议先置脐动脉，以免脐静脉置管时引起脐动脉痉挛。

（3）扩张血管后进行送管，脐动脉插管时向患儿脚的方向送管，送管过程中不要放松，

以免动脉的压力将导管顶出,直到所需的长度;脐静脉插管时朝患儿头部方向送管,送入所需的长度并顺利抽到回血。

（五）新生儿换血术操作实践要点

新生儿换血术是指通过建立动、静脉双通路,静脉用于输血,动脉用于抽患儿血液,采用出入平衡同步换血的方法。新生儿换血术是治疗重度高胆红素血症的常规治疗方法,主要用于重症母婴血型不合溶血病。通过新生儿换血术可以及时换出患儿血液中的免疫抗体、致敏红细胞以及过量胆红素,预防胆红素脑病,以阻断继续溶血,并纠正贫血、防止心力衰竭。

1. 评估

（1）评估患儿母亲孕史、分娩史、有无死胎史、血型、溶血实验报告。

（2）评估患儿血型、抗人球蛋白试验（Coombs）结果、血清总胆红素值、血红蛋白、血细胞比容、各项生化、电解质数值。

（3）评估全身皮肤情况,有无皮疹、破损等,Braden Q Scale 评分,评分≤23 分者做好压力性损伤预防措施。

（4）评估患儿病情,明确有无核黄疸早期症状。

2. 物品准备　新生儿辐射床、心电监护仪（附血压袖带）、体温表、血糖仪（试纸）、各类血标本试管、电子秤、输血器、注射泵、隔离衣、无菌手套、无菌巾、2 袋 250ml 的肝素液（分别为 50U/ml、1U/ml）、废血收集袋、留置针、敷贴、T 形管、延长管、加温器、三通 ×4、注射器（2ml、20ml、50ml）、安慰奶嘴、换血记录单。

3. 操作步骤　见图 3-24。

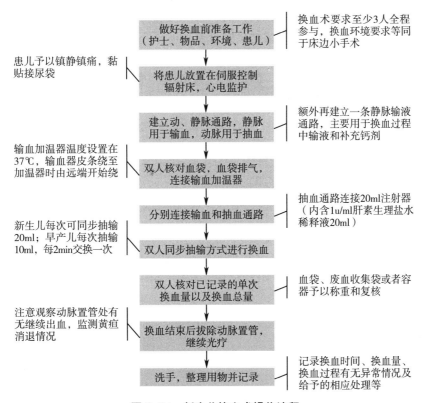

图 3-24　新生儿换血术操作流程

4. 注意事项

（1）Rh 溶血病换血的血型要求：采用 Rh 血型与其母亲相同，ABO 血型与患儿相同的全血，或 O 型红细胞、AB 型血浆混合而成的血液。换血总量是 150~180ml/kg。

（2）输血通路连接：将三通纵轴两端分别与输血器和静脉留置导管相连；横轴端连接 50ml 注射器。

（3）抽血通路连接：将三通纵轴两端分别与 50ml 注射器和动脉留置导管相连；横轴端连接 20ml 注射器，含有 1U/ml 肝素生理盐水稀释液。

（4）换血开始前、换至总量的 1/2 时、换血结束后均需抽取动脉血监测血气分析、血清胆红素、肝肾功能、电解质、凝血全套、血常规、血培养等。

第六节　新生儿科高阶护士岗位专科胜任能力的评价方法及记录

各护理单元根据《高阶护士岗位专科胜任能力评价表》进行培训效果及护士岗位专科胜任能力评价（评价内容可根据科室实际情况进行修订）。

评价方法及记录：由护理单元护士长、带教老师组成考核小组，通过理论知识问卷考核、口头提问、现场观察法、日常工作评价或考核等方法，可采用 1 对 1 或多对 1 的评价方式，根据高阶专科胜任能力评价表对护士每一项培训内容掌握情况开展综合评定。将评定结果记录在评价表中，如项目通过考评则画"√"，如考核未通过，则进一步辅导并跟进考核，直至通过。要求 2 年内完成所有项目培训，并通过考评。之后评价表每年更新，每一项培训内容每年至少复训 1 次，并通过考核，考核结果记录在当年评价表上。

（楼晓芳　程晓英　赵燕　陈朔晖　凌云　高建娣）

第四章 妇科病人照护专题

第一节 妇科初阶护士岗位专科胜任能力
培训适用对象及岗位要求

（一）适用对象

规范化培训阶段的护士、有工作经验新入科护士。

（二）岗位要求

掌握妇科疾病基本理论、基础知识、基本技能，完成《初阶护士岗位专科胜任能力评价表》上内容的学习及考核，见表4-1。能正确执行科室内常规作业和各项护理技术。具备本专科基础临床护理能力，能独立完成一般轻症病人的照护。

表4-1 初阶护士岗位专科胜任能力评价表

工号		姓名		科室			
内容				考核：1合格　2不合格	时间	签名	备注
1	外阴阴道炎症						
2	盆腔炎性疾病						
3	妊娠剧吐						
4	流产						
5	异位妊娠						
6	排卵障碍性异常子宫出血						
7	围经期综合征						
8	子宫肌瘤						
9	卵巢囊肿						
10	卵巢黄体破裂						
11	子宫腺肌病						
12	宫颈上皮内病变						
13	葡萄胎						
14	子宫脱垂						

续表

	内容	考核：1合格　2不合格	时间	签名	备注
15	专科技能				
	会阴擦洗/冲洗技术				
	阴道冲洗技术				
	会阴湿热敷技术				
	阴道、宫颈上药技术				

本岗位出勤　　月

主管签名： 年　　月　　日	员工签名： 年　　月　　日

第二节　妇科初阶护士岗位专科胜任能力培训内容

一、外阴阴道炎症

案例导入及思维过程

病人，女性，32岁，孕2产1，因"外阴瘙痒，白带增多4d"到妇科门诊就诊，曾间断外阴瘙痒1年余，偶有块状白带自阴道流出，每次发作自行至药店购买阴道炎症栓剂治疗（具体不详），瘙痒症状缓解后停药。平素月经规律，2年前孕60d行人工流产，现口服避孕药避孕。妇科检查：外阴双侧大阴唇潮红、水肿、皲裂、皮肤无增厚、无硬结；小阴唇充血、水肿，表面可见少许豆渣样分泌物覆盖；阴道黏膜充血、水肿，内有大量豆渣样分泌物，宫颈光滑，取阴道分泌物做相应检查后行双合诊检查，宫颈无举痛；子宫前位，大小正常，无压痛；双侧附件区无压痛，未触及明显异常。辅助检查：阴道分泌物pH<4.5，10%氢氧化钾湿片检查发现芽生孢子和假菌丝，革兰氏染色可见假菌丝。诊断：外阴阴道假丝酵母菌病，医嘱给予抗真菌长疗程治疗，预防复发。

案例护理思维过程见图4-1。

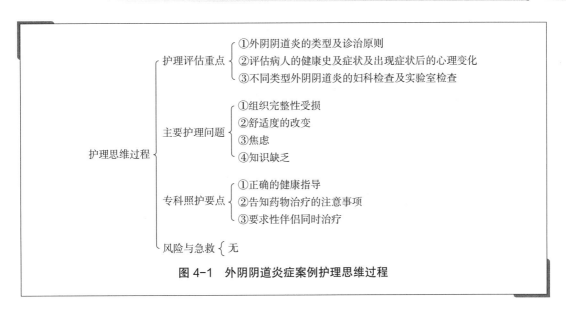

图 4-1　外阴阴道炎症案例护理思维过程

【疾病概述】

外阴阴道炎是外阴和阴道的炎症及刺激症状,绝大多数是由病原微生物引起的。感染通常从阴道开始,外阴及阴道炎症的共同特点是阴道分泌物增加及外阴瘙痒,由于炎症的病因不同,阴道分泌物的特点、性质及瘙痒的轻重也不相同。

1. 常见类型

(1)滴虫性阴道炎是由阴道毛滴虫引起的常见阴道炎症,也是常见的性传播疾病。

(2)外阴阴道假丝酵母菌病(vulvovaginal candidiasis,VVC)是由假丝酵母菌引起的常见外阴阴道炎症。80%~90%的病原体为白假丝酵母菌,10%~20%为非白假丝酵母菌(光滑假丝酵母菌、近平滑假丝酵母菌、热带假丝酵母菌等)。

(3)细菌性阴道病(bacterial vaginosis,BV)为阴道内正常菌群失调所致的一种混合感染,但临床及病理特征无炎症改变。

2. 主要病因及诊疗原则　外阴瘙痒、白带增多是常见的外阴阴道炎症的临床表现,而外阴阴道炎症根据其致病菌不同,易发生的阴道炎症也不同。

(1)滴虫性阴道炎

1)主要病原体为滴虫,以性接触为主要传播途径,性伴侣有滴虫病为主要高危因素。潜伏期 4~28d,25%~50%的病人感染初期无症状,典型症状是稀薄的泡沫状阴道分泌物及外阴瘙痒。

2)诊疗原则:切断传染途径,杀灭阴道毛滴虫,恢复阴道正常 pH,保持阴道自净功能。

①全身用药:甲硝唑 400mg,每日 2 次,7d 为一疗程。初期病人单次口服甲硝唑 2g 或替硝唑 2g,可收到同样效果。口服吸收好、疗效高,治愈率为 90%~95%,药物毒性小,应用方便。孕早期及哺乳期妇女慎用。滴虫性阴道炎主要由性行为传播,性伴侣应同时治疗,并告知病人及性伴侣治愈前避免无保护性性交。

②局部用药:不能耐受口服药物或不适宜全身用药者可以局部单独给药,也可全身及局部联合用药,以联合用药效果较佳。甲硝唑阴道泡腾片 200mg 每晚阴道用药 1 次,7d 为一

疗程。

（2）外阴阴道假丝酵母菌病

1）主要致病菌为白假丝酵母菌、非白假丝酵母菌。长期应用广谱抗生素、妊娠、糖尿病、大量应用免疫抑制剂以及口服避孕药是其高危因素。

2）诊疗原则：消除诱因，积极治疗糖尿病，及时停用广谱抗生素、雌激素及皮质类固醇激素。

①局部用药：单纯性 VVC 主要以局部短程抗真菌药物为主，克霉唑类药物的疗效高于制霉菌素。可选用下列药物放于阴道内：咪康唑栓剂、克霉唑栓剂、制霉菌素栓剂，复杂性 VVC 病人局部用药需要适当延长为 7~14d。

②全身用药：若不能耐受局部用药者、未婚妇女及不愿采用局部用药者，可选用口服药物。单纯性 VVC 病人也可全身用药，全身用药与局部用药的疗效相似，治愈率 80%~90%。常用药物有：氟康唑、伊曲康唑、酮康唑等。复杂性 VVC 病人口服药物治疗应延长治疗时间，若口服氟康唑 150mg，则 72h 后加服 1 次。

（3）细菌性阴道病

1）因阴道内正常乳酸杆菌减少、厌氧菌增加所致的内源性混合感染。反复阴道冲洗、频繁性交、多个性伴侣为发病高危因素。

2）诊疗原则：无症状者不需治疗，性伴侣不必治疗。有症状者选用抗厌氧菌药物，主要有甲硝唑、替硝唑、克林霉素。甲硝唑抑制厌氧菌生长，不影响乳酸杆菌生长，是较理想的治疗药物，但对支原体效果差。

【护理评估】

1. 健康史及相关因素

（1）病人的年龄、可能的发病诱因，月经史、婚育史、哺乳史、生殖系统手术史、性生活及糖尿病病史，有无接受大剂量雌激素治疗或长期应用抗生素治疗病史，宫腔内手术操作后、产后、流产后有无感染史，采用的避孕及节育措施，个人卫生及月经期卫生保健。

（2）发病后有无阴道分泌物增多、阴道分泌物颜色和性质改变，有无排尿、排便改变，外阴有无痒、痛、肿胀、灼热感等。

1）滴虫性阴道炎典型症状是稀薄的泡沫状阴道分泌物增多及外阴瘙痒，分泌物可呈脓性、黄绿色，有臭味。

2）外阴阴道假丝酵母菌病主要为外阴瘙痒、灼痛、性交痛以及尿痛，部分病人阴道分泌物增多。

3）细菌性阴道病主要表现为阴道分泌物增多，有鱼腥臭味，尤其性交后加重，可伴有轻度外阴瘙痒或灼烧感。

2. 诊断检查

（1）妇科检查

1）滴虫性阴道炎：阴道黏膜充血，严重者有散在出血斑点，甚至宫颈有出血斑点，形成"草莓样"宫颈。后穹窿有大量白带，呈灰黄色、黄白色稀薄液体或黄绿色脓性分泌物，常呈泡沫状。

2）外阴阴道假丝酵母菌病：外阴红斑、水肿，常伴有皮肤抓痕，严重者可见皮肤皲裂、表皮脱落。阴道黏膜红肿,小阴唇内侧及阴道黏膜有白色膜状物,擦去后露出红肿黏膜面,急性期还可见糜烂及浅表溃疡。

3)细菌性阴道病:阴道黏膜无充血的炎症表现,分泌物特点为灰白色,均匀一致,稀薄,常黏附于阴道壁,但黏度很低,容易将分泌物从阴道壁拭去。

(2)阴道分泌物检查:10% 氢氧化钾湿片法、革兰氏染色、培养法、pH 值测定等。

3. 心理 - 社会状况　评估病人有无焦虑、情绪低落,了解对治疗的配合程度,以及病人、家属对疾病的认知程度。

【护理问题】

1. 舒适度的改变　与长期外阴瘙痒、白带增多影响生活质量有关。

2. 焦虑　与外阴阴道炎容易复发,担心预后有关。

【照护要点】

1. 一般护理　注意个人卫生,保持外阴部清洁、干燥,不到公共场所游泳及公共浴缸坐浴。治疗期间禁止性生活,勤换内裤。内裤、坐浴及洗涤用物应煮沸消毒 5~10min,以消灭病原体,减少交叉和重复感染的机会。

2. 症状护理　外阴瘙痒时尽量避免搔抓,以免外阴部皮肤破损,按时清洗、用药。

3. 检查配合　做分泌物培养之前,告知病人取分泌物前 24~48h 避免性交、阴道灌洗或局部用药。分泌物取出后应及时送检并注意保暖,否则滴虫活力减弱,造成辨认困难。

4. 用药护理　告知用药注意事项。需向病人说明用药目的与方法,取得配合,按医嘱完成正规疗程。根据病人具体情况,选择不同的用药途径。需要阴道用药的病人应洗手后戴手套,用示指将药沿阴道后壁推至阴道深部,为保障药物局部作用时间,宜在晚上睡前放置。在月经期间暂停坐浴、阴道冲洗及阴道用药。

5. 性伴侣的治疗　滴虫性阴道炎主要由性行为传播,性伴侣应同时进行治疗,治疗期间禁止性生活。约 15% 男性与假丝酵母菌阴道病女性病人性接触后患有龟头炎,对有症状男性应进行假丝酵母菌检查及治疗,预防女性重复感染。对细菌性阴道病性伴侣的治疗并不能改善女性病人的治疗效果及降低其复发,因此,性伴侣不需常规治疗。

6. 妊娠期治疗　妊娠期滴虫性阴道炎是否用甲硝唑治疗目前尚有争议,美国疾控中心推荐甲硝唑 2g,单次口服,但用药前应取得病人知情同意。服用替硝唑者,服药后 3d 内避免哺乳。妊娠合并 VVC 应加强局部治疗,禁用口服克霉唑类药物,可选用克霉唑栓剂等,以 7d 疗法效果为佳。

【健康教育】

1. 指导清淡饮食,忌辛辣油腻、忌烟酒,多吃易消化高蛋白的食物,提高自身免疫力。

2. 指导病人培养健康的卫生习惯,保持局部清洁。治疗期间避免同房,避免交叉感染。假丝酵母菌阴道炎要求勤换内裤,用过的内裤、盆及毛巾均应用开水烫洗。

3. 向病人解释按照医嘱坚持正规治疗的重要性。外阴阴道炎治疗后检查阴性,仍应在下次月经后继续治疗,以巩固疗效;若症状持续存在或诊断后 2 个月内复发者,需再次复诊。

【风险与急救】

无。

二、盆腔炎性疾病

案例导入及思维过程

　　病人，女性，35 岁，孕 4 产 1，因"下腹部持续性疼痛伴发热 2d"入院。入院后护理体检 T 39.2℃，P 104 次/min，R 21 次/min，BP 120/82mmHg，持续性右下腹酸痛。妇科检查：外阴已婚已产式，阴道畅，见少量脓性分泌物，宫颈光滑，充血，举痛（+），宫体前位，轻压痛，右附件区可扪及一个直径约 7cm 包块，压痛明显，位于直肠右前方，没有压迫直肠。左附件区未及明显异常，无压痛。B 超示：右附件区见迂曲管状无回声区，最宽处 26mm，右卵巢内探及无回声区，大小 32mm×21mm×30mm，壁厚不均匀。盆腔局部积液，范围 8mm×10mm。考虑右侧卵巢囊性增大，右侧卵巢囊性回声，炎性可能，右输卵管积液（疑似脓性）。尿 HCG 阴性，血常规示 WBC 12.3×109/L，N 82.5%，CRP 194mg/L。入院诊断：急性盆腔炎，给予头孢西丁钠针静滴治疗 2d 后病人体温正常，右下腹酸痛较前缓解，继续抗感染治疗 12d，恢复良好。

　　案例护理思维过程见图 4-2。

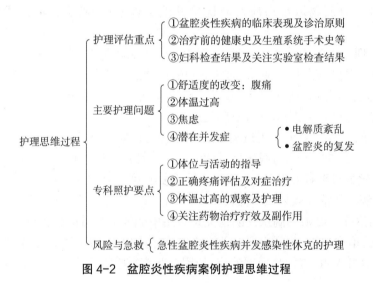

图 4-2　盆腔炎性疾病案例护理思维过程

【疾病概述】

　　盆腔炎性疾病（pelvic inflammatory disease，PID）是指女性上生殖道的一组炎性疾病，主要包括子宫内膜炎、输卵管炎、输卵管卵巢脓肿、盆腔腹膜炎。炎症可局限于一个部位，也可同时累及几个部位，最常见的是输卵管炎及输卵管卵巢炎，单纯的子宫内膜炎或卵巢炎较少见。

　　误诊断和未能得到有效治疗有可能导致上生殖道感染后遗症（不孕、输卵管妊娠、慢性腹痛等），称为盆腔炎性疾病后遗症，从而影响妇女的生殖健康，且增加家庭与社会的经济负担。

1. 主要病因 女性生殖系统具有比较完善的自然防御功能,当自然防御功能遭到破坏,或机体免疫力降低、内分泌发生变化或外源性病原体入侵而导致子宫内膜、输卵管、卵巢、盆腔腹膜、盆腔结缔组织发生炎症。

（1）内源性病原体:来自寄居于阴道内的菌群,包括需氧菌(金黄色葡萄球菌、溶血性链球菌等)和厌氧菌(脆弱类杆菌、消化球菌等)。

（2）外源性病原体:主要是性传播疾病的病原体,如淋病奈瑟菌、沙眼衣原体、支原体等。需氧菌或厌氧菌可以单独引起感染,但以混合感染多见。

2. 主要临床表现

（1）急性盆腔炎性疾病

1）轻者:无症状或症状轻微不易被发现,常因延误正确治疗时间而导致上生殖道感染后遗症。常见症状为下腹痛、发热、阴道分泌物增多。腹痛表现为持续性、活动性或性交后加重。妇科检查可发现宫颈举痛或宫体压痛或附件区压痛等。

2）重者:可有寒战、高热、头痛、食欲不振等。月经期发病者可出现经量增多、经期延长;腹膜炎者可出现消化系统症状如恶心、呕吐、腹胀、腹泻等。若有脓肿形成,可有下腹包块及局部压迫刺激症状。包块位于子宫前方可出现排尿困难、尿频等膀胱刺激症状,若引起膀胱肌炎还可有尿痛等;包块位于子宫后方可有直肠刺激症状;若在腹膜外可导致腹泻、里急后重感和排便困难。病人若有输卵管炎的症状及体征并同时伴有右上腹疼痛者,应怀疑有肝周围炎。

（2）盆腔炎性疾病后遗症:有时出现低热、乏力等,临床表现多为不孕、异位妊娠、慢性盆腔痛或盆腔炎性疾病反复发作等症状。根据病变涉及部位,妇科检查可呈现不同特点:通常发现子宫大小正常或稍大、常呈后位、活动受限或粘连固定、触痛;宫旁组织增厚,骶韧带增粗,触痛;或在附件区可触及条索状物、囊性或质韧包块、活动受限,有触痛。如果子宫被固定或封闭于周围瘢痕化组织中,则呈"冰冻骨盆"状态。

3. 诊疗原则

（1）及时、足量及个体化的抗生素治疗,必要时手术治疗。

（2）对于盆腔炎性疾病后遗症者,多采用综合性治疗方案控制炎症,缓解症状,增加受孕机会。包括中西药治疗、物理治疗、手术治疗等,同时注意增强机体抵抗力。

【护理评估】

1. 健康史及相关因素

（1）健康史及相关因素:询问月经史、婚育史、健康史。

（2）有无生殖系统手术史、性生活史及下生殖道感染情况,宫腔内手术操作后、产后、流产后有无感染史等。

（3）生命体征:体温、脉搏、呼吸及血压等情况,注意有无贫血、休克症状等。

2. 诊断检查

（1）体格检查:腹痛的部位,腹肌有无紧张、有无移动性浊音、有无肾区叩痛等。

（2）妇科检查:阴道分泌物的性状、气味,宫颈情况,宫颈外口是否有脓性分泌物,有无宫颈举痛、宫体压痛、附件区压痛,有无肿块以及肿块的位置、大小、性质、及其与子宫及邻近器官的关系。

（3）辅助检查:了解盆腔 B 超、MRI 检查和 CT 检查,阴道分泌物化验,血常规、血 C 反应蛋白、血沉等实验室检查结果。

3. 心理 – 社会状况　评估病人有无焦虑感以及病人、家属对疾病的认知程度。

【护理问题】

1. 舒适度的改变：腹痛　与盆腔炎症所致腹部疼痛有关。

2. 体温过高　与盆腔炎症反应有关。

3. 焦虑　与治疗时间长、反复发作、担心预后有关。

4. 潜在并发症：电解质紊乱。

【照护要点】

1. 休息和活动　急性期建议半卧位休息，有利于脓液积聚于直肠子宫陷凹使炎症局限。各种操作集中进行，动作轻柔，减少对病人的刺激，减少不必要的盆腔检查以避免炎症扩散。保持适宜的温湿度，室温 20~24℃，湿度 50%~60%。

2. 饮食护理　给予高热量、高蛋白、高维生素饮食，鼓励多饮水。

3. 高热护理　高热时每 4h 监测体温一次并记录，可采取温水擦浴等措施物理降温，必要时药物降温。出汗较多时及时擦身，更换衣裤，若有腹胀可行胃肠减压。

4. 用药护理　遵医嘱给予准确、及时、足量、有效的抗生素治疗，注意观察药物疗效及副作用，并向病人讲解规范使用抗生素治疗的重要性。注意关注病人用药期间的血化验结果，纠正电解质紊乱和酸碱失衡，必要时遵医嘱静脉补液治疗。

5. 疼痛护理　正确使用评估工具对病人进行疼痛评分，轻度疼痛可指导进行注意力转移法缓解疼痛，如听音乐、看杂志或与家属聊天等；疼痛明显时及时告知医生，遵医嘱使用止痛药物，并评估药物疗效。

6. 心理护理　加强疾病知识宣教，告知病人经规范治疗后，绝大多数盆腔炎性疾病病人能彻底治愈，使其建立信心，解除思想顾虑，主动配合治疗，预防盆腔炎性疾病后遗症的发生。与家属沟通，指导家属关心病人；与病人及家属共同探讨适合个人的治疗方案，取得家人的理解和支持，减轻病人心理压力。

【健康教育】

1. 注意休息，急性期取低半卧位。

2. 保持会阴部清洁，有阴道分泌物异常等情况，及时告知医务人员。

3. 进食清淡易消化食物，注意保持大便通畅。

4. 正确使用疼痛评估工具，指导缓解疼痛的方法。

5. 出现腹胀、恶心、呕吐、腹泻等情况应及时告知医务人员。

6. 对沙眼衣原体感染的高危妇女进行筛查和治疗可减少盆腔炎性疾病发生率。若有下生殖道感染需及时接受正规治疗，防止发生盆腔炎性疾病后遗症。

7. 确诊为盆腔炎性疾病后遗症者，可采用中、西医结合的综合性治疗方案缓解症状。

（1）物理疗法：能促进盆腔局部血液循环，改善组织营养状态，提高新陈代谢，有利于炎症吸收和消退，常用的有激光、短波、超短波、微波等。

（2）中药治疗：结合病人特点，通过清热利湿、活血化瘀或温经散寒、行气活血达到治疗目的。

（3）西药治疗：针对病原菌选择有效抗生素控制炎症，还可采用透明质酸酶等促使炎症吸收。

（4）不孕妇女：可选择辅助生殖技术达到受孕目的。

8. 出院指导　出院后遵医嘱按时服药，定期门诊复查。慢性盆腔炎性疾病人有下腹痛，伴白带异常者，可能为慢性炎症急性发作，应及时就诊。注意经期、孕期、产褥期卫生，月经未净禁性生活、盆浴及游泳，以防感染。劳逸结合，注意休息，避免劳累，积极锻炼身体，增强体质。

9. 随访　对于接受抗生素治疗的病人，应在 72h 内确定疗效，包括评估临床症状有无改善，如体温下降，腹部压痛、反跳痛减轻，宫颈举痛、子宫压痛、附件区压痛减轻。若此期间症状无改善，则需进一步检查，重新进行评估，必要时行腹腔镜或经腹手术探查。对于沙眼衣原体及淋病奈瑟菌感染者，可在治疗 4~6 周复查病原体。

【风险与急救】

急性盆腔炎性疾病并发感染性休克的护理：

1. 密切观察体温、脉搏、呼吸及血压等生命体征。一旦病人出现意识改变，如淡漠、嗜睡，呼吸急促，心率 >100 次 /min，血压下降，皮肤潮湿或湿冷、苍白等，护士应快速评估并汇报医生，迅速建立静脉通路，快速补液，补充血容量，给氧，并纠正酸中毒，严密监测生命体征及药物疗效，及时做好护理记录。

2. 注意有无腹痛、寒战、高热、恶心、呕吐、腹胀等情况，若检查腹部拒按或有中毒性休克表现，均怀疑为脓肿破裂，需立即行剖腹探查。

3. 急性盆腔炎性疾病手术治疗

（1）对于药物治疗无效、脓肿持续存在、脓肿破裂者需要手术切除病灶，根据病人情况选择经腹手术或腹腔镜手术。

（2）术后密切观察生命体征及体温变化，注意无菌操作，发现异常及时通知医生，配合医生进行相关治疗。加强引流管的护理，加强营养，预防并发症的发生。

三、妊娠剧吐

案例导入及思维过程

病人，女性，28 岁，已婚，孕 1 产 0，因"停经 64d，恶心、呕吐 14d，加重 3d"入院。平素月经规律，停经 35d 自测尿 HCG（+），停经 40 余日开始出现恶心、呕吐，5~6 次 /d，近两日 10 余次 /d，不能进食。入院后护理体检 T 37℃，P 108 次 /min，R 22 次 /min，BP110/80mmHg，精神软，神志清。皮肤弹性稍差，黏膜未见出血、黄染。巩膜轻度黄染，颈软，甲状腺不大。心肺检查无明显异常。腹软，微隆，肝脾肋下未触及，未触及明显包块，肠鸣音正常。生理反射存在，病理反射未引出。门诊辅助检查尿常规：比重 1.030，酮体（++++），尿蛋白（+）。血电解质：血清钾 2.9mmol/L，血清钠 133.5mmol/L，血清氯化物 98.5 mmol/L，二氧化碳结合力 19mmol/L。肝功能：血清谷丙转氨酶 158U/L，谷草转氨酶 125 U/L，总胆红素 66μmol/L，结合胆红素 36μmol/L。B 超检查：宫内探及一个妊娠囊，内可见卵黄囊、胚芽及原始心搏，按头臀长计相当于孕 9 周。入院后给予补液，补充维生素等治疗 5d 后，病人呕吐减轻。复查血电解质：血清钾 3.6mmol/L，血清钠 141mmol/L，血清氯化物 102 mmol/L,二氧化碳结合力 21mmol/L,尿酮体(-)。入院治疗 10d 后,病人呕吐症状基本消退。

案例护理思维过程见图 4-3。

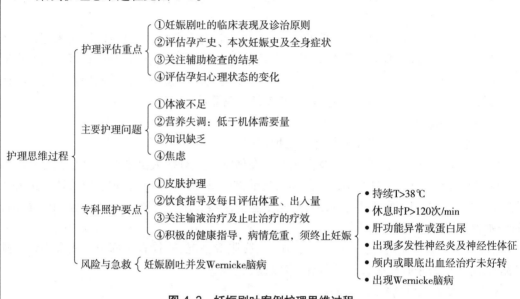

图 4-3　妊娠剧吐案例护理思维过程

【疾病概述】

妊娠早期孕妇出现频繁的恶心、呕吐、不能进食,体重较妊娠前减轻 5% 及以上,出现体液电解质失衡及新陈代谢障碍,需要住院输液治疗,并排除其他疾病引发的呕吐,称为妊娠剧吐(hyperemesis gravidarum, HG),发生率为 0.5%~2%。

1. 主要病因　妊娠剧吐发生的病因至今不明,可能与 HCG、雌激素升高、甲状腺功能改变有关。精神、社会因素与此病的发生有一定的关系,精神过于紧张、焦虑,经济状况、生活环境差者易发生妊娠剧吐。妊娠剧吐也可能与感染幽门螺杆菌有关。此外,在妊娠中期仍然持续剧吐还可能与胎盘功能异常有关。

2. 主要临床表现

(1)恶心、呕吐:停经后 6 周左右出现早孕反应,恶心、呕吐症状随妊娠进展逐渐加重,至孕 8 周左右发展为频繁呕吐,每日呕吐≥3 次,严重者不能进食。

(2)中枢神经系统症状:呕吐严重者出现极度疲乏、嗜睡、意识模糊、谵妄甚至昏迷等表现。

(3)消瘦、脱水:孕妇体重下降,下降幅度达到或超过发病前的 5%,出现明显消瘦、脉搏细速、面色苍白、口唇干裂、皮肤干燥、眼球凹陷及尿量减少,严重时血压下降。

(4)Wernicke 脑病:一般在妊娠剧吐持续 3 周后发病,为严重呕吐引起维生素 B_1 严重缺乏所致。约 10% 的妊娠剧吐病人并发该病,主要特征为眼肌麻痹、躯干共济失调和遗忘性精神症状。临床表现为眼球震颤、视力障碍、步态和站立姿势受影响,个别可发生木僵或昏迷。病人经治疗后死亡率仍为 10%,未治疗者的死亡率高达 50%。

3. 诊疗原则　持续性呕吐伴酮症的妊娠剧吐孕妇需要住院治疗,禁食,酌情静脉补液,补充多种维生素、电解质、纠正脱水及电解质紊乱,合理使用止吐药物,防治并发症。

经治疗后多数病情好转可继续妊娠,若出现下列情况危及孕妇生命时,需要终止妊娠:①体温持续高于38℃;②卧床休息时心率>120次/min;③持续肝功能异常或蛋白尿;④出现多发性神经炎及神经性体征;⑤有颅内或眼底出血经治疗未好转者;⑥出现 Wernicke 脑病。

【护理评估】

1. 健康史及相关因素

(1)评估孕产史、本次妊娠史、健康史、既往史。

(2)体温、脉搏、呼吸及血压,巩膜有无黄染,颈部甲状腺有无增大。

(3)腹部触诊有无压痛、反跳痛。

(4)皮肤黏膜皮肤弹性情况。

(5)眼底检查是否有视网膜出血。

2. 诊断检查　了解 B 超、心电图,了解血常规、尿常规、大便常规、血电解质及二氧化碳结合力、动脉血气分析、凝血功能、甲状腺功能、肝肾功能、肝炎全套等实验室检查结果。

3. 心理-社会状况　评估病人有无焦虑、情绪低落,对治疗的信心以及家属对治疗的配合程度。

【护理问题】

1. 体液不足　与长时间呕吐,进食少有关。

2. 营养失调:低于机体需要量　与胃纳差、进食少、进食品种单调有关。

3. 知识缺乏:缺乏本病相关知识。

4. 焦虑　与担心保胎失败有关。

【照护要点】

1. 一般护理

(1)卧床休息,病情缓解者鼓励适当下床活动,保证充足的睡眠。

(2)评估皮肤弹性及脱水程度,做好皮肤护理,避免继发感染。

2. 症状护理

(1)妊娠呕吐

1)指导病人进食清淡易消化及高蛋白食物,避免辛辣刺激性食物,避免早晨空腹,少量多餐,两餐之间饮水,保证所需营养及液体的摄入。

2)保持口腔卫生,每次呕吐后漱口,并观察呕吐物的量及性状。

3)保持良好的卫生环境,尽量避免接触容易诱发呕吐的气味、食品,尽快清理呕吐物,保持空气清新流动。

4)无法进食者行鼻饲管营养,必要时行全胃肠外营养,呕吐停止后试进少量流食,逐渐增加进食量。

(2)消瘦、脱水

1)每日晨起测量体重以评估孕妇情况,适宜的体重增加是营养改善和胎儿生长的重要指标。

2)出入量评估:入量包括静脉输液量、胃肠外营养和经口摄入的营养量;出量包括呕吐物、尿量、大便等。

（3）出现病情危重危及孕妇生命时，须终止妊娠，做好终止妊娠的准备以及孕妇的心理护理，指导孕妇正确面对疾病的变化。

3. 用药护理

（1）输液治疗，纠正脱水及电解质紊乱。注意观察尿量，原则上每 500ml 尿量补钾 1g 较为安全。

（2）止吐治疗：遵医嘱用安全的止吐药。

4. 心理护理　评估孕妇心理问题，针对性进行心理疏导，告知妊娠剧吐经积极治疗 2~3d，病情多迅速好转，仅少数孕妇出院后症状复发，需再次入院治疗。

【健康教育】

1. 心理护理　给予心理支持，耐心讲解疾病的发展和预后，消除孕妇和家人紧张心理并使其积极配合治疗。

2. 休息与活动　适当休息，避免劳累。

3. 饮食护理　饮食清淡、易消化，多摄入蔬菜水果及高蛋白食物，避免辛辣刺激性食物，少量多餐。

4. 出院指导　推荐孕前 3 个月服用复合维生素，可减少妊娠剧吐的发生，降低其严重程度。再次出现较频繁呕吐应及时就诊，避免因延误诊治而影响治疗效果甚至导致严重并发症，危及生命而被迫终止妊娠。

【风险与急救】

妊娠剧吐并发 Wernicke 脑病的护理：

1. 一般护理

（1）卧床休息：出现意识障碍或精神症状、眼球运动障碍、躯体性共济失调严重时应绝对卧床休息，待病情好转后逐渐增加活动量。

（2）饮食指导：食品种类、加工多样化，鼓励进食，少量多餐，食用富含 B 族维生素的食品。

（3）清洁卫生：保持个人清洁，勤洗手、多擦身，穿棉质宽松衣裤，保持床单位清洁平整。昏迷病人专人护理，特别注意口腔及会阴的卫生，口腔护理 2 次/d，会阴护理 2 次/d，以减少并发症的发生。

2. 用药护理　注射维生素 B_1 前需做过敏试验。因维生素 B_1 注射液刺激性较大，为了减轻注射部位疼痛，护士注射时一定要遵循二快一慢的原则，即进针快、拔针快，推药速度要缓慢，深部肌内注射；为了防止局部产生硬结，注射部位每日热敷两次。

3. 病情观察

（1）严密观察病情变化：意识障碍病人应严密观察意识障碍的程度、生命体征变化、有无颅内压增高等，严格按昏迷病人护理。平衡障碍、行走困难、共济失调者应注意安全护理，床上活动休息时应加床栏，将座椅挡在床旁。护士、家属应协助病人运动，鼓励病人主动运动。

（2）观察水电解质紊乱、酸碱平衡纠正情况，记录 24h 出入量，监测血钾、血钙等水平，发现异常立即对症处理。

四、流产

案例导入及思维过程

病人,女性,27岁,已婚,孕1产0,因"停经65d,阴道少量流血3d"门诊就诊,自诉3d前乘坐长途汽车后少量阴道流血,色暗红,无腹痛、头晕等不适。平素月经正常,停经36d自测尿HCG(+),停经48d出现恶心,无呕吐。查血HCG:19 800IU/L,孕酮:61ng/ml。超声提示宫内早孕活胎,见有卵黄囊和原始心搏。血常规未见异常。妇科检查:外阴发育正常,阴道壁无充血,有少许咖啡色分泌物;宫颈着色、无举痛、宫口闭,颈管分泌物带血丝;子宫前位,孕2个月大小,质偏软,压痛(-);双附件(-)。建议病人卧床休息,之后阴道流血停止,未遵医及时复诊,于停经4个多月再次出现阴道流血就诊。妇科检查宫口闭合,子宫如孕2个月大小,超声提示宫内孕囊变形,无胎心,血β-HCG:2100IU/L,孕酮:19ng/ml,入院后护理体检:T 37℃,P 78次/min,R 18次/min,BP 103/60mmHg,完善检查后行刮宫术,术后给予抗感染治疗,出院后定期复查血β-HCG。

案例护理思维过程见图4-4。

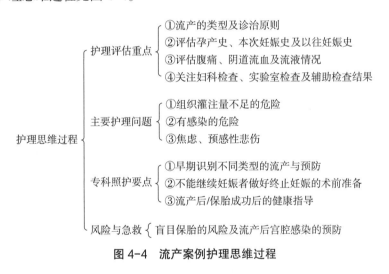

图4-4 流产案例护理思维过程

【疾病概述】

妊娠于28周前终止,胎儿体重不足1000g者,称流产。胚胎或胎儿因某种原因自行脱离母体者为自然流产。根据临床流产发展的过程,自然流产可分为:先兆流产、难免流产、不全流产、完全流产、稽留流产、习惯性流产、流产合并感染。

1. 主要病因
（1）胎儿因素:染色体异常、发育缺陷。
（2）母体因素:子宫畸形、内分泌异常、感染等。
（3）环境因素:过多接触放射性及物理、化学等有害物质。

2. 主要临床表现及诊疗原则　停经、腹痛及阴道流血是流产的主要临床症状。在流产发展的各个阶段,其症状发生的时间、程度不同,相应的处理原则亦不同。

(1)先兆流产:表现为停经后少量阴道流血,少于月经量,有时伴有轻微下腹痛、腰痛、腰坠胀。

先兆流产的诊疗原则:卧床休息,禁止性生活;减少刺激;必要时给予对胎儿危害小的镇静剂;对于黄体功能不足的孕妇,按医嘱每日肌注黄体酮20mg,以利于保胎;并注意及时进行超声检查,了解胚胎的发育,避免盲目保胎。

(2)难免流产:由先兆流产发展而来,流产已不可避免。表现为阴道流血量增多,阵发性腹痛加重。难免流产一旦确诊,应尽早使胚胎及胎盘组织完全排出,防止出血和感染。

(3)不全流产:由难免流产发展而来,妊娠产物已部分排出体外,尚有部分残留于宫内,从而影响子宫收缩,致使阴道流血持续不止,严重时导致出血性休克,下腹痛减轻。不全流产的处理原则是一经确诊,应行吸宫术或钳刮术清除宫腔内残留组织。

(4)完全流产:妊娠产物已完全排出,阴道流血逐渐停止,腹痛随之消失。完全流产处理原则是如无感染征象,一般不需特殊处理。

(5)稽留流产:稽留流产又称过期流产,是指胚胎或胎儿已死亡滞留在宫腔内尚未自然排出者。胚胎或胎儿死亡后,子宫不再增大反而缩小,早孕反应消失。若已至妊娠中期,孕妇不感腹部增大,胎动消失。

稽留流产的处理原则:及时促使胎儿和胎盘排出,以防死亡胎儿及胎盘组织在宫腔内稽留过久而发生严重的凝血功能障碍及DIC。处理前应做凝血功能检查。

(6)习惯性流产:习惯性流产是指自然流产连续发生3次或3次以上者。早期流产的原因常为黄体功能不足、甲状腺功能低下、染色体异常等;晚期流产最常见的原因为宫颈内口松弛、子宫畸形、子宫肌瘤等。习惯性流产以预防为主,在受孕前对男女双方均进行详细检查。

【护理评估】

1. 健康史及相关因素

(1)健康史及相关因素:详细询问以往体检及婚检时有无发现子宫畸形,如子宫发育不良、双子宫、子宫纵隔、宫颈功能不全等;有无子宫肌瘤,是否已明确何种类型的肌瘤。

(2)孕妇是否为经产妇,有无宫颈重度裂伤情况,否则容易导致胎膜早破而发生晚期自然流产。

(3)详细询问以往妊娠史,有无不良妊娠史。

(4)有无子宫创伤的诱因,如子宫肌瘤手术、直接撞击、性交过度、羊水穿刺、胎儿脐血穿刺等,亦可导致流产。

(5)症状体征评估

1)腹痛:腹痛的部位及程度,是否进行性加重;是阵发性还是持续性腹痛;腹痛时有无腰酸、坠胀感及休克等其他伴随症状。出血时间较长者还要检查有无腹部压痛,如有需考虑盆腔感染的存在。

2)阴道流血和流液:评估出血量和性状,并注意有无混有羊水、胚胎组织、胚囊等。

3)评估阴道分泌物性状,有无臭味,了解有无合并感染的可能。

4)中期妊娠者,要询问早孕反应的出现时间以及消失时间,腹部增大情况,胎动出现和消失时间。

2. 诊断检查

（1）妇科检查：在严格消毒下进行，对疑为先兆流产者动作要轻柔。了解宫颈内口是否扩张、羊膜囊是否破裂、有无妊娠产物堵塞于宫颈内口；子宫大小与停经周数是否相符、有无压痛；检查双侧附件有无包块、增厚及压痛。

（2）辅助检查

1）实验室检查：血 HCG、胎盘催乳素、雌激素、孕激素的测定，如果测定值低于正常范围，提示流产的可能。血常规、血 CRP 的检测，了解贫血程度和感染是否存在。稽留流产还要检查 DIC 全套，了解有无凝血功能障碍。宫颈炎症表现者取分泌物检查有无淋病奈瑟菌、沙眼衣原体等感染的存在。

2）超声检查：B 超可以显示胎囊、胎动、胎心等，了解孕囊及胎儿的健康情况，也可了解流产发生的阶段指导下一步的处理和观察。

3. 心理 - 社会状况　流产孕妇的心理状况常以焦虑和恐惧为特征，孕妇面对阴道流血会不知所措，并将其过度严重化，同时胎儿的健康也直接影响孕妇的情绪反应，孕妇会出现伤心、郁闷、烦躁不安等。家属是否关心孕妇和关注流产事件的态度都会影响孕妇的情绪。

【护理问题】

1. 组织灌注量不足的危险　与流产短时间内大量出血有关。

2. 有感染的危险　与阴道反复流血、抵抗力下降、宫腔内组织无残留、宫口扩张长时间不闭合、刮宫无菌操作技术不严等有关。

3. 焦虑、预感性悲伤　与病情的突然发生、担心胎儿和自身安危、即将失去胎儿有关。

【照护要点】

1. 妊娠不能继续者的护理

（1）难免流产、不全流产者，应积极采取措施及时做好终止妊娠的术前准备。

（2）术中积极配合，促使胚胎组织及早完全排出，同时开放静脉通路，做好输液、输血的准备。

（3）稽留流产，要重视和协助做好有关凝血功能的检查，遵医嘱按时按量应用己烯雌酚，以增加子宫肌对缩宫素的敏感性，并做好手术前的一切准备工作。

2. 预防感染的护理

（1）手术、妇科检查时应严格执行无菌操作规程。

（2）阴道流血期间和流产后，每日 2 次会阴冲洗和消毒，使用消毒的卫生垫。

（3）按医嘱给予抗生素。流产合并感染者宜采取半卧位，先给予足量的抗生素，感染控制后再行刮宫手术。

（4）指导摄入富含铁质食物如红枣、猪肝等，以纠正贫血；流产后可给高蛋白、高维生素、高热量食物，以提高机体抵抗力。

3. 做好病情的观察

（1）观察有无腹痛及腹痛的部位、性质；检查腹部有无压痛、反跳痛；评估阴道流血量和性状。

（2）监测体温、脉搏、血压及面色等病情变化。

（3）及时了解血象变化，了解有无感染迹象。

4. 先兆流产孕妇的护理

（1）先兆流产孕妇应卧床休息，禁止性生活。

（2）提供足够的营养和生活护理，增加孕妇的舒适感。

（3）按照医嘱给予适量对胎儿无害的镇静剂和黄体酮等。

（4）遵医嘱给予硫酸镁、利托君等宫缩抑制药物治疗，并做好药物疗效和不良反应的观察。

（5）保持大便通畅，防止腹胀与便秘，以免排便时腹压过度。

（6）严密观察病情，尤其注意腹痛、阴道流血及有无妊娠物的排出。

（7）对于习惯性流产者，保胎时间要持续到超过每次流产的妊娠周数之后。

（8）对于宫颈机能不全引起的流产，选择合适时机进行宫颈环扎术，做好相应术前、术后的护理。

（9）淋病奈瑟菌、沙眼衣原体等感染的急性宫颈炎要进行正规治疗。

5. 提供心理支持

（1）告知先兆流产者有保胎成功的可能性，让病人情绪稳定，不必过于紧张和焦虑，有助于安胎。

（2）告知确实不能保胎者应顺其自然选择，恰如其分的宣教优生优育的重要性。

（3）若妊娠不能再继续，要帮助病人和家属接受现实，以良好的心态面对下一次妊娠，并建议病人完善相关检查，尽可能查明流产的原因，以便在下次妊娠前或妊娠时及时采取相应措施。

【健康教育】

1. 流产发生期间宣教

（1）指导病人禁食人参、鹿茸、桂圆、荔枝等活血食物及辛辣刺激性食物。

（2）指导病人保持会阴清洁。

（3）如阴道流血突然增多、异物排出、分泌物有臭味等均要及时告知医护人员。

2. 出院宣教

（1）先兆流产保胎成功者，定期产前门诊检查，如有腹痛、阴道流血及时就诊。

（2）流产后的宣教

1）出院后禁止盆浴，流产后 1 个月返院复查，确定无禁忌证后，方可开始性生活。

2）有习惯性流产史者，应在下次妊娠前查明可能的原因及时治疗。

3）若再次妊娠，妊娠期间应积极预防各种传染病及其他感染，妊娠 3 个月内禁止性生活。

【风险与急救】

盲目保胎的风险及流产后宫腔感染的预防：

1. 先兆流产孕妇若出现阴道流血过多，宫口已开，但超声仍提示有胎心搏动，孕囊在宫内，病人及家属保胎意愿强烈时，需动态观察阴道流血量、宫口扩张情况和血 HCG 变化，向家属和病人交代盲目保胎的风险。

2. 流产过程中，若阴道流血时间过长，有组织残留于宫腔内或非法堕胎等，有可能引起宫腔感染。严重时感染可扩展到盆腔、腹腔乃至全身，并发盆腔炎、腹膜炎、败血症及感染性休克等。对流产孕妇需要严密监测体温、血象及阴道流血、分泌物性状等，并严格执行无菌操作，有异常及时报告医生，并遵医嘱进行抗感染处理。

五、异位妊娠

导入案例及思维过程

病人,女性,女,29岁,孕2产0,因"阴道流血13d,下腹痛3d"急诊入院,入院后护理体检 T 36.6℃,P 78次/min,R 20次/min,BP 112/64mmHg,B超提示:右附件区子宫周围见11cm×5.0cm×10.6cm不均质回声包块,内见1.8cm胚囊,内见约0.7cm芽长,心搏存在,直肠窝液体深3.3cm,右髂窝液体深3.3cm,左髂窝液体深1.5cm,肝肾间隙见液体1.1cm。查血 β-HCG:10000+IU/L,血红蛋白:91g/L,考虑"异位妊娠"。完善相关检查后,即刻行急诊手术治疗,术中见暗红色血性液体及血凝块约1600ml,术中输红细胞2U。手术顺利,术后诊断"右输卵管妊娠破裂",术后生命体征平稳,给予抗感染、补液治疗,术后恢复可。

案例护理思维过程见图4-5。

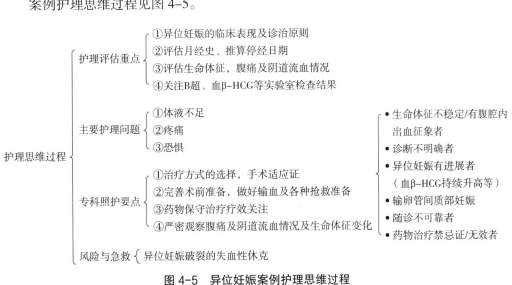

图 4-5　异位妊娠案例护理思维过程

【疾病概述】

受精卵着床于子宫体腔外发育时,称为异位妊娠(ectopic pregnancy,EP),俗称宫外孕。根据受精卵着床部位的不同,异位妊娠分为输卵管妊娠、卵巢妊娠、腹腔妊娠、宫颈妊娠及阔韧带妊娠等,输卵管妊娠最为常见,占90%~95%(图4-6)。异位妊娠是妇产科常见的急腹症之一。由于其发病率高,并有导致孕产妇死亡的危险,一直被视为具有高度危险的妊娠早期并发症。

1. 主要病因

(1)输卵管异常:包括输卵管慢性炎症、输卵管畸形、输卵管的损伤等。

(2)受精卵的游走:受精卵从一侧输卵管经宫腔游走入对侧输卵管或其他除宫腔以外的部位。

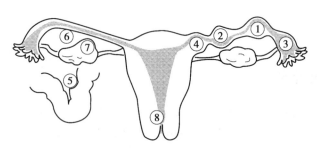

①输卵管壶腹部妊娠；②输卵管峡部妊娠；③输卵管伞部妊娠；
④输卵管间质部妊娠；⑤腹腔妊娠；⑥阔韧带妊娠；
⑦卵巢妊娠；⑧宫颈妊娠

图 4-6　异位妊娠的发生部位

（3）避孕失败：含有孕激素和雌激素的避孕药可使输卵管蠕动异常,避孕失败后可导致异位妊娠。

（4）其他：如辅助生育、内分泌异常等。

2. 主要临床表现

（1）停经：输卵管壶腹部及峡部妊娠一般停经 6~8 周,间质部妊娠停经时间较长。

（2）阴道流血：常表现为短暂停经后不规则阴道流血,量少,点滴状,色暗红或深褐色。

（3）腹痛：95% 以上输卵管妊娠病人以腹痛为主诉就诊。未破裂者表现为下腹一侧隐痛或胀痛。破裂者可突感患侧下腹部撕裂样剧痛,疼痛为持续性或阵发性。

（4）晕厥和休克：部分病人由于腹腔内急性出血及剧烈腹痛,入院时即处于休克状态,休克程度取决于内出血速度及出血量,与阴道流血不成正比。间质部妊娠一旦破裂,常因出血量多而发生严重休克。

3. 诊疗原则　根据病情轻重缓急采取相应处理,以手术治疗为主,其次药物治疗。对大量内出血致休克病人,迅速建立静脉通道,输液、输血、吸氧等抗休克治疗,尽快进行手术。手术方式包括输卵管切除术和保守性手术。对内出血不多或无内出血病人,可采用药物治疗。

【护理评估】

1. 健康史及相关因素　详细询问婚育史、月经史、性生活史,准确推算停经日期；注意识别短暂停经后的阴道流血；评估既往史,注意有无不孕、放置宫内节育器、盆腔炎等与发病相关的高危因素。

2. 症状体征评估

（1）测体温、脉搏、呼吸及血压。检查阴道流血情况。

（2）腹部触诊：病人下腹有无明显压痛、反跳痛、肌紧张；有无移动性浊音。

（3）盆腔体征：妇科检查后穹窿是否饱满、触痛；有无宫颈举痛；子宫有无增大、变软；能否触及肿大的输卵管并有压痛；是否有子宫漂浮感。

3. 检查诊断　了解 B 超、心电图、血 β-HCG、孕酮、血常规、尿常规、肝肾功能、肝炎全套等检查结果。

4. 心理 - 社会状况　妊娠终止的打击；担心异位妊娠对今后生育的影响；剧烈腹痛、晕厥等明显不适都可能使病人出现较为激烈的情绪反应,评估病人有无焦虑感以及病人、家属对疾病的认知程度。

【护理问题】

1. 体液不足　与异位妊娠腹腔出血有关。

2. 疼痛　与异位妊娠破裂、手术创伤、引流管的牵拉、术后肠蠕动的恢复有关。

3. 恐惧　与担心疾病危及生命、后期生育问题有关。

【照护要点】

（一）手术治疗的护理

1. 手术治疗方式选择　除非生命体征不稳定,需要经腹快速止血并完成手术,其余情况均可行腹腔镜手术。与经腹手术相比,腹腔镜手术在手术时间、住院时间、术后恢复等方面优于经腹手术,术后再次异位妊娠率也无明显差异。

手术治疗适应证:①生命体征不稳定或有腹腔内出血征象者;②持续性异位妊娠者;③异位妊娠有进展者（血 β-HCG>3000IU/L 或持续升高、有胎心搏动、附件区较前明显增大等）;④随诊不可靠者;⑤药物治疗禁忌证或无效者。

2. 完善术前准备　护士在严密监测病人生命体征的同时,配合医师积极纠正病人休克症状,做好术前准备。对于严重内出血并发休克的病人,护士应立即开放静脉通路,交叉配血,做好输血输液的准备,以便配合医师积极纠正休克、补充血容量,并按急诊手术要求迅速做好术前准备。

3. 术前健康教育与心理疏导　简明通俗的向病人及家属讲解手术必要性,减少紧张、恐惧情绪,协助病人接受手术治疗方案;评估病人对疾病的认识与心理承受能力,讲述异位妊娠的相关知识,帮助病人以正确的心态接受妊娠失败的事实,提高自我保健意识。

4. 术后护理

（1）严密观察腹痛及阴道流血情况,监测生命体征变化。

（2）动态监测血 β-HCG 变化。如输卵管妊娠行保守手术后,残余滋养细胞有可能继续生长,再次发生出血,引起腹痛等,形成持续性异位妊娠。术后须严密监测血 β-HCG 水平,如术后血 β-HCG 升高、术后 1d 血 β-HCG 下降 <50%,或术后 12d 血 β-HCG 未下降至术前值的 10% 以下均可诊断为持续性异位妊娠,应及时给予甲氨蝶呤（Methotrexate, MTX）治疗,必要时需再次手术。关于血 β-HCG 监测的意义在术前应对病人及家属进行充分的宣教,取得理解与配合。

（3）保守性手术术中使用甲氨蝶呤者,注意观察药物毒性反应。

（二）保守治疗的护理

1. 一般护理　指导病人以卧床休息为主,避免剧烈活动及增加腹压的动作,保持排便通畅,以减少异位妊娠破裂的机会。进食高蛋白、高维生素、含铁丰富、易消化饮食,增强抵抗力。

2. 病情观察　密切观察病人的一般情况如面色、精神状态、腹痛、阴道流血情况,监测生命体征,重视病人的主诉,如出现出血增多、腹痛加剧、肛门坠胀感明显、头晕、乏力等表现,及时给予相应处理。

3. 化学药物治疗　主要适用于早期输卵管妊娠、要求保留生育能力的年轻病人。符合下列条件可采用化疗：①一般情况好，生命体征稳定，无活动性腹腔内出血；②输卵管妊娠未发生破裂；③妊娠囊直径≤4cm；④超声未见胚胎原始血管搏动；⑤血 β-HCG<2000IU/L；⑥肝肾功能及血红细胞、白细胞、血小板计数正常；⑦无 MTX 使用禁忌证。化疗一般采用全身用药，也可局部用药。常用药物为甲氨蝶呤（MTX），治疗机制是抑制滋养细胞增生，破坏绒毛，使胚胎组织坏死、脱落、吸收。局部用药采用在超声引导下穿刺或在腹腔镜下将甲氨蝶呤直接注入输卵管妊娠囊内。全身用药：①分次给药：MTX 0.4mg/（kg·d），肌内注射，每日 1 次，共 5d，一般总量为 100mg，需同时加用四氢叶酸；②单次给药：MTX 50mg/m²，肌内注射。

4. 化疗疗效与副作用监测　应用 B 型超声和血 β-HCG 进行治疗效果监测，观察病人的病情变化和药物的毒副反应。MTX 不良反应较小，较多表现为口腔黏膜溃疡、消化道反应、骨髓抑制以白细胞下降为主，可有轻微肝功能异常、药物性皮疹、脱发等，多数反应是可逆的。用药后 2 周内，宜每隔三日复查血 β-HCG 及超声，之后每周测血清 β-HCG；用药后血 β-HCG 呈下降趋势并三次阴性，症状缓解或消失，肿块缩小为有效；用药第 7d 若血 β-HCG 下降 >15% 且 ≤25%、超声检查无变化，可考虑再次用药（方案同前）；若血 β-HCG 下降 <15%，症状不缓解或反而加重，甚至发生急性腹痛或输卵管破裂症状，应立即进行手术治疗。

【健康教育】

1. 保守治疗期间告知病人注意卧床休息，避免用力咳嗽、用力排便等增加腹压的动作。

2. 指导病人做好自我观察，如有异常及时通知医护人员。

3. 向病人解释各种检查的必要性及诊断意义，取得病人的配合。

4. 指导病人进食清淡易消化饮食，避免便秘的发生。

5. 指导病人做好会阴部的清洁，避免感染。

6. 术后病人指导正确保护伤口、有效咳嗽、术后活动的方法。评估术后病人的疼痛程度，告知病人可采用药物止痛以利于术后恢复。

7. 出院指导

（1）养成良好卫生习惯，保持外阴清洁，术后禁止性生活及盆浴 1 个月，保持性伴侣稳定，防止盆腔感染，发生盆腔炎须及时彻底治疗，避免延误病情。

（2）指导高蛋白、高维生素、易消化饮食，适当休息，保证充足睡眠，提高机体免疫功能。

（3）告知病人术后每周 1 次查血 β-HCG 定量测定，定期做 B 超检查，直至血 β-HCG 连续 2 次阴性，超声检查包块缩小，症状缓解或消失，表明治疗有效。如血 β-HCG 无下降趋势或已降至正常范围又上升随时就诊。

（4）再次妊娠时发生异位妊娠的概率增加，告知病人发现妊娠及时就医，不轻易终止妊娠。

【风险与急救】

异位妊娠破裂致失血性休克的急救护理：

1. 平卧、保暖、给氧。

2. 立即建立两路静脉通道，选择近心端的大血管、18G 或以下的留置针，快速备血，积极输液、输血等抗休克治疗。

3. 心电监护，密切观察、动态记录病人生命体征、意识、皮肤黏膜、尿量等循环状况。

4. 关注病人及家属的心理状态,配合医生做好沟通解释工作,使其了解正在进行的抢救工作,确信获得最佳的治疗方案,缓解紧张焦虑的情绪,积极配合抢救。

5. 按急诊手术要求迅速做好术前准备,保证路途转运安全与畅通,尽快手术。

六、排卵障碍性异常子宫出血

导入案例及思维过程

病人,女性,23 岁,因“月经不调 2 年,阴道流血 10 余日”来院就诊。病人月经初潮 13 岁,初始月经尚规则,6~7d/(30±2)d。2 年前出现月经不规则,月经周期 2~6 个月不等,每次行经 10d 左右,伴血块,无痛经。半年前曾因月经出血不止服用“妇康片”后血止。末次月经 12d 前,至今仍有少量阴道流血,末次月经 65d 前,门诊查尿 HCG(−),Hb 65.0g/L,给予地屈孕酮片、铁剂口服治疗,血止后继续地屈孕酮片维持剂量口服治疗两个周期调整月经。

案例护理思维过程见图 4-7。

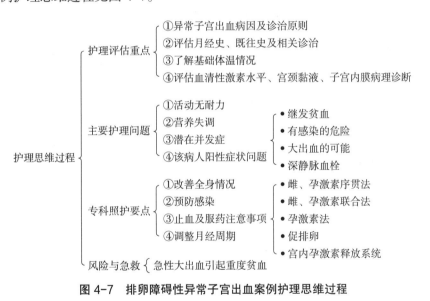

图 4-7　排卵障碍性异常子宫出血案例护理思维过程

【疾病概述】

异常子宫出血(abnormal uterine bleeding, AUB)指与<u>正常月经</u>的 4 个要素不同的源自子宫腔的异常出血。

1. 主要病因　国际妇产科联盟(FIGO)将非妊娠育龄妇女引起 AUB 的病因分为 9 个基本类型,按照英语首字母缩写为 PALM-COEIN,即息肉、子宫腺肌病、平滑肌瘤、恶性肿瘤和增生、凝血病、排卵障碍、子宫内膜、医源性和未分类。PALM 部分存在结构性改变,可采用影像学技术或采用

> 月经周期一般为 21~35d,每次持续 2~7d,一次月经出血量为 20~60ml。月经的 4 个要素:①周期频率;②规律性;③经期时间;④出血量。

组织病理学方法观察检查；而 COEIN 部分无结构性改变，不能采用影像学或组织病理方法确认。

2. 病理生理

（1）排卵障碍性异常子宫出血（即无排卵性功能性子宫出血）：指由于下丘脑 - 垂体 - 卵巢轴神经内分泌调控功能失调而非全身及生殖系统的各种器质性疾病所引起的异常子宫出血。我国的功能性子宫出血病人中，70%~80% 为无排卵性，多见于青春期、绝经过渡期。

（2）长期无排卵者由于子宫内膜受到雌激素的持续作用同时缺乏孕激素的拮抗导致不同程度的增生性改变。子宫内膜病理改变（国际妇科病理协会分类，ISGP，1998）有：

1）子宫内膜增生症：①简单型增生，也称囊腺型；②复杂型增生，也称腺瘤型；③不典型增生，为癌前期病变。

2）增生期子宫内膜。

3）萎缩型子宫内膜。

3. 主要临床表现

（1）最常见的症状为：①月经周期紊乱；②经期长短与出血量多少不一，出血量少者仅为点滴出血，出血量多时间长者可能继发贫血，大量出血，甚至导致休克。

（2）体征：出血期间一般无腹痛或其他不适。

4. 诊疗原则　无排卵性异常子宫出血的一线治疗是药物治疗。青春期及生育期治疗以止血、调整周期为治疗原则，有生育要求者需促排卵治疗。绝经过渡期治疗以止血、调整周期、减少经量，防止子宫内膜病变为诊疗原则。

【护理评估】

1. 健康史及相关因素　评估病人年龄、月经史、既往史、有无慢性疾病、婚育史及避孕措施；发病时间、目前出血情况、出血前有无停经史，了解病人子宫出血的类型；了解病人发病前有无精神紧张、情绪打击、环境改变、过度劳累等压力状态；了解病人既往的就医经过、所用药物名称剂量、检查等。

2. 诊断检查

（1）妇科检查：盆腔检查排除器质性病变。

（2）基础体温（basal body temperature, BBT）测定：不仅有助于判断有无排卵，还可提示黄体功能不足（体温升高日 ≤11d）、子宫内膜不规则脱落（高相期体温下降缓慢伴经前出血），当基础体温双相，经间期出现不规则出血时，可了解出血是在卵泡期、排卵期或黄体期。无排卵性异常子宫出血病人基础体温为单相型。

（3）激素测定：孕激素分泌始终处于低值水平。

（4）B 超监测：病人卵巢无优势卵泡存在。

（5）诊断性刮宫：简称诊刮。其目的是迅速止血和明确子宫内膜病理诊断。适用于急性大出血，年龄 >35 岁、药物治疗无效或存在子宫内膜癌高危因素的异常子宫出血病人。为确定卵巢排卵和黄体功能，应在经前期或月经来潮 6h 内刮宫；不规则阴道流血或大量出血时，可随时刮宫；疑有子宫内膜癌时，应行分段诊刮。无性生活史的病人，若激素治疗失败疑有器质性病变，应经病人或其家属知情同意后行诊刮术。

（6）子宫内膜活组织检查：目前国外推荐使用 Karman 套管或小刮匙取内膜活检，其优点是创伤小,能获得足够组织标本用于诊断。

（7）宫颈黏液检查:呈单一雌激素征象。

（8）宫腔镜检查:可直接观察子宫内膜、宫腔形态,在宫腔镜下选择病变区进行活检,可诊断各种宫腔内病变,如子宫内膜息肉、子宫黏膜下肌瘤、子宫内膜癌等。

【护理问题】

1. 活动无耐力 与出血导致贫血、组织缺氧有关。

2. 营养失调:低于机体需要量 与异常出血丢失过多、贫血致铁供应不足有关。

3. 潜在并发症:继发贫血、有感染的危险、阴道大出血、深静脉血栓等。

4. 焦虑 与担心疾病预后及复发有关。

【照护要点】

1. 补充营养 鼓励病人进食高蛋白、高维生素、富含铁易消化食物,改善全身状态,加强体质,提高机体抵抗力;含铁较多的食物有猪肝、豆角、蛋黄、胡萝卜等。

2. 维持正常血容量 嘱病人注意休息,避免过度疲劳和剧烈运动,保证足够睡眠;大出血时应绝对卧床休息、保暖、给氧;观察并记录病人生命体征、出入量,嘱病人保留会阴垫,准确测量出血量;严重贫血者做好止血、配血、输血准备,迅速建立静脉通道,确保输血、输液速度,并尽快做好手术止血准备,如刮宫术的皮肤及手术器械准备。刮宫术后仍应密切观察出血量的变化。

3. 预防感染 保持会阴部清洁,严密观察与感染相关的征象,如体温、脉搏、子宫体压痛,监测白细胞计数和分类等,如有感染征象,遵医嘱进行抗生素治疗。

4. 性激素止血治疗 向病人讲解性激素止血治疗的原理和注意事项,指导病人严格遵医嘱正确用药、按时用药,不得随意停服和漏服,以免引起撤退性出血。性激素有导致血栓的倾向,尤其对于使用单雌激素或年龄较大的病人,指导采取预防血栓的措施,如鼓励下床活动、卧床期间下肢主动和被动肌肉收缩运动,对于高危病人应每日评估有无下肢深静脉血栓的临床表现,如下肢水肿或腓肠肌压痛等。告知病人在治疗期间若出现不规则阴道流血,应及时就诊。

5. 使用性激素调整月经周期

（1）雌、孕激素序贯法:即采用雌孕激素建立人工周期。模拟自然月经周期中卵巢的内分泌变化,序贯应用雌、孕激素,使子宫内膜发生相应变化,引起周期性脱落,适用于青春期及生育年龄功血内源性雌激素水平较低者。从撤药性出血第5d开始,服用雌激素,每晚1次,连服21d,服雌激素11d起加服孕激素,连用10d。连续3个周期为1疗程。如正常月经仍未建立,应重复上述序贯疗法。若体内有一定雌激素水平,雌激素可采用半量或1/4量。

（2）雌、孕激素联合法:此法开始即联合使用雌孕激素,孕激素可以限制雌激素的促内膜生长作用,使撤药性出血逐步减少,雌激素可预防治疗过程中孕激素突破性出血。常用口服避孕药,尤其适用于有避孕需求的病人。一般自血止或周期撤药性出血第5d起,每日1片,连服21d,1周为药物撤药性出血间隔,连续3个周期为1个疗程,病情反复者可酌情延长至6个周期。有血栓性疾病、心脑血管疾病高危因素及40岁以上吸烟的女性不宜使用。

（3）孕激素法:适用于青春期或活组织检查为增生期内膜的异常子宫出血病人。可于月经周期后半期(撤药性出血的第 16~25d)服用或肌注孕激素每日 1 次,连用 10~14d,酌情应用 3~6 个周期。

(4)促排卵:经上述周期药物治疗几个疗程后,通过雌孕激素对中枢的反馈调节作用,部分病人可恢复自发排卵。青春期一般不提倡使用促排卵药物,有生育要求的无排卵不孕病人,可针对病因采取促排卵。

(5)宫内孕激素释放系统:在宫腔内放置含孕酮或左炔诺孕酮宫内节育器,每日在宫腔内局部释放孕激素,抑制内膜生长,可减少经量 80%~90%,甚至出现闭经,适用于无生育要求的育龄期病人。

6. 心理护理   主动与病人交谈,鼓励病人表达内心感受,耐心听取病人的诉说;向病人介绍疾病的病因、治疗方法及效果;鼓励家属多关心体贴病人,解除病人后顾之忧,指导病人自我调节,保持良好的情绪。对于有生育需求的病人,做好治疗后的生育指导。

【健康教育】

1. 指导病人养成良好的饮食习惯,建立合理的饮食结构。

2. 加强身体锻炼,注意饮食卫生、经期卫生。

3. 保持愉快心情,保持心身健康。

4. 做好用药病人的用药指导,严格遵医嘱用药。

5. 随访:主要是监测排卵,如持续或复发无排卵,应予以干预。

6. 预防复发及远期并发症,如各种治疗效果不佳,异常出血反复发作,病人和家属知情同意可以选择手术治疗(子宫切除术)。

【风险与急救】

急性大出血引起重度贫血的护理:

1. 出血阶段   应遵医嘱迅速有效止血及纠正贫血。

2. 止血后   尽可能明确病因,行针对性治疗,协助选择合适方案控制月经周期或诱导排卵,详细告知用药方法,及时评估用药疗效,提高用药依从性。

七、绝经综合征

导入案例及思维过程

病人,女性,48 岁,已婚,因"月经不调 2 年余,伴潮热、烦躁和性欲下降 5 个月"来院就诊。病人自诉月经一向规律,初潮年龄 16 岁,6~7d/(30±2)d,量中等。2 年前开始月经提前 3~5d 不等,经期缩短至 4~5d,经量减少,偶有月经提早 10 余日或推迟 20 余日,末次月经 52d 前,持续 3~4d,量少。同时伴有自胸部向颈部、颜面部扩散的阵阵上升热浪,出汗,常感觉疲倦烦躁易怒,夜间入睡困难或易醒,性欲明显下降。曾服用中药治疗但效果不佳,已影响日常生活和工作。

案例护理思维过程见图 4-8。

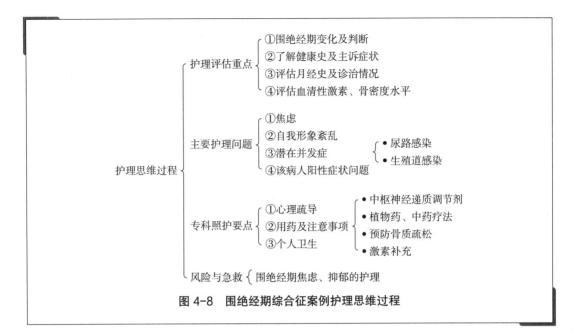

图 4-8　围绝经期综合征案例护理思维过程

【疾病概述】

绝经（menopause）是指卵巢功能停止所致永久性无月经状态。绝经综合征（menopause syndrome, MPS）是指妇女绝经前后出现性激素波动或减少所致的一系列躯体及精神心理状态。

绝经可分为自然绝经和人工绝经 2 种。前者指卵巢内卵泡耗竭，或残余的卵泡对促性腺激素丧失了反应，卵泡不再发育和分泌雌激素，导致绝经。后者是指手术切除双侧卵巢或放射性治疗和化疗等损伤卵巢功能。人工绝经者更易发生绝经综合征。

> 绝经是指女性从性成熟期过渡到老年期的特殊时期，是必经的生理过程。围绝经期为 10~15 年，持续到最后 1 次月经后 1 年。

1. 主要临床表现

（1）月经改变：月经改变是绝经过渡期最早出现的症状，大致有三种类型：①月经周期缩短，经量减少，最后绝经；②月经周期不规则，周期和经期延长，经量增多，甚至大出血或出血淋漓不断，然后逐渐减少而停止；③月经突然停止，较少见。

（2）症状：不同的绝经阶段所表现出的症状有所不同，绝经 5 年之内，可能较早出现血管舒缩症状（如潮热、多汗等）及精神神经症状（如失眠、烦躁易怒、记忆力下降等），随着绝经年数增加，可能相继出现泌尿生殖器官萎缩的症状，皮肤及毛发改变，绝经 5~10 年，发生骨质疏松症，动脉硬化性心血管疾病增多，进而可能出现阿尔茨海默病。

（3）一项对近万名中国绝经妇女的调查显示最常见的症状是失眠（42.7%）、易激惹（39.1%），其余依次为：躯体或关节疼痛（38.3%）、头晕疲倦（37.1%）、性欲下降（26.5%）、记忆力下降（26.1%）、潮热（25.3%）。

2. 诊疗原则　治疗最有效的是激素替代疗法，辅以钙剂、维生素 D 以及降钙素等防治骨质疏松症，植物药、中医药等缓解症状。

【护理评估】

1. 健康史及相关因素　评估生命体征、既往健康史和主诉症状。既往月经史、婚育史、绝经年龄,妇科手术史、肿瘤史及家族史。以往治疗经过、所用的药物尤其是激素等。

2. 诊断检查

（1）激素测定,如基础促卵泡素（bFSH）、基础雌二醇（bE$_2$）、抑制素 B、抗米勒管激素（AMH）等。

（2）超声检查,主要用于排除器质性病变。

（3）骨密度测定。

【护理问题】

1. 焦虑   与围绝经期内分泌改变、家庭和社会环境改变、个性特点、精神因素等有关。

2. 自我形象紊乱   与月经紊乱、出现精神和神经症状等围绝经期综合征症状有关。

3. 潜在并发症:泌尿、生殖道感染   与绝经期膀胱黏膜变薄,内分泌及局部组织结构改变,抵抗力下降有关。

【照护要点】

1. 加强心理疏导   积极对病人进行心理疏导,使其保持良好的心态,正确处理人际关系,积极参加社会活动,及时进行自我调整,主动寻求心理咨询。精神神经症状明显的病人,建议其至专业心理机构就诊。

2. 用药护理

（1）使用中枢神经递质调节剂缓解潮热等围绝经期综合征。

（2）植物药、中医疗法:如黑升麻、植物雌激素。

（3）预防治疗骨质疏松症:如钙和维生素 D、双膦酸盐类、降钙素等。

（4）激素补充治疗:绝经就是卵巢功能衰退,也就是雌激素缺乏。目前已有大量证据表明,由雌激素缺乏所带来的各种器官功能退化最主要发生在绝经后早期。因此,在绝经早期,即所谓的治疗窗口期开始启动激素补充治疗（hormone replacement therapy, HRT）是解决绝经相关问题的最佳方案。主要药物为雌激素,可辅助使用孕激素,剂量和用药应个体化,以最小剂量且有效为佳。用药方式有口服用药、阴道给药、经皮肤给药等不同的方式。

（5）用药期间的注意事项:①性激素补充时出现不规则阴道流血,应及时就诊,并进行诊断性刮宫以排除子宫内膜病变;②定期随访,有无乳腺病变、子宫内膜过度增生、血脂、血压变化,以及有无血栓等表现;③停止雌激素治疗时,应缓慢减量或间歇用药,逐步停药,防止症状复发。

3. 个人卫生   保持外阴清洁,穿棉质内衣并勤换,减少泌尿、生殖系统感染。

【健康教育】

绝经综合征病人主要以门诊治疗为主,护理上应做好宣教,提高病人自我护理能力。

1. 指导绝经过渡期相关知识   使病人和家属了解绝经过渡期的生理变化、心理特点、常见症状及保健措施,提高对围绝经的正确认识,使广大的妇女顺利的度过绝经过渡期。

2. 鼓励病人保持健康的生活方式   使病人养成良好的生活习惯,坚持适当、规律的身体锻炼,避免吸烟和大量饮酒。

3. 饮食指导   多吃富含钙质食物,多晒太阳。

4. 用药指导   讲解用药目的、剂量、方法、可能出现的副反应;使用激素替代治疗时注意保持规律服药,定期随访;性激素补充期间出现不规则阴道流血,应及时就诊。

【风险与急救】

绝经过渡期焦虑、抑郁的护理:

1. 运用心理学专用量表对围绝经期病人进行评估,注意保护病人的隐私,维护其知情权,以获取有效信息。

2. 适时使用共情技术,尽量感受和理解病人的情绪和感受,并用语言和行为表达对病人情感的理解,表示愿意帮助病人。

3. 重视病人的主诉,关心绝经过渡期妇女的各种生理心理需求,免除不利于心身健康的心理、社会因素的刺激。避免意外事件的发生。

4. 指导病人进行自我调节,同时对病人家属进行宣教,帮助病人更好地疏导绝经过渡期负性情绪,改善睡眠质量,提高治疗依从性。

5. 对于患有抑郁症或焦虑症的女性,绝经早期使用绝经激素治疗(menopausal hormone therapy, MHT)可改善其心情。MHT 可改善绝经期女性的抑郁症状,但一线治疗仍是抗抑郁治疗。

八、子宫肌瘤

导入案例及思维过程

病人,女性,35 岁,已婚,1-0-2-1,因"发现盆腔包块 8 年,尿频 2 个月",门诊拟子宫肌瘤收住院。入院护理体检 T 37.2 ℃,P 74 次 /min,R 18 次 /min,BP 114/62mmHg,B 超示:子宫肌层探及多个低回声,最大一个近宫底大小约 9.2cm×7.8cm×6.2cm,向外突起。妇科检查:子宫前位,增大如孕 2 个月大小,子宫前壁突起明显,质地偏硬,活动度好。完善各项检查后在硬膜外麻醉下行"经腹子宫肌瘤剔除术",手术经过顺利,术中出血 100ml,术后恢复良好。术后诊断:多发性子宫肌瘤。术后病理报告:子宫平滑肌瘤囊性变。

案例护理思维过程见图 4-9。

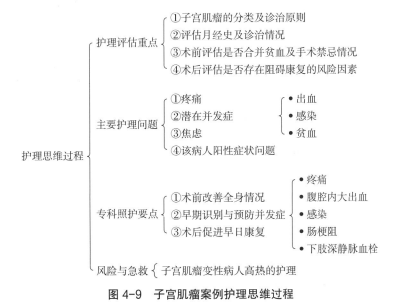

图 4-9　子宫肌瘤案例护理思维过程

【疾病概述】

子宫肌瘤是女性生殖器官中最常见的一种良性肿瘤,也是人体中最常见的肿瘤之一,又称为纤维肌瘤、子宫纤维瘤。由于子宫肌瘤主要是由子宫平滑肌细胞增生而成,其中有少量纤维结缔组织作为一种支持组织而存在,故称为子宫平滑肌瘤较为确切,简称子宫肌瘤。

1. 主要病因　确切病因尚未明了,可能与雌、孕激素有关。目前认为,肌瘤的形成可能是单平滑肌细胞的突变。此外,与种族及遗传可能相关。

2. 分类　子宫肌瘤常为多个,≥2 个各种类型的肌瘤发生在同一子宫,称多发性子宫肌瘤。

按肌瘤生长部位可分为子宫体部肌瘤和子宫颈部肌瘤。前者尤为常见,占 95%~98%。根据肌瘤与子宫肌层关系不同,可分为以下 3 类(图 4-10)。

（1）肌壁间肌瘤:肌瘤位于子宫肌层内,周围均为肌层包绕,为最常见的类型,占总数的 60%~70%。

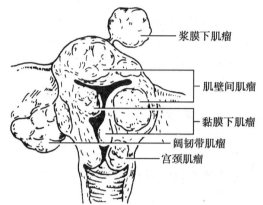

图 4-10　子宫肌瘤分类示意图

（2）浆膜下肌瘤:肌瘤突出于子宫表面,由浆膜层覆盖,约占总数的 20%。浆膜下肌瘤继续向腹腔内生长,基底部形成细蒂与子宫相连时为带蒂的浆膜下肌瘤;若向阔韧带两叶腹膜间伸展,则形成阔韧带内肌瘤。

（3）黏膜下肌瘤:肌瘤向宫腔方向突出,表面由子宫黏膜层覆盖,称为黏膜下肌瘤,占总数 10%~15%。

3. 肌瘤变性　肌瘤变性是指肌瘤失去原有的典型结构。常见的变性包括:

（1）玻璃样变:又称透明变性,最为常见。肌瘤剖面旋涡状结构消失,被均匀透明样物质取代。

（2）囊性变:肌细胞坏死液化即可发生囊性变。此时子宫肌瘤变软,内部出现大小不等的囊腔,内含清亮液体,或呈胶冻状。

（3）红色变性:常发生于妊娠期或产褥期,是一种特殊类型的坏死,发生机制不清,可能与肌瘤内小血管退行性变引起血栓和溶血、血红蛋白渗入肌瘤有关。病人可发生剧烈腹痛伴恶心呕吐、发热,白细胞计数升高,检查可发现肌瘤迅速增大,有压痛。

（4）肉瘤样变:肌瘤恶变成肉瘤非常少见。对于绝经后妇女的肌瘤增大,需要警惕恶变的可能。

（5）钙化:多见于蒂部细小、血供不足的浆膜下肌瘤及绝经后妇女的肌瘤。

4. 主要临床表现

（1）经量增多及经期延长:是子宫肌瘤最常见的症状。多见于大的肌壁间肌瘤及黏膜下肌瘤,肌瘤使宫腔及内膜面积增大,影响子宫收缩可有经量增多、经期延长症状。黏膜下肌瘤伴坏死感染时,可有不规则阴道流血或脓血性排液等。长期经量过多可继发贫血。

（2）下腹部肿块:肌瘤较小时在腹部摸不到肿块,当肌瘤逐渐增大导致子宫超过 3 个月妊娠大小时,可在下腹正中扪及肿块,实性、可活动、无压痛。巨大的黏膜下肌瘤脱出阴道外时,病人会因外阴脱出肿物就医。

（3）阴道分泌物增多:肌壁间肌瘤使宫腔面积增大,内膜腺体分泌增加,并伴盆腔充血致阴道分泌物增多;脱出于阴道内的黏膜下肌瘤表面极易感染、坏死,可产生大量脓血性排液或有腐肉样组织排出,伴有恶臭的阴道溢液。

（4）压迫症状:子宫前壁下段肌瘤可压迫膀胱引起尿频、尿急;宫颈肌瘤可引起排尿困难、尿潴留;子宫后壁肌瘤可引起下腹坠胀、便秘等症状;阔韧带肌瘤或宫颈巨型肌瘤向侧方发展嵌入盆腔内压迫输尿管,可形成输尿管扩张甚至发生肾盂积水。

（5）其他:包括腰酸背痛、下腹坠胀,经期加重。浆膜下肌瘤发生蒂扭转时可出现急性腹痛;肌瘤红色样变时有急性下腹痛,并伴发热、恶心;黏膜下肌瘤由宫腔向外排出时也可引起腹痛;黏膜下和引起宫腔变形的肌壁间肌瘤可引起不孕或流产。

5. 诊疗原则　根据病人的年龄、症状、肌瘤大小和数目、生长部位及对生育功能的要求等情况进行全面分析后选择处理方案。

（1）随访观察:肌瘤小、症状不明显,或已近绝经期的妇女,可每 3~6 个月随访 1 次,若肌瘤明显增大或出现症状可考虑进一步治疗。

（2）药物治疗:适用于症状不明显或较轻者,尤其近绝经期或全身情况不能手术者,在排除子宫内膜癌的情况下,可采用药物对症治疗。

（3）手术治疗:手术是目前子宫肌瘤的主要治疗方法。适应证包括月经过多致继发性贫血,药物治疗无效;严重腹痛、性交痛或慢性腹痛、有蒂肌瘤扭转引起的急性腹痛;体积大或引起膀胱、直肠等压迫症状;能确定肌瘤是不孕或反复流产的唯一原因者;疑有肉瘤变。手术可经腹、经阴道或采用宫腔镜及腹腔镜进行。术式有肌瘤切除术,适用于希望保留生育功能的病人,术后有 50% 复发机会,约 1/3 病人需再次手术。子宫切除术适用于不要求保留生育功能或疑似恶变者,包括全子宫切除和次全子宫切除。术前应行宫颈细胞学检查,排除宫颈上皮内病变或子宫颈癌。

（4）其他治疗:射频消融术治疗子宫肌瘤是近年来的微创治疗新技术,借助摄像系统及 B 超全程动态观察和引导,射频电流通过射频治疗头介入到子宫肌瘤局部,利用其生物高热效应使病变局部温度升高,以实现止血、组织凝固、变性坏死等作用,从而达到治疗目的。

【护理评估】

1. 健康史及相关因素

（1）询问月经史、婚育史、健康史,是否有因子宫肌瘤所致的不孕或自然流产史;是否存在长期使用雌激素的诱发因素;病发后月经变化情况及伴随症状。

（2）评估生命体征:体温、脉搏、呼吸及血压等情况。

2. 诊断检查

（1）体格检查:腹部包块的大小、部位,注意有无继发性贫血、倦怠、虚弱等。

（2）妇科检查:有无阴道流血,有无阴道分泌物增多,有无腹部肿块及肿块的位置、大小、性质;有无压迫症状。

（3）辅助检查:了解 B 超,MRI 和阴道分泌物化验。血常规、凝血功能、肿瘤标志物（CA125）、血生殖内分泌、宫颈细胞学检查。宫腔镜、腹腔镜等内镜检查以及子宫输卵管造影,可协助明确诊断。

3. 术后评估　评估意识、生命体征、腹部体征、尿量、伤口、引流量情况,警惕腹腔内大出血、感染、肠梗阻等并发症。

【护理问题】

1. 疼痛　与手术创伤、引流管的牵拉、术后肠蠕动的恢复有关。

2. 潜在并发症:腹腔内大出血、感染、贫血、尿潴留、肠梗阻、下肢静脉血栓等。

3. 焦虑　与知识缺乏、治疗方案选择和再生育影响有关。

【照护要点】

（一）术前护理

1. 继发贫血者改善营养状况　宜采用高蛋白、高热量、高维生素、易消化饮食,少量多餐。遵医嘱使用铁剂、输红细胞等,以改善贫血和凝血功能障碍。

2. 关注阴道分泌物情况及有无子宫压痛　指导病人做好个人卫生,局部使用阴道栓剂,必要时遵医嘱合理使用抗生素。

（二）术后护理

1. 了解手术方式、病变切除范围,术中出血、输血及引流管留置等情况。

2. 密切监测病人的生命体征、意识状态、血氧饱和度,腹部体征、尿量、血象、血电解质等变化。鼓励深呼吸及有效咳嗽、咳痰,做好呼吸道的护理。

3. 根据麻醉方式取合适卧位,术后指导病人床上多翻身,主动活动下肢,鼓励尽早下床活动,防止肠粘连和下肢深静脉血栓,促进伤口愈合。首次下床活动需在护士指导下完成,以免发生跌倒等安全问题。

4. 做好疼痛管理,采用多模式超前镇痛,术后定时使用镇痛剂或病人自控镇痛泵 3d。

5. 术后 6h 内禁食,6h 后流质饮食,排气后可给予半流质饮食,排便后普通饮食,鼓励病人进行高蛋白、富含纤维素饮食。

6. 术后一般留置导尿管 12~24h,留置尿管期间每日 2 次会阴擦洗,保持外阴清洁,鼓励病人多饮水。如放置腹腔引流管,应妥善固定,保持引流通畅,严密观察引流量、色、性状,定期更换引流袋。

7. 术后并发症的观察与护理

（1）出血:密切监测生命体征、伤口渗血及引流液、观察末梢循环情况。观察阴道出血的量、色、性状,注意收集会阴垫,评估出血量,准确记录出入量。按医嘱给予止血药和子宫收缩剂,必要时做好输血准备。

（2）肠梗阻:密切观察病人肠蠕动恢复情况,有无腹痛、腹胀等主诉,评估肠鸣音、腹围等,关注首次排气排便情况,术后有无停止排气排便等,必要时行腹部平片等检查。

（3）深静脉血栓:围手术期指导病人正确穿脱医用弹力袜、踝泵运动等预防下肢静脉血栓,注意凝血功能、血 D- 二聚体的变化,关注病人主诉,必要时行下肢血管 B 超。

【健康教育】

1. 合理饮食,加强营养,多食新鲜蔬菜水果及高蛋白食物,尽量不吃含雌激素食物。

2. 术后注意休息,劳逸结合,避免重体力劳动 1~3 个月。

3. 术后需保持切口局部清洁,避免感染,出现流脓流液症状及时就医。

4. 体温升高伴剧烈腹痛,或阴道流血量多如月经,需及时就医。

5. 术后禁性生活 1 个月（子宫次全切除或全部切除的病人禁性生活 3 个月）。术后

1 个月常规随访,根据复查、评估结果确定是否可以恢复日常活动和性生活。

6. 保守治疗病人每 3~6 个月进行随访,观察肌瘤生长状态,必要时手术治疗。

【风险与急救】

子宫肌瘤变性高热的处理:

1. 妊娠期或产褥期病人出现剧烈腹痛伴恶心呕吐、发热等症状,白细胞计数升高,且检查发现肌瘤迅速增大,有压痛等情况,应考虑子宫肌瘤变性可能,通常采用非手术治疗能够缓解。

2. 治疗期间需密切观察生命体征、血象,警惕高热惊厥、呼吸困难、体能虚弱等情况。

3. 高热者严格按照高热护理常规实施护理。

九、卵巢囊肿

导入案例及思维过程

病人,女性,30 岁,因"体检发现左侧卵巢囊肿 1 年余,间断左下腹疼痛 2 个多月",拟卵巢囊肿收住入院。入院时护理体检 T 37.0℃,P 70 次/min,R 18 次/min,BP 110/72mmHg,神志清,无腹痛,无阴道流血。妇科检查:左附件区可触及 6cm×4cm 包块,轻压痛;B 超检查示左附件区大小约 6.9cm×6.3cm 的囊性肿块。入院后完善各项检查及术前准备,在全麻下行腹腔镜下卵巢囊肿剥除术,手术经过顺利,术后诊断:左侧卵巢囊肿。术后监测生命体征平稳,给予补液、抗感染、止血支持治疗,恢复良好。

案例护理思维过程见图 4-11。

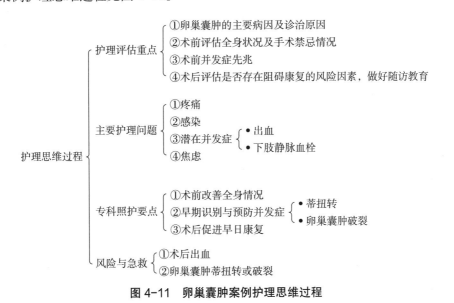

图 4-11　卵巢囊肿案例护理思维过程

【疾病概述】

卵巢囊肿属于广义上卵巢肿瘤的一种,是妇科常见良性肿瘤之一,以卵泡腔或黄体腔内液体潴留为特征的一种囊性结构病变。多发生于卵巢功能旺盛的生育期妇女,一般发病年龄为 20~50 岁。

1. 主要病因　卵巢囊肿的病因至今仍不十分清楚,目前认为与环境因素、饮食结构不合理、内分泌失调及家庭遗传等因素有关。

（1）环境因素:吸烟、电离辐射等环境因素。

（2）长期饮食结构不合理:膳食结构的不合理、高胆固醇饮食、不良的生活习惯等因素,造成体质过度酸化,人体整体功能下降,从而发展为卵巢组织异常增生,终致卵巢囊肿。

（3）内分泌失调因素:卵巢虽小,但分泌性激素是其功能之一,卵巢囊肿主要发生于卵巢分泌功能旺盛的妇女,故认为与内分泌失调有关。

（4）家庭遗传因素:据统计,5%~7% 的卵巢肿瘤病人有家族史。

2. 主要临床表现

（1）症状:卵巢囊肿发展缓慢,初期囊肿较小,病人常无症状,腹部无法扪及,较少影响月经。当囊肿增长至中等大小时,病人常感腹胀,或扪及肿块。较大的囊肿可以占满盆腔并出现压迫症状,如尿频、便秘、气急、心悸等。

（2）体征:早期不易发现,当囊肿较大时,检查见腹部膨隆,可在腹部扪及边界清楚的包块。双合诊和三合诊检查可在子宫一侧或双侧触及圆形或类圆形肿块,多为囊性,表面光滑、活动,与子宫无粘连。

3. 诊疗原则　一般卵巢囊肿直径 <5cm,可密切观察,每 3~6 个月检查 1 次;如直径达到 5cm 以上建议手术治疗。

【护理评估】

1. 健康史及相关因素

（1）询问月经史、性生活史、婚育史、家族史、健康史;有无生殖系统手术史、炎症史等。

（2）生命体征:体温、脉搏、呼吸及血压等情况。

2. 诊断检查

（1）体格检查:腹部有无膨隆,包块活动度、有无移动性浊音等。

（2）妇科检查:有无阴道流血、流液,有无腹部压痛、反跳痛,宫旁能否扪及肿块以及肿块的大小、性质、与子宫及邻近器官的关系。

（3）辅助检查:了解盆腔 B 超、MRI 检查和 CT 检查以及血清 CA125、血清 AFP 等实验室检查结果。

3. 心理 – 社会状况　评估病人有无焦虑感以及病人、家属对疾病的认知程度。

【护理问题】

1. 疼痛　与手术创伤有关。

2. 感染　与手术切口、术后体质下降、留置尿管等有关。

3. 潜在并发症:出血。

4. 焦虑　与担心疾病预后有关。

【照护要点】

（一）术前护理

1. 一般护理　为病人提供安静整洁、舒适的就诊环境,协助病人完成相关检查,做好解释工作,护理操作过程中注意保护隐私。

2. 症状护理 阴道流血者,指导做好会阴清洁预防感染;有腹痛者,观察腹痛的部位、性质、程度,多卧床休息,禁止剧烈运动,防止蒂扭转、破裂等发生。

3. 术前护理 术前做好饮食、肠道、皮肤准备等。

4. 心理护理 向病人及家属介绍疾病知识及手术方式,使病人及家属理解手术是卵巢囊肿最主要的治疗方法,解除病人及家属的思想顾虑,取得积极配合。

(二)术后护理

1. 做好伤口护理 观察伤口部位有无渗血渗液,渗血较多者及时通知医生予以换药。

2. 评估疼痛情况 必要时遵医嘱予以止痛措施并观察疗效。

3. 预防感染 保持各导管通畅,观察并记录尿液和引流液的量、颜色、性状;严格无菌操作;鼓励病人多饮水,关注病人体温及血象变化;高热时进行血、尿或引流液培养,遵医嘱应用抗生素。

4. 完善基础护理 协助做好生活护理,防范跌倒及术后并发症的发生。

5. 心理 – 社会状况 关注病人的心理状况,做好心理护理。

【健康教育】

1. 讲解卵巢囊肿的发生、发展以及治疗的过程,让病人及家属了解卵巢囊肿是良性病变,消除思想顾虑,积极配合治疗。

2. 做好病人手术前后的饮食、肠道、皮肤准备等健康指导。

3. 出院指导

(1)保持切口敷料清洁干燥,如出现流液、流脓等症状及时就医。

(2)遵医嘱用药,用药过程中出现严重不良反应及时就医。

(3)术后禁止性生活、盆浴 1 个月,术后 1 个月门诊复查,定期随诊,术后半年内避免重体力劳动。

【风险与急救】

卵巢囊肿蒂扭转或破裂的急救与护理:

1. 密切观察生命体征 体温、脉搏、呼吸及血压等情况。

2. 密切观察腹痛的部位、程度、性质以及可能存在的诱因。在诊断未明确之前暂不用止痛药物。

3. 卵巢囊肿蒂扭转应立即在 B 超或腹腔镜下行穿刺吸液,囊肿多能自然复位。若扭转时间较长,发生坏死或囊肿破裂需立即经腹探查。做好相应术前、术后护理。

十、卵巢黄体破裂

导入案例及思维过程

病人,女性,33 岁,已婚,因"性生活后突发性下腹痛 2h",拟卵巢黄体破裂? 急诊收住入院,门诊 B 超示盆腔积液伴左侧附件区低回声,尿 HCG 阴性,入院时痛苦面容,护理体检 T 37.3℃,P 92 次 /min,R 22 次 /min,BP 98/62mmHg。妇科检查:下腹压痛、反跳痛明显,子宫正常大小,双附件触诊不满意。入院后,完善各项检查及术前准备,行急诊剖腹探查术,术中见左卵巢一破裂口,长 2cm,见活动性出血,予以缝合止血,腹腔积血 500ml,手术经过顺利,术后生命体征平稳,给予补液、抗感染、止血支持治疗,恢复好。

案例护理思维过程见图 4-12。

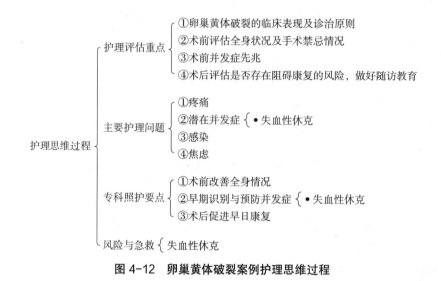

图 4-12　卵巢黄体破裂案例护理思维过程

【疾病概述】

卵巢黄体破裂是妇科常见急腹症,好发于育龄女性,它是黄体在发育过程中恰巧破坏了卵巢表面的小血管,导致黄体内部出血、压力升高,严重者可发生卵巢破裂、腹腔大出血。

1. 常见病因　卵巢黄体破裂多发生于月经周期的黄体期,性交、外力、剧烈活动、排便等为常见诱因,少部分受卵巢充血、炎症或凝血功能异常等影响可发生自体破裂,主要为卵巢卵泡膜血管破裂引起。

2. 主要临床表现

(1)症状:主要为突发性的下腹部疼痛,伴或不伴阴道流血,此外病人还可能有口干、恶心、呕吐等临床表现。

(2)体征:腹部检查压痛、反跳痛明显,如果出血严重可存在腹膜刺激征、移动性浊音甚至休克症状;妇科检查宫颈触痛及举摆痛明显,有时可触及软性包块。

3. 诊疗原则　生命体征平稳,腹腔内出血量少者予以止血、补液、抗感染、抗休克等保守治疗;腹腔内出血量增多,危及生命者立即予以手术治疗。

【照护要点】

1. 健康史及相关因素

(1)健康史及相关因素:询问月经史、婚育史、家族史、健康史。

(2)有无生殖系统手术史、性生活史等。

2. 症状体征评估

(1)生命体征:体温、脉搏、呼吸及血压等情况。

（2）体格检查：腹部有无压痛、反跳痛，有无移动性浊音等。

3. 妇科检查 宫颈有无触痛及举痛，是否可触及软性包块。

4. 诊断检查 了解盆腔 B 超，血尿 HCG 等实验室检查结果。

5. 心理－社会状况 评估病人有无焦虑感以及病人、家属对疾病的认知程度。

【护理问题】

1. 疼痛 与腹腔内出血、手术有关。

2. 感染 与手术和留置尿管有关。

3. 焦虑或恐惧 与担心疾病预后及生育问题有关。

4. 潜在并发症：失血性休克。

【照护要点】

（一）术前护理

1. 评估病人生命体征和心、肺、肝、肾等重要脏器的状况，评估专科情况，观察病人腹痛及内出血情况。

2. 休克病人，取仰卧中凹位或平卧位，给予吸氧治疗，迅速建立静脉通路，根据病情输注代血浆或低分子右旋糖酐；严重休克者按医嘱给予升压药或输血抢救。

3. 术前做好饮食、肠道、皮肤准备等。

4. 做好心理护理，向病人及家属介绍疾病知识及手术方式，解除病人及家属的思想顾虑，取得积极配合。

（二）术后护理

1. 活动 根据麻醉方式取合适卧位，术后指导病人床上多翻身，主动活动下肢，鼓励尽早下床活动，可以防止肠粘连，促进伤口愈合，还可以预防下肢深静脉血栓。

2. 饮食 术后 6h 内禁食，6h 后流质饮食，排气后可给予半流质饮食，排便后普通饮食，鼓励病人进行高蛋白、富含纤维素饮食。

3. 做好伤口护理 观察伤口部位有无渗血渗液，渗血较多者及时通知医生予以换药。

4. 正确评估疼痛 必要时遵医嘱予以止痛治疗并观察疗效。

5. 预防感染 保持各导管通畅，观察并记录尿液和引流液的量、颜色、性状；严格无菌操作；鼓励病人多饮水，关注病人体温及血象变化，高热时进行血、尿或引流液培养，遵医嘱应用抗生素。

6. 完善基础护理 协助做好生活护理，防范跌倒及术后并发症的发生。

7. 心理－社会状况 关注病人的心理状况，做好心理护理。

（三）保守治疗的护理

1. 严格卧床休息，保持大便通畅，避免增加腹压动作如剧烈咳嗽等。

2. 做好生命体征及腹痛、阴道流血等症状的观察，详细做好记录。

3. 遵医嘱予止血、抗感染、补液等支持治疗。

4. 告知病人如出现剧烈腹痛等不适及时告知医护人员。

5. 做好心理护理，向病人及家属讲解疾病相关知识，缓解病人紧张情绪，取得积极配合。

【健康教育】

1. 保守治疗期间告知病人注意卧位休息，避免用力咳嗽、用力排便等增加腹压的动作。

2. 指导病人做好自我观察,如有异常及时告知医务人员。

3. 指导病人进食清淡易消化饮食,注意保持大便通畅。

4. 向病人正确宣教疼痛评估工具,通过测量工具及时、正确评估疼痛评分并相应处理,同时告知病人缓解疼痛的方法。

5. 讲解卵巢黄体破裂的发生、发展以及治疗的过程,让病人及家属了解卵巢黄体破裂经过治疗后能恢复正常。

6. 出院指导

(1)保守治疗病人应注意休息,避免剧烈运动,避免外力撞击;注意腹痛情况,如有异常及时就诊;

(2)手术治疗病人术后禁止性生活、盆浴 1 个月;术后 1 个月门诊复查,定期随诊。

【风险与急救】

失血性休克的急救与护理:

1. 立即通知医生,给予抗休克处理,将病人头部抬高 10°~20°,下肢抬高 20°~30°。

2. 迅速扩容,开通静脉通路,必要时可开通两路静脉通路,迅速补液。

3. 严密观察病情变化,监测生命体征,注意观察病人的意识改变、皮肤黏膜的颜色、温度及尿量的变化。

4. 予吸氧,注意保持呼吸道通畅。

5. 积极协助医生做好各项辅助检查。

6. 抗休克的同时做好手术准备:备皮、备血等。

7. 做好病人及家属的心理护理,由于该疾病病变快,可危及生命,可能产生恐惧心理,因此护士应耐心做好安抚。

十一、子宫腺肌病

导入案例及思维过程

病人,女性,36 岁,因"痛经 5 年伴经量增多 1 年余,中度贫血"急诊入院。自诉既往月经规则,5~6d/28~30d,量中等,平素有痛经,不剧可忍。大约 5 年前出现痛经加重,伴肛门坠胀感,伴尿频,伴头痛头晕,伴恶心呕吐,呕吐物为胃内容物,伴双下肢乏力,偶有性交痛,疼痛经常发生于经期前 1d 及经期前 3d,影响工作及生活,需休息后缓解,需口服镇痛药物缓解疼痛。1 年前开始出现经量增多现象,经期每日需使用十余块卫生巾(最多可达二十余块)。生育史:1-0-1-1,11 年前顺产,末次妊娠 6 年前,孕 50 余日行人流术。否认各类慢性病史及手术史。护理体检 T 37.3℃,P 92 次/min,R 22 次/min,BP 126/80mmHg,贫血貌。查 Hb 68g/L,给予纠正贫血后出院,戈舍瑞林 3.6mg 皮下注射/每 28d 一次 ×2 针治疗后再入院,在全麻下行子宫腺肌病灶切除术,术后继续戈舍瑞林针 3.6mg 皮下注射/每 28d 一次治疗,两个疗程后放置左炔诺孕酮宫内节育器(levonorgestrel releasing intrauterine system,LNG-IUS)。

案例护理思维过程见图 4-13。

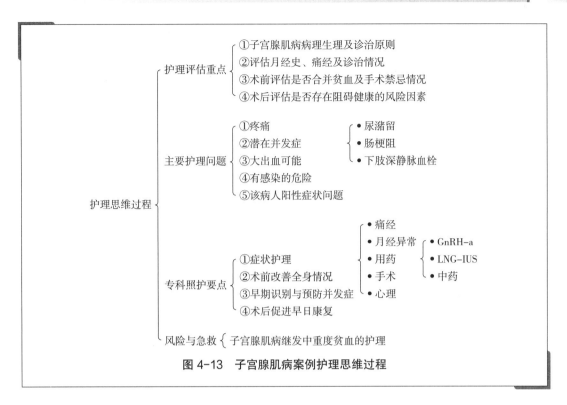

图 4-13 子宫腺肌病案例护理思维过程

【疾病概述】

子宫腺肌病是指子宫肌层内存在子宫内膜腺体和间质,约 15% 同时合并子宫内膜异位症。在激素的影响下发生出血、肌纤维结缔组织增生,形成弥漫性病变或局限性病变,也可形成子宫腺肌瘤。

1. 病因 至今不清楚。目前多数研究者认为此病是基底层内膜细胞增生、侵入到肌层间质所致。一般认为妊娠、刮宫术、人工流产手术及分娩可能是损伤子宫内膜基底层的主要原因。其他包括基底层防御功能减退、血管淋巴管播散、上皮化生,雌激素、孕激素和催乳素也参与了发病过程。

2. 病理生理 子宫肌层病灶有弥漫型和局限型两种。一般多为弥漫性生长,剖面可见肌层明显增厚、变硬,在肌壁间见到粗厚的肌纤维带,病灶内部可以出现含咖啡色液体的囊腔,如果囊腔直径 >5mm 称为囊性子宫腺肌病,虽然较少见,但可以发生于年轻妇女。

3. 主要临床表现 以经量增多和经期延长(40%~50%)以及逐渐加剧的进行性痛经(25%)为主要症状。

(1)痛经:半数以上病人有继发性痛经,渐进性加重。约 35% 病人无任何临床症状。

(2)月经异常:月经过多、经期延长或不规则出血。

(3)不孕。

(4)子宫增大:多为均匀性增大,呈球形,也可为突起不平,质硬。可合并子宫肌瘤和子宫内膜异位症。双合诊或三合诊可发现子宫呈均匀性增大或有局限性结节隆起,质硬而有压痛,经期时压痛尤为明显,合并子宫内膜异位症时,子宫活动度较差。约半数病人合并子宫肌瘤。

4. 诊疗原则   目前尚无根治性有效药物。视疾病的严重程度、病人的年龄和有无生育要求而定。主要有期待治疗、药物治疗和手术治疗。

【护理评估】

（一）术前评估

1. 健康史及相关因素

（1）月经史、生育史、既往有无不孕和刮宫史；月经有无变化、有无痛经、痛经有无加重情况。

（2）是否接受过生殖系统疾病治疗及疗效；药物副反应等。

（3）生命体征：体温、脉搏、呼吸及血压等情况。

2. 诊断检查

（1）体格检查：阴道流血量、色，有无血块，子宫的大小、质地；有无尿频、便秘等压迫症状；是否有性交痛；注意有无继发性贫血、乏力、虚弱等。

（2）辅助检查：超声、CT、MRI 等影像学检查；血常规、凝血功能、血生殖内分泌、肿瘤标志物（CA125）、宫颈细胞学、妇科检查等。

（二）术后评估

1. 评估麻醉和手术方式。

2. 评估意识、生命体征、腹壁伤口、阴道流血、引流管情况和并发症等。

【护理问题】

1. 疼痛   与子宫内膜腺体和间质存在于子宫肌层、增大的子宫与周围器官粘连、手术、子宫收缩、宫内节育器位置异常嵌顿、介入治疗等有关。

2. 大出血的可能   与子宫内膜面积增加、子宫肌层纤维增生使子宫收缩不良、子宫内膜增生、手术等有关。

3. 有感染的危险   与经量过多、经期延长导致继发贫血，机体抵抗力下降有关。

4. 潜在并发症：尿潴留、肠梗阻、下肢深静脉血栓等；远期的并发症有宫内节育器下移、嵌顿、脱落等。

【照护要点】

1. 一般护理   ①提供信息，消除顾虑，增强治疗信心；②继发贫血病人给予高铁、高蛋白、富含维生素 C、易消化饮食；③对于无症状、无生育要求者可行期待疗法，定期进行复查。

2. 症状护理

（1）痛经：①解释痛经原因，减轻病人焦虑情绪；②保持生活规律，避免辛辣刺激的食物；③评估疼痛程度，必要时给予非甾体抗炎药或中药等对症治疗。

（2）月经异常：指导病人保持外阴清洁，勤换会阴垫，经期过长或经量过多者及时就诊。阴道流血时间长的病人遵医嘱合理使用抗生素。

3. 用药护理

（1）遵医嘱使用促进子宫收缩药物，合理使用抗生素，必要时使用止血药。

（2）继发贫血的病人遵医嘱服用铁剂，合并严重贫血者遵医嘱输血治疗。

（3）对于年轻、希望保留子宫者使用口服避孕药或左炔诺孕酮宫内节育器（LNG-IUS）。口服避孕药的病人需按时按量服用。LNG-IUS 含有左炔诺孕酮（LNG），可稳定释放左炔诺孕酮，放置宫腔后，局部高浓度的 LNG 促使内膜萎缩和间接抑制内膜增殖，月经量减少甚至闭经,LNG 使内源性前列腺素 12(PG-12)和血栓素 AZ 的产生减少以及直接作用于子宫腺肌病病灶,使异位病灶萎缩这一作用可以缓解痛经。对子宫增大明显或疼痛症状严重者,可先应用 GnRH-a 治疗 3~6 个月后,再使用 LNG-IUS。LNG-IUS 治疗初期部分病人会出现淋漓出血、LNG-IUS 下移甚至脱落等,需加强随诊。

（4）某些中药对痛经有明显的缓解作用,可以试用。

4. **手术护理**　要求保留生育功能的年轻者可以进行病灶切除或子宫楔形切除术,也可合并使用子宫动脉阻断术;无生育要求伴月经量增多者,可行子宫内膜去除术;痛经明显者可以考虑子宫动脉栓塞术(uterine arterial embolization, UAE);对已经完成生育,年龄较大而症状明显者应行子宫切除术,可根治本病。手术后仍需定期随访。

5. **心理护理**　子宫腺肌病目前并无根治性的有效药物,且治疗方案众多,需根据不同心理问题,针对性地提供医疗及护理信息,讲解痛经及慢性盆腔痛的相关知识,坚持正规的治疗和随访能提高生活质量,以减轻焦虑及恐惧心理,增强战胜疾病的信心。

【健康教育】

1. 子宫切除的病人禁止性生活及盆浴 3 个月以防感染。

2. 保留子宫的病人经期禁止性生活、盆浴及剧烈运动。

3. 目前尚无根治本病的有效药物,使用 GnRH-a 治疗的病人应注意药物的副反应并告知应对措施。

【风险与急救】

子宫腺肌病继发中重度贫血的护理:

1. 造成贫血的原因有红细胞生成减少、破坏过多以及失血。病人长期月经过多、经期延长导致慢性失血而致中或重度贫血。评估病人坠床跌倒评分,做好起床活动安全指导。

2. 改善营养状况　为其制定含铁较多的饮食计划,宜采用高蛋白、高热量、高维生素、易消化饮食,少量多餐,保证获取足够的营养,改善全身情况。

3. 保留出血期间使用的卫生垫及内裤,准确估计出血量。遵医嘱做好配血、输血、止血等治疗,维持病人正常血容量。

> 贫血诊断标准:成年女性 Hb<110g/L,红细胞 <4.0×10^{12}/L 及血细胞比容 <0.37。严重程度分类:轻度(Hb>90g/L)、中度(Hb60~90g/L)、重度(Hb30~60g/L)和极重度(Hb<30g/L)。

4. 严密观察与感染有关的征象,如体温、脉搏、子宫体压痛等,动态监测血象等实验室检查,保持会阴清洁。如有感染征象,遵医嘱使用抗生素治疗。

5. 遵医嘱使用非甾体抗炎药、中药、性激素抑制治疗(促性腺激素释放激素类似物 GnRH-a),注意观察药物的作用和副反应。

十二、宫颈上皮内病变

案例导入及思维过程

病人,女性,33 岁,已婚,因"性生活后阴道少量流血 2 个月,发现宫颈异常 2 个月",门诊 TCT 检查:ASC-US,HPV:58(+),阴道镜活检病理报告:子宫颈高级别鳞状上皮内病变累及腺体,拟以"子宫颈高级别鳞状上皮内病变累及腺体"收住入院。入院时护理体检 T 37.0℃,P 82min/ 次,R 18 次 /min,BP 109/68mmHg,神志清,无腹痛腹胀,无阴道流血。入院后完善各项检查及术前准备,在持续硬膜外麻醉下行宫颈冷刀锥切术 + 颈管搔刮术,手术经过顺利,术后监测生命体征平稳,给予抗感染治疗,病理报告示子宫颈高级别鳞状上皮内病变,切缘阴性。出院后宫颈门诊随访。

案例护理思维过程见图 4-14。

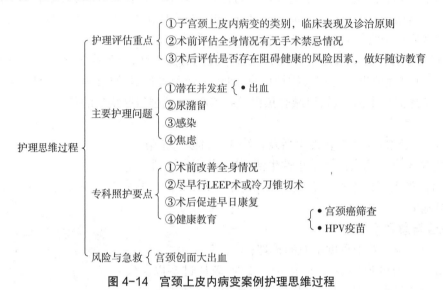

图 4-14　宫颈上皮内病变案例护理思维过程

【疾病概述】

子宫颈上皮内病变(cervical intraepithelial lesion,CIN)是与子宫颈浸润癌密切相关的一组子宫颈病变,分为低级别宫颈上皮内病变(low-grade squamous intraepithelial lesion,LSIL)、高级别宫颈上皮内病变(high-grade squamous intraepithelial lesion,HSIL)和原位腺癌(adenocarcinoma in situ,AIS)(图 4-15)。LSIL 包括 CIN I、轻度不典型增生、扁平湿疣等。HSIL 包括 CIN II、CIN III、中度不典型增生、重度不典型增生、原位癌,这是一组具有恶性转化风险的病变。宫颈上皮内病变常发生于 25~35 岁妇女。可通过筛查发现宫颈病变,及时治疗高级别病变,是预防宫颈癌的有效措施。

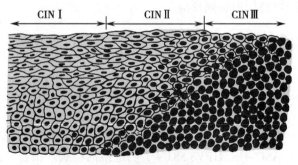

图 4-15　CIN 分级

1. 主要病因

（1）高危型人乳头瘤病毒（human papillomavirus，HPV）：高危型人乳头瘤病毒的持续感染是子宫颈上皮内病变和宫颈鳞癌的主要致病因素。具体高危 HPV 的种类仍有争议，有人认为有 15 种或 16 种之多，WHO 认定其中 13 种最具致癌潜能：16、18、31、33、35、39、45、51、56、58、59 和 68 型。其中 HPV16 和 HPV18 导致 70% 的宫颈癌，HPV45 和 HPV31 则分别导致 5% 和 10% 的宫颈癌。HPV 感染在有性生活的男性和女性中很常见，但一般两年内均可自然消失。只有少数妇女会有持续性的高危型 HPV 感染并发展成癌前病变和宫颈癌。

（2）性行为与分娩次数：凡促进 HPV 感染的因素均可成为 CIN 和宫颈鳞癌的危险因素，如多个性伴侣、早年性生活（<16 岁）、早年分娩、多次分娩史、与高危男子（阴茎癌、前列腺癌病人或其性伴侣曾患子宫颈癌）性接触等。青春期子宫颈发育尚未成熟，对致癌物较敏感。分娩次数增多，子宫颈创伤概率增加。

（3）其他：免疫力下降、慢性感染、合并其他性传播疾病、吸烟等可为协同因素。流行病学调查显示：地理位置、种族、经济状况不同，CIN 和宫颈癌发病率亦不同。

2. 主要临床表现　无特殊症状。偶有阴道排液增多，伴或不伴臭味。也可在性生活或妇科检查后发生接触性出血。

3. 治疗原则　应综合疾病情况，包括病变级别、部位、范围、HPV 检测、病人年龄、婚育状况、随访条件及技术因素制定个体化方案。

（1）低级别上皮内病变：约 60% 低级别上皮内病变会自然消退，若细胞学检查为 LSIL 及以下病变，可仅观察随访。若在随访过程中病变发展或持续存在 2 年，宜进行治疗，阴道镜检查满意者可采用局部切除或消融疗法，若检查不满意，可做宫颈诊断性锥切术。

（2）高级别上皮内病变：阴道镜检查满意、组织学诊断的高级别病变可采用物理治疗或宫颈锥形切除术。阴道镜检查不满意者采用宫颈锥形切除术，包括子宫颈环行电切除术（loop electrosurgical excision procedure，LEEP）和冷刀锥切术。经子宫颈锥切确诊、年龄大、无生育要求、合并有其他手术指征的妇科良性疾病的高级别上皮内病变者，也可行全子宫切除术。妊娠期高级别上皮内病变者应采用定期细胞学和阴道镜检查进行密切观察。

（3）高危型 HPV 感染不伴有宫颈病变：6 个月复查细胞学，1 年后复查细胞学和 HPV，HPV16/18（+）者，行阴道镜检查。

【护理评估】

1. 健康史及相关因素

（1）病人的月经史、生育史、性生活史。

（2）有无接触性阴道流血，有无阴道异常排液等，年轻病人注意询问月经周期和经量，老年病人询问有无绝经后不规则阴道流血。

（3）采集并记录既往宫颈细胞学检查及高危型 HPV 检查结果及处理经过。

（4）生命体征：体温、脉搏、呼吸及血压等情况。

2. 诊断检查

（1）体格检查：有无阴道流血或排液，评估阴道流血或排液的量、颜色、性状等，是否伴臭味。

（2）妇科检查：宫颈是否光滑，局部有无红斑、白色上皮或宫颈糜烂样表现。

（3）辅助检查：了解细胞学/HPV检测、阴道镜及组织病理学检查结果。

3. 心理－社会状况   评估病人有无焦虑感以及病人、家属对疾病的认知程度。

【护理问题】

1. 感染   与手术及留置导尿管有关。

2. 焦虑   与对疾病相关知识缺乏，担心病检结果及影响生育有关。

3. 潜在并发症：出血。

【照护要点】

（一）术前护理

1. 一般护理   为病人提供安静整洁、舒适的就诊环境。协助病人完成相关检查，做好解释工作，护理操作过程中注意保护隐私。

2. 病情观察   评估病人生命体征和心、肺、肝、肾等重要脏器的状况；评估专科情况，出现阴道排液增多的病人嘱其保持会阴部清洁，经常更换会阴消毒垫，有不规则阴道流血者，应观察并记录出血量、性状、时间。

3. 术前护理   做好术前饮食、肠道、皮肤等准备。

4. 心理护理   评估病人对疾病的认识和心理承受能力，向病人和家属介绍疾病知识，使病人积极配合治疗。

（二）术后护理

1. 阴道流血的护理   严密观察并记录生命体征及阴道流血的量、性状，必要时留纸垫观察。有阴道纱条填塞止血者应于24h内取出阴道内纱布并严密观察阴道流血情况。

2. 预防感染的护理   评估阴道分泌物的性质、有无异味，观察体温、血象及腹痛情况；保持外阴清洁，及时更换会阴垫；遵医嘱合理使用抗生素。

3. 饮食护理   指导病人进食高热量、高维生素、高蛋白易消化饮食，注意保持大便通畅。

4. 心理护理   病人担心疾病癌变，希望得到及时有效的治疗；有强烈的生育意愿，害怕手术治疗会影响生育。因此，应建立良好的护患关系，多巡视关心病人。向病人及家属详细讲解手术的必要性及操作程序，告知病人及家属该手术快捷、创伤小、恢复快、治愈率高，对宫颈功能及生育能力影响较小，消除病人心理疑虑。同时，加强与家属的沟通，强化其社会支持系统，使病人以良好的心理状态配合治疗。

【健康教育】

1. 手术宜月经干净后3~7d进行，嘱病人术前3d内禁止性生活。

2. 对于阴道、宫颈、子宫及盆腔有急性或亚急性炎症病人控制感染后再进行手术。

3. 术后保证蛋白质、维生素摄入，多吃易消化食物及新鲜蔬菜、水果，禁食辛辣刺激性食物，保持大便通畅，避免腹压增大动作。

4. 术后注意休息，术后10d左右缝线脱落也可出现少量阴道流血，如活动性出血量大，需及时就诊，局部使用明胶海绵或纱布填塞止血。

5. 保持会阴清洁，防止逆行感染，出现发热、阴道分泌物伴臭味及时就诊。

6. 筛查及预防措施 宫颈上皮内病变被认为是宫颈癌的癌前病变,通过筛查和对癌前病变及时有效的治疗可以预防大部分的宫颈癌。

7. 出院指导 禁性生活、盆浴 2~3 个月,以免损伤创面引起出血及感染;术后 3 个月门诊复查,定期随诊,行妇科检查、宫颈细胞学检查,必要时行阴道镜检查。对有生育需求的病人,术后 6 个月阴道镜评估无殊后可备孕。

【风险与急救】

LEEP 及宫颈冷刀锥切术后创面大出血的急救与护理:

1. 生命体征的监测 妥善安置病人予平卧位、保暖,给氧,建立静脉通路快速扩容,监测并记录生命体征,行血标本采集、备血。准备好抢救车和各类抢救物品。

2. 急救用物的准备及配合 配合医生立即行阴道纱布填塞,快速有效地控制出血。在严格无菌操作下,将长碘纺纱条由内而外填塞,并注意填紧填满,阴道纱布填塞后若仍渗血较多,应立即通知医生,必要时送手术室结扎止血。24~48h 取出纱布,取纱布当日应密切观察阴道流血情况。

3. 用药护理 按医嘱正确使用止血药物及抗生素,口服铁剂,以纠正贫血状况,注意观察药物的疗效及副作用。必要时输注红细胞。

4. 休息及卧位 绝对卧床休息,做好生活护理。防止增加腹压的因素,以免引起再次出血。保证大便的通畅,如有便秘,可服麻仁软胶囊或使用开塞露。

5. 导管护理 保持外阴清洁和多饮水,每日饮水为 1500 ml 以上,拔除尿管后及时排尿。

6. 饮食护理 提供高蛋白、高脂肪、高能量、易消化的饮食,避免进食活血及刺激性的食物。

十三、葡萄胎

导入案例及思维过程

病人,女性,34 岁,已婚,因"停经 52d,恶心呕吐 5d,不规则阴道流血 2d",门诊血 β-HCG:51 351IU/L,B 超提示子宫如孕 2+ 月大小,宫腔内充满蜂窝状回声,范围约 105mm×96mm×56mm,呈"落雪状",右卵巢 55mm×42mm×50mm,囊性,呈多房分隔,X 线胸片无异常征象,拟以"葡萄胎"收住入院。入院时护理体检 T 37.2℃,P 68min/ 次,R 18 次 /min,BP 101/65mmHg,神志清,无腹痛,阴道流血少于月经量。入院后完善各项检查及充分术前准备,在 B 超监视下行清宫术,手术经过顺利,术后监测生命体征平稳,给予抗感染、缩宫治疗,术后病理示(宫腔)水泡状胎块,滋养细胞中 - 重度增生。术后 1 周复查血 β-HCG(人绒毛膜促性腺激素):19 248IU/L,B 超提示子宫如孕 40+ 日大小,宫腔内不均回声,范围约 56mm×26mm×26mm,右卵巢 86mm×61mm×55mm,内见多个囊性块,内液清。故再次行清宫术,经过顺利,术后病理示(宫腔)蜕膜组织及血凝块。术后 3d 血 β-HCG:8562IU/L 出院后定期随访。

案例护理思维过程见 4-16。

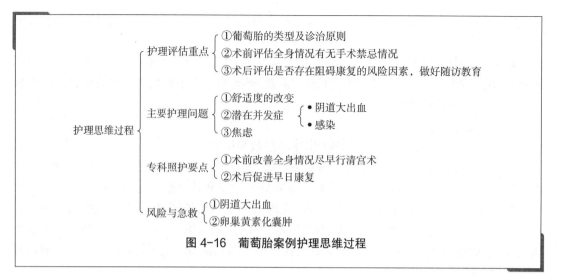

图 4-16　葡萄胎案例护理思维过程

【疾病概述】

葡萄胎亦称水泡状胎块,是因妊娠后胎盘绒毛滋养细胞增生、间质水肿,而形成大小不一的水泡,水泡间借蒂相连成串,形如葡萄而名之。葡萄胎分为完全性葡萄胎和部分性葡萄胎两类,其中大多数为完全性葡萄胎。

1. 主要病因　确切原因尚未完全清楚,可能与种族因素、营养因素、内分泌失调以及遗传因素等有关。

2. 主要临床表现　由于诊断技术的进步,越来越多的病人在尚未出现症状或仅有少量阴道流血之时,已作出诊断并得以治疗,所以症状典型的葡萄胎临床已越来越少见。

(1)完全性葡萄胎的典型症状

1)停经后不规则阴道流血:为最常见的症状,80% 以上病人会出现阴道流血,一般在停经 8~12 周开始不规则阴道流血,量多少不定。

2)子宫异常增大、变软:因葡萄胎迅速增长及宫腔内积血,约半数以上病人的子宫大于停经月份,质地变软,并伴血清 HCG(绒毛膜促性腺激素)水平异常升高。

3)妊娠剧吐:多发生于子宫异常增大和血清 HCG 水平异常升高者,出现时间一般较正常妊娠早,症状严重,且持续时间长。

4)子痫前期征象:多发生于子宫异常增大者,出现时间较正常妊娠早,可在妊娠 24 周前出现高血压、水肿和蛋白尿,而且症状严重。

5)腹痛:因葡萄胎增长迅速和子宫过度快速扩张所致。表现为阵发性下腹痛,一般不剧烈,能忍受,常发生于阴道流血之前。若发生卵巢黄素囊肿扭转或破裂,可出现急性腹痛。

6)卵巢黄素化囊肿:由于大量血清 HCG 刺激卵巢卵泡内膜细胞发生黄素化而形成囊肿,常为双侧性,但也可单侧,大小不等,切面为多房,囊肿壁薄,囊液呈清亮或琥珀色。

7)甲状腺功能亢进:约 7% 的病人可出现轻度甲状腺功能亢进表现。

(2)部分性葡萄胎:大多没有完全性葡萄胎的典型症状,程度也常较轻。阴道流血常见,但子宫多数与停经月份相符或更小,一般无子痫前期、卵巢黄素化囊肿等,妊娠呕吐较轻。

3. 诊疗原则　一旦确诊应及时清宫,清宫前仔细全身检查,必要时先对症处理,稳定病情。对于子宫大于妊娠 12 周或术中感到一次吸刮干净有困难者,可于 1 周后行第二次清宫。清宫后定期进行血 HCG 测定。

【护理评估】

1. 健康史及相关因素

（1）健康史及相关因素:月经史、生育史、本次妊娠的早孕反应时间、程度等。

（2）有无阴道流血,以及流血的量、性质,有无水泡状物质排出。

（3）病人及家族的既往病史,包括妊娠滋养细胞疾病史。

（4）生命体征:体温、脉搏、呼吸及血压等情况。

（5）有无早孕剧吐,中孕水肿、蛋白尿、高血压等妊娠期高血压疾病征象。

2. 诊断检查

（1）体格检查:有无腹痛,腹痛的部位,腹肌有无紧张等,注意有无贫血貌、突眼、双手有无震颤等。

（2）妇科检查:了解子宫大小与停经月份是否相符,质地如何,有无宫颈举痛、宫体压痛、附件区压痛,有无肿块以及肿块的位置、大小、性质,以及与子宫及邻近器官的关系。

（3）辅助检查:了解血尿常规、肝肾功能、电解质、血凝、甲状腺功能、绒毛膜促性腺激素（β-HCG）、盆腔 B 超等检查结果。

3. 心理 - 社会状况　评估病人有无焦虑以及病人、家属对疾病的认知程度。

【护理问题】

1. 舒适的改变　与妊娠呕吐及妊娠期高血压疾病相关症状等有关。

2. 有感染的可能　与清宫手术有关。

3. 潜在并发症:出血。

4. 焦虑　与担心疾病的恶变及再次妊娠的复发有关。

【照护要点】

（一）术前护理

1. 一般护理　向病人介绍住院环境、治疗过程、可能出现的不适及影响预后的有关因素,协助病人完成各项辅助检查;提供舒适安静的住院环境,保证充足的睡眠。

2. 妊娠呕吐的护理

（1）饮食宜清淡、少量多餐,指导病人进食富含营养和适合口味的食物,呕吐严重者可静脉补液。

（2）保持口腔卫生,每次呕吐后漱口,并观察呕吐物的性状。

（3）室内保持清洁、空气清新,消除可能引起呕吐的因素。

（4）卧床休息,必要时给予镇静、止吐药物。

3. 病情观察　评估病人生命体征和心、肺、肝、肾等重要脏器的状况;评估专科情况;严密观察腹痛及阴道流血的量和性状,有无水泡状物质排出,必要时保留会阴纸垫。流血过多时,密切观察生命体征变化。

4. 做好清宫术前准备　清宫前做交叉配血试验,备血,建立静脉通道,做好经腹手术准备,并备好抢救物品。

5. 心理护理　评估病人对疾病的认识和心理承受能力,向病人和家属介绍疾病知识,使病人积极配合治疗。

（二）术后护理

1. 病情观察　观察阴道出血量及子宫收缩等情况,出血多或腹痛剧烈者及时报告医生。

2. 用药护理　遵医嘱及时使用抗生素预防感染,观察药物的疗效及副作用,做好相应的处理及记录。

3. 实验室检查　遵医嘱留取血标本监测血 HCG 的变化。

4. 心理护理　葡萄胎清宫一次不易吸刮干净,需再次刮宫者,做好病人的心理护理。

【健康教育】

1. 清宫手术前需备血、建立静脉通道、做好经腹手术准备,指导病人积极配合。

2. 讲解葡萄胎的发生、发展以及治疗的过程,让病人及家属了解葡萄胎是良性病变,经过治疗后能恢复正常,不影响再次妊娠。及时清宫,坚持正规的治疗和随访是根治葡萄胎的基础。

3. 卵巢黄素化囊肿在葡萄胎清宫后常会自行消退,一般不需处理。但若有腹痛伴恶心、呕吐、腹胀等情况应立即告知医务人员。

4. 出院指导

（1）清宫术后禁止性生活和盆浴 1 个月。

（2）随访指导:葡萄胎排出后,部分病人仍有恶变的可能,故应定期随访。随访内容:①血清 HCG 定量测定,第一次测定应在清宫后 24h 内,以后每周 1 次,直至连续 3 次阴性,以后每月 1 次,共 6 个月,然后再每 2 个月 1 次,共 6 个月,自第 1 次阴性后共计 1 年;②随访期间若出现血清 HCG 异常或有临床症状或体征时行妇科检查,必要时行 B 超、X 线胸片或 CT 检查;③应注意月经是否规则,有无阴道流血,有无咳嗽、咯血及其他转移灶症状。

（3）避孕指导:葡萄胎随访期间应可靠避孕 1 年,葡萄胎后 6 个月若血清 HCG 成对数下降至阴性者可以妊娠,但对血清 HCG 下降缓慢者应延长避孕时间,避孕方法首选避孕套或口服避孕药,不选用宫内节育器,以免穿孔或混淆子宫出血原因。

（4）再次妊娠指导:葡萄胎后的再次妊娠,应在早孕期间做 B 超和血清 HCG 测定,以明确是否正常妊娠,产后也需血清 HCG 随访至阴性。

【风险与急救】

1. 阴道大出血的急救与护理

（1）清宫术前的护理

1）正确评估阴道流血量、色,流出物的性状等,若排出物中有水泡状组织,应收集标本送病理学检查。

2）阴道大量流血病人应立即采取抗休克护理措施,快速建立静脉通路,吸氧,密切观察生命体征变化,采集血型、交叉配血,做术前准备,同时做好输血及各种抢救器械及物品准备。

（2）清宫术中的护理:应由有经验的医生操作,采用吸宫术,选用大号吸管吸引,及时清出宫腔内容物。为减少出血和预防子宫穿孔,术中静脉输注缩宫素,但缩宫素可能把滋养细胞压入子宫壁血窦,导致肺栓塞和转移。尽管目前尚无充分证据证实这一风险,但一般推荐缩宫素在充分扩张宫颈管和吸宫后使用。

（3）清宫术后的护理:观察阴道流血情况,监测血压、脉搏,观察有无腹痛,警惕腹腔内出血征象。将刮出物送病理检查,注意挑选较小的及靠近宫壁的葡萄状组织送病检以提高阳性检出率。

2. 卵巢黄素化囊肿的护理

(1)休息与活动:注意休息,避免剧烈活动,禁止性生活以免囊肿破裂或扭转的发生。

(2)监测生命体征:注意体温、脉搏、呼吸及血压等情况。

(3)若病人出现腹痛伴恶心、呕吐、腹胀,检查腹部拒按应考虑卵巢黄素化囊肿扭转,可在 B 超或腹腔镜下行穿刺吸液,囊肿多能自然复位,若扭转时间较长发生坏死或囊肿破裂需立即经腹探查。

十四、子宫脱垂

导入案例及思维过程

病人,女性,56 岁,孕 1 产 1,因"绝经 2 年,阴道口肿物在绝经后脱出逐渐加重 1 年"入院。28 年前阴道分娩后自觉阴道口可触及肿物,休息后可回纳。绝经后阴道口肿物脱出逐渐加重,自觉如乒乓球大小,伴下腹坠胀不适,下午及晚上为重,休息后不能回纳,影响行走而就诊。入院护理体检:T 36.8℃,P 78 次 /min,R 20 次 /min,BP 128/81mmHg,否认大、小便改变,妇科检查示Ⅱ度子宫脱垂,阴道口未见明显溃疡及出血,完善相关检查后行阴道前后壁修补加主韧带缩短及宫颈部分切除术,术后予抗炎、补液治疗,恢复可。

案例护理思维过程见图 4-17。

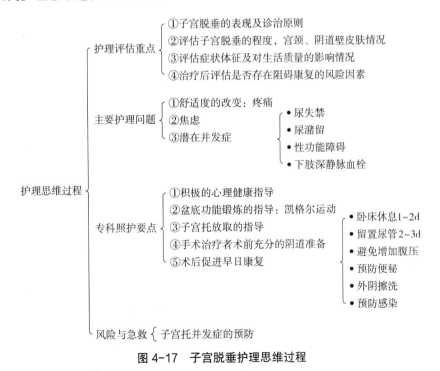

图 4-17　子宫脱垂护理思维过程

【疾病概述】

子宫脱垂(uterine prolapse)是指子宫从正常位置沿阴道下降,宫颈外口达坐骨棘水平及以下,甚至子宫全部脱出于阴道口以外。常伴有阴道前后壁膨出。

1. 主要病因

(1)分娩损伤:为子宫脱垂最主要的原因。在分娩的过程中,特别是阴道助产或第二产程延长者,盆底肌、筋膜以及子宫韧带均在过度延伸,张力降低甚至撕裂。如产后过早参加重体力劳动,将影响盆底组织张力的恢复,导致未复旧的子宫有不同程度的下移。多次分娩增加盆底组织受损机会。

(2)长期腹压增加:长期慢性咳嗽、排便困难、经常超重负荷(举重、蹲位、长期站立)以及盆、腹腔巨大肿瘤、腹水等,均可使腹压增加,使子宫向下移位。

(3)盆底组织发育不良或退行性变:子宫脱垂偶见于未产妇女或处女,多系先天性盆底组织发育不良或营养不良所致,常伴有其他脏器(如胃等)下垂。一些年老的病人及长期哺乳的妇女体内雌激素水平下降,盆底组织萎缩退化也可导致子宫脱垂或加重子宫脱垂的程度。

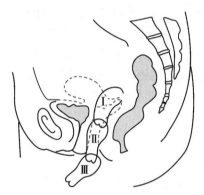

图4-18　子宫脱垂的分度

2. 临床分度　以病人平卧用力向下屏气时子宫下降的最低点为分度标准,将子宫脱垂分为3度。

Ⅰ度:轻型为宫颈外口距离处女膜缘小于4cm但未达处女膜缘,重型为宫颈外口已达处女膜缘,在阴道口可见到宫颈。

Ⅱ度:轻型为宫颈已脱出阴道口外、宫体仍在阴道内;重型为宫颈及部分宫体已脱出阴道口外。

Ⅲ度:宫颈及宫体全部脱出至阴道口外。

3. 主要临床表现　Ⅰ度病人多无自觉症状,Ⅱ、Ⅲ度病人主要表现有如下:

(1)下坠感及腰背部酸痛:由于下垂子宫对韧带的牵拉,盆腔充血所致。常在久站、走路、蹲位、重体力劳动以后加重,卧床休息以后减轻。

(2)肿物自阴道脱出:常在走路、蹲、排便等腹压增加时阴道口有一肿物脱出。开始时肿物在平卧休息时可变小或消失,严重者休息后亦不能回缩,需用手还纳至阴道内。若脱出的子宫及阴道黏膜水肿,用手还纳也有困难,子宫长期脱出在阴道口外,病人行动极为不便,长期摩擦可出现宫颈溃疡甚至出血。

(3)排便异常:伴膀胱、尿道膨出的子宫脱垂病人可能合并压力性尿失禁,如易出现排尿困难、尿潴留如继发尿路感染可出现尿频、尿急、尿痛等。如合并有直肠膨出的病人可出现便秘、排便困难。

4. 诊疗原则　除非合并压力性尿失禁,无症状的病人不需治疗。有症状者可采用保守或手术治疗,治疗以安全、简单和有效为原则。

(1)非手术治疗:用于Ⅰ度轻型子宫脱垂、年老不耐受手术或需要生育的病人。包括支持疗法(加强盆底肌肉锻炼,积极治疗便秘、慢性咳嗽及腹腔巨大肿瘤等增加腹压的疾病等);子宫托治疗;绝经后妇女适当补充雌激素增加肌肉筋膜组织张力等。

(2)手术治疗:凡非手术治疗无效或Ⅱ、Ⅲ度子宫脱垂者均可根据病人的年龄、全身状况及生育要求等分别采取阴道前后壁修补术、阴道前后壁修补加主韧带缩短及宫颈部分切除术（Manchester 手术），经阴道全子宫切除术及阴道前后壁修补、阴道纵隔形成术、阴道及子宫悬吊术等。

【护理评估】

1. 健康史及相关因素

（1）了解病人年龄、职业、月经史、分娩方式、有无产程过长、阴道助产及盆底组织撕裂伤、盆腔手术、吸烟等病史。

（2）健康状况：如有无慢性咳嗽、盆腹腔肿瘤、便秘、体重等。

（3）了解病人有无下腹部坠胀、腰痛症状，是否有大、小便困难，阴道肿物脱出；是否在用力下蹲、增加腹压时上述症状加重，甚至出现尿失禁，但卧床休息后症状减轻；还应询问脱垂可能导致的性功能方面的影响。

2. 诊断检查

（1）妇科检查：评估子宫脱垂的程度、宫颈、阴道壁有无溃疡及溃疡面的大小、深浅等；同时，应注意有无阴道前后壁膨出。

（2）辅助检查：压力性尿失禁的检查，让病人先排尿，在膀胱截石位下咳嗽，如有尿溢出，检查者用食、中指分别置于尿道口两侧，稍加压再嘱病人咳嗽，如能控制尿液外溢，证明有压力性尿失禁。

3. 心理 - 社会状况　评估病人有无焦虑、情绪低落，了解对治疗的配合程度，以及病人、家属对疾病的认知程度，性生活影响程度。

【护理问题】

1. 慢性疼痛　与子宫脱垂牵拉韧带、宫颈、阴道壁溃疡有关。

2. 焦虑　与长期的子宫脱出影响正常生活及不能预料手术效果有关。

3. 潜在并发症：尿失禁、尿潴留、便秘、性功能障碍。

【照护要点】

（一）手术治疗的护理

1. 术前充分准备　术前 5d 开始进行阴道准备，Ⅰ度子宫脱垂病人应每日坐浴 2 次，一般采取 0.2‰的碘伏液；Ⅱ度子宫脱垂的病人，特别是有溃疡者，行阴道冲洗后局部涂 40% 紫草油或抗生素软膏，并勤换内裤。因子宫颈无感觉，易导致病人局部烫伤，所以应特别注意冲洗液的温度，一般在 41~43℃为宜，冲洗后戴上无菌手套将脱垂的子宫还纳于阴道内，让病人平卧于床上半小时；用清洁的卫生带或丁字带支托下移的子宫，避免子宫与内裤摩擦，减少异常分泌物。积极治疗局部炎症，按医嘱使用抗生素及局部涂含雌激素的软膏。

2. 术后护理　术后卧床休息 1~2d；留置尿管 2~3d；避免增加腹压的动作，如下蹲、咳嗽等；术后用缓泻剂预防便秘；每日行外阴擦洗，并注意观察阴道分泌物的特点；应用抗生素预防感染。

（二）保守治疗的护理

1. 心理护理　子宫脱垂病人由于长期受疾病折磨，往往有烦躁情绪，护士应亲切地对待病人，对病人的疾苦表示理解；针对其情绪做好心理疏导。讲解子宫脱垂的疾病知识和预后；做好家属的工作，让家属理解病人，协助病人早日康复。

2. 康复护理　改善病人身体状况，加强病人营养，卧床休息。积极治疗原发病，如慢性咳嗽、便秘等。教会病人做盆底肌锻炼,如:排尿中途停止尿流训练,增强盆底肌肉张力,每日 3 次,每次 5~10min。

3. 教会病人子宫托的放取方法

(1)子宫托的放取方法:选择大小适宜的子宫托;放置前让病人排尽大小便,洗尽双手,蹲下并两腿分开,一手持托柄,使托盘呈倾斜位进入阴道口,将托柄边向内推边向阴道顶端旋转,直至托盘达子宫颈,然后屏气,使子宫下降,同时用手指将托柄向上推,使托盘牢牢地吸附在宫颈上。放妥后,将托柄弯度朝前,对正耻骨弓后面即可。取子宫托时,手指捏住子宫托柄,上、下、左、右轻轻摇动,等负压消失后向后外方牵拉,即可自阴道滑出。

(2)子宫托使用的注意事项

1)放置前阴道应有一定的雌激素水平。绝经后妇女可选用阴道雌激素栓剂,一般在应用子宫托前 4~6 周开始应用,并在放托的过程中长期使用。

2)子宫托应每日晨起后放入阴道,睡前取出消毒后备用,避免放置过久压迫生殖道而致糜烂、溃疡,甚至坏死造成生殖道瘘。

3)保持阴道清洁,月经期和妊娠期停止使用。

4)上托以后,分别于第 1 周、1、3、6 个月时到医院检查一次,以后每 3~6 个月到医院检查一次。

【健康教育】

1. 指导病人保持足够的水分摄入并且在规律的间隔时间内排空膀胱,在评估排尿习惯后,通常每日摄入液体总量为 2000~3000ml,排尿间隔时间不应该超过 4h,以降低泌尿系统感染的发生。

2. 指导病人避免一过性或慢性的腹腔内压力增高动作,如排便时过分用力、慢性咳嗽或经常负重。鼓励排便费力的病人增加纤维的摄入,养成排便习惯,排便时避免用力。当负重时应该采用正确的身体机制(如举重物时弯曲膝盖,背部挺直),通常建议病人减少或避免负重或用力,特别是接受治疗后。

3. 超重者减轻体重,身体超重是诱发子宫脱垂的危险因素,并使已存在的子宫脱垂的症状进一步加重。

4. 出院指导　术后一般休息 3 个月,半年内避免重体力劳动,禁止盆浴及性生活。术后 2 个月到医院复查伤口愈合情况;3 个月后再到门诊复查,医生确认完全恢复以后方可有性生活。

【风险与急救】

使用子宫托并发症的预防:

需要向病人宣教子宫托也可能造成阴道刺激和溃疡。子宫托应间断性取出、清洗并重新放置,否则可能出现包括瘘道的形成、嵌顿、出血和感染等严重后果。还可以加强盆底肌肉锻炼,增加盆底肌肉群张力可减轻压力性尿失禁的症状,但对Ⅲ度脱垂者无效。盆底肌肉锻炼方法:用力使盆腔肌肉收缩后放松,每日 2~3 次,每次 15~30min,收缩时注意保持腹肌、臀肌和大腿肌肉的放松。绝经后妇女可适当补充雌激素,增加肌肉筋膜组织张力。

十五、专科技能实践要点

(一)会阴擦洗 / 冲洗

会阴擦洗 / 冲洗是利用消毒液对会阴部进行擦洗的技术。保持病人会阴及肛门部位清洁并消毒,促进病人会阴伤口的愈合和舒适,防止生殖系统、泌尿系统的逆行感染。

1. 评估

(1)会阴擦洗

1)适应证:留置导尿管者;会阴有伤口者;外阴炎症、外阴血肿者;长期卧床阴道流血者;妇科部分阴式手术术后会阴部保洁(阴式子宫全切除术)者。

2)禁忌证:对碘过敏者、外阴皮肤病患者、可疑或确诊外阴癌患者。

(2)会阴冲洗

1)适应证:留置导尿管者;会阴有伤口者;外阴炎症者;会阴部手术术后病人;胎膜早破者;生活不能自理者。

2)禁忌证:对碘过敏者;外阴皮肤病者;可疑或确诊外阴癌病人;严重糖尿病致外阴皮肤破溃者。

2. 准备

(1)用物准备

1)会阴擦洗:大棉签、一次性垫巾(会阴垫)、一次性手套、聚维酮碘液、干净裤子、便盆、面巾纸。

2)会阴冲洗:冲洗壶、大棉签、一次性垫巾(会阴垫)、一次性手套、0.1~0.2% 聚维酮碘液(PVP-I)1000ml(40~42℃)、干净衣裤、便盆、面巾纸。

(2)环境准备:关门窗,调节治疗室室温 24~28℃;注意病人隐私,拉开床帘遮挡。

(3)人员准备:操作者着工作服、修剪指甲、洗手、戴口罩;病人意识清醒能配合。

3. 操作步骤　见图 4-19。

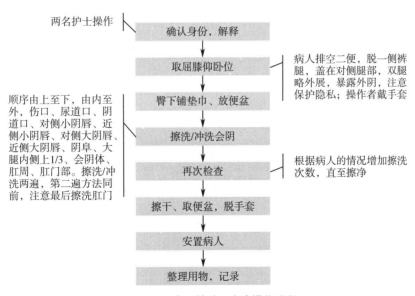

图 4-19　会阴擦洗 / 冲洗操作流程

4. 注意事项

(1)操作前做好宣教、沟通,充分取得病人的配合。

(2)操作过程中注意保暖和保护病人隐私,便盆一人一用,预防交叉感染。

（3）若行阴道擦洗,取大棉签蘸适量聚维酮碘液进行擦洗,一根棉签只能使用一次,对会阴有伤口者,需更换棉签单独擦洗会阴伤口;若行会阴冲洗,右手持大棉签,擦拭外阴血迹或分泌物,左手持冲洗壶缓慢连续地倾倒冲洗液配合擦拭,冲净血迹,若有伤口应先擦洗伤口再擦洗周围,最后擦洗肛门部。

（4）操作中注意观察会阴部及会阴伤口周围组织有无红肿、分泌物及其性质和伤口愈合情况,发现异常及时记录并向医生报告。

（5）对有留置导尿管者,应注意导尿管是否通畅,避免脱落或打结。

（6）冲洗液清水或现配现用,水温为40~42℃。

（7）必要时先用肥皂浆擦洗外阴。

（8）冲洗结束,如病人衣裤、床单位污染,需及时更换。

（二）阴道冲洗

阴道冲洗是利用消毒液对阴道进行冲洗的技术。促进阴道血液循环,减少阴道分泌物,缓解局部充血,达到控制和治疗炎症的目的。术前彻底清洁阴道,降低感染机会。

1. 评估

（1）适应证:子宫切除术前或阴道手术前的常规阴道准备;各种阴道炎、宫颈炎的辅助治疗。

（2）禁忌证:月经期;产后或人工流产术后子宫颈口未闭;有阴道流血的病人;宫颈癌病人有活动性出血者;存在不宜冲洗的宫颈因素;阴道镜检查前24h;无性生活史。

2. 准备

（1）用物准备:20%肥皂浆棉球2颗、一次性窥阴器1只、大棉签、一次性阴道冲洗器1个、0.1%~0.2% PVP-I 1000ml（39~41℃）、一次性垫巾、橡皮手套一副半、干净衣裤1套。

（2）环境准备:温度适宜,调节室温24~28℃;遮挡病人（一般在治疗室操作）。

（3）人员准备:操作者着装规范、修剪指甲、洗手、戴口罩;病人意识清醒能配合。

3. 操作步骤　见图4-20。

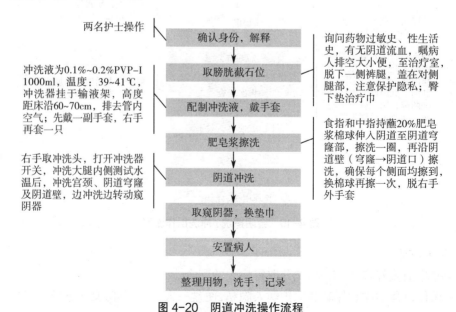

图4-20　阴道冲洗操作流程

4. 注意事项

（1）操作前做好宣教、沟通,充分取得病人的配合。

（2）操作过程中注意保护病人隐私、注意保暖。

（3）冲洗前要询问有无药物过敏史、有无性生活史、有无阴道流血。

（4）冲洗液根据病种而异;冲洗液一般配制 1000ml,温度以 39~41℃ 为宜;冲洗筒与检查床的距离不应超过 70cm;冲洗头避免对准宫颈直冲。操作中一次性冲洗量 500~800ml,确保阴道壁各个侧面均冲洗干净,最后冲洗外阴约 100ml 液体。

（5）冲洗过程中,动作宜轻柔,边冲洗边转动窥阴器,使阴道四壁皱褶处都能冲净。转动窥阴器时,应放松窥阴器柄,在进入及退出时,应保持窥阴器处于闭合状态,以免损伤阴道壁及宫颈组织,冲洗中应观察病人的不适情况,并给予相应的指导。

（6）放窥阴器时左手持窥阴器(窥阴器前后两叶保持闭合状态),斜行沿阴道后侧壁缓慢插放入阴道(注意放置时窥阴器的角度)暴露宫颈并在阴道内固定。冲洗完毕取窥阴器时,轻轻下压窥阴器,使阴道内残留液体完全流出,用干棉签擦干阴道内余液,用 PVP-I 棉签涂擦宫颈、阴道穹窿及阴道壁二遍。闭合窥阴器前后叶,沿阴道侧后壁缓慢退出阴道,用干棉签擦干外阴部。

（7）各种阴道炎冲洗后应更换清洁内裤。

（8）按治疗要求固定冲洗床,换病人后需调换一次性垫巾,以防交叉感染。

（三）会阴湿热敷

会阴湿热敷是应用热原理和药物化学反应,利用热敷溶液促进血液循环,增强局部白细胞的吞噬作用和组织活力的一种护理技术。促进会阴局部血液循环,有利于炎症局限、水肿消退、血肿吸收及组织修复,达到增进舒适、缓解疼痛和减轻感染的目的。

1. 评估

（1）适应证:会阴部水肿、会阴血肿的吸收期、会阴伤口硬结及早期感染等病人。

（2）禁忌证:外阴血肿发生 12h 内或外阴局部有活动性出血者;意识模糊、感觉丧失或迟钝者应慎用,以免发生烫伤。

2. 准备

（1）用物准备:棉垫 1 块、一次性垫巾 2 块、热敷药品(50% 硫酸镁、95% 酒精)、消毒弯盘 2 个(内有镊子 2 把、纱布数块、医用凡士林)、热源袋(如热水袋或电热宝等)、红外线灯。

（2）环境准备:关门窗,调节室温 24~28℃;注意保护病人隐私,拉开床帘遮挡病人。

（3）人员准备:操作者着工作服、修剪指甲、洗手、戴口罩;病人排空大小便、意识清醒能配合。

3. 操作步骤　见图 4-21。

4. 注意事项

（1）操作前做好宣教、沟通,充分取得病人的配合。

（2）操作过程中注意保护病人隐私。

（3）会阴湿热敷应在会阴擦洗、清洁会阴局部伤口的污垢后进行。

（4）湿热敷的温度一般为 41~48℃,避免温度过高引起烫伤或温度过低达不到效果。

（5）湿热敷的面积应是病损范围的 2 倍。

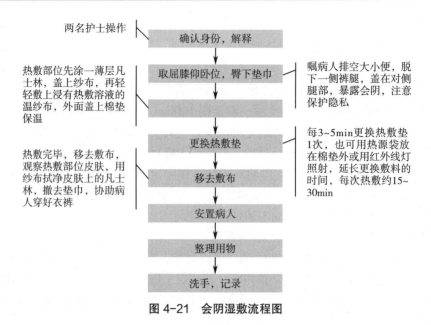

两名护士操作 — 确认身份，解释

热敷部位先涂一薄层凡士林，盖上纱布，再轻轻敷上浸有热敷溶液的温纱布，外面盖上棉垫保温 — 取屈膝仰卧位，臀下垫巾 — 嘱病人排空大小便，脱下一侧裤腿，盖在对侧腿部，暴露会阴，注意保护隐私

更换热敷垫 — 每3~5min更换热敷垫1次，也可用热源袋放在棉垫外或用红外线灯照射，延长更换敷料的时间，每次热敷约15~30min

热敷完毕，移去敷布，观察热敷部位皮肤，用纱布拭净皮肤上的凡士林，撤去垫巾，协助病人穿好衣裤 — 移去敷布

安置病人

整理用物

洗手，记录

图 4-21　会阴湿敷流程图

（6）在热敷的过程中,护士应随时评价热敷的效果,并为病人提供一切的生活护理。

（7）定期检查热源袋的完好性,防止烫伤。

（四）阴道、宫颈上药

阴道、宫颈上药是治疗性药物涂抹到阴道壁或宫颈黏膜上,达到局部治疗作用的一项操作。用于治疗各种阴道炎、急慢性子宫颈炎、术后阴道残端炎,完善各种手术需求。阴道、宫颈上药操作简单,既可以在医院门诊由护士操作,也可教会病人自己在家上药。

1. 评估

（1）适应证:各种阴道炎、急慢性子宫颈炎、术后阴道残端炎;宫颈、阴道手术前后。

（2）禁忌证:月经期、妊娠期以及产后 14d 内;阴道不规则出血处于出血期;明确宫颈及阴道晚期恶性肿瘤。

2. 准备

（1）用物准备:治疗车、一次性窥阴器、一次性垫巾、手套、消毒干棉签、所需药物。

（2）环境准备:调节温度至 24~28℃;遮挡病人。

（3）人员准备:操作者着工作服、修剪指甲、洗手、戴口罩,病人意识清醒能配合。

3. 操作步骤　见图 4-22。

4. 注意事项

（1）操作前做好宣教、沟通,充分取得病人的配合,注意有无药物过敏史、有无性生活史,有无阴道出血等情况。

（2）操作过程中注意保护病人隐私,注意保暖。

（3）上药后,取出窥阴器时注意勿把药物带出。

（4）未婚女性上药时不可使用窥阴器,可用细长棉签,但应注意将棉签上的棉捻紧,涂药时顺着一个方向转动,避免棉花脱落遗留于阴道内。

（5）老年病人阴道萎缩,可选小号窥阴器,动作轻柔,避免损伤阴道黏膜。

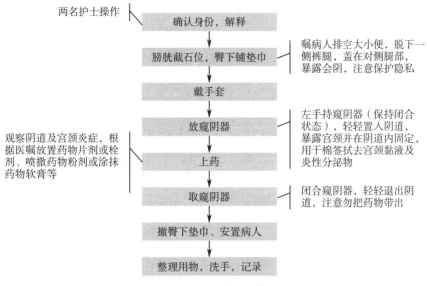

图 4-22 阴道、宫颈上药流程图

第三节 妇科初阶护士岗位专科胜任 能力的评价方法及记录

根据《妇科初阶护士岗位专科胜任能力评价表》进行培训效果及护士岗位专科胜任能力评价（评价内容可根据科室实际情况进行修订）。

评价方法及记录：由护理单元护士长、带教老师组成考核小组，通过理论知识问卷考核、口头提问、现场观察法、日常工作评价或考核等方法，可采用 1 对 1 或多对 1 的评价方式，根据初级专科胜任能力评价表对护士每一项培训内容掌握情况开展综合评定。将评定结果记录在评价表中，如项目通过考评则画"√"，如考核未通过，则进一步辅导并跟进考核，直至通过。要求入科 1 年内完成所有项目培训，并通过考核。规范化培训期间护士次年要对所有项目进行复训并通过考核。

第四节 妇科高阶护士岗位专科胜任能力 培训适用对象及岗位要求

（一）适用对象

完成妇科病人照护初阶护士岗位专科胜任能力培训的科室固定工作护士。

（二）岗位要求

掌握妇科疾病护理，本专科急危重症病人的观察及护理，完成《妇科高阶护士岗位专科胜任能力评价表》上内容的学习及考核，见表 4-2。能正确执行科室内特殊作业和各项高风险护理操作。具备危重病人病情观察及突发事件应对能力，能独立负责妇科所有病种（尤其是重症）病人照护和专科性照护。

表 4-2　妇科高阶护士岗位专科胜任能力评价表

工号		姓名		科室			
内容		考核:1 合格　　2 不合格			时间	签名	备注
1	子宫瘢痕妊娠						
2	复合妊娠						
3	子宫颈癌						
4	子宫内膜癌						
5	卵巢肿瘤						
6	妊娠滋养细胞肿瘤						
7	子宫内膜异位症						
8	压力性尿失禁						
9	尿瘘						
10	专科技能						
	子宫托放置与取出						
	手法检测盆底肌力						
	盆底肌电生理评估						
	盆底肌生物反馈治疗						
	盆底肌电刺激						

本岗位出勤　　月

主管签名:	员工签名:
年　　月　　日	年　　月　　日

第五节　妇科高阶护士岗位专科胜任能力培训内容

一、子宫瘢痕妊娠

案例导入及思维过程

病人,女性,女,32 岁,孕 2 产 1,因"停经 45d,阴道出血 10d 加重 1d",拟以"子宫瘢痕妊娠"收入院。入院护理体检 T 36.5℃,P 88 次 /min,R 21 次 /min,BP 112/71mmHg,B 超示宫腔下段探及孕囊回声,大小 3.4cm×1.1cm×0.7cm,一半位于宫腔内,一半深入前壁瘢痕区肌层,外侧距浆膜层 0.5cm,内见卵黄囊,宫体部内膜厚 1.6cm。血 β-HCG: 8441IU/L,妇科检查:子宫后位,如孕 50d 大小,形态规则,质软,活动可,无压痛,入院后完善相关检查,行子宫动脉栓塞术,次日行清宫术,术后生命体征平稳,给予抗感染、止血、收缩子宫治疗,清宫术后第 1d,查血 β-HCG:1458IU/L,恢复可。

案例护理思维过程见图 4-23。

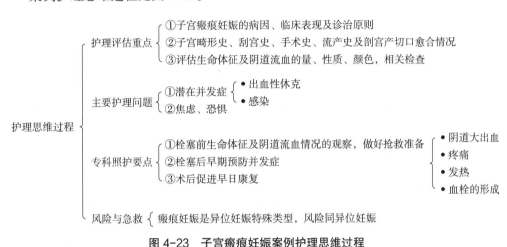

图 4-23 子宫瘢痕妊娠案例护理思维过程

【疾病概述】

剖宫产术后子宫瘢痕妊娠(cesarean scar pregnancy,CSP)是指有剖宫产史的孕妇,胚胎着床于子宫下段剖宫产切口瘢痕处,是一种特殊部位的异位妊娠,为剖宫产的远期并发症之一。

子宫瘢痕妊娠包括剖宫产术(cesarean section,CS)、子宫肌瘤剔除术、子宫畸形矫治术、人工流产、子宫穿孔等导致子宫内膜损伤,瘢痕子宫形成后,再次妊娠时胚胎异常种植在瘢痕处发生的妊娠。其中以剖宫产术后子宫瘢痕妊娠(CSP)多见,特别是近几年有上升趋势,已占瘢痕子宫妊娠绝大多数。

1. 主要病因

(1)剖宫产术(CS)损伤子宫内膜:剖宫产手术造成子宫下段内膜基底层损伤,而子宫内膜基底层腺上皮细胞是修复内膜功能层所必需的条件,瘢痕妊娠时由于着床处底蜕膜发育不良或缺如,绒毛直接植入子宫肌层。

(2)剖宫产术损伤子宫壁肌层致其连续性中断,形成通向宫腔的裂隙或窦道,再次妊娠时,孕卵种植于该裂隙或窦道处。

(3)剖宫产术后切口愈合不良:剖宫产切口处血供不足,导致瘢痕修复不全,瘢痕处有较宽大裂隙。

(4)可能与剖宫产缝合技术有关:近年来更多采用的切口单层无反转连续缝合,较容易引起切口愈合不良。

2. 主要临床表现

(1)病人均有剖宫产史、停经史、尿/血 HCG 阳性、并伴有或(和)下腹痛及阴道流血等。约 1/3 的 CSP 病人有无痛性阴道流血,约 1/6 的病人同时有下腹痛及阴道流血,小部分的病人仅有下腹痛,还有约 1/3 的 CSP 病人没有任何症状。妇科检查,宫颈形态及大小可正常,子宫峡部肥大。

（2）也可表现为人工流产清宫术中大出血,或术后阴道不规则流血,少数伴腹痛及反复阴道流血,重复超声时发现为瘢痕妊娠。

3. 诊断标准

（1）子宫下段剖宫产史。

（2）停经后有或无阴道不规则流血。

（3）妇科检查宫颈形态及长度正常,子宫峡部膨大。

（4）瘢痕妊娠的诊断主要依靠超声影像学检查。

1）宫腔内和宫颈管内无妊娠囊。

2）膀胱和妊娠囊之间肌壁薄弱。

3）妊娠囊或混合性包块位于子宫峡部前壁。

4）妊娠囊或包块周围的子宫肌壁不连续。

5）妊娠囊或包块周围有低阻血流。

4. 诊疗原则　个性化治疗根据多方面因素综合考虑,包括瘢痕妊娠部位、妊娠囊侵入宫壁的深度及病灶大小、血 β-HCG 值、阴道流血量等,以及病人对生育的要求等。

（1）药物治疗:杀死胚胎组织,减少出血,保留生育能力为目的。口服给药:米非司酮;静脉或肌内注射:MTX、5FU;AE+ 动脉给药;孕囊穿刺给药。

（2）手术治疗:清除妊娠组织,控制出血,尽量减少直接清宫术,尽量保留生育能力。包括剖腹手术、腹腔镜手术、宫腔镜手术、阴式手术、子宫动脉栓塞后清宫术。

【护理评估】

1. 健康史及相关因素

（1）孕妇有无子宫畸形史如双子宫、单角子宫等,既往有无多次刮宫史、流产后感染史等。

（2）前次剖宫产的切口选择情况及愈合情况,有无切口感染史,如是肌瘤剔除术后的子宫瘢痕应了解手术中的情况等。

（3）生命体征:体温、脉搏、呼吸及血压等情况。

2. 诊断检查

（1）体格检查:腹痛的部位,腹肌有无紧张、有无移动性浊音、有无肾区叩痛等。

（2）妇科检查:阴道流血的量、性质、颜色。

（3）辅助检查:B 超（阴道 B 超较腹部 B 超准确性更高）;CT 检查以及血 β-HCG,血常规、血 C 反应蛋白等实验室检查结果。

3. 心理 - 社会状况　妊娠必须被终止的现实都将使病人出现较为激烈的情绪反应,可表现出哭泣、自责、无助、抑郁和恐惧等行为。评估病人及家属的情绪及对疾病知识的正确认识,积极配合治疗。

【护理问题】

1. 潜在并发症:失血性休克、感染。

2. 焦虑和恐惧　与妊娠终止、担心手术失败以及再妊娠风险有关。

【照护要点】

1. 栓塞术前护理

（1）心理护理：病人缺乏对手术的了解和介入费用较高等，病人思想负担较重。护士应耐心为病人讲解手术基本步骤及手术的优越性、安全性，针对不同病人做好心理辅导，使病人正确认识并积极配合护理和治疗。

（2）安全护理：绝对卧床休息，避免增加腹压的动作，如用力排便、咳嗽、大笑等。严密观察血压、心率、呼吸、下腹部是否疼痛及阴道流血等情况，如阴道突然出血量增多大于平素月经量，或出现面色苍白、呼吸困难、血压下降、烦躁等情况，立即通知医生同时做好抢救准备。

（3）术前准备：了解病人的基础疾病及过敏史。术前 6h 开始禁食。

2. 栓塞中的护理

（1）体征观察：术中严密观察病人病情变化，监测血压、脉搏、血氧饱和度，在灌注药物和栓塞时，病人可有 MTX 所致恶心、呕吐等不适。护士应认真听取病人主诉，耐心地向病人作出解释，并嘱深呼吸，同时给予吸氧；如病人出现剧烈腹痛，应及时向医生报告，可能为妊娠囊破裂引起，并注意有无阴道流血。

（2）重视术中心理护理：由于病人是局麻，治疗过程中意识清晰，护士应穿上防护衣参加介入治疗全过程，站在病人手术台旁，与病人进行无意识闲谈，以分散其注意力，使用安慰性、鼓励性的语言，增加病人的信心和勇气。

3. 栓塞术后护理

（1）观察生命体征：病人回病房后穿刺点沙袋加压 6h，绝对平卧休息 24h，给予持续心电监护，监测 24h 心率、血压、呼吸及脉搏，定时触摸足背动脉搏动，观察足背温度及皮肤颜色的变化，以防血栓形成及栓塞的发生。

（2）疼痛的护理：下腹、腰骶部阵发性疼痛为治疗后常见反应，子宫动脉栓塞后局部组织缺血、坏死，加之栓塞剂注入和子宫收缩，可引起疼痛。观察疼痛部位、时间、性质及程度，给予对症处理，遵医嘱给予镇静药物治疗。

（3）阴道流血及排出物观察：化疗药物及子宫动脉栓塞后孕囊致死，有时从阴道排出并有阴道流血，应仔细观察阴道流血的性质、量、颜色，并做好记录。同时给病人讲解原因，做好健康指导和心理护理，解除病人的心理压力。

（4）发热的护理：因栓塞局部组织坏死、毒物的吸收或机体对化疗药物、栓塞物刺激的反应，多数病人在术后均有不同程度的发热。发热期鼓励病人多饮水，每日尿量应保持在 2000ml 以上，促进造影剂及毒物排泄。遵医嘱使用退热止痛药物，对于高热且发热时间长的病人需查找发热原因，结合病人的血象变化，遵医嘱合理使用抗生素。

（5）饮食护理：观察病人介入治疗注射后有无恶心呕吐现象，若有强烈的恶心呕吐等胃肠道反应，给予对症治疗，鼓励病人多食水果蔬菜多饮水，促进造影剂、MTX 等毒素排出；加强营养，食用高热量、高蛋白、易消化的半流食。

4. 清宫术引起大出血的护理　剖宫产术后子宫瘢痕妊娠一旦确诊，不宜立即行清宫术，可先行药物治疗或子宫动脉栓塞术，待子宫局部无血流后再在 B 超监护下行清宫术。清宫术时一旦发生大出血，应立即停止清宫，将病人平卧、保暖、氧气吸入，遵医嘱给予缩宫药物，配合医师纱布填塞，局部 MTX 注射，并迅速建立有效的静脉通道，动态监测病人生命体征变化,注意病人阴道流血情况及自觉症状,准确记录出入量。对需手术切除子宫的病人,做好手术前后的护理。

【健康教育】

1. 注意休息,加强营养,适量活动,注意劳逸结合。

2. 饮食清淡,易消化,避免辛辣、刺激性食物,注意保持大便通畅。

3. 出院指导包括出院后每周复查血 HCG,直至降至正常范围。对病人及家属进行保健知识教育,出院后 1 个月内禁止性生活,避免重体力劳动及盆浴,注意个人卫生。

4. 定期复查,无生育要求者做好避孕,有生育要求者避孕半年后可考虑再次妊娠;再次妊娠者尽早排除再次瘢痕妊娠的可能,并做保胎治疗,维持至妊娠 3 个月后。

【风险与急救】

瘢痕妊娠是很危险的异位妊娠类型,护理风险同异位妊娠。

【拓展】

子宫动脉栓塞术:

1. 方法　局麻后 18G 穿刺针穿刺右股动脉置入 5F 导管鞘,经鞘送入 5F 直头多侧孔管行腹主动脉下段造影,送入 5F Cobra 管行左侧髂内动脉造影并将 Cobra 管选择性送至左子宫动脉远端,注入 MTX 50mg 及明胶海绵颗粒。同法将 Cobra 管送至右子宫动脉远端注入 MTX 50mg 及明胶海绵颗粒。

2. 作用　子宫动脉栓塞术可阻断子宫血液循环,使胚胎组织缺血缺氧,直接杀死胚胎及滋养细胞,能有效终止妊娠并控制瘢痕妊娠大出血,减少了清宫时的出血量,是一种安全有效的治疗方法。

3. 护理要点　术前充分的心理护理,完善的术前准备,术后做好穿刺点的局部护理,严密观察病情变化,及时发现并发症。

二、复合妊娠

案例导入及思维过程

病人女性,30 岁,0-0-0-0,因"胚胎移植术后 43d,阴道流血 22d 伴下腹痛 1d"急诊入院。自诉平素月经规则,5~6d/40d,量多,色红,偶有痛经。27 岁结婚,末次月经 50 余日前,量与性状同前。43d 前移植冻胚(8 细胞Ⅱ×2),移植 22d,血 HCG:8276IU/L,E2:8136pmol/L,P:103.7nmol/L,B 超提示:宫腔内见胚囊 1.1cm,内见卵黄囊,隐约见胚芽样回声,芽长约 0.14cm,心搏不明显。少量阴道流血,给予地屈孕酮口服,肝素皮下注射,黄体酮肌注保胎治疗,阴道出血逐渐减少。3d 前阴道出血增加伴血块、下腹疼痛,无肛门坠胀感,急诊 B 超提示:子宫前位,如孕 50$^+$ 日大,宫腔内见胚囊 4.5cm,内见卵黄囊及胚芽,芽长约 2.0cm,可及心搏。左附件区近左侧宫角见 2.0cm×1.5cm×1.5cm 不均偏强回声,内见 0.9cm 暗区,周边见血流。入院后在全麻下行下腹腔镜左侧部分宫角切除术,术后诊断:宫内宫外复合妊娠。术后地屈孕酮片口服,黄体酮针肌注保胎治疗。

案例护理思维过程见图 4-24。

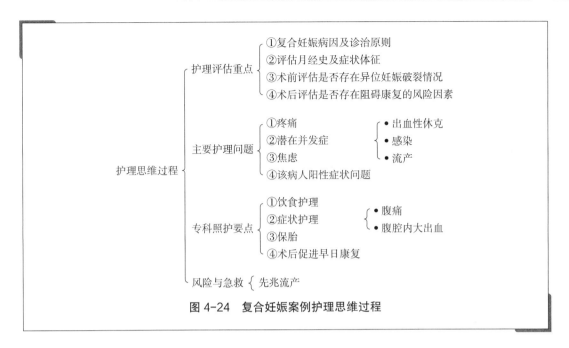

图 4-24　复合妊娠案例护理思维过程

【疾病概述】

复合妊娠（heterotopic pregnancy，HP）是指宫腔内妊娠与异位妊娠同时存在的一种病理妊娠性疾病。近年来辅助生育技术的广泛使用使这一现象的发生率有所增加。

1. 主要病因　宫内妊娠合并异位妊娠实质上是一种发生于不同部位的双胎妊娠，也就是说卵巢至少排出两个卵子，受精并分别种植在宫腔内及其他部位。最常见的是输卵管妊娠，约占 90%，其他少见部位有卵巢妊娠、腹腔妊娠和宫颈妊娠。

2. 主要临床表现

（1）"四联征"：腹痛、附件包块、腹膜刺激征、子宫增大是典型的复合妊娠临床表现。但大约有 50% 的复合妊娠病人早期并没有典型的临床表现，临床症状并不特异。

（2）停经：子宫大小与停经月份相符。

（3）腹痛、腹腔内出血：宫内妊娠同时有附件肿块伴腹痛，甚至伴不明原因的腹腔内出血、休克。或宫内妊娠流产后，突然发生腹痛、腹腔内出血。

（4）异位妊娠手术治疗后无撤退性阴道流血，仍可有早孕反应，尿妊娠试验仍持续阳性。

（5）腹胀、腹痛、恶心、呕吐、腹泻甚至伴晕厥、呼吸困难、低血压、脉搏细速等循环衰竭表现，为卵巢过度刺激综合征（ovarian hyperstimulation syndrome，OHSS）伴复合妊娠破裂出血后的典型临床表现，发生于促排卵治疗后的病人，容易误诊为单纯性卵巢过度刺激综合征。

3. 高危因素　盆腔炎病史、盆腔手术史、子宫畸形、应用促卵泡激素、辅助妊娠中移植多个胚胎、异位妊娠病史以及子宫内膜异位症均为复合妊娠的高危因素。据报道 71% 发生复合妊娠的妇女至少有一种高危因素。

4. 心理社会　病人及家属担心手术对宫内胎儿及今后生育的影响，对 HP 知识的缺乏及预后的不确定性会增加病人的焦虑情绪。

5. 诊疗原则 一旦确诊立即治疗异位妊娠。其处理方法取决于病人是否需保存宫内妊娠之胎儿,若放弃胎儿,可行人工流产后按异位妊娠处理;若希望保留胎儿,可手术治疗异位妊娠后予以保胎治疗。

【护理评估】

1. 健康史及相关因素

(1)详细询问婚育史、月经史、性生活史,评估既往史,如放置宫内节育器、盆腔炎、异位妊娠以及子宫内膜异位症等病史,若使用辅助生殖技术,了解促排卵药物应用、胚胎移植数量等情况。

(2)评估面色、生命体征、血氧饱和度、恶心呕吐、腹胀、腹泻、腹膜刺激症状、尿量、阴道流血情况等,警惕卵巢过度刺激综合征、腹腔内大出血及相对有效循环血量不足等表现。

2. 诊断检查

(1)B超检查:阴道B超检查是复合妊娠的最主要诊断手段。资料表明阴式超声对于复合妊娠的诊断敏感性可达92.4%,特异性可达100%。复合妊娠典型的超声征象为子宫体腔外部位出现孕囊、胎芽及胎心搏动,但是这些征象出现概率较低。复合妊娠的超声图像最常表现为附件包块等间接征象,与黄体血肿、流产、肿瘤及附件扭转鉴别有一定难度,容易漏诊和误诊,早期诊断总体较困难,约66.7%~77.8%的复合妊娠因最终的异位妊娠破裂才被诊断采取治疗措施,33.4%的复合妊娠最终出现了失血性休克。

(2)血清β-HCG测定:由于正常的宫内妊娠的影响,用于早期诊断妊娠的连续定量血清β-HCG的检测不能提高复合妊娠诊断的准确性。

【护理问题】

1. 疼痛 与异位妊娠破裂、腹腔内出血刺激有关。

2. 潜在并发症:出血性休克。

3. 有感染的危险 与阴道流血时间长、既往宫腔操作等有关。

4. 焦虑 与异位妊娠、保胎失败、担心胎儿健康等因素有关。

【照护要点】

1. 一般护理

(1)注意休息,保证充足的睡眠,病情稳定期间可适当下床活动。

(2)给予高蛋白、富含铁质、维生素、易消化饮食。

2. 症状护理

(1)腹痛:对于B超检查提示宫内有孕囊的病人出现下腹部疼痛,往往认为腹痛是子宫收缩所致,容易忽视异位妊娠的诊断。因此,要重视病人主诉,尤其是有输卵管损伤史及应用辅助生殖技术的病人,注意腹痛部位、性质,有无附件包块、腹膜刺激征、内出血症状,及早发现复合妊娠,避免不良结局的发生。对此类高危病人,建议最好在妊娠4~6周行阴道B超检查。

(2)出现明显腹胀、恶心呕吐、血压下降、脉搏增快、面色苍白、四肢湿冷,注意避免与OHSS或早孕反应混淆,OHSS合并复合妊娠并发生异位妊娠破裂出血,病情进展快,休克程度更严重。考虑复合妊娠合并异位妊娠破裂休克,立即监测生命体征,禁饮禁食,迅速建立两路以上静脉通路,快速输液、配血输血,及时补充血容量,纠正休克,快速完成术前准备,尽快手术。

3. 保胎病人的护理　围手术期保胎治疗,注意药物疗效,观察有无腹痛、阴道流血等流产征象。指导病人卧床休息,保持排便通畅,避免使用腹压动作。饮食清淡易消化,高热量、高蛋白、富含维生素饮食。

4. 心理护理　评估病人心理状态,让病人及家属了解复合妊娠的发生发展、治疗原则及预后,提供医疗信息,帮助病人选择治疗方案。对于希望保存宫内妊娠的病人,因术后子宫破裂及宫内妊娠流产不可预知,所以需要对病人进行充分知情谈话。多数手术不会对宫内活胎产生明显影响,如果保胎成功,最终分娩的胎儿和正常宫内妊娠相比无明显差异,让病人减轻焦虑情绪,增强信心。

【健康教育】

1. 宫内妊娠去除的 HP 病人同输卵管妊娠。

2. 保胎病人应继续一段时间保胎治疗,术后密切随访,必要时 B 超检查评估胎儿宫内生长情况。嘱注意休息,高蛋白、高维生素、富含纤维素饮食,保持排便通畅,避免使用腹压,如出现腹痛、阴道流血等流产征象及时就诊。

【风险与急救】

先兆流产的护理:

严密观察病人的病情变化,如若出现腹痛加剧、阴道流血增多等及时处理。经治疗 2 周,若阴道流血停止,B 超检查提示胚胎存活,可继续妊娠。若临床症状加重,B 超检查发现胚胎发育不良,血清 β-HCG 持续不升或下降,表明流产不可避免,应终止妊娠。

【拓展】

异位妊娠同时获得良好宫内妊娠结局的诊治和护理:

1. 手术治疗、药物治疗和其他方法多种方案联合治疗复合妊娠可取得良好的妊娠结局。

2. 如为输卵管妊娠合并宫内妊娠,多采用腹腔镜手术切除患侧输卵管,再予以保胎治疗。手术时注意:①尽量减少麻醉时间和麻醉药物的剂量;②尽量缩短手术时间;③腹腔镜手术尽可能降低气腹压;④减少子宫刺激;⑤围手术期抑制宫缩,同时给予黄体功能支持。

3. 剖宫产瘢痕部位及宫颈复合妊娠在宫腔镜手术过程中由于膨宫液压力可能会干扰宫内胚胎,手术部位肌层仍然薄弱,术后可能会发生不规则的孕期出血、继发感染及子宫破裂,应充分告知病人和家属。

4. 高分辨率超声引导下药物减胎治疗,即进行孕囊穿刺、抽吸胚胎或囊内液,并注射药物,包括氯化钾(KCl)、高渗葡萄糖等,用于输卵管间质部、子宫角部、剖宫产瘢痕部位及宫颈复合妊娠,前提是病人的生命体征平稳,异位妊娠未发生破裂,还需考虑病人的腹痛情况、血清 β-HCG 水平、孕囊大小、腹腔积血量等,使宫内妊娠成功维持,获得良好的妊娠结局。

5. 由于复合妊娠的多样化,治疗的选择需根据病人的意愿、妊娠部位及情况行个体化治疗,同时严密随访孕期情况及产科分娩结局,及时防治产前及产后大出血、宫内感染、子宫破裂等严重的并发症。

三、子宫颈癌

案例导入及思维过程

　　病人,女性,53 岁,已婚,因"绝经后同房阴道流血 2 次,发现宫颈异常 1 个多月",门诊 TCT 检查:子宫颈高级别鳞状上皮内病变(HSIL),HPV:52(+),阴道镜活检病理报告:(宫颈)中分化鳞状细胞癌,拟以"宫颈癌ⅠB1 期"收住入院。入院护理体检 T 36.8℃,P 78min/ 次,R 18 次 /min,BP 130/68mmHg,神志清,无腹痛腹胀,无阴道流血。妇科检查:宫颈萎缩,可见一个 0.5cm 片状糜烂面,触之出血。入院后完善各项检查及术前准备,在硬膜外麻醉 + 全麻下行"经腹宫颈癌改良根治术 + 双附件切除术 + 盆腔淋巴结切除术",手术经过顺利,术后诊断:宫颈癌ⅠB1,术后予抗感染、补液支持治疗。术后恢复良好,无阴道流血流液,病理提示:子宫颈局灶浸润性鳞状细胞癌(浸润深度 <3mm,宽度 <7mm),手术切缘阴性,双侧宫旁及卵巢血管阴性,淋巴结阴性。术后第 10d 拔除导尿管,小便自解困难,测膀胱残余尿 450ml,遵医嘱予重插导尿管,次日带导尿管出院。

　　案例护理思维过程见图 4-25。

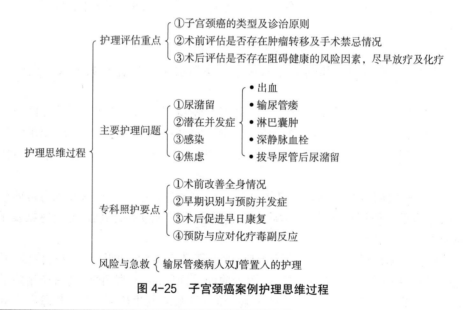

图 4-25　子宫颈癌案例护理思维过程

【疾病概述】

　　子宫颈癌简称宫颈癌,在发展中国家是最常见的妇科恶性肿瘤。高发年龄为 50~55 岁,近年来发病有年轻化趋势。自 20 世纪 50 年代以来,由于宫颈细胞学筛查的普遍应用,使宫颈癌及癌前病变得以早期诊断和治疗,宫颈癌发病率和死亡率已明显下降。子宫颈癌病因明确,筛查方法完善,是可以预防的肿瘤。

　　1. 主要病因　病因同"子宫颈上皮内病变"。宫颈上皮内病变形成后随着病变继续发展,癌细胞突破上皮下基底膜并浸润间质则形成宫颈浸润癌,一般从宫颈上皮内病变发展为浸润癌需要 10~15 年的时间,但约 25% 在 5 年内发展为浸润癌。

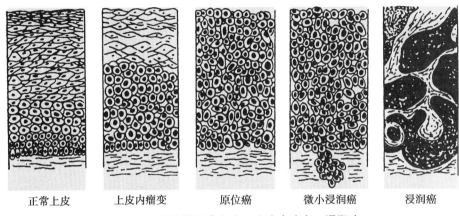

| 正常上皮 | 上皮内瘤变 | 原位癌 | 微小浸润癌 | 浸润癌 |

图 4-26 子宫颈正常上皮 – 上皮内瘤变 – 浸润癌

2. 主要临床表现 早期病人常无明显症状和体征,多由普查中宫颈细胞学异常而发现。随着病变发展可出现以下表现:

(1)阴道流血:早期多为接触性出血,即性生活或妇科检查后阴道流血;后期则为不规则阴道流血。出血量多少与病灶大小、侵及间质内血管情况有关,若侵蚀大血管可引起大出血。年轻病人也可表现为经期延长、周期缩短、经量增多等;老年病人常诉绝经后不规则阴道流血;子宫颈癌合并妊娠者常因阴道流血而就医。一般外生型癌出血较早、量多,内生型癌出血较晚。

(2)阴道排液:多数病人有白色或血性、稀薄如水样或米泔样排液,伴有腥臭味。晚期癌组织坏死继发感染时则出现大量脓性或米泔样恶臭阴道分泌物。

(3)晚期症状:根据癌灶累及范围出现不同的继发性症状。病变累及盆壁、闭孔神经、腰骶神经等,可出现严重持续性腰骶部或坐骨神经痛;侵犯膀胱或直肠,可出现尿频、尿急、便秘等;癌肿压迫或累及输尿管时,可引起输尿管梗阻、肾盂积水及肾功能衰竭;当盆腔病变广泛时,可因静脉和淋巴回流受阻,导致下肢肿痛。晚期还可有贫血、恶病质等全身衰竭症状。

3. 诊疗原则 根据临床分期、病人年龄、生育要求和全身情况等综合分析后给予个体化的治疗方案。一般采用手术和放疗为主、化疗为辅的综合治疗方案。

(1)手术治疗:主要适用于 ⅠA~ⅡA 的早期病人,无严重内外科合并症。根据病情选择不同术式,如筋膜外全子宫切除术、改良广泛性子宫切除术或广泛性子宫切除术及盆腔淋巴结切除术,必要时行腹主动脉旁淋巴清扫或取样。对于未生育的年轻病人可根据病情选择子宫颈锥形切除术或广泛性子宫颈切除术加盆腔淋巴结清扫术。

(2)放射治疗:适用于部分 $ⅠB_2$ 期和 $ⅡA_2$ 期及 ⅡB~ⅣA 期病人;全身情况不适宜手术的早期病人;宫颈局部病灶较大者术前放疗;手术后病理报告显示存在高危因素需辅助放疗者。根据 2015 年 NCCN 宫颈癌临床实践指南,宫颈癌根治术后病理报告存在以下三种高危因素之一:淋巴结阳性、切缘阳性、宫旁浸润,需进行盆腔放疗 + 顺铂同期化疗(Ⅰ级证据),其中对阴道切缘阳性者,进行阴道近距离放疗可以增加疗效。对于以上三种高危因素均阴性者,根据Sedlis标准决定术后是否进行盆腔外放疗(Ⅰ级证据)(表4-3)。

表4-3   Sedlis标准(根治术后淋巴结、切缘和宫旁阴性者)

淋巴脉管间隙浸润	间质浸润	肿瘤大小(取决于临床触诊)
+	深1/3	任何大小
+	中1/3	≥2cm
+	浅1/3	≥5cm
−	中或深1/3	≥4cm

(3)化学药物治疗:主要用于宫颈癌灶>4cm的手术前新辅助化疗;与放疗同步化疗,增强放疗的敏感性;不能耐受放疗的晚期或复发转移病人的姑息治疗。采用以铂类为基础的联合化疗,常用的化疗方案有TP方案(紫杉醇+顺铂)、TC方案(紫杉醇+卡铂)等。

【护理评估】

1. 健康史及相关因素

(1)婚育史、性生活史、特别是与高危男子有性接触史;HPV感染史;慢性宫颈炎疾病史。

(2)有无阴道流血、阴道排液,以及流血流液的量、性状,有无晚期症状,如尿频、尿急、疼痛、贫血、恶病质等。

(3)病人及家族的既往病史。

2. 诊断检查   了解血常规、肝肾功能、血沉、血凝及胸部X线、心电图、宫颈刮片细胞学检查、HPV定量测定、碘试验、阴道镜检查、宫颈和宫颈管活检等检查的阳性结果。

3. 心理-社会状况   评估病人有无焦虑感以及病人、家属对疾病的认知程度。

【护理问题】

1. 有感染的可能   与手术切口、术后体质下降、引流管等有关。

2. 尿潴留   与术中广泛游离膀胱、输尿管及损伤支配膀胱的神经,以及子宫、宫旁组织及阴道大部分切除,膀胱失去支撑而后屈有关。

3. 潜在并发症:深静脉血栓、淋巴囊肿。

【照护要点】

(一)术前护理

1. 一般护理   向病人介绍住院环境、治疗过程、可能出现的不适及影响预后的有关因素,协助病人完成各项辅助检查;提供舒适安静的住院环境,保证充足的睡眠。

2. 症状护理   阴道流血、阴道异常排液者,指导做好会阴清洁预防感染。

3. 术前护理   做好术前饮食、肠道、皮肤准备等,进行下肢深静脉血栓形成高危因素评估,指导正确穿着弹力袜。

4. 心理评估   做好病人的心理护理,消除对手术的恐惧,积极配合治疗。

(二)术后护理

1. 预防感染的护理   保持各导管通畅,观察并记录尿液和引流液的量、颜色、性状;严格无菌操作；鼓励病人多饮水，关注病人体温及血象变化，高热时进行血、尿或引流液培养，遵医嘱应用抗生素。

2. 阴道流血流液的护理 术后 7~14d，肠线吸收后可能出现少量暗红色阴道流血，为正常现象，若阴道流血量多于月经量或色鲜红应及时处理。

3. 尿潴留的护理 宫颈癌根治术后留置导尿管时间较长，一般 10~14d，拔管后可能发生尿潴留，指导病人早期进行盆底功能锻炼，进行排尿中断训练。有条件的情况下可采用生物电反馈治疗仪预防宫颈癌术后尿潴留，促进膀胱功能恢复。拔管时机宜选择病人有尿意感时拔除，拔管后嘱病人立即排尿，并测残余尿量，若残余尿超过 100ml 则需要继续留置尿管。

4. 预防下肢深静脉血栓的护理

（1）术后尽早进行深呼吸运动，不仅有利于肺扩张，减少肺不张的发生，还可以促进血液回流和循环，降低深静脉血栓的发生。

（2）指导早期有意识做下肢的主动或被动运动，指导病人踝泵运动，鼓励早期下床活动。

（3）遵医嘱用药预防下肢深静脉血栓，减少不必要的止血药物应用。

（4）指导病人多饮水，改善血黏稠状态，低盐、低脂、高蛋白、粗纤维易消化食物，保持大便通畅。

（5）监测血 D- 二聚体的变化，有异常者及时报告医生予以处理。

5. 淋巴囊肿的护理 如出现淋巴囊肿，可用硫酸镁湿敷或皮硝外敷腹股沟，严重者可在无菌原则下行淋巴囊肿穿刺。

6. 心理护理 给予情感支持，鼓励病人表达内心感受，评估病人对疾病及有关诊治过程的认知程度，鼓励病人及家属讨论有关疾病及治疗方案，耐心解答其疑问，增强治病信心。

【健康教育】

1. 术前做好饮食、肠道、皮肤准备等宣教，进行下肢深静脉血栓形成高危因素评估，指导正确穿着弹力袜。

2. 术后做好活动、饮食、饮水等指导，术后留置导尿管时间较长，一般 10~14d。

3. 出院指导

（1）保持切口局部清洁干燥，如出现流液、流脓等症状及时就医。

（2）避免劳累和过度活动，术后半年内避免重体力劳动，保证充分休息。

（3）禁止性生活 3 个月，根据复查情况决定恢复性生活的时间。

（4）如需放化疗者，避免随意延迟治疗时间。

（5）治疗结束后应严密随访，出院后 1 个月行首次随访；治疗后 2 年内每 3 个月复查 1次；3~5 年内，每半年复查 1 次；第 6 年开始，每年复查 1 次。随访内容包括盆腔检查、阴道涂片细胞学检查和高危型 HPV 检测、胸片、血常规及子宫颈鳞状细胞癌（SCC）抗原等。

【风险与急救】

输尿管瘘病人双 J 管置入的护理：

输尿管瘘多发生在妇科大手术后，一般术后 1~2d 即出现者，多为手术直接误伤输尿管下段，术中未及时发现和处理；术后 8~14d 出现者，则多因手术过多游离输尿管下段，损伤其血供或术后严重盆腔感染，引起输尿管下段坏死所致。双 J 管（输尿管支架管），植入输尿管后能起到引流尿液、防止输尿管狭窄和粘连堵塞的重要作用。

1. 疼痛的护理

（1）加强观察疼痛的部位、性质、程度、伴随症状与生命体征的关系。

（2）向病人解释术后创伤以及麻醉药作用消退后存在一定程度疼痛，指导分散注意力，如听轻音乐、深呼吸等以减轻疼痛。

（3）必要时予以药物止痛，遵医嘱使用镇痛药（如地佐辛等）并关注疗效。

2. 术后饮食与活动指导

（1）术后 6h 禁食禁饮，胃肠功能恢复后指导病人进食普通饮食，鼓励多饮水，避免食用含钙及含草酸量高的食物，如牛奶、浓茶、菠菜等，宜食用粗纤维丰富的食物。

（2）指导病人尽量侧卧位、半卧位，利于引流。

（3）避免四肢及腰部同时伸展，突然下蹲及重体力劳动。

3. 并发症预防及护理

（1）出血：观察血尿变化情况，遵医嘱给予止血药物。

（2）感染和管道滑脱：观察生命体征、尿色、量、性状，做好引流管的护理；感染时遵医嘱给予抗生素。

（3）出院后如发现排尿不畅，有血尿，发热等不适，及时来院就诊复查。

4. 心理护理   向病人解释输尿管瘘是宫颈癌手术的并发症之一，治愈需要一定的过程，消除紧张感，减轻焦虑；介绍成功康复的案例，增强疾病恢复的信心。

【知识拓展】

（一）HPV 疫苗概论

HPV 疫苗可分为预防性和治疗性两类，其中预防性 HPV 疫苗已在全球很多国家推广和使用，治疗性 HPV 疫苗尚处于研发阶段。

HPV 是一种无包膜、双链的脱氧核糖核苷病毒，基因组被衣壳蛋白 L1、L2 包被。HPV 感染仅限于黏膜上皮细胞内，不会诱发强烈的免疫应答。预防性 HPV 疫苗主要利用 HPV 病毒内部蛋白质组装成的病毒样颗粒，诱发机体产生型别特异性抗体，疫苗具有与完整病毒相同的抗原空间表位，激发抗体的 CD4+T 细胞介导的体液免疫反应，保护疫苗接种者不被 HPV 感染。目前全球获批上市的预防性 HPV 疫苗有 3 种：分别是葛兰素史克公司开发的二价 HPV 疫苗（HPV16/18）；默沙东公司开发的四价 HPV 疫苗（HPV6/11/16/18）和九价 HPV 疫苗（HPV6/11/16/18/31/33/45/52/58）。预防性 HPV 疫苗的安全性和有效性已得到临床认可，迄今已在 100 多个国家和地区上市。但九价疫苗批准上市时间较短，临床效果仍待观察。2016 年 7 月二价 HPV 疫苗希瑞适（HPV16/18）获得中国食品药品监督管理总局（CFDA）的上市许可。希瑞适采用 3 剂免疫接种程序，适用于 9~25 岁的女性。

预防性 HPV 疫苗虽被临床证实安全有效，但可预防的 HPV 亚型有限，免疫保护的持续时间也未得到明确，并且只有在女性有性生活前接种才能发挥最大效能。但对疫苗接种后的远期观察效果评估尚需继续，对可能发生的不良事件等还需长期监测。世界卫生组织（WHO）2014 年发表关于 HPV 疫苗的立场文件指出：WHO 高度重视已成为全球公共卫生问题的宫颈癌和其他 HPV 相关疾病，建议具备条件的国家引入 HPV 疫苗常规接种。HPV 疫苗应作为预防宫颈癌和其他 HPV 相关疾病综合策略的一部分，HPV 疫苗的引入不应该影响宫颈癌的筛查策略。由于高危型 HPV 亚型不仅限于 HPV16/18，接种疫苗后，仍需要接受宫颈癌筛查,因此 HPV 疫苗接种后不能代替常规的筛查。WHO 推荐 9~13 岁女性应常规接种 HPV 疫苗。凡是 15 岁之前接种了第一剂 HPV 疫苗的女性,可以采用两剂接种方案,两剂疫苗的接种间隔为 6 个月。没有规定两剂疫苗接种的最长时间间隔,但是建议间隔时间不要超过 12~15 个月。免疫功能低下者(包括 HIV 感染)和 15 岁及以上年龄的女性同样需要接种 HPV 疫苗。

治疗性 HPV 是指编码 HPV 抗原蛋白的 DNA 直接导入机体内,外源基因编码目的蛋白,诱导机体产生细胞免疫应答和体液免疫应答,有研究报道,HPV 疫苗联合放、化疗可增强 HPV 疫苗的抗癌作用。治疗性 HPV 目前仍处于研发阶段,若将其应用于临床,仍需提高其安全性和免疫原性。

（二）保留生育功能的宫颈癌治疗及护理要点

对于年轻未生育病人,早期宫颈癌(肿瘤直径≤2cm)可采用保留生育功能的手术。手术方法有宫颈锥切术和根治性宫颈切除术加盆腔淋巴结切除术。

1. 适应证　锥切术的适应证是原位癌~ⅠA1 宫颈癌;根治性宫颈切除术的适应证是ⅠA2~ⅠB1 宫颈癌并符合下列条件:①有强烈保留生育功能的愿望,年龄≤35 岁,充分知情;②病人不存在不育的因素;③肿瘤直径≤2cm;④临床分期ⅠA2 或ⅠB1 期;⑤鳞癌或腺癌;⑥阴道镜检查未发现宫颈内口上方有浸润;⑦未发现区域淋巴结有转移。手术途径可选择经腹、经阴道加腹腔镜或全部在腹腔镜下完成。手术时需重视功能重建的问题。宫颈锥切术时应注意切除标本的完整性,切缘距病变至少 3mm,如切缘阳性,可重复锥切活检或行宫颈切除术。完成生育后,如病人持续 HPV 感染或持续宫颈细胞学异常,应进一步诊治。

2. 根治性宫颈切除术的护理

（1）术前护理:同宫颈癌根治术。

（2）术后护理要点

1）观察生命体征及腹部体征变化,观察阴道有无流血流液,如阴道有脓性或臭味的分泌物排出、下腹疼痛、压痛、体温升高等及时通知医生。

2）术后留置引流管及导尿管,妥善固定;严密观察引流液的量、色、气味等,发现引流量突然减少伴发热,应考虑引流不通畅,若引流量突然增加,色鲜红,应考虑腹腔内出血,应及时通知医生处理;术后导尿管保留 5~7d,观察尿液的颜色、量和性质;保持会阴清洁,每日擦洗会阴 2 次。

3）盆腔淋巴清扫后可形成淋巴囊肿,术后放置引流管可减少其发生率,密切关注引流量,若 24h 的引流量 <30ml,即可停引流管。

4）指导病人穿戴弹力袜,督促术后 6h 床上翻身活动,并鼓励病人床上多作肢体活动,24h 后下床活动,预防深静脉血栓形成。

3. 对今后生育的影响　术后宫颈功能丧失,生育功能问题及流产、早产可能增加。

4. 根治性宫颈切除术病人的出院指导

（1）同宫颈癌根治术后出院指导。

（2）术后半年内每月复查,每 3 个月进行 1 次宫颈细胞学检查,若 2 次细胞学检查阴性,建议病人妊娠,如自然受孕失败,可以考虑采用辅助生殖技术。

（3）远期特异性并发症为不孕、宫颈功能不全导致流产、早产、前置胎盘、胎盘早剥、感染、出血,所以一旦怀孕,即为高危妊娠,要给予高度重视和细致的产前检查,分娩方式也多选择剖宫产。

（4）心理护理:病人担心妊娠会促使宫颈癌的复发,故加强术后病人的心理指导,普及宫颈癌的防治知识是术后随诊的重要内容。

四、子宫内膜癌

导入案例及思维过程

病人,女性,66 岁,因"绝经后阴道不规则流血 1 年余",门诊行分段诊刮术,病理结果提示:(宫腔)子宫内膜复杂性不典型增生伴癌变,拟子宫内膜癌收住入院。入院时护理体检 T 37℃,P 64min/ 次,R 18 次 /min,BP 111/68mmHg,神志清,无腹痛,无阴道流血。入院后完善各项检查及术前准备,在硬膜外 + 全身麻醉下行"经腹筋膜外子宫全切除术 + 双附件切除 + 盆腔淋巴结切除 + 肠粘连分离 + 阴道残端悬吊术",手术经过顺利,术后诊断:子宫内膜癌临床 I 期,肠粘连,术后监测生命体征平稳,予抗感染,补液支持治疗。术后病理结果示:子宫内膜样腺癌 I~II 级,浸润深度达 1/2 肌层,手术切缘阳性。术后恢复良好,无腹痛,无阴道流血,导尿管拔除后小便自解通畅。术后 3 周行放化疗。

案例护理思维过程见图 4-27。

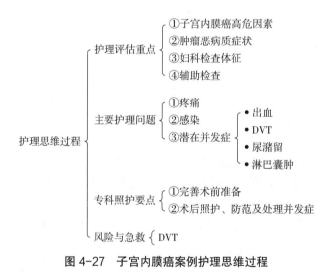

图 4-27　子宫内膜癌案例护理思维过程

【疾病概述】

子宫内膜癌是发生于子宫体内膜层的一组上皮性恶性肿瘤,以来源于子宫内膜腺体的腺癌最为常见,其前驱病变为子宫内膜增生过长和子宫内膜不典型增生。该病占女性生殖道恶性肿瘤的 20%~30%,占女性全身恶性肿瘤的 7%,是女性生殖道常见三大恶性肿瘤之一。平均发病年龄为 60 岁。在发达国家和地区,子宫内膜癌是最常见的女性生殖器官恶性肿瘤,近年来发病率在全世界范围内呈上升趋势。

1. 主要病因 确切病因不明,目前根据发病原因分两种类型。

(1)雌激素依赖型:其发生的主要原因是长期无孕激素拮抗的雌激素刺激导致子宫内膜增生症,继而癌变。该类型占子宫内膜癌的大多数,均为内膜样腺癌,肿瘤分化较好,雌、孕激素受体阳性率高,预后好。

(2)非雌激素依赖型:发病与雌激素无明确关系,与基因突变有关。该类子宫内膜癌的病理形态属于少见类型,如透明细胞癌、黏液腺癌、腺鳞癌等,病人多为老年体瘦妇女。

2. 主要临床表现

(1)阴道流血:主要为绝经后阴道流血,通常出血量不多,可表现为持续或间歇性出血。尚未绝经者可表现为月经增多、经期延长或月经紊乱。

(2)阴道排液:多为血性液体或浆液性分泌物,系癌瘤渗出液或感染坏死所致。

(3)下腹疼痛及其他:若癌肿累及宫颈内口,可引起宫腔积脓,出现下腹胀痛及痉挛样疼痛。晚期病人常伴全身症状,表现为贫血、消瘦、恶病质、发热及全身衰竭等情况。

(4)早期病人妇科检查时无明显异常。随病程进展,晚期可有子宫明显增大,合并宫腔积脓时可有明显压痛,宫颈管内偶有癌组织脱出,触之易出血。癌灶浸润周围组织时,子宫固定或在宫旁扪及不规则结节状物。

3. 诊疗原则 目前子宫内膜癌的治疗方法为手术、放疗、化学药物和孕激素治疗。早期病人以手术为主,术后根据高危因素选择辅助治疗;晚期病人则采用手术、放疗、药物等综合治疗方案。

(1)手术治疗:为首选方法。通过手术切除病灶,同时进行手术病理分期。根据病情选择手术方案,如Ⅰ期行筋膜外全子宫切除术及双侧附件切除术;Ⅱ期行改良广泛子宫切除术及双侧附件切除术,同时行盆腔及腹主动脉旁淋巴结清扫术,或肿瘤细胞减灭术等。

(2)放射治疗:为有效方法之一,适用于已有转移或可疑淋巴结转移及复发的内膜癌病人。根据病情需要于术前或术后加用放射治疗提高疗效。

(3)药物治疗

1)孕激素:适用于晚期或癌症复发者,不能手术切除或年轻、早期、要求保留生育功能者,以高效、大剂量、长期应用为宜。

2)抗雌激素制剂:如他莫昔芬,是一类非甾体类抗雌激素药物,与孕激素配合使用可望增加疗效。

3)化学药物:适用于晚期不能手术或治疗后复发者。

【护理评估】

1. 健康史及相关因素

(1)询问月经史、婚育史、健康史,有无子宫内膜癌高危因素如高血压、肥胖、糖尿病等,有无用激素治疗效果不佳的月经失调史以及激素替代补充治疗史等。

(2)近亲家属有无肿瘤疾病史。

(3)生命体征:体温、脉搏、呼吸及血压等情况。

2. 诊断检查

(1)体格检查:腹痛的部位,腹肌有无紧张等,注意有无贫血、消瘦、恶病质等。

(2)妇科检查:有无阴道流血,有无血性、浆液性、脓性分泌物甚至癌组织从宫颈口排出；子宫有无增大、变软，是否固定或在宫旁或盆腔内扪及不规则块状物。

（3）辅助检查：了解 B 超、MRI 和细胞学检查结果，是否行宫腔镜检查、诊断性刮宫以及病理检查结果。

3. 心理 – 社会状况　评估病人是否担心检查结果和疾病治疗而出现恐惧和焦虑，是否出现否认、愤怒、妥协、忧郁、接受等心理反应。

【护理问题】

1. 疼痛　与手术创伤、引流管的牵拉，术后肠蠕动的恢复有关。

2. 有感染的危险　与阴道流血 1 年余、手术切口、术后体质下降、引流管等有关。

3. 潜在并发症：出血、尿潴留、淋巴囊肿、深静脉血栓。

【照护要点】

（一）术前护理

1. 一般护理包括向病人介绍住院环境、治疗过程、可能出现的不适及影响预后的有关因素，协助病人完成各项辅助检查；提供舒适安静的住院环境，保证充足的睡眠。

2. 症状护理包括阴道流血、阴道异常排液者，指导做好会阴清洁，预防感染。

3. 做好术前饮食、肠道、皮肤准备等。

4. 做好病人的心理护理，消除对手术的恐惧，积极配合治疗。

（二）术后护理

1. 阴道流血、流液的观察，术后 7~14d，肠线吸收后可能出现少量暗红色阴道流血，为正常现象；如阴道流血量多于月经量或色鲜红应及时处理。

2. 根治术留置导尿管时间较长，一般 5~7d，拔管后可能发生尿潴留，可采用盆底功能锻炼、调整体位和姿势、诱导排尿等措施促进排尿。

3. 指导卧床病人进行床上肢体主动被动活动，尽早下床活动，以预防下肢深静脉血栓形成。

4. 如出现淋巴囊肿，可用硫酸镁湿敷或芒硝外敷腹股沟，严重者可在无菌原则下行淋巴囊肿穿刺。

5. 给予情感支持，鼓励病人表达内心感受，评估病人对疾病及有关诊治过程的认知程度，鼓励病人及家属讨论有关疾病及治疗的疑虑，耐心解答，增强治病信心。

【健康教育】

1. 术前做好饮食、肠道、皮肤准备等宣教，进行下肢深静脉血栓形成高危因素评估，指导正确穿着弹力袜。

2. 术后做好活动、饮食指导，术后留置导尿管时间较长，一般 5~7d，尿管留置期间做好饮水指导。

3. 做好化疗、放疗的宣教，正确预防与应对毒副反应，确保化疗、放疗的有序进行。

4. 出院指导

（1）保持切口敷料清洁干燥，如出现流液、流脓等症状及时就医。

（2）遵医嘱用药，用药过程中出现严重不良反应及时就医。

（3）禁止性生活 3 个月，根据复查情况决定恢复性生活的时间。

（4）按时完成放化疗，避免随意延迟治疗时间。

（5）治疗结束后应严密随访，术后 2~3 年内每 3 个月 1 次，3 年后每 6 个月 1 次，5 年后每年 1 次,随访内容包括详细病史(包括新的症状)、盆腔检查、阴道细胞学检查、胸部 X 线摄片、血清 CA125 检测等,必要时可作 CT 及 MRI 检查。

【风险与急救】

深静脉血栓的预防及护理:

深静脉血栓(DVT)是指血液在深静脉内不正常地凝结,使静脉腔完全或不完全阻塞的一种静脉回流障碍性疾病,好发于下肢,尤以左侧常见。主要表现为患肢疼痛、肢体肿胀、浅静脉曲张、皮肤温度升高、活动后症状加重,以患肢肿痛最多见。下肢静脉血栓是妇科恶性肿瘤病人术后严重并发症之一,可引起肺动脉栓塞而致病人猝死。有资料记载,43% 的病人于发病后 2h 内猝死,因此做好深静脉血栓的预防非常重要。

1. 术前协助医生做好全面、详细的术前评估,针对高危人群做好宣教,指导病人进低脂、富含膳食纤维、高蛋白的食物,避免高胆固醇食物,多饮水保持大便通畅。

2. 术中、术后慎用止血药,同时积极输液,降低血液黏稠度,对于需要输血的病人宜输入新鲜血或成分血液避免输库存全血。

3. 避免在同一静脉多次穿刺,减少静脉内膜损伤;避免下肢输液。卧床期间,可抬高下肢 15°~30°,定期做踝关节被动或主动伸屈运动使腓肠肌收缩,促进血液循环,加快深静脉血液回流。

4. 指导穿戴医用循序减压弹力袜和使用间歇性充气加压泵,借助压力促使下肢静脉血液回流,降低深静脉血栓的发生率,做好弹力袜穿戴的宣教指导。

5. 指导合理用药,低分子肝素能够抑制血栓形成起到抗凝作用,可有效防治深静脉血栓,但同时可增加术后出血、伤口渗血的风险,指导病人做好自我监护,如切口渗血、注射部位瘀斑、牙龈出血,观察大小便颜色、有无皮肤出血点等。

【拓展】

保留生育功能的子宫内膜癌的护理:

保留器官功能尤其是生育功能是对于年轻、早期子宫内膜癌尤其是有生育需求的病人的一种可选择的治疗方法。

治疗方法主要是口服醋酸甲地孕酮片(160mg/d)或醋酸甲羟孕酮片(500mg/d),其护理要点主要有:

1. 用药前指导　嘱病人严格遵医嘱用药,正确认识不良反应,如出现明显不适症状,及时就诊,不可随意擅自停药。

> 子宫内膜癌孕激素治疗尚缺乏医学指南。临床要严格把握适应证,警惕肿瘤复发。按医嘱用药并做好健康教育,确保病人密切随访。

2. 药物不良反应的护理

(1)胃肠道反应:可出现恶心、呕吐、食欲不振、口腔炎症和口渴等症状,指导病人调整饮食,多食清淡、易消化的食物,多饮水或各类果汁,保持口腔清洁。

(2)肝功能损害:定期复查肝功能,发现异常及时治疗。

(3)血糖:自我监测血糖变化。

(4)血栓预防:指导多参加体育活动,适时穿戴弹力袜,定期监测血黏度。

(5)肥胖:可能出现体重增加,一般无需特别处理。

3. 心理护理　尊重病人,保护其隐私,解除其不安恐惧的情绪,讲述成功案例增强治疗信心,争取家属的理解和支持。

4. 随访指导　要求病人做到严格的随访,并及时评估,一般 3~6 个月行宫腔镜检查或诊断性刮宫判断或监测子宫内膜变化情况。指导病人停药后尽早怀孕，完成生育，自然受孕困难者，鼓励其使用辅助生殖技术完成生育。完成生育后择期进行全子宫切除手术，以防复发。

五、卵巢肿瘤

导入案例及思维过程

病人，女性，46岁，因"体检发现卵巢包块20余日"，门诊B超示左卵巢内囊实性块，左卵巢表面不均匀低回声，盆腔积液，拟以卵巢肿瘤收住入院。入院时护理体检 T 37.2℃，P 84min/次，R 18次/min，BP 120/68mmHg，神志清，无腹痛腹胀，无阴道流血。入院后完善各项检查，血 CA125：929.5U/ml，CA153：308U/ml，腹部CT示双卵巢恶性肿瘤考虑。充分术前准备，在硬膜外+全身麻醉下行卵巢肿瘤细胞减灭术（子宫全切+双附件切除+盆腔淋巴结清扫+大网膜切除+肠粘连分离），手术经过顺利，吸出血性腹水约500ml，术后诊断为：卵巢癌ⅢC，肠粘连。术后监测生命体征平稳，予补液、抗感染、止血支持治疗，恢复良好，术后1周执行TP方案化疗，化疗期间无严重不良反应。

案例护理思维过程见图4-28。

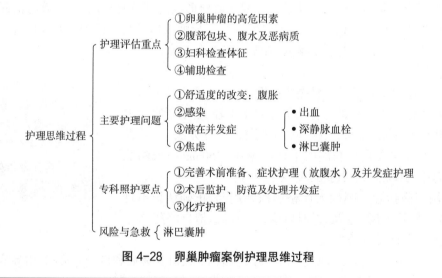

图4-28 卵巢肿瘤案例护理思维过程

【疾病概述】

卵巢肿瘤是常见的妇科肿瘤，可发生于任何年龄。卵巢肿瘤可以有各种不同的形态和性质，单一型或混合型、一侧或双侧性、囊性或实质性、又有良性和恶性之分，20%~25%卵巢恶性肿瘤病人有家族史。由于卵巢位于盆腔深部，而且早期病变常无症状，又缺乏完善的早期诊断和鉴别方法，一旦出现症状往往已属晚期病变。晚期病变疗效不佳，故死亡率高居妇科恶性肿瘤之首，已成为严重威胁妇女生命和健康的主要肿瘤。

1. 主要病因 卵巢肿瘤的发生、发展是由遗传、环境、社会心理等因素相互作用、相互影响产生的。流行病学研究显示家族遗传史、不孕、初潮年龄早、绝经延迟、子宫内膜异位症、负性社会心理因素、激素替代治疗、口服促排卵药、高脂饮食等是卵巢肿瘤的危险因素，妊娠、口服避孕药、哺乳等是保护因素。针对卵巢上皮性肿瘤的发病原因，有学者提出持续排卵的假说，持续排卵使卵巢表面上皮不断损伤与修复，修复过程中卵巢表面及其内陷的上皮包涵囊肿的上皮细胞可能发生基因突变，从而诱发卵巢癌。5%~10% 卵巢上皮癌有家族史或遗传史，绝大多数遗传性卵巢癌和 *BRCA1* 和 *BRCA2* 基因突变有关，并与遗传性非息肉性结直肠癌综合征相关联。

2. 主要临床表现

（1）卵巢良性肿瘤发展缓慢，早期多无症状，肿瘤增大后，常感腹胀，或出现尿频、便秘等压迫症状。

（2）卵巢恶性肿瘤早期常无症状，晚期可有腹胀、腹痛、腹部肿块及腹水，可表现为消瘦、严重贫血等恶病质现象。

3. 诊疗原则　卵巢肿瘤一经确诊，首选手术治疗。手术范围及方式取决于肿瘤性质、病变累及范围和病人年龄、生育要求、对侧卵巢情况以及对手术的耐受力等。

（1）良性肿瘤：年轻、单侧良性卵巢肿瘤者应行患侧卵巢肿瘤剥出术或卵巢切除术，保留患侧正常卵巢组织和对侧正常卵巢；双侧良性肿瘤者应行肿瘤剥出术。绝经后期妇女宜行子宫及双侧卵巢切除术，术中需判断卵巢肿瘤的良恶性，必要时作冷冻切片组织学检查，明确肿瘤的性质以确定手术范围。

（2）交界性肿瘤：主要采用手术治疗，年轻希望保留生育功能的Ⅰ期病人，可以保留正常的子宫和对侧卵巢。

（3）恶性肿瘤：以手术为主，辅以化疗、放疗等综合治疗方案。晚期卵巢癌病人行肿瘤细胞减灭术，其目的是切除原发灶，尽可能切除所有转移灶，使残余肿瘤直径越小越好。

（4）卵巢肿瘤并发症：属急腹症，主要为卵巢肿瘤蒂扭转、破裂，一旦确诊须立即手术。怀疑卵巢瘤样病变且囊肿直径小于 5cm 者可进行随访观察。

（5）妊娠合并良性卵巢肿瘤：妊娠早期发现者等待至妊娠 12 周后手术，以免引起流产；妊娠晚期发现者，可等待至妊娠足月行剖宫产，同时切除肿瘤。考虑为卵巢恶性肿瘤者，应尽早手术，原则同非孕期。

【护理评估】

1. 健康史及相关因素

（1）健康史及相关因素：有无其他肿瘤疾病史及卵巢肿瘤的家族史。

（2）有无相关的内分泌、饮食等高危因素。

（3）肿块的生长速度，以及有无食欲下降、体重减轻的情况。

（4）生命体征：体温、脉搏、呼吸及血压等情况。

2. 诊断检查

（1）体格检查：有无腹痛、腹胀，腹部能否扪及包块，包块的大小、性状、活动度、有无压痛，有无腹水，有无贫血、消瘦、恶病质等。

（2）妇科检查：有无阴道流血流液，子宫位置、大小、形状、活动度，盆腔内能否扪及肿块，肿块位置、大小、形状、活动度等。

（3）辅助检查：了解肿瘤标志物、B超、MRI、CT、腹水细胞学、腹腔镜检查及病理检查等结果。

3. 心理-社会状况 评估病人恐惧、焦虑情绪的程度，是否出现否认、愤怒、妥协、忧郁、接受等心理反应，评估病人、家属对疾病的认知程度。

【护理问题】

1. 舒适的改变：腹胀 与盆腔包块、腹水有关。

2. 有感染的危险 与手术切口、术后体质下降、引流管等有关。

3. 潜在并发症：出血、淋巴囊肿、下肢深静脉血栓。

4. 焦虑 与恶性肿瘤、疾病相关知识缺乏有关。

【照护要点】

（一）术前护理

1. 一般护理 注意休息、保持充足的睡眠，根据手术治疗要求给予相应的饮食，协助病人完成B超、CT、MRI或PET/CT等各项辅助检查，向病人讲解检查的目的、配合要求等。

2. 症状护理 卵巢肿瘤初期病人多无自觉症状，随着肿瘤生长，可有腹胀、腹部肿块及腹水。针对出现腹水需要穿刺引流的卵巢肿瘤病人，需要为医师备好腹腔穿刺用物，协助医师完成操作过程，结束后将腹水送检进行细胞学检查。在放腹水过程中，严密观察、记录病人的生命体征变化、腹水性质及出现的不良反应。一次放腹水3000ml左右，不宜过多，以免腹压骤降，发生虚脱，放腹水速度宜缓慢，后用腹带包扎腹部，测量腹围，做好记录。

3. 并发症的护理

（1）蒂扭转：为妇科常见的急腹症，约10%卵巢肿瘤发生蒂扭转。病人的典型症状为突然发生一侧下腹剧痛，常伴恶心、呕吐甚至休克，系因腹膜牵引绞窄所致。蒂扭转一经确诊应尽快手术，即刻做好相应的术前准备。

（2）破裂：约有3%卵巢肿瘤发生破裂，有外伤性破裂及自发性破裂两种。轻者仅感轻度腹痛，重者表现为剧烈腹痛、恶心、呕吐以致腹膜炎及休克症状。怀疑肿瘤破裂时应立即剖腹探查，做好相应的术前准备。

（3）感染：较少见，病人表现为发热、腹痛、肿块、腹部压痛、反跳痛、肌紧张及白细胞计数升高等腹膜炎征象。发生感染者应先用抗生素抗感染后手术切除肿瘤，若短期内不能控制感染则宜即刻手术，做好相应的术前准备。

（4）恶变：肿瘤迅速生长尤其双侧性应考虑有恶变可能，诊断后应尽早手术，做好相应的术前准备。

4. 做好饮食、肠道、皮肤等准备。

5. 心理护理 卵巢生殖细胞肿瘤、卵巢子宫内膜异位囊肿等多发生于生育年龄的年轻女性，病人担心手术影响生育，术后疾病复发等问题，因此需要耐心向病人讲解病情，解答病人的提问，使病人理解手术是最主要的治疗方法，解除病人对手术的顾虑。卵巢恶性肿瘤往往诊断时已属晚期，手术治疗范围广、损伤大、化疗疗程多、整个治疗周期长，病人担心疾病预后不良，害怕治疗影响生存质量，出现焦虑、担忧、恐惧、抑郁等不良心理问题，护士应为病人提供表达情感的机会和环境，详细了解病人的疑虑和需求，帮助病人顺利地从治疗期过渡到康复期。

（二）术后护理

1. 生命体征监测　尤其是血压的变化,观察引流管留置情况及有无腹痛、腹胀、腹水等情况。

2. 控制腹压　巨大卵巢肿瘤或大量腹水病人手术后,腹部应放置沙袋加压,以防因腹压突然下降引起低血压、休克。

3. 腹腔引流管的护理

（1）保持局部敷料干燥、清洁,以防感染;

（2）定期检查引流管,防止扭曲、压折、堵塞及滑脱;

（3）观察并记录引流液的量、颜色及性状。

4. 指导活动　指导卧床病人进行床上肢体主动被动活动,尽早下床活动,以预防下肢深静脉血栓形成。

5. 淋巴囊肿处理　如出现淋巴囊肿,可用硫酸镁湿敷或芒硝外敷腹股沟,严重者可在无菌原则下行淋巴囊肿穿刺。

6. 化疗护理　术后需化疗者,按妇科恶性肿瘤化疗护理常规护理。

7. 心理护理　给予情感支持,鼓励病人表达内心感受,评估病人对疾病及有关诊治过程的认知程度,鼓励病人及家属讨论有关疾病及治疗的疑虑,耐心解答,增强治病信心。

【健康教育】

1. 术前做好饮食、肠道、皮肤准备等宣教,进行下肢深静脉血栓形成高危因素评估,指导正确穿着弹力袜,并建议延续到术后 28d 或日常体力基本恢复时。

2. 术后做好活动、饮食指导,术后留置导尿管 3~5d。

3. 做好化疗的宣教,正确预防与应对毒副反应,确保化疗有序进行、按时完成,避免随意延迟治疗时间。

4. PICC 置管的病人应定期做好维护,如有不适及时告知护士。

5. 出院指导

（1）饮食指导:疾病及化疗往往使病人营养失调,鼓励病人进食营养素全面、富含蛋白和维生素的食物,必要时静脉补充高营养液及成分输血等,保证治疗效果。

（2）休息与活动:避免劳累和过度活动,保证充分休息,术后 3 个月内避免举重物、久站等,以免过度增加腹压。

（3）禁止性生活 3 个月,根据复查情况决定恢复性生活的时间。

（4）卵巢癌易复发,需长期接受随访和监测。随访时间:术后 1 年内,每月 1 次;术后第 2 年,每 3 个月 1 次;术后 3~5 年视病情每 4~6 个月 1 次;5 年以上者,每年 1 次。随访内容包括临床症状与体征、全身及盆腔检查、B 超检查等,必要时作 CT 或 MRI 检查;根据病情需要测定血清 CA125、AFP、HCG 等肿瘤标志物。

【风险与急救】

淋巴囊肿的护理:

淋巴囊肿是妇科恶性肿瘤病人盆腔淋巴结切除术后存留于腹后腔中的液体间隙。切除淋巴结后,腹膜后存在死腔,或者局部的间隙较大,由下肢回流的淋巴液、手术渗液及出血聚集于腹膜后死腔形成淋巴囊肿。小型囊肿可通过淋巴液吸收而自行消失,较大或感染性淋巴囊肿常可致多种并发症,如引起下肢静脉回流障碍,增加下肢深静脉血栓的形成机会,增加肺栓塞的发生率,也可以继发感染,应积极处理。

1. 早期淋巴囊肿　可给予大黄、芒硝局部外敷。方法:大黄 100g,芒硝 500g,充分混匀,装入 2 个纱布袋中,放置于肿块的上方,药袋湿后,应及时更换,一般囊肿 3~5d 可吸收。大黄、芒硝具有清热解毒、消肿止痛、消炎、吸附的作用。

2. 淋巴囊肿穿刺引流的护理　淋巴囊肿较大,经大黄、芒硝外敷联合应用抗生素仍不能吸收,且体温不能控制者,行 B 超引导下淋巴囊肿穿刺引流术。做好穿刺引流术的术前术后护理。

【拓展】

卵巢癌靶向药物——奥拉帕尼:

卵巢癌早期诊断困难,死亡率高,治疗仍是铂类为基础的化疗为主。随着多聚二磷酸腺苷核糖聚合酶(PARP)抑制剂奥拉帕尼(olaparib)在 2014 年 12 月被美国食品与药物管理局(FDA)批准用于晚期卵巢癌治疗后,卵巢癌也踏入精准靶向时代。基于一项国际多中心的 Ⅱ 期临床试验,在 137 例接受至少 3 次化疗的 *BRCA1/2* 基因胚系突变的晚期卵巢癌病人中,奥拉帕尼维持治疗取得了 34% 的总缓解率,中位缓解持续时间为 7~9 个月。此前一项国际多中心、随机、双盲、临床研究(Study19)显示,在 *BRCA* 基因突变铂敏感复发的高级别浆液性卵巢癌病人中,奥拉帕尼维持治疗显著延长了病人的无进展生存期(olaparib 组为 11.2 个月、安慰剂组为 4.3 个月,$P<0.001$)。

奥拉帕尼最常见的不良反应包括乏力、恶心、呕吐和贫血,通常症状较轻,治疗终止率较低(olaparib 组为 5%,安慰剂组为 1.5%)。骨髓增生异常综合征(MDS)和急性髓细胞白血病(AML)均为罕见的严重不良反应,发生率 <1%。

六、妊娠滋养细胞肿瘤

导入案例及思维过程

病人,女性,42 岁,已婚,因“人流术后 4 个多月,阴道流血 1 个多月”,门诊血 β-HCG: 111 478IU/L,B 超提示子宫右后壁 57mm×52mm×54mm 不均回声,与宫腔不相通,血流极为丰富,胸片、肺 CT 和磁共振检查无殊,拟以“妊娠滋养细胞肿瘤”收住入院。入院后妇科检查:阴道未见紫蓝色结节,子宫如孕 2+ 月大小,给予 EMA-CO 方案化疗。3 个疗程后 β-HCG 下降缓慢,第 4 个疗程后降而复升,B 超示子宫右后壁 37mm×42mm×34mm 不均回声,改 EP-EMA 方案三个疗程后 β-HCG 下降仍不满意,B 超示子宫右后壁 27mm×32mm×24mm 不均回声,行全麻下腹腔镜下子宫病灶切除术,术后恢复良好,术后 β-HCG 降至 4.99IU/L,病理示(子宫病灶)平滑肌组织间出血坏死结节伴钙化可符合妊娠滋养细胞肿瘤化疗后所见,改 TP 方案化疗,完全缓解后,继续巩固化疗 3 个疗程后定期随访。

案例护理思维过程见图 4-29。

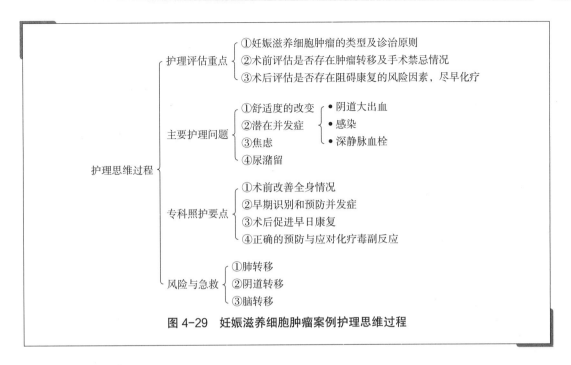

图 4-29　妊娠滋养细胞肿瘤案例护理思维过程

【疾病概述】

妊娠滋养细胞肿瘤是滋养细胞的恶性病变,60% 继发于葡萄胎,30% 继发于流产,10% 继发于足月妊娠或异位妊娠。侵蚀性葡萄胎恶性程度一般不高,大多数仅造成局部侵犯,预后较好,仅 4% 的病人出现远处转移;绒癌恶性程度极高,在化疗药物问世以前,其死亡率高达 90% 以上,由于诊断技术的进步及化学治疗的发展,绒癌病人的预后已得到极大的改善;胎盘部位滋养细胞肿瘤与上皮样滋养细胞肿瘤临床罕见。

1. 主要病因　妊娠滋养细胞肿瘤病因尚不明确,可能与营养不良、种族、病毒感染、卵巢功能失调、细胞遗传异常、免疫功能异常有关,但目前尚无充分依据。

2. 主要临床表现

(1)无转移滋养细胞肿瘤:大多数继发于葡萄胎妊娠。常表现为:

1)阴道流血:在葡萄胎排空、流产或足月产后,有持续的不规则阴道流血,长期阴道流血者可继发贫血。

2)子宫复旧不全或不均匀性增大:常在葡萄胎排空后 4~6 周子宫未恢复到正常大小,质地偏软。

3)卵巢黄素化囊肿:两侧或一侧卵巢囊性增大,并持续存在。

4)腹痛:一般无腹痛,但当子宫病灶穿破浆膜层时可引起急性腹痛及其他腹腔内出血症状,若子宫病灶坏死继发感染也可引起腹痛及脓性阴道分泌物,卵巢黄素化囊肿发生扭转或破裂时也可出现急性腹痛。

5)假孕症状:表现为乳房增大,乳头及乳晕着色,甚至有初乳样分泌,外阴、阴道、宫颈着色,质地变软。

(2)转移性滋养细胞肿瘤:肿瘤主要经血行转移,发生早且广泛。最常见的转移部位是肺,其次是阴道及盆腔、肝和脑等。局部出血是各转移部位的共同特点。转移性滋养细胞肿

瘤可以同时出现原发灶和继发灶症状,但也有不少病人原发灶消失,仅表现为转移灶症状,容易误诊。常表现为:

1)肺转移:可无症状,仅通过X线胸片或肺CT作出诊断,典型表现为胸痛、咳嗽、咯血及呼吸困难,常急性发作,也可呈慢性持续状态,在极少数情况下,因肺动脉滋养细胞瘤栓形成造成急性肺梗死,出现肺动脉高压、急性肺功能衰竭及右心衰竭。

2)阴道转移:系宫旁静脉逆行性转移所致,转移灶常位于阴道前壁及穹窿,呈紫蓝色结节,破溃时引起不规则阴道流血,甚至难以控制的大出血。

3)肝转移:为不良预后因素之一,病灶小时无相关症状,也可表现上腹部或肝区疼痛、黄疸等,若病灶穿破肝包膜可出现腹腔内出血,导致死亡。

4)脑转移:预后凶险,为主要的致死原因,转移初期多无症状,脑转移的形成可分为3个时期,首为瘤栓期,表现为一过性脑缺血症状如猝然跌倒、暂时性失语、失明等,继而发展为脑瘤期,出现头痛、喷射样呕吐、偏瘫、抽搐直至昏迷,最后进入脑疝期,因脑瘤增大及周围组织出血、水肿,造成颅内压升高,脑疝形成,压迫生命中枢,最终死亡。

5)其他部位转移包括脾、肾、膀胱、消化道、骨等,其症状视转移部位而异。

3. 诊断标准　妊娠滋养细胞肿瘤是唯一可以没有组织学诊断的恶性肿瘤,仅根据临床资料即可作出诊断,血清β-HCG水平是临床诊断的主要依据,影像学和组织学不是必需的。

（1）葡萄胎后妊娠滋养细胞肿瘤的诊断标准:凡符合下列标准中的任何一项且排除妊娠物残留或妊娠即可诊断为滋养细胞肿瘤:①血清β-HCG测定4次呈平台状态(±10%),并持续3周或更长时间,即1、7、14、21d;②血清β-HCG测定3次升高(>10%),并至少持续2周或更长时间,即1、7、14d;③血清β-HCG水平持续异常达6个月或更长。

（2）非葡萄胎后滋养细胞肿瘤诊断标准:足月产、流产和异位妊娠后血清β-HCG多在4周左右转为阴性,若超过4周血清β-HCG仍持续高水平,或一度下降后又上升,排除妊娠物残留或妊娠即可诊断为滋养细胞肿瘤。

4. 诊疗原则　采用以化疗为主,手术和放疗为辅的综合治疗。制订治疗方案以前,必须在明确临床诊断的基础上全面评估病人情况,并根据预后评分将病人评定为低危或高危（表4-4）,以便制订个体化的治疗方案。

表4-4　FIGO/WHO预后评分系统（2000年）

评分	0	1	2	4
年龄（岁）	<40	≥40	—	—
前次妊娠	葡萄胎	流产	足月产	—
距前次妊娠时间（月）	<4	4~7	7~12	>12
治疗前血HCG（U/L）	≤10^3	>10^3~10^4	>10^4~10^5	>10^5
最大肿瘤大小（包括子宫）	—	3~5cm	≥5cm	—
转移部位	肺	脾、肾	胃肠道	肝、脑
转移病灶数目（个）	—	1~4	5~8	>8
先前失败化疗	—	—	单药	两种或两种以上药物

【护理评估】

1. 健康史及相关因素

（1）健康史及相关因素：月经史、生育史、葡萄胎清宫次数及刮宫后阴道流血量、性状、持续时间；有无性生活史及避孕方法。

（2）子宫复旧情况；有无咳嗽咯血和头痛头晕史。

（3）病人及家族的既往病史，包括妊娠滋养细胞疾病史。

（4）是否已作过化疗及化疗的具体情况。

（5）生命体征：体温、脉搏、呼吸及血压等情况。

2. 诊断检查

（1）体格检查：注意有无贫血貌、注意肺部听诊有无异常，有无胸痛及呼吸困难；有无腹痛，腹痛的部位，腹肌有无紧张等。

（2）妇科检查：详细检查阴道壁有无紫蓝色结节，特别注意阴道前壁及尿道周围；子宫及附件有无包块、压痛等情况。

（3）辅助检查：了解血尿常规、肝肾功能、血凝、电解质、甲状腺功能、绒毛膜促性腺激素（β-HCG）、盆腔 B 超、X 线胸片、肺部 CT、肝脏 CT 和磁共振等检查结果。

3. 心理 – 社会状况　评估病人有无焦虑以及病人、家属对疾病的认知程度。

【护理问题】

1. 舒适的改变　与疾病病灶和化疗毒副反应及手术后切口疼痛有关。

2. 有感染的危险　与长时间阴道流血、化疗后骨髓抑制、抵抗力降低有关。

3. 潜在并发症：出血。

4. 焦虑、恐惧　与担心疾病的预后和治疗对生育的影响有关。

【照护要点】

（一）化疗护理

1. 一般护理　向病人介绍住院环境、治疗过程、可能出现的不适及影响预后的有关因素，协助病人完成各项辅助检查；提供舒适安静的住院环境，保证充足的睡眠。

2. 用药护理　低危病人首选单一药物化疗，常用化疗药有甲氨蝶呤（MTX）、氟尿嘧啶（5-FU）、放线菌素 –D（Act–D）等；高危病人首选联合化疗，如 EMA-CO 方案和以 5-FU 为主的联合化疗方案。化疗前准确测量并记录体重，应在早上、空腹、排空大小便后进行测量；根据医嘱严格三查七对，正确溶解和稀释药物，并做到现配现用，如果联合用药应根据药物的性质排出先后顺序；化疗药物一般采用中心静脉给药，用药期间，严密观察病情，经常巡视病人，观察病人的用药后不良反应，如有异常，及时报告医师对症处理。

3. 化疗药物毒副反应护理

（1）骨髓抑制的护理：按医嘱定期测定白细胞计数，如低于 $3.0 \times 10^9/L$ 应与医师联系考虑停药。白细胞或中性粒细胞计数处于 I 度骨髓抑制一般不予以处理，复测血常规；II 度和 III 度骨髓抑制需进行治疗，遵医嘱皮下注射粒细胞集落刺激因子；IV 度骨髓抑制除给予升白细胞治疗，还需使用抗生素预防感染，同时给予保护性隔离，尽量谢绝探视。血小板计数 < $50 \times 10^9/L$，可引起皮肤或黏膜出血，应减少活动，增加卧床休息时间；血小板计数 <$20 \times 10^9/L$ 有自发性出血可能，必须绝对卧床休息，遵医嘱输入血小板浓缩液。

（2）口腔黏膜炎的护理：应保持口腔清洁，进食清淡、易消化饮食，不宜吃损伤口腔黏膜的坚果类和油炸类食品;如发现口腔黏膜充血疼痛,可局部喷洒西瓜霜等粉剂;如有黏膜溃疡,则做溃疡面分泌物培养,根据药敏试验结果选用抗生素和维生素 B_{12} 液混合涂于溃疡面促进愈合;使用软毛牙刷刷牙或用清洁水漱口,进食前后用消毒溶液漱口;给予温凉的流食或软食,避免刺激性食物;若因口腔溃疡疼痛难以进食时,可在进食前 15min 给予丁卡因(地卡因)溶液涂敷溃疡面;进食后漱口并用锡类散或冰硼散等局部涂抹。

(3)恶心、呕吐的护理:在化疗前 30min,静脉推注昂丹司琼等 5- 羟色胺受体拮抗剂以及地塞米松预防恶心、呕吐;病人呕吐严重时应补充液体,以防电解质紊乱;饮食应选择适合病人口味的食物,鼓励进食清淡、易消化饮食,少吃甜食和油腻食物,少量多餐;护士还可采用指压按摩、音乐疗法、渐进性肌肉放松训练、催眠疗法等心理行为干预技术帮助病人缓解恶心、呕吐症状。

(4)泌尿系统毒性反应的护理:嘱病人用药期间多饮水,使尿量维持在每日 2000~3000ml 以上;使用顺铂、大剂量 MTX 者需充分水化,减轻肾毒性。

(5)肝功能损害的护理:用药前检查肝功能,异常者慎用化疗药;出现肝功能损害者,及时给予保肝药物;饮食应以清淡易消化为主,避免油腻,适当增加蛋白质和维生素摄入。

(6)过敏性反应的护理:紫杉醇用药前给予地塞米松口服,预防过敏反应发生,并采用专用输液器,用药过程中做好巡视,尤其注意用药后的前 10min;发生过敏反应者,根据情况减慢滴速或停药,予以心电监护,严密观察生命体征,必要时配合抢救。

4. 心理护理

(1)向病人及家属讲解妊娠滋养细胞肿瘤的治疗方法,提供有关化学药物治疗及护理信息,减轻其心理压力。

(2)加强与病人及家属之间的交流与沟通,争取家属的支持与配合,评估可利用的社会支持系统,取得更多的社会支持。

(3)告知妊娠滋养细胞肿瘤的预后,并提供病友间交流平台,介绍同病种病人完全治愈的案例,增强病人的治疗信心。

(二)术前护理

1. 症状护理

(1)腹痛的护理:正确评估腹痛部位、性质,如病灶穿破浆膜层导致腹腔内出血、病灶感染、卵巢黄素化囊肿发生扭转或破裂都可出现急性腹痛,应立即通知医生,并做好手术准备。

(2)阴道流血的护理:严密观察记录阴道流血量、性状、时间,保持外阴清洁,以防感染,出血多时观察血压、脉搏、呼吸,抽血交叉、备血,及时做好手术准备,近年来,随着介入治疗在临床广泛应用,子宫动脉栓塞术逐渐成为滋养细胞肿瘤大出血的首选治疗方法。

2. 按不同的手术方式给予相应的术前护理,做好饮食、肠道、皮肤准备等。

3. 做好病人的心理护理,消除对手术的恐惧,积极配合治疗。

(三)术后护理

1. 按不同的手术方式给予相应的术后护理。

2. 化疗药物毒副反应护理:同前。

3. 导管护理：保持导尿管通畅，注意量、色、性状，如有异常及时通知医生。拔除导尿管指导多饮水同时注意观察排尿情况，有无尿路刺激症状，监测膀胱残余尿超过 100ml 时，给予诱导热敷，必要时重新插导尿管。

4. 术后活动：指导卧床病人进行床上肢体主动、被动活动，尽早下床活动，以预防下肢深静脉血栓形成。

5. 心理护理：给予情感支持，鼓励病人表达内心感受，鼓励病人及家属讨论有关疾病及治疗的疑虑，耐心解答，告知妊娠滋养细胞肿瘤的良好预后，增强治病信心。

【健康教育】

1. 按妇科恶性肿瘤化疗健康教育内容指导病人，做好宣教，正确预防与应对毒副反应，确保化疗有序进行。同时告知病人规范化疗对于治疗结局的重要性，避免擅自更改化疗方案、延迟化疗时间等，以免化疗耐药而导致严重后果。

2. 注意休息，劳逸结合，病灶有转移时应卧床休息，病情稳定后再适当活动，有阴道转移病灶者严禁性生活。

3. PICC 置管的病人应定期做好维护，嘱病人若有不适应及时告知护士。

4. 出院指导

（1）注意休息，每日开窗通风，避免感冒，尽量少去人多的公共场合。

（2）做好化疗药物毒副反应的自我监测，定期监测血常规，1 次 /3d，若白细胞 <3.0×10^9/L 或血小板 <60×10^9/L 每日 1 次，如白细胞 <2.0×10^9/L 或血小板 <30×10^9/L 及时就医，每周监测肝肾功能，出现异常及时就诊，并采取有效的应对措施。

（3）遵医嘱按时进行每个疗程的化疗，不可随意延迟化疗时间，按时评估疗效。

（4）严密随访，第 1 次在出院后 3 个月，然后每 6 个月 1 次至 3 年，此后每年 1 次直至 5 年，以后可每 2 年 1 次，随访内容包括血清 β-HCG 监测、定期或必要时做妇科检查、盆腔 B 超、X 线胸片或 CT 等，注意月经是否规则，有无阴道流血，有无咳嗽、咯血及其他转移灶症状。

（5）随访期间应严格避孕，避孕方法首选避孕套，也可选用口服避孕药，一般化疗停止 1 年后方可妊娠。

【风险与急救】

妊娠滋养细胞肿瘤主要经血行播散，转移发生早而且广泛，最常见的转移部位是肺（80%），其次是阴道（30%），以及盆腔（20%）、肝（10%）和脑（10%）等，转移至肝、脑常提示预后不良。

1. 肺转移的护理

（1）卧床休息，减轻病人耗氧量，观察病人有无咳嗽、咯血、呼吸困难，有呼吸困难者给予半卧位并吸氧。

（2）遵医嘱给予镇静药及化疗药。

（3）大量咯血时有窒息、休克甚至死亡的危险，应严密观察生命体征及病情变化，发现异常立即通知医师，同时给予头低、患侧卧位并保持呼吸道的通畅，轻叩背部，排出积血，配合医师进行抗休克止血治疗。

2. 阴道转移症状的护理

（1）卧床休息，密切观察阴道病灶有无破溃出血，保持大便通畅，避免使用腹压，禁性生活,禁止做不必要的妇科检查,如必须检查,应注意动作轻柔。

（2）准备好各种抢救物品（抽血交叉、备血、备输液用物、长纱条、止血药物、照明灯及氧气等）。

（3）如发生病灶破溃大出血时,应立即通知医师并配合抢救,同时给予氧气吸入,开放静脉通路,监测生命体征,遵医嘱输液、输血、使用抗生素等。

（4）协助医生用长纱条填塞阴道压迫止血,填塞的纱条必须在 24~48h 内取出,如出血未止者再用无菌纱条重新填塞。

（5）严密观察阴道流血情况及生命体征变化,同时观察有无感染及休克症状。

3. 脑转移症状的护理

（1）严密观察生命体征及病情变化,观察有无头痛、暂时性失语、失明、喷射样呕吐、抽搐等症状。

（2）开放静脉通路,遵医嘱给予降颅压治疗,严格控制补液总量和补液速度,记 24h 出入量。

（3）采取必要的护理措施预防跌倒、咬伤、吸入性肺炎等发生。

（4）留取血标本,做好腰穿、CT 等检查项目的配合工作。

（5）昏迷、偏瘫者按相应的护理常规实施护理,预防并发症发生。

【拓展】

胎盘部位滋养细胞肿瘤:

胎盘部位滋养细胞肿瘤（placental site trophoblastic tumor, PSTT）指起源于胎盘种植部位的一种特殊类型的滋养细胞肿瘤。临床罕见,占妊娠滋养细胞肿瘤的 1%~2%。多数不发生转移,预后良好。但少数病例可发生子宫外转移,常预后不良。该病好发于育龄期,平均发病年龄 31~35 岁。

临床分期参照（FIGO, 2002）妊娠滋养细胞解剖学分期,但预后评分系统不适用。一般认为,当出现下列情况之一者为高危 PSTT,预后不良:①有丝分裂指数 >5 个 /10 个 HPF;②距先前妊娠时间 >2 年;③有子宫外转移病。

病理大体检查见肿瘤为突向宫腔的息肉样组织,也可局限于子宫肌层内,与子宫肌层界限清楚,也可呈弥漫性浸润到深肌层甚至达浆膜层或子宫外扩散,与子宫肌层界限不清。肿瘤切面呈黄褐色或黄色。镜下见肿瘤几乎完全由中间型滋养细胞组成,无绒毛结构,肿瘤细胞呈单一或片状侵入子宫肌纤维之间,仅有局灶性坏死和出血。

手术是首选的治疗方法,原则是切除一切病灶,手术范围为全子宫切除及双侧附件切除,年轻妇女若病灶局限于子宫,卵巢外观正常可保留卵巢,不推荐保留生育功能,但对年轻希望生育、Ⅰ 期且病灶局限者,可采用刮宫、宫腔镜或局部病灶切除等方法,并予以化疗。保守性治疗后若出现持续性子宫病灶和 HCG 水平异常,则应考虑子宫切除术。非高危的 PSTT 病人术后一般不主张辅助性化疗,高危 PSTT 病人术后应给予辅助性化疗。PSTT对化疗不敏感,应选择联合化疗,首选的化疗方案为 EMA-CO,实施化疗的疗程数同高危 GTN。

随访:内容基本同滋养细胞肿瘤,但由于 β-HCG 水平常常不高,影像学检查更为重要。有条件的医疗单位可选择 MRI。

七、子宫内膜异位症

案例导入及思维过程

　　病人,女性,42 岁,因"继发性、进行性痛经 5 年,加重 2 年余",拟以子宫内膜异位症收住入院。入院后护理体检 T 37℃,P 81 次 /min,R 18 次 /min,BP 113/78mmHg,妇科检查:子宫后倾固定,直肠子宫陷凹可触及疼痛性结节;子宫左侧可扪及囊实性不活动包块,有轻压痛。实验室检查血清 CA125:161.6U/ml,B 超示:左附件区囊性块,6.4cm×5.9cm×5.2cm,内液稠。门诊拟以"子宫内膜异位症、卵巢巧克力囊肿"收住入院。入院后完善各项检查,在全麻腹腔镜下行左卵巢子宫内膜异位囊肿剔除术 + 深部子宫内膜异位病灶挖除术 + 输尿管支架置入术 + 乙状结肠造瘘术。术后诊断:盆腔子宫内膜异位症Ⅳ期,深部浸润型子宫内膜异位症(DIE)。术后戈舍瑞林针 3.6mg 皮下注射,1 次 /28d,共 6 次。

　　案例护理思维过程见图 4-30。

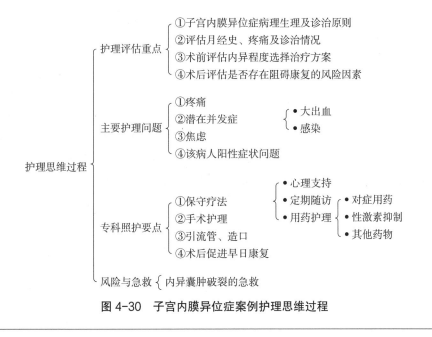

图 4-30　子宫内膜异位症案例护理思维过程

【疾病概述】

　　子宫内膜异位症(endometriosis,简称内异症)是指具有生长功能的子宫内膜组织(腺体和间质)在子宫腔被覆内膜及宫体肌层以外的部位出现、生长、浸润,反复出血,继而引发疼痛、不孕及结节或包块等(图 4-31)。

　　1. 主要病因　子宫内膜异位症的发病机制至今仍未完全阐明,目前以 Sampson 的经血逆流异位种植为主导理论,其他发病机制包括体腔上皮化生、血管及淋巴转移学说以及干细胞理论等。

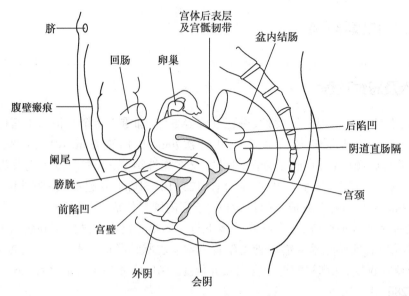

图 4-31　子宫内膜异位症的发生部位

2. 病理生理

（1）卵巢型子宫内膜异位症（ovarian endometriosis, OEM）：约 80% 的病人病变累及一侧卵巢，50% 的病人双侧卵巢受累。

（2）腹膜型子宫内膜异位（peritoneal endometriosis, PEM）：分布于盆腔腹膜的各种子宫内膜异位症种植病灶，以子宫骶骨韧带、直肠子宫陷凹和子宫后壁下段浆膜最为常见。

（3）深部浸润型子宫内膜异位症（deep infiltrating endometriosis, DIE）：指病灶浸润深度≥5mm 的子宫内膜异位症，包括位于子宫骶韧带、直肠子宫陷凹、阴道穹窿、直肠阴道隔、直肠或者结肠壁的子宫内膜异位病灶，也可以侵犯至膀胱壁和输尿管。

（4）其他部位的子宫内膜异位症（other endometriosis, OtEM）：包括瘢痕子宫内膜异位症（腹壁切口及会阴切口），以及其他少见的远处子宫内膜异位症，如肺、胸膜等部位的子宫内膜异位症。

（5）镜检：异位内膜组织在显微镜下可见到 4 种成分，即子宫内膜腺体、子宫内膜间质、纤维素和红细胞 / 含铁血黄素。

（6）异位内膜极少发生恶变，恶变时常见的组织学类型主要为卵巢子宫内膜样腺癌和透明细胞癌。

3. 主要临床表现

（1）疼痛：是子宫内膜异位症的主要症状，可表现为痛经、慢性盆腔痛、性交痛及急腹痛。

1）痛经：是子宫内膜异位症的典型症状，并随病变而渐进性加重。典型的痛经多在月经开始前 1~2d 出现，月经第 1d 最为剧烈，以后逐渐减轻。疼痛部位多为下腹深部和腰骶部，有时可放射至会阴、肛门或大腿。约 35% 病人无任何临床症状。疼痛程度与病灶大小也不一定成正比。

2）慢性盆腔痛：少数病人表现为慢性盆腔痛，经期加剧。

3）性交痛：约 30% 病人可出现性交痛，多见于直肠子宫陷凹有子宫内膜异位病灶或因病变导致子宫后倾固定的病人。

4）急腹痛：较大卵巢子宫内膜异位囊肿出现大的破裂时，囊内液体流入盆腹腔可引起突发性剧烈腹痛，伴恶心、呕吐和肛门坠胀，其症状类似输卵管妊娠破裂。

（2）月经异常：15%~30% 病人有月经量过多、经期延长或不规则出血。

（3）不孕：40%~50% 的子宫内膜异位症病人合并不孕。

（4）其他特殊部位症状：肠道子宫内膜异位症常有消化道症状，如便频、便秘、便血、排便痛或肠痉挛，严重时可出现肠梗阻。膀胱子宫内膜异位症常出现尿频、尿急、尿痛甚至血尿。输尿管子宫内膜异位常发病隐匿，多以输尿管扩张或肾积水就诊，甚至出现肾萎缩、肾功能丧失。肺及胸膜子宫内膜异位症可出现经期咯血及气胸。剖宫产术后腹壁切口、会阴切口子宫内膜异位症表现为瘢痕部位结节、与月经周期密切相关的疼痛。

（5）盆腔结节及包块：17%~44% 的病人合并盆腔包块（子宫内膜异位囊肿）。较大的卵巢子宫内膜异位囊肿在妇科检查时可触及一侧或双侧附件区与子宫或阔韧带、盆壁相粘连的囊实性肿块，活动度差，往往有轻度触痛。

4. 诊疗原则　总体目标是缩减和去除病灶，减轻和控制疼痛，治疗和促进生育，预防和减少复发。主要包括期待治疗、药物治疗、手术治疗和联合治疗等。

【护理评估】

1. 术前评估

（1）健康史及相关因素

1）详细询问病人既往月经史、生育史、家族史，注意收集与发病有关的高危因素。

2）评估有无盆腔疼痛、疼痛部位和程度；有无性交痛，是否继发性疼痛，有无进行性加重；有无月经异常和不孕。曾接受的治疗经过、疗效以及用药后的机体反应。

（2）诊断检查

1）即借助腹腔镜或剖腹探查，根据内膜异位病灶的部位、数目、大小、深浅、粘连的范围和程度以及直肠子宫陷凹的封闭程度进行评分。目前采用美国生育医学协会 1997 年第三次修订的 ASRM 分期标准。

2）辅助检查：影像学、腹腔镜检查、血清 CA125 测定、抗子宫内膜抗体测定、静脉肾盂造影、膀胱镜、结肠镜、活检等。

2. 术后评估　评估意识、生命体征、腹部体征、尿量、伤口、引流量情况，警惕腹腔内脏器损伤、腹腔大出血、感染、肠梗阻、下肢深静脉血栓形成等并发症。

【护理问题】

1. 疼痛　与手术、治疗后疼痛改善不明显等有关。

2. 大出血的可能　与卵巢子宫内膜异位症囊肿破裂、手术等有关。

3. 有感染的危险　与月经异常导致继发贫血、机体抵抗力下降、手术有关。

4. 焦虑　与住院、需接受的诊治方案、疾病的预后有关。

【照护要点】

（一）保守治疗护理

1. 心理支持　理解并尊重病人，耐心解答病人提出的问题，缓解其压力。

2. 定期随访　轻度子宫内膜异位症且无严重症状的病人可定期随访，耐心说明定期随访的意义，使病人明确随访的具体时间和内容，以取得主动配合。随访期间根据病情发展情况选择相应的处理方法。

3. 用药护理　对子宫内膜异位症不伴卵巢囊肿或囊肿较小、有生育要求的病人可采用药物治疗,目的是减轻疼痛等症状、抑制卵巢功能。药物治疗对改善生育状况帮助不大。采用药物治疗的病人需了解用药目的,掌握药物的剂量、具体方法及可能出现的不良反应与应对方法。

(1)对症药物治疗:多采用非甾体抗炎药(吲哚美辛、萘普生、布洛芬等)治疗子宫内膜异位病变引起的轻微腹痛或痛经,缓解慢性盆腔疼痛及明显痛经。对症治疗不能阻止病情进展。

(2)性激素抑制治疗:造成体内低雌激素环境,阻止异位子宫内膜的生长,使异位内膜萎缩、退化、坏死而达到治疗目的。包括口服避孕药、高效孕激素、雄激素衍生物、GnRH-a 等。

1)口服避孕药:可降低垂体促性腺激素水平,抑制排卵,并直接作用于子宫内膜和异位内膜,导致异位内膜萎缩。长期连续服用可造成类似妊娠的人工闭经,故称假孕疗法。目前常用低剂量高效孕激素和炔雌醇的复合片,可缓解痛经和减少经量。可连续应用或周期应用,连续应用的疗效比较肯定。一般用法是每日 1 片,连续或周期应用至少 6 个月。副作用相对较轻,常见的有恶心、乳房胀痛、体重增加、情绪改变和阴道点滴出血等,应警惕血栓形成风险。

2)孕激素:直接作用于子宫内膜和异位内膜,引起子宫内膜组织的蜕膜化,继而导致内膜萎缩,同时可负反馈抑制垂体促性腺激素释放。临床上常采用人工合成高效孕激素,如醋酸甲羟孕酮、甲地孕酮或炔诺酮等,所用剂量较大,为避孕剂量的 3~4 倍(如醋酸甲羟孕酮每日口服 30mg),一般连续应用 6 个月。副作用较小,包括恶心、乳房胀痛、水钠潴留、体重增加、血清脂蛋白水平异常、阴道不规则点滴出血等。停药后数月恢复。

3)雄激素衍生物:主要有达那唑和孕三烯酮。达那唑为合成的 17α 乙炔睾酮衍生物,能抑制 FSH、LH 峰值,从而抑制卵巢甾体激素生成并增加雌、孕激素代谢,还可直接与子宫内膜的雌、孕激素受体结合,抑制内膜细胞增生,导致子宫内膜萎缩,出现闭经。用法:200mg/次,每日 2~3 次,月经第 1d 服用,持续用药 6 个月,疗程结束后约 90% 症状消失。停药 4~6 周恢复月经即排卵。副作用是卵巢功能抑制症状及雄性化作用,如多毛、痤疮、皮脂增加、头痛、潮热、性欲减退、体重增加、肝功损害等。近年来研究表明该药可引起高密度脂蛋白降低,长期应用有引起动脉粥样硬化性心脏病的危险。孕三烯酮为 19- 去甲睾酮甾体类药物,可拮抗孕激素和雌激素,能增加游离睾酮含量,减少性激素结合球蛋白水平,抑制 FSH、LH 峰值并减少 LH 均值,使体内雌激素水平下降,导致内膜萎缩、吸收。该药在血浆中半衰期长达 28h,每周仅需用药 2 次,每次 2.5mg,月经第 1d 开始口服,连续用药 6 个月。治疗后 50%~100% 的病人发生闭经,症状缓解率达 95% 以上。副作用表现为雄激素样作用,还可能影响脂蛋白代谢、肝功能损害以及体重增加等。

4)促性腺激素释放激素类似物(GnRH-a):为人工合成的 10 肽类化合物,作用与体内 GnRH 相似,稳定性好,半衰期长,效价约是体内 GnRH 的 100 倍,对 GnRH 受体的亲和力更强。主要是通过抑制垂体促性腺激素的分泌,导致卵巢分泌的性激素减少,造成体内低雌激素状态,出现暂时性闭经,此疗法又称假绝经疗法,或“药物性卵巢切除”。目前我国常用的 GnRH-a 类药物有:亮丙瑞林 3.75mg、戈舍瑞林 3.6mg、曲普瑞林 3.75mg,月经第 1d 皮下或肌内注射第一针后,每隔 28d 注射一次,共 3~6 次;一般用药后 3~6 周血清雌激素水平达到去势状态并出现闭经,可使痛经缓解。主要副作用为低雌激素状态导致的潮热、阴道干涩、性欲降低、乳房胀痛,失眠、抑郁、易激惹和疲倦等绝经症状和骨质丢失。停药后大部分症状可以在短期内消失,并恢复排卵,但骨质丢失需要 1 年甚至更长时间才能恢复。因此,应用 GnRH-a 3 个月时应给予反向添加治疗(add-back therapy),即适量补充雌激素,预防低雌激素状态相关的血管症状和骨质丢失的发生。

5)其他:米非司酮,为孕激素受体拮抗剂,与孕激素受体的亲和力是孕酮的 5 倍,具有抗孕激素作用,每日口服 25~100mg,造成闭经使病灶萎缩。副作用轻,无雌激素样影响,亦无骨质丢失危险性,但长期疗效有待证实;芳香化酶是雌激素合成的关键酶,目前正在尝试芳香化酶抑制剂治疗子宫内膜异位症。

(二)手术治疗护理

对需要手术治疗的病人,应根据手术要求,配合医师认真做好术前准备。由于腹腔镜手术具有创伤小、恢复快和术后粘连少等优点,目前首选腹腔镜手术治疗子宫内膜异位症。

1. 术前护理

(1)全面评估病人的身心状况,积极处理术前合并症,例如贫血等内科合并症的治疗。

(2)向病人讲解腹腔镜手术的目的、操作步骤及注意事项,消除病人因知识缺乏而产生的顾虑。

(3)按医嘱完成各项术前准备。在进行腹部皮肤准备时应特别注意脐孔的清洁。根据医嘱进行消化道准备,囊肿较大、粘连严重或考虑深部浸润型子宫内膜异位症病人,除术前 1~2d 起进无渣半流质饮食,术前 1d 口服全胃肠灌洗液 2000~4000ml 外,术日晨予以清洁灌肠,以利术中手术视野的暴露。

2. 术后护理

(1)病情观察:严密观察生命体征,发现异常及时汇报医师并配合处理。

(2)体位:病情平稳者,可改低半卧位,以利腹腔引流。

(3)饮食:一般手术后 6h 进流食,肛门排气后可进半流食,术后大便后可进软食。

(4)活动:术后早期,鼓励病人在床上多翻身、活动四肢;病情许可及早下床活动,以促进肠蠕动的恢复,减轻腹胀,避免肠粘连,同时也可以减轻因腹腔残留气体所致的肩痛及上肢不适等症状。一般术后 24h 内,可以按医嘱给予各种止痛药物以缓解病人的不适感。

(5)引流管护理

1)腹腔引流管:保持腹腔引流管通畅,避免受压、扭曲、堵塞,观察并记录引流液的量、色、性状等。保持引流口周围皮肤清洁、干燥,每日更换敷料、引流袋,一般术后 2~3d 待引流液量减少拔除引流管。

2)留置导尿管:子宫次全切除术者留置 2d;行全子宫切除者留置 2~3d;输尿管内放置双 J 管者一般留置 5~7d。留置导尿管期间应保持尿管通畅,准确记录尿量,观察尿色、性状,每日进行外阴清洗。如拔除尿管,观察病人排尿有无尿频、尿急、尿痛及尿不尽感,如膀胱残余尿 >50ml、≤100ml 者应嘱病人多饮水并加强观察;膀胱残余尿 >100ml 或尿潴留诱尿无效者可重置尿管。

【健康教育】

1. 由于该病病因还不完全清楚,预防困难,但注意以下几点可以起到一定的预防作用。

(1)防止经血逆流:及时发现并治疗引起经血逆流的疾病,如先天性生殖道畸形、闭锁、狭窄和继发性宫颈粘连、阴道狭窄等。

（2）药物避孕：口服药物避孕者子宫内膜异位症发病风险低，与避孕药抑制排卵、促使子宫内膜萎缩等有关。因此对有高发家族史、容易带器妊娠者可口服药物避孕。

（3）防止医源性异位内膜种植：月经期避免妇科检查。妇科或计划生育手术时尽量避免宫腔内容物、内膜碎片溢入腹腔或腹壁切口。同时避免造成宫腔或宫颈损伤导致宫腔或宫颈粘连。

（4）妊娠可以延缓此病的发生和发展，因此，鼓励适婚女性或婚后痛经的妇女及时婚育。

2. 采用药物治疗或术后需补充药物治疗的病人，需在门诊定期随访，监测的内容包括治疗期间病人症状的变化、月经的改变、有无因雌激素低落而引起的不适等，如有异常及时与医师联系，以便修正治疗方案。并告知病人随访的目的、意义和随访时间，取得配合。

3. 行全子宫切除术者，术后 3 个月内禁止性生活、盆浴，出院后按期返院复查；行单纯卵巢或附件切除者，术后 1 个月内禁止性生活、盆浴，术后 4 周返院复查，复查时应避开月经期。

4. 定期门诊复查，了解术后康复情况，并给予妊娠、自我保健和健康指导。告知病人疾病相关知识，强调随访的重要性，除根治性手术外，子宫内膜异位症复发率较高：重症病人复发率高于轻症病人，年复发率 5%~20%，5 年累计复发率为 40%。用 GnRH-a 治疗后，轻症病人复发率为 37%，重症病人为 74%。单纯性药物治疗后复发率高于手术治疗，术后应用孕激素并不减少复发率，根治手术后雌激素替代治疗不会明显增加复发危险。异位内膜极少发生恶变，恶变率低于 1%。

【风险与急救】

子宫内膜异位囊肿破裂的急救与护理：

1. 平卧、保暖、给氧，立即建立两路有效静脉通道，选择近心端的大血管、18G 或以下的留置针，快速备血，积极输液、输血等抗休克治疗。

2. 心电监护，密切观察、动态记录病人生命体征、意识、皮肤黏膜、尿量等循环状况。

3. 关注病人及家属的心理状态，配合医生做好沟通解释工作，以缓解紧张焦虑的情绪，积极配合抢救。

4. 按急诊手术要求迅速做好术前准备，保证转运安全与畅通，尽快手术。

5. 术后做好口腔、导管、会阴等护理，指导病人饮食及早期活动以促进康复，减少肠粘连的发生。

6. 根据病人年龄、子宫内膜异位严重程度及对生育的要求，个性化选择治疗方案，遵医嘱规范使用性激素抑制治疗，预防和减少子宫内膜异位症的复发。

【拓展】

深部浸润型子宫内膜异位症（DIE）病人的护理：

1. 术前准备   详细评估 DIE 病人症状和体征，术前完成 MRI、经直肠超声检查、静脉肾盂造影（IVP）、肠镜等检查，进行多学科会诊，并备齐术中所用材料，如吻合器、输尿管支架、一次性造瘘袋等物品，做好充分的肠道准备。

2. 术后饮食   术后早期禁食，必要时胃肠减压，经静脉补充水、电解质及营养物质。术后 48~72h 肛门排气或结肠造口开放后，若无腹胀、恶心、呕吐等不良反应，即可进清淡流质饮食,再逐步过渡到半流食软食、普食,早期切忌进食易引起胀气的食物,注意补充高热量、高蛋白、低脂、维生素丰富的少渣食品,如豆制品、蛋、鱼类等,以使大便干燥成形;避免食用过多的粗纤维食物以及洋葱、大蒜等可产生刺激性气味的食物;少吃辛辣刺激食物,多饮水。

3. 双 J 管护理　①术前输尿管内放置双 J 管可起到内引流、内支架的作用,还可扩张输尿管,有利于手术的进行,减少或避免并发症的发生;②术后指导病人尽早取半卧位,多饮水、勤排尿,勿使膀胱过度充盈引起尿液反流;③鼓励病人早期下床活动,避免活动不当(如剧烈活动、过度弯腰、突然下蹲等)引起双 J 管滑脱或上下移位;④双 J 管一般留置 4~6 周,经 B 超或腹部摄片复查无异常,膀胱镜下取出双 J 管。

4. 造口护理

（1）术中若行肠段切除加造口者,术后需严密观察造口肠段的血液循环和张力情况,若发现有出血、坏死和回缩等异常,应及时报告医师并协助处理。

（2）肠造口者术后 2~3d 内取造口侧卧位,以防止流出稀薄的粪便污染腹部切口。

（3）适当活动,避免增加腹压,引起肠黏膜脱出。

（4）用温水清洗造口周围皮肤,避免用消毒液刺激皮肤。

（5）造口底盘大小剪贴合适,如皮肤有溃烂,以复方氧化锌软膏或造口护肤粉涂抹保护。

（6）正确使用人工造口袋,暂时性造口术后初期宜选择一件式造口袋,出院后为便于清洁也可选择两件式造口袋,根据造口大小选择合适造口袋 3~4 个备用,造口袋内充满 1/3 排泄物时应及时清理,避免感染和发臭,也可以通过防漏膏、防臭粉等来提高防漏、防臭效果。

（7）注意观察和预防并发症的发生,常见的造口及其周围并发症有:造口出血、造口缺血坏死、皮肤黏膜分离、造口狭窄、造口回缩、造口脱垂、粪水性皮炎、造口旁疝等,要注意观察粪便数量及形体、造口形态、颜色及变化,发现异常及时处理。

（8）出院前指导病人做好人工肛门术后的自我护理,并教会其正确使用肠造口的护理用品,肠道暂时性造口者术后 3~6 个月可行二期还纳手术。

5. 药物治疗　遵医嘱使用治疗子宫内膜异位症的药物,观察药物疗效及副反应,密切做好随访。

八、压力性尿失禁

导入案例及思维过程

病人,女性,33 岁,孕 3 产 1,因"产后即发生咳嗽后不自主溢尿 2 年,加重 1 年"门诊就诊。病人两年前阴道产钳助娩,孕晚期及产后持续便秘,产后即发生咳嗽后不自主溢尿 2 年,每周有 3~4 次尿湿内裤,自觉尴尬苦恼。近 1 年加重,慢跑及性生活时也有溢尿现象,尤其抱小孩时有不自主溢尿,需要每日用护垫。否认尿急时不自主溢尿,否认尿频、尿痛及夜尿。既往体健。否认糖尿病和脊柱疾病史,否认家族类似疾病史。专科情况:诱发试验(+),棉签试验(+),B 超示无残余尿。生命体征平稳,完善相关检查后,予以盆底康复治疗,3 个月后症状基本消失。

案例护理思维过程见图 4-32。

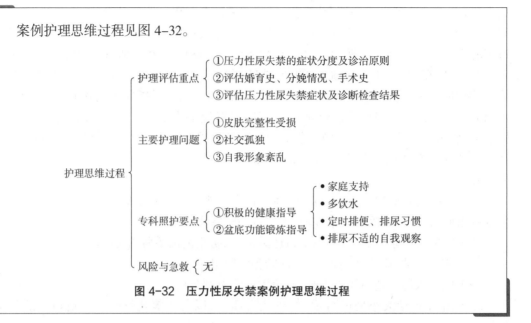

图 4-32　压力性尿失禁案例护理思维过程

【疾病概述】

压力性尿失禁（stress urinary incontinence, SUI）是指腹压突然增加导致尿液不自主的流出，不是由逼尿肌收缩压或膀胱壁对尿液的张力压引起的。

其特点是正常状态下无遗尿，而腹压突然增加时尿液自动流出，也称真性压力性尿失禁、张力性尿失禁、应力性尿失禁。

1. 主要病因

（1）年龄：年龄与尿失禁的相关性可能与随着年龄的增长而出现的盆底松弛、雌激素减少和尿道括约肌退行性变等有关。

（2）生育：生育的胎次与尿失禁的发生成正相关性。生育年龄过大、使用产钳、吸胎器、催产素等加速产程的助产技术，都增加尿失禁的可能性。

（3）盆腔脏器脱垂：压力性尿失禁和盆腔脏器脱垂紧密相关，常伴随存在。

（4）肥胖：肥胖女性发生概率显著增高，减肥可降低尿失禁的发生率。

（5）种族和遗传因素：遗传因素与压力性尿失禁有较明确的相关性，压力性尿失禁病人患病率与其直系亲属患病率显著相关。

2. 程度诊断

（1）根据临床症状分度（高度推荐）：

轻度：一般活动及夜间无尿失禁，腹压增加时偶发尿失禁，不需佩戴尿垫。

中度：腹压增加及起立活动时，有频繁的尿失禁，需要佩戴尿垫生活。

重度：起立活动或卧位体位变化时即有尿失禁，严重地影响病人的生活及社交活动。

（2）国际尿失禁咨询委员会尿失禁问卷表简表（ICI-Q-SF）。

（3）尿垫试验，推荐 1h 尿垫试验：

轻度：1h 漏尿 ≤2g；中度：2g<1h 漏尿 <10g；重度：10g ≤1h 漏尿 <50g；极重度：1h 漏尿 ≥50g。

3. 诊疗原则　压力性尿失禁治疗分非手术治疗和手术治疗。

（1）非手术治疗：国际保健与治疗促进会（NICE）建议对尿失禁病人首先进行非手术治疗，尤其是轻、中度压力性尿失禁病人。非手术治疗包括生活方式干预（包括 BMI>30kg/m² 者减轻体重、戒烟、减少饮用含咖啡因的饮料、避免和减少增加腹压的活动和治疗便秘等慢性腹压增高疾病）、盆底肌锻炼、盆底电刺激、膀胱训练、尿道周围填充物注射、α- 肾上腺素能激动剂和雌激素替代药物治疗等。非手术治疗病人有 30%~60% 能改善症状，已证实可提高或治愈轻度的压力性尿失禁。

（2）手术治疗：压力性尿失禁的手术治疗方法很多，有 100 余种。目前公认的金标准术式为阴道无张力尿道中段悬吊术，手术途径有耻骨后路径和闭孔路径之分，前者穿刺时易损伤膀胱，后者易伤及闭孔神经，术后应密切关注相关并发症。压力性尿失禁的手术治疗一般在病人完成生育后进行。

【护理评估】

1. 健康史及相关因素

（1）询问婚育史、健康史、分娩情况、手术史。

（2）压力性尿失禁症状：大笑、咳嗽、喷嚏或行走等各种程度腹压增加时尿液是否漏出；停止加压动作时尿流是否随即终止。血尿、排尿困难、尿路刺激症状或下腹或腰部不适等。

（3）生命体征：体温、脉搏、呼吸及血压等情况。

2. 诊断检查

（1）体格检查：下肢肌力、会阴部感觉、肛门括约肌张力及病理征等；腹部检查注意有无尿潴留体征。

（2）妇科检查：外生殖器有无盆腔脏器膨出及膨出程度；外阴部有无尿液长期刺激所引起的异味、皮疹；双合诊了解子宫位置、大小和盆底肌收缩力等；肛门指诊检查括约肌肌力及有无直肠膨出。

（3）辅助检查：压力诱发试验，尿道膀胱镜检查，尿动力学检查，膀胱尿道造影，超声、静脉肾盂造影、CT；血、尿常规，尿培养和肝、肾功能等实验室检查；尿流率；膀胱残余尿量测定等。

3. 心理 – 社会状况　评估病人有无焦虑、抑郁以及病人、家属对疾病的认知程度。

【护理问题】

1. 皮肤完整性受损　与尿液刺激所致外阴皮炎有关。

2. 社交孤独　与长期尿失禁、不愿意与人交往有关。

3. 自我形象紊乱　与长期尿失禁引起精神压力有关。

【照护要点】

1. 心理护理　压力性尿失禁病人往往由于多年受疾病的困扰，使她们的生活质量大大下降，易产生自卑心理，护士应常与病人交流，了解病人的心理感受，不能因异常的气味而疏远病人；用亲切的言语使病人体会到关爱；耐心解释和安慰病人，指导家属关心、理解病人的感受，告诉病人和家属轻中度的压力性尿失禁可通过非手术治疗而治愈，非手术治疗效果不佳的病人可选择手术治疗，让病人和家属对治疗充满信心，同时，与家属沟通，指导家属关心病人，减轻病人心理压力。

2. 鼓励病人多饮水　由于压力性尿失禁的存在,病人往往自己限制饮水量甚至不饮水,造成尿液对皮肤的刺激更大。应向病人解释限制饮水的危害,并告知多饮水可以达到稀释尿液、自身冲洗膀胱的目的,从而减少酸性尿液对皮肤的刺激,缓解和预防外阴皮炎。一般建议每日饮水≥3000ml,必要时遵医嘱静脉输液以保证液体入量。

3. 指导盆底肌肉锻炼　向病人解释盆底肌肉锻炼的意义,使其主动配合,并强调正确的锻炼方法和一定的锻炼量对于压力性尿失禁治疗的重要性。

【健康教育】

1. 养成定时排便、排尿的习惯,增加饮水量,控制体重。

2. 注意观察排尿是否通畅,若出现尿频、尿痛、尿量减少、尿潴留、阴道分泌物恶臭等异常情况应及时就诊检查。

3. 鼓励病人多与家属沟通,缓解压力,提高治愈信心。

4. 指导病人学会盆底肌锻炼:盆底肌锻炼又称凯格尔运动或缩肛运动,收缩盆底肌并保持不少于3s,松弛休息2~6s,连续做15~30min,每日重复3遍或每日做150~200次缩肛运动。凯格尔运动需要达到一定的训练量才能有效,告知病人坚持锻炼的必要性,以积极配合治疗。

【风险与急救】

无。

【拓展】

1. 女性盆底功能障碍性疾病(female pelvic floor dysfunction,FPFD)　女性盆底功能障碍性疾病又称盆底缺陷或盆底支持系统组织松弛,是各种病因导致的盆底支持结构缺陷或退化、损伤及功能障碍造成的疾病,包括盆底脏器脱垂、尿失禁、粪失禁、生殖道损伤、性功能障碍、慢性盆腔痛及瘘等。这些疾病虽非致命性,却严重影响病人的生活质量。盆底参与排便、尿控及维持正常生殖器官位置。这些功能的异常都不是单纯的直肠、膀胱和子宫等器官的问题,而是盆底本身功能出现障碍导致的。预防和治疗腹压增加的疾病,避免重体力劳动,提高产科质量、产后盆底康复等措施可以有效预防盆底功能障碍疾病。

2. 盆底康复治疗护理要点

(1)产后42d、子宫恢复良好、无感染的女性可进行盆底功能评估,明确损伤程度。

(2)借助仪器感受、识别并有意识地收缩-放松盆底肌群,直到掌握正确的盆底肌肉收缩方法(避免腹肌收缩)。

(3)在医生指导下根据个体出现的症状、盆底肌损伤情况(肌肉纤维受损的程度和类别)应用综合技术,进行有针对性的训练。

(4)盆底肌锻炼须循序渐进,适时适量、持之以恒。

(5)存在尿失禁、盆腔脏器脱垂的女性需要借助电刺激和生物反馈疗法,根据治疗效果制定疗程。

九、尿瘘

导入案例及思维过程

病人,女性,48 岁,孕 2 产 1,因"子宫切除术后 14d 出现阴道流液,加重 1d"入院,入院护理体检 T 36.9℃,P 68 次 /min,R 17 次 /min,BP 128/76mmHg。病人半个月前全麻腹腔镜下行全子宫切除术 + 左附件切除术,术后 6d 恢复可。术后 14d 自行发现阴道内有尿液样液体流出。B 超示:左肾积水,膀胱镜检左输尿管口未见喷尿,考虑输尿管损伤。完善术前准备后,行输尿管膀胱吻合术,术中见左输尿管下段近膀胱约 2cm 处被缝线部分缝扎,形成瘘孔,并见清亮尿液流出。术后诊断:输尿管阴道瘘,术后生命体征平稳,经留置导尿,冲洗膀胱,预防感染等治疗,术后 15d 恢复可,拔除尿管后小便自解畅,无漏尿现象。

案例护理思维过程见图 4-33。

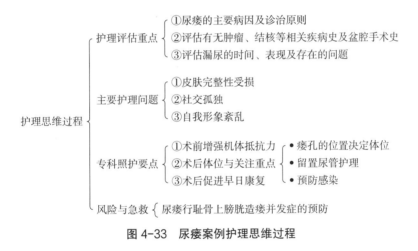

图 4-33 尿瘘案例护理思维过程

【疾病概述】

尿瘘是指生殖道和泌尿道之间的任何部位形成的异常通道,尿液自阴道排出,不能控制(图 4-34)。根据泌尿生殖瘘发生的部位分为膀胱阴道瘘、尿道阴道瘘、膀胱尿道阴道瘘、膀胱宫颈瘘、膀胱宫颈阴道瘘及输尿管阴道瘘及膀胱子宫瘘。临床上以膀胱阴道瘘最为常见,有时可并存两种或多种类型尿瘘。

1. 主要病因　常见尿瘘为产伤和盆腔手术损伤所致的膀胱阴道瘘和输尿管阴道瘘。尿道阴道瘘通常是尿道憩室、阴道前壁膨出或压力性尿失禁的手术并发症。

(1)产伤:产伤曾经是引起尿瘘的主要原因(约占 90%),多因难产处理不当所致,如今在发达国家已不存在,多发生在经济、医疗条件落后的地区。根据发病机制分为:

1)坏死型尿瘘:由于骨盆狭窄、胎儿过大或胎位异常所致头盆不称、产程延长,特别是第二产程延长者,阴道前壁、膀胱、尿道被挤压在胎头和耻骨联合之间,导致局部组织缺血坏死形成尿瘘。

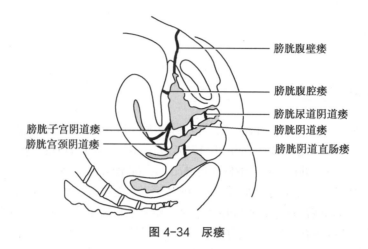

图 4-34　尿瘘

2）创伤型尿瘘：产科助产手术，尤其产钳助娩直接损伤。创伤型尿瘘远多于坏死型尿瘘。

（2）妇科手术损伤：经腹手术和经阴道手术损伤均有可能导致尿瘘。通常是由于手术分离粘连组织时直接损伤膀胱或输尿管；或输尿管末端游离过度，造成膀胱阴道瘘和输尿管阴道瘘，而术中未及时发现、修补。部分尿瘘尚可因术后输尿管血供减少引发迟发性缺血性坏死而致。

（3）其他：外伤、放射治疗后、膀胱结核、晚期生殖泌尿道肿瘤、子宫托安放不当、局部药物注射治疗等均能导致尿瘘。

2. 主要临床表现

（1）漏尿：产后或盆腔手术后出现无痛性持续性阴道流液是最常见、最典型的临床症状。根据瘘孔的位置，可表现为持续漏尿、体位性漏尿、压力性尿失禁或膀胱充盈性漏尿等，如较高位的膀胱瘘孔，病人站立时无漏尿，而平卧时则漏尿不止；瘘孔极小者在膀胱充盈时才漏尿；一侧输尿管阴道瘘由于健侧输尿管的尿液进入膀胱，因此，在漏尿的同时仍有自主排尿。漏尿发生的时间也因病因不同而有区别，坏死型尿瘘多在产后及手术后 3~7d 开始漏尿；手术直接损伤者术后即开始漏尿；腹腔镜下子宫切除中使用能量器械所致的尿瘘常在术后 1~2 周发生；根治性子宫切除的病人常在术后 10~21d 发生尿瘘，多为输尿管阴道瘘；放射损伤所致漏尿发生时间晚且常合并粪瘘。

（2）外阴皮炎：外阴局部受尿液浸渍、刺激，组织炎症增生及感染，可引起外阴部瘙痒、湿疹和烧灼痛，病人多有皮炎改变和行走不便。若一侧输尿管下段断裂而致阴道漏尿，由于尿液刺激阴道一侧顶端，周围组织引起增生，盆腔检查可触及局部增厚。

（3）尿路感染：因泌尿道与生殖道相通，可带来泌尿道逆行感染，出现尿频、尿急、尿痛等症状。

（4）其他：部分病人出现闭经、不孕或月经失调，可能与精神抑郁、阴道狭窄致性交困难等有关。

3. 诊疗原则

（1）非手术治疗仅限于分娩后或手术后 1 周内发生的膀胱阴道瘘和输尿管小瘘孔，留置导尿管于膀胱内或在膀胱镜下插入输尿管导管，4 周至 3 个月有愈合可能。

（2）手术修补为主要治疗方法。膀胱阴道瘘和尿道阴道瘘手术修补首选经阴道手术，不能经阴道手术或复杂尿瘘者，应选择经腹或经腹－阴道联合手术。

（3）手术治疗时机选择。直接损伤的尿瘘应尽早手术修补；其他原因所致尿瘘应等待3个月，待组织水肿消退、局部血液供应恢复正常再行手术；瘘修补失败后至少应等待3个月后再次手术。手术后的瘘孔，需要等待数周，病灶周围炎症反应消退，瘢痕软化并有良好的血供后方可修补。

【护理评估】

1. 健康史及相关因素

（1）详细了解有无与肿瘤、结核、接受放射治疗等相关病史。

（2）了解病人有无难产及盆腔手术史，找出病人发生尿瘘的原因。

（3）详细了解病人漏尿发生的时间和漏尿的表现，评估病人目前存在的问题。

（4）体温、脉搏、呼吸及血压等情况。

2. 诊断检查

（1）妇科检查：检查瘘孔的位置，外阴皮炎情况，有无尿路感染。部分病人外阴部存在湿疹，注意湿疹面积的大小、涉及的范围、有无溃疡等；通过阴道检查明确瘘孔的部位、大小、数目及周围瘢痕情况，了解阴道有无狭窄、尿道是否通畅以及膀胱的容积、大小等，注意观察尿液自阴道流出的方式。

（2）辅助检查：了解亚甲蓝试验、靛胭脂试验、影像学检查结果；膀胱镜检可看见膀胱的瘘孔；输尿管镜可明确输尿管阴道瘘；肾显像、排泄性尿路造影等也可帮助尿瘘的诊断。

3. 心理－社会状况　由于漏尿，病人表现为不愿意出门、与他人接触减少，常伴有无助感，家属和周围人群的不理解加重了病人的自卑、失望等。评估病人及家属对漏尿的感受，有助于缓解病人的负性情感。

【护理问题】

1. 皮肤完整性受损　与长期尿液刺激所致外阴皮炎有关。

2. 社交孤独　与长期漏尿、不愿与人交往有关。

3. 自我形象紊乱　与长期漏尿有关。

【照护要点】

1. 心理护理　护士应了解病人的心理感受，耐心解释和安慰病人，不能因异常的气味而疏远病人；指导家属关心、理解病人的感受，告诉病人和家属通过手术能治愈该病，让病人和家属对治疗充满信心。

2. 适当体位　对有些妇科手术后所致小瘘孔的尿瘘病人应留置尿管，指导病人保持正确的体位，使小瘘孔自行愈合。一般采用使瘘孔高于尿液面的卧位。

3. 鼓励病人多饮水　由于漏尿，病人往往自己限制饮水量甚至不饮水，造成酸性尿液对皮肤的刺激更大。应向病人解释限制饮水的危害，并指出对饮水可以达到稀释尿液、自身冲洗膀胱的目的，从而减少酸性尿液对皮肤的刺激，缓解和预防外阴皮炎。一般每日饮水≥3000ml，必要时按医嘱静脉输液以保证液体入量。

4. 做好术前准备　除按一般会阴部手术病人准备外，应积极控制外阴炎症。方法：术前3~5d 每日用 1:5000 的高锰酸钾或 0.02% 的聚维酮碘（碘伏）液等坐浴；外阴部有湿疹者,可在坐浴后行红外线照射,然后涂氧化锌软膏,使局部干燥,待痊愈后再行手术;对老年妇女或闭经者按医嘱术前半月给予含雌激素的药物,如倍美力或阴道局部使用含雌激素的软膏等,促进阴道上皮增生,有利手术后伤口的愈合;有尿路感染者应先控制感染后再手术;必要时给予地塞米松促使瘢痕软化;创伤型尿瘘手术应在发现漏尿后及时修补或术后 3~6 个月进行;结核或肿瘤放疗所致的尿瘘应在病情稳定 1 年后择期手术。

5. 术后护理　术后护理是尿瘘修补术手术成功的关键。术后必须留置尿管或耻骨膀胱造瘘 7~14d,注意避免尿管脱落,保持尿管通畅,发现阻塞及时处理,以免膀胱过度充盈影响伤口愈合。拔管后协助病人每 1~2h 排尿 1 次,然后逐步延长排尿时间。根据病人瘘孔的位置决定体位,膀胱阴道瘘的瘘孔在膀胱后底部者,应采取俯卧位;瘘孔在侧面者应健侧卧位,使瘘孔居于高位。术后每日补液≥3000ml,达到膀胱冲洗的目的。保持外阴清洁。由于腹压增加可导致尿管脱落,影响伤口愈合,应积极预防咳嗽、便秘,并尽量避免下蹲等增加腹压动作。

【健康教育】

1. 按医嘱继续服用抗生素或雌激素药物。

2. 术后 3 个月内禁止性生活及重体力劳动。

3. 尿瘘修补手术成功者妊娠后应加强孕期保健并提前住院分娩。

4. 如手术失败,仍应保持外阴清洁,尽量避免外阴皮肤的刺激,并告知下次手术的时间,让病人有信心再次手术。

5. 手术后 3 个月到门诊复查术后恢复情况。

【风险与急救】

尿瘘行耻骨上膀胱造瘘并发症的预防:

1. 感染护理　严格无菌操作,造瘘口周围皮肤消毒面积要达到 15cm 以上,造瘘管消毒长度 10cm 以上。造瘘口每日换药,发生漏尿、浸湿或脱落及时更换。

2. 造瘘口堵塞的护理　临床上常用挤压引流管、膀胱冲洗等方法处理,或无菌注射器向管内注射生理盐水 50ml/ 次,并抽吸,一般即可通畅。

3. 造瘘口周围皮肤炎　饮食习惯不当是导致尿路结石发生的原因之一。鼓励病人多饮水,保证尿量在 2000ml/d 以上。控制高草酸食物的摄入,如菠菜、豆腐、巧克力等避免结石形成。若造瘘口内有砂石形成,可在医师指导下适当服用排石药物。

【知识拓展】

粪瘘的概述:

粪瘘是指肠道与生殖道之间的异常通道,最常见的是直肠阴道瘘,还有结肠阴道瘘和小肠阴道瘘。

造成粪瘘的产科因素为产伤,可因胎头在阴道内停滞过久,直肠受压坏死而形成粪瘘。粗暴的难产手术操作、手术损伤、导致三度撕裂伤,修补后直肠未愈合及会阴撕裂后缝合时未发现缝线穿透直肠黏膜也可导致直肠阴道瘘。而粪瘘的妇科因素多为盆腔手术损伤。

手术修补为主要治疗方法,手术中损伤应立即修补,手术方式可以经阴道、经直肠或开腹途径完成瘘的修补。粪瘘修补术后需加强皮肤护理,预防感染,同时做好病人的心理护理。

十、专科技能

（一）子宫托放置与取出

子宫托是一种支持子宫和阴道壁并使其维持在阴道内而不脱出的工具,材质不同,形状大小各异,经阴道放置后利用肛提肌的耻尾肌束将子宫支撑于阴道穹窿部,其目的是使子宫在盆腔内维持正常的位置,防止子宫脱垂进一步加重。

1. 评估

（1）适应证:不愿意接受手术治疗的子宫脱垂病人;全身状况不能耐受手术治疗者;孕期或未完成生育者;POP术后复发或者症状缓解不满意者及术前试验性治疗。

（2）禁忌证:急性盆腔炎症性疾病、阴道炎、严重的阴道溃疡和阴道异物;对子宫托材质过敏的病人;存在沟通交流障碍且无家属协助病人;不能确保随访的病人。

2. 用物准备

（1）用物准备:合适的子宫托、手套、润滑油、大棉签、PVP消毒液、干净衣裤1套,必要时备屏风。

（2）环境准备:关门窗,调节室温24~28℃;注意保护隐私。

（3）人员准备:操作者着工作服、修剪指甲、洗手、戴口罩,病人配合,能起床活动。

3. 操作步骤

（1）子宫托的放置:见图4-35。

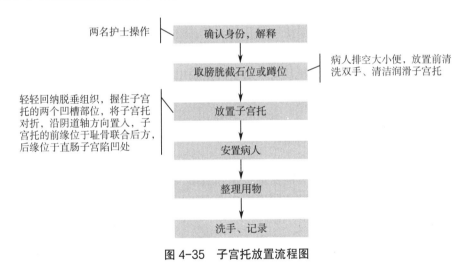

图4-35　子宫托放置流程图

（2）子宫托取出:见图4-36。

4. 注意事项

（1）盆底疾病专科就诊,排除放置子宫托禁忌证。

（2）放子宫托者须经体格检查和选配适当类型、大小的子宫托,不可随意到药店或医院购买。

（3）子宫托应每周至少取出1次,用温开水清洗干净,次日晨起放入阴道。

（4）放子宫托前应先排空膀胱,放子宫托具体方法应由医护人员教会,老年人常需由家属代为执行。

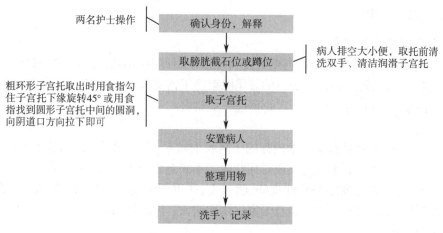

图 4-36   子宫托取出流程图

（5）带柄子宫托（GELLHORN）是用于三度脱垂病人,因吸力较大,最好在医院进行取子宫托或放子宫托以免损伤子宫颈;若自己取托时,应将手指伸入托盘的一侧让空气进入后轻轻取下,不得硬拉。

（6）带柄子宫托要求病人阴道有较大的空间和完整性。确定带柄子宫托尺寸的唯一方法只有试戴和观察病人的反应。

（7）放子宫托过久,未能及时取出而引起嵌顿者,应请医师协助取出。

（8）绝经后病人建议阴道局部使用雌激素软膏,防止阴道擦伤和溃疡形成。

（9）随访:上托以后,分别于第 1 周、第 1、3、6 个月时到医院检查 1 次,以后每 6 个月 1 次。如果病人在随访期间出现任何不良反应（如子宫托脱出、出血、分泌物异味、疼痛、大小便困难）都应提前到盆底疾病专科门诊就诊。

（二）手法检测盆底肌力

通过手法检测,初步评估女性盆底肌力状态。

1. 评估

（1）适应证:产后 42d 产妇,有需要进行盆底肌力检测的女性。

（2）禁忌证:未婚女性,月经期或阴道流血者。

2. 用物准备

（1）用物准备:一次性垫巾、乳胶手套 2 只、润滑剂。

（2）环境准备:温度适宜,调节室温 24~28℃;遮挡病人。

（3）人员准备:操作者着装规范、修剪指甲、洗手;病人意识清醒能配合,排空膀胱。

3. 操作步骤   见图 4-37。

4. 注意事项

（1）操作前做好宣教、沟通,充分取得病人的配合。

（2）操作过程中注意保护病人隐私,注意保暖。

（3）一次性垫巾一人一换,以防交叉感染。

（4）无性生活史者,不可经阴道操作。

（5）手法检测盆底肌力分级（表 4-5）。

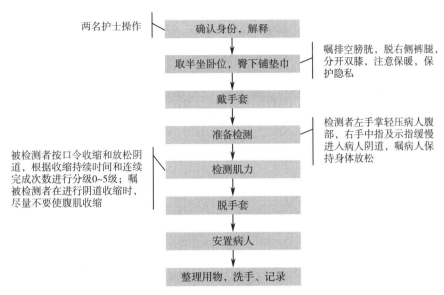

图 4-37 手法检测盆底肌力流程图

表 4-5 盆底肌力分级

分级	收缩质量	保持时间（s）	收缩次数
0	无	0	0
1	颤动	1	1
2	不完全收缩	2	2
3	完全收缩，没有抵抗	3	3
4	完全收缩，具有轻微抵抗	4	4
5	完全收缩，具有持续抵抗	5	5

（三）盆底肌电生理评估

通过盆底肌电生理各项评估，了解盆底肌力及其活动状态。

1. 评估

（1）适应证：有性生活的女性。

（2）禁忌证：月经期；有阴道出血的病人；无性生活史；智力低下；听力障碍；不能配合者。

2. 用物准备

（1）用物准备：一次性垫巾 1 张、无菌手套 2 只、病人自备阴道电极及腹部中心电极 4 片、导电润滑剂、康复治疗设备。

（2）环境准备：温度适宜，调节室温 24~28℃；遮挡病人。

（3）人员准备：操作者着装规范、修剪指甲、洗手；病人意识清醒能配合，排空膀胱。

3. 操作步骤　见图 4-38。

4. 注意事项

（1）操作前做好宣教、沟通，充分取得病人的配合。

（2）操作前评估要注意有无性生活史、有无阴道出血。无性生活史者，不可经阴道操作，可选择通过直肠操作。

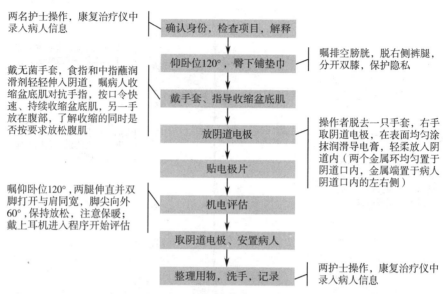

两名护士操作，康复治疗仪中录入病人信息 → 确认身份，检查项目，解释

仰卧位120°，臀下铺垫巾 ← 嘱排空膀胱，脱右侧裤腿，分开双膝，保护隐私

戴无菌手套，食指和中指蘸润滑剂轻轻伸入阴道，嘱病人收缩盆底肌对抗手指，按口令快速、持续收缩盆底肌，另一手放在腹部，了解收缩的同时是否按要求放松腹肌 → 戴手套、指导收缩盆底肌

放阴道电极 ← 操作者脱去一只手套，右手取阴道电极，在表面均匀涂抹润滑导电膏，轻柔放入阴道内（两个金属环均匀置于阴道口内，金属端置于病人阴道口内的左右侧）

贴电极片

嘱仰卧位120°，两腿伸直并双脚打开与肩同宽，脚尖向外60°，保持放松，注意保暖；戴上耳机进入程序开始评估 → 机电评估

取阴道电极、安置病人

整理用物，洗手，记录 ← 两护士操作，康复治疗仪中录入病人信息

图 4-38　盆底肌电评估流程图

（3）操作过程中注意保护病人隐私，注意保暖。

（4）评估过程中，动作宜轻柔，观察病人有无不适情况。

（5）电极专人专用，一次性垫巾一人一换，避免交叉感染。

（6）贴电极片时脱右手手套，贴中性电极 3 片 /4 片（其中 1 片 /2 片贴骨性组织，2 片贴腹肌表面），正确连接中性电极和一次性阴道电极与康复仪通道之间的连线；评估结束，操作者戴手套轻轻取出阴道电极，分离取下中性电极。

（四）盆底肌生物反馈治疗

通过放置于阴道内的电极测量盆底肌肉的收缩和舒张功能并通过声音和图像信号反馈给病人，指导病人正确、有效地进行家居盆底肌训练。

1. 评估

（1）适应证：产后盆底肌力评估异常的产妇；排尿功能异常；排便功能异常；性功能异常；慢性盆腔痛等。

（2）禁忌证：盆底肌肉完全去神经化（无反应）；痴呆、不稳定癫痫发作；心脏起搏器植入者；怀孕或计划怀孕者；阴道流血（如产后恶露没有干净或月经期）或直肠出血；活动性感染（泌尿系或阴道）；近期有盆腔手术者；严重的盆底疼痛导致插入阴道电极有明显不适者。

2. 用物准备

（1）用物准备：一次性垫巾 1 张、无菌手套 2 只、病人自备阴道电极 1 只及腹部中心电极 3~4 片（根据设备）、导电润滑剂、康复治疗设备。

（2）环境准备：温度适宜，调节室温 24~28℃；遮挡病人。

（3）人员准备：操作者着装规范、修剪指甲、洗手；病人意识清醒能配合，排空膀胱。

3. 操作步骤　见图 4-39。

4. 注意事项

（1）操作前做好宣教、沟通，充分取得病人的配合。

（2）操作过程中注意保护病人隐私，注意保暖。

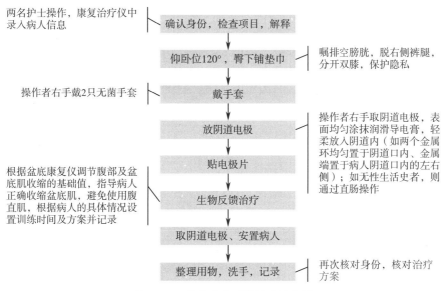

图 4-39 盆底生物反馈治疗流程图

（3）阴道电极专人专用；一次性垫巾一人一换，避免交叉感染。

（4）无性生活史者，不可经阴道操作，应选择通过直肠操作。

（5）病人训练过程中正确指导，使训练动作正确符合要求。

（6）嘱病人保持外阴清洁。治疗期间可以正常性生活。

（7）贴电极片时脱右手手套，贴中性电极 3 片 /4 片（其中 1 片 /2 片贴骨性组织，2 片贴腹肌表面），正确连接中性电极和一次性阴道电极与康复仪通道之间的连线；评估结束，操作者戴手套轻轻取出阴道电极，分离取下中性电极。

（五）盆底肌电刺激

用电流刺激盆腔脏器或者支配的神经，通过神经回路增强盆底肌肉收缩力，增加肌肉的活动力，改善尿失禁、脏器脱垂等症状；通过电刺激，唤醒本体感受器，促使肌肉被动锻炼收缩，抑制膀胱逼尿肌收缩；通过电刺激，促进局部血液循环以及局部镇痛作用。

1. 评估

（1）适应证：产后盆底肌力评估异常的产妇；排尿功能异常；排便功能异常；性功能异常；慢性盆腔痛；外阴白斑；反复外阴炎阴道炎；子宫内膜菲薄者等。

（2）禁忌证：未婚女性；盆底肌肉完全去神经化（无反应）；痴呆、不稳定癫痫发作；心脏起搏器植入者；孕妇或计划怀孕；阴道出血（如产后恶露未净或月经期）或直肠出血；活动性感染（泌尿系或阴道）；近期有盆腔手术者；严重的盆底疼痛导致插入阴道电极有明显不适者；盆腹腔恶性肿瘤病人。

2. 用物准备

（1）用物准备：一次性垫巾 1 张、无菌手套 2 只、病人自备阴道电极 1 个及腹部中心电极至少 3 片（根据病情需要准备）、导电润滑剂、康复治疗设备。

（2）环境准备：温度适宜，调节室温 24~28℃；遮挡病人。

（3）人员准备：操作者着装规范、修剪指甲、洗手；病人意识清醒能配合，排空膀胱。

3. 操作步骤　见图 4-40。

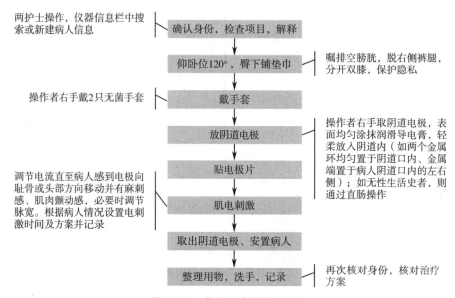

图 4-40　盆底肌电刺激流程图

4. 注意事项

（1）操作前做好宣教、沟通，充分取得病人的配合。

（2）操作过程中注意保护病人隐私，注意保暖，观察病人的不适症状。

（3）设置电流在舒适安全范围内。

（4）无性生活史者，不可经阴道操作。

（5）阴道电极专人专用；一次性垫巾一人一换，避免交叉感染。

（6）贴电极片时脱右手手套，贴中性电极 3 片 /4 片（其中 1 片 /2 片贴骨性组织，2 片贴腹肌表面），正确连接中性电极和一次性阴道电极与康复仪通道之间的连线；评估结束，操作者戴手套轻轻取出阴道电极，分离取下中性电极。

第六节　妇科高阶护士岗位专科胜任能力的评价方法及记录

根据《妇科高阶护士岗位专科胜任能力评价表》进行培训效果及护士岗位专科胜任能力评价（评价内容可根据科室实际情况进行修订）。

评价方法及记录：由护理单元护士长、带教老师组成考核小组，通过理论知识问卷考核、口头提问、现场观察法、日常工作评价或考核等方法，可采用 1 对 1 或多对 1 的评价方式，根据妇科高阶专科胜任能力评价表对护士每一项培训内容掌握情况开展综合评定。将评定结果记录在评价表中，如项目通过考评则画"√"，如考核未通过，则进一步辅导并跟进考核，直至通过。之后评价表每年更新，每一项培训内容每年至少复训 1 次，并通过考核，考核结果记录在当年评价表上。

（冯素文　李雅岑　林莉莉　李幸霞　徐兰波　李峥嵘　杨　琳）

第五章　产科病人照护专题

第一节　产科初阶护士岗位专科胜任能力培训
适用对象及岗位要求

（一）适用对象

规范化培训阶段的护士、有工作经验新入科护士。

（二）岗位要求

掌握产科基本理论、基础知识、基本技能，完成《初阶护士岗位专科胜任能力评价表》上内容的学习及考核，见表 5-1。能正确执行科室内常规作业和各项护理技术。具备本专科基础临床护理能力，能独立完成一般轻症病人的照护。

表 5-1　初阶护士岗位专科胜任能力评价表

工号		姓名		科室				
内容			考核:1 合格　　2 不合格			时间	签名	备注
1	早产							
2	胎膜早破							
3	前置胎盘							
4	胎儿窘迫							
5	多胎妊娠							
6	妊娠期高血压疾病							
7	妊娠期糖尿病							
8	妊娠期肝内胆汁淤积症							
9	产后出血							
10	分娩期护理							
11	产褥期护理							
12	母婴同室新生儿护理							
13	专科技能							
	四步触诊技术							
	骨盆外测量技术							
	宫高和腹围测量技术							

续表

内容	考核：1 合格　　2 不合格	时间	签名	备注
胎心音听诊技术				
胎动计数技术				
徒手按摩子宫技术				
阴道检查配合技术				
新生儿断脐技术				
母乳喂养技术				
手工挤奶技术				
奶杯喂养技术				

本岗位出勤　　月

主管签名：	员工签名：
年　　月　　日	年　　月　　日

第二节　产科初阶护士岗位专科胜任能力培训内容

一、早产

案例导入及思维过程

　　病人，28岁，已婚，0-0-1-0，因"停经31周，主诉阵发性腹痛6h，并有少量阴道流血"于急诊就诊。体格检查：体温37.0℃、脉搏88次/min、呼吸19次/min、血压115/75mmHg，腹软，扪及宫缩。宫缩监护仪显示：20min内有4次宫缩，持续30~40s。宫腔静息压10mmHg，宫缩时最大压力60mmHg，胎心正常。阴道检查：宫颈展平，宫口开大2cm，羊膜囊感，少量暗红色阴道流血。孕妇既往体健，否认高血压、慢性肾炎、糖尿病、出血性疾病等病史。拟以"孕2产0孕31周，早产临产"住院。入院后经过评估，给予盐酸利托君抑制宫缩治疗，同时给予地塞米松肌内注射促胎肺成熟。经治疗后病人宫缩停止，宫颈不再继续扩张，住院1周后出院，定期产前检查。孕妇于妊娠34周再次出现规律宫缩收住入院，自然分娩一女婴，重2050g，Apgar评分1min 8分，5min 10分，转新生儿科。产妇产后恢复好。

　　案例护理思维过程见图5-1。

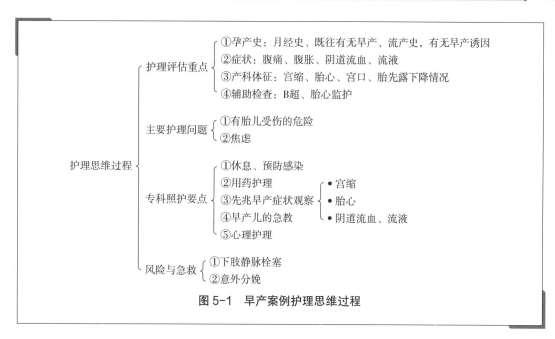

图 5-1　早产案例护理思维过程

【疾病概述】

早产（preterm birth）指妊娠满 28 周（国外妊娠满 20 周）至不满 37 足周间分娩者。不同国家早产发生率不同，最低约 3%，高者超过 14%，国内早产占分娩总数的 5%~15%。早产娩出的新生儿称为早产儿，体重为 1000~2499g，早产儿各器官发育尚不健全，出生孕周越小，体重越轻，其预后越差。早产分为自发性早产和治疗性早产。自发性早产包括早产和胎膜早破后早产；治疗性早产为因妊娠合并症或并发症，为母儿安全需要提前终止妊娠者。

1. 主要病因

（1）孕妇因素：孕妇如合并有感染性疾病（尤其性传播疾病）、子宫畸形、子宫肌瘤和急、慢性疾病及妊娠并发症时易诱发早产，而且若孕妇有吸烟、酗酒等不良行为或精神受到刺激以及承受巨大压力时也可发生早产。

（2）胎儿、胎盘因素：胎膜早破、绒毛膜羊膜炎最常见，30%~40% 早产与此有关。此外，下生殖道及泌尿道感染、妊娠合并症与并发症、子宫过度膨胀及胎盘因素如前置胎盘、胎盘早剥、羊水过多、多胎等，均可致早产。

2. 主要临床表现　子宫收缩，最初为不规则宫缩，常伴有少许阴道流血或血性分泌物，以后可发展为规则宫缩，宫颈管先逐渐消退，然后扩张，其过程与足月临产相似，胎膜早破的发生较足月临产多。临床上，早产可分为先兆早产和早产临产两个阶段。先兆早产指有规则或不规则宫缩，伴有宫颈管的进行性缩短。早产临产需符合下列条件：出现规则宫缩（20min≥4 次，或 60min≥8 次），伴有宫颈的进行性改变；宫颈扩张 1cm 以上；宫颈展平 ≥80%。

3. 诊疗原则　有早产风险的孕妇，应积极处理，预防早产。若胎膜完整，在母胎情况允许下，通过休息和药物治疗控制宫缩，尽量维持妊娠至 34 周以上；若胎膜已破，早产已不可避免时，则应尽可能地预防新生儿合并症以提高早产儿的存活率。

【护理评估】

1. 健康史及相关因素　月经史；既往有无流产史、早产史；本次妊娠经过。

2. 症状体征　体温、脉搏、呼吸及血压等生命体征；腹痛、腹胀情况；有无宫缩，宫缩的频率、胎心情况、有无阴道流血流液、宫口及胎先露情况等。

3. 辅助检查　B超了解胎儿的大小、宫颈管的长度、羊水及胎盘情况；胎儿监护了解宫缩的频率、强度及胎儿宫内情况；阴道检查了解宫口开大的程度及胎先露下降的程度，观察产程的进展，确定早产的进程。

【护理问题】

1. 有胎儿受伤的危险　与早产儿发育不成熟有关。

2. 焦虑　与担心早产儿预后有关。

【照护要点】

1. 预防早产　首次产前检查时应详细了解早产高危因素，做好孕期相关健康指导，尽可能针对性预防。

2. 卧床休息　宫缩较频繁，但无宫颈改变者，不必卧床和住院，只需适当减少活动强度和避免长时间站立；宫颈已有改变的先兆早产者，需住院并相对卧床休息；已早产临产者，应绝对卧床休息。取左侧卧位为宜，以减少宫缩、增加子宫血液循环，改善胎儿氧供及营养。

3. 预防感染　感染是早产的重要诱因之一，指导孕妇保持会阴部清洁，保持床单位清洁干燥，防止感染；监测孕妇体温、血象及阴道分泌物的颜色、性质、气味等；对于未足月胎膜早破孕妇应加强会阴部护理，严格执行无菌操作，常规应用抗生素，可降低羊膜腔感染率和延长妊娠周数，并降低母亲和围产儿发病率。

4. 用药护理

（1）β_2肾上腺素受体激动药：其作用为激动子宫平滑肌细胞膜上的β_2受体，从而抑制子宫收缩。其副作用主要有母、胎心率增快、心肌耗氧量增加、血糖升高、水钠潴留、血钾降低等，严重者可出现肺水肿、心衰，危及母亲生命。常用药物有利托君，100mg加入5%葡萄糖溶液500ml静脉滴注，初始剂量为5滴/min，根据宫缩情况进行调节，每10min增加5滴，最大量至35滴/min，至宫缩抑制，共48h，停止静脉滴注前30min改为口服利托君片10mg，每4~6h1次，如孕妇心率>120次/min，应适当减慢滴速；如孕妇心率>140次/min或诉心前区疼痛，应停药；用药期间需密切观察孕妇主诉及心率、血压、宫缩变化，并限制静脉输液量（每日不超过2000ml），以防肺水肿；长期用药者应检测心电图、血糖、血钾、肝功能。

（2）钙通道阻滞药：阻滞钙离子进入肌细胞而抑制子宫收缩。常用药物为硝苯地平，10mg口服，每6~8h1次。也可以首次负荷剂量给予20mg口服，根据宫缩情况再以10~20mg口服，用药时应密切注意孕妇心率及血压变化。已用硫酸镁者慎用，以防血压急剧下降。

（3）缩宫素受体拮抗剂：主要是阿托西班，是一种选择性缩宫素受体拮抗剂，作用机制是竞争性结合子宫平滑肌及蜕膜的缩宫素受体，使缩宫素兴奋子宫平滑肌的作用减弱。用法：起始剂量为6.75mg静脉推注1min，继之18mg/h维持3h，接着6mg/h持续45h。该药物价格较昂贵，副作用轻，无明确禁忌。

（4）前列腺素合成酶抑制剂：减少前列腺素合成而抑制宫缩。常用药物有吲哚美辛，初始剂量50mg，每8h口服1次，24h后改为25mg，每6h1次，指导孕妇准确及时服药。该药长期使用可致胎儿动脉导管提前关闭，肾功能受损，羊水减少等严重副作用，故仅在孕32周前短期(1周内)选用,用药过程中密切监测羊水量及胎儿动脉导管血流。

（5）硫酸镁：高浓度的镁离子直接作用于子宫平滑肌细胞,拮抗钙离子对子宫收缩的活性,有较好抑制子宫收缩的作用。同时对于胎儿中枢神经系统有保护作用。应用前及使用过程中监测呼吸、尿量、膝跳反射及血镁浓度。

5. 预防新生儿合并症的发生　在保胎过程中要监护胎儿状况,包括羊水量、脐动脉血流及胎儿生物物理评分,教会孕妇自数胎动,有异常时及时采取应对措施。对妊娠 35 周前的早产者,在分娩前遵医嘱给予糖皮质激素如地塞米松、倍他米松等肌内注射,可促胎肺成熟,降低新生儿呼吸窘迫综合征的发病率。

6. 分娩期处理　大部分早产儿可经阴道分娩,临产后慎用吗啡、哌替啶等抑制新生儿呼吸中枢的药物;产程中可予鼻导管吸氧,密切观察胎心变化,必要时持续胎心监护;经阴道分娩者,适当缩短产程,以减少分娩过程中对胎头的压迫;做好早产儿保暖和复苏的准备;早产儿出生后延长 30~120s 后断脐带,可减少新生儿输血率,减少 50% 新生儿脑室内出血率。

7. 提供心理支持　由于早产是出乎意料的,孕妇没有精神和物质准备,在产程中的孤独感、无助感尤为明显,因此,丈夫、家人和护士在身旁提供支持较足月分娩更显重要。

【健康教育】

1. 加强孕前宣教　避免低龄(≤17 岁)或高龄(>35 岁)妊娠;提倡合理的妊娠间隔(>6 个月);避免多胎妊娠;提倡平衡营养摄入,避免体重过低妊娠;戒烟、酒;控制好原发病如高血压、糖尿病、甲状腺功能亢进、红斑狼疮等;停止服用可能致畸的药物。

2. 做好孕期保健　加强营养,多食蔬菜、水果、粗纤维食物等,防止便秘;保持孕期稳定,避免任何诱发宫缩的活动,如抬举重物、刺激乳头、性生活等;积极治疗合并症,防止早产的发生。

3. 保持情绪稳定　孕妇良好的心理状况可减少早产的发生,突然的精神创伤亦可诱发早产。嘱家人亲属陪伴以缓解孕妇焦虑、紧张的情绪,更有利于保胎。

4. 自我监护　指导孕妇正确自数胎动,出现胎动异常或下腹坠胀、疼痛、腰酸及阴道流血流液等早产迹象及时告知医护人员。

【风险与急救】

1. 双下肢静脉栓塞　先兆早产孕妇在保胎期间要多卧床休息,长期卧床有可能会增加血栓性疾病的发生率,所以在保胎期间要指导孕妇在床上进行双下肢主动被动活动,观察双下肢足背动脉搏动情况,双下肢皮温、肤色、有无肿胀、疼痛等情况,及时发现并预防 DVT 的发生。

2. 病房分娩　保胎过程中要及时观察子宫收缩情况,注意有无阴道血性分泌物,特别注意在使用抑制宫缩药物期间发生的规则宫缩,要及时阴道检查了解宫口及胎先露下降情况,防止意外分娩的发生。

【拓展】

早产预测:预测指标为病史及妊娠 24 周前经阴道超声测量子宫颈长度(cervical length,CL)<25mm。标准化测量 CL 的方法:①经阴道超声检查前排空膀胱;②探头放于阴道前穹隆,不宜过度用力;③测量宫颈内口至外口的直线距离,连续测量 3 次后取最短值。目前不推荐对早产低风险人群常规筛查 CL。

二、胎膜早破

案例导入及思维过程

病人，女性，28岁，0-0-1-0，因"停经31^{+4}周，阴道流液4h"于急诊就诊。4h前无明显诱因阴道流液，量不多、色清、无异味，不伴腹痛及阴道流血，自觉胎动无异常，查pH试纸变色，拟以"孕2产0孕31^{+4}周LSA待产，胎膜早破"收住院。护理体检：T 37.2℃，P 84次/min，R 21次/min，BP 115/75mmHg。产科检查：宫高28cm，腹围86cm、胎方位LOA，未入盆，胎心率126次/min。阴道窥阴器下见：宫颈管未容受，见清亮液体自宫颈口流出，无异味。B超：双顶径82mm，股骨长64mm，羊水指数11.7cm，胎盘位于子宫后壁，Ⅱ级，胎儿颈背部未见压迹，提示已破膜。予以卧床休息，抬高臀部，严密监测体温、脉搏、胎心和胎动变化、子宫压痛、观察羊水性状等，予地塞米松针促胎肺成熟、安可欣针预防感染、硫酸镁抑制宫缩治疗，期间无胎儿窘迫，无绒毛膜羊膜炎，至妊娠33^{+4}周，血常规提示：白细胞18×10^9/L，行子宫下段剖宫产术，术中出血300ml，新生儿Apgar评分1min 10分，5min 10分，出生体重2260g，术后体温最高37.8℃，产妇子宫复旧好，阴道流血少，康复出院。

案例护理思维过程见图5-2。

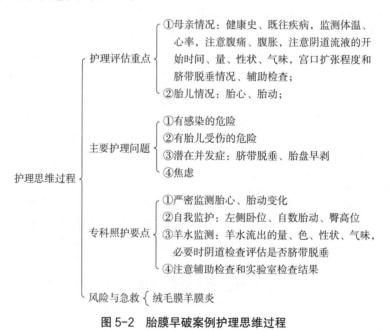

图5-2　胎膜早破案例护理思维过程

【疾病概述】

胎膜早破（premature rupture of membrane, PROM）是指胎膜在临产前发生自发性破裂，依据发生的孕周分为足月PROM和未足月PROM（preterm premature rupture of membrane, PPROM）。足月单胎PROM发生率为8%；单胎妊娠PPROM发生率为2%~4%，双胎妊娠

PPROM 发生率为 7%~20%，PPROM 是早产的主要原因之一。孕周越小，围产儿预后越差，胎膜早破可引起早产、胎盘早剥、羊水过少、脐带脱垂、胎儿窘迫和新生儿呼吸窘迫综合征，孕产妇及胎儿感染率和围产儿病死率显著升高。

1. 主要病因　导致胎膜早破的因素很多，常是多因素相互作用的结果，足月的 PROM 与妊娠晚期生理性宫缩所致的胎膜薄弱相关，而早产 PROM 更多由亚临床绒毛膜羊膜炎所致。

（1）母体因素：反复的阴道流血、阴道炎、长期应用糖皮质激素、腹部创伤、腹腔压力突然增加（剧烈咳嗽、排便困难）、前次妊娠发生 PPROM 史、妊娠晚期性生活频繁等。

（2）子宫及胎盘因素：子宫畸形、胎盘早剥、子宫颈功能不全、子宫颈环扎术后、子宫颈锥切术后、子宫颈缩短、胎位异常（臀位、横位）、子宫过度膨胀、绒毛膜羊膜炎、亚临床宫内感染等。

2. 主要临床表现　孕妇主诉突然出现阴道流液或无法控制的"漏尿"，混有胎脂或胎粪。当咳嗽、打喷嚏、负重等腹压增加时，羊水即流出。少数孕妇仅感觉到外阴较平时湿润，窥阴器检查见混有胎脂的羊水自子宫颈口流出。伴有羊膜腔感染时，阴道流液有臭味，并有发热、母胎心率加快、子宫压痛、白细胞计数增多、C- 反应蛋白与降钙素原（procalcitonin，PCT）升高。隐匿性羊膜腔感染时，无明显发热，但常出现胎儿胎心率增快。流液后，常很快出现宫缩及宫口扩张。

3. 诊疗原则　妊娠 <24 周的孕妇应终止妊娠；妊娠 28~35 周的孕妇若胎肺不成熟，无感染征象、无胎儿窘迫可期待治疗，但必须排除绒毛膜羊膜炎；若胎肺成熟或有明显感染时，应立即终止妊娠；对胎儿窘迫的孕妇，妊娠 >36 周，终止妊娠。足月的 PROM 是即将临产的征兆，一般在 12h 内自然临产，若无明确剖宫产指征，则宜在破膜后 2~12h 内积极引产；PPROM 则依据孕周、母胎状况、当地的医疗水平及孕妇和家属意愿 4 个方面进行决策：放弃胎儿，终止妊娠；期待保胎治疗；如果终止妊娠的益处大于期待延长孕周，则积极引产或有指征时剖宫产术分娩。

【护理评估】

1. 健康史及相关因素　询问妊娠经过，确定孕周，询问阴道流液开始的时间、量、性状，破膜后有否处理及处理经过等。

2. 症状体征　①生命体征：体温、脉搏、呼吸及血压等情况；②注意子宫是否有压痛，观察咳嗽、打喷嚏、负重等增加负压的动作后，是否有液体流出。

3. 产科检查　①注意胎先露是否高浮、胎位是否异常。②注意宫缩。③注意胎心率、胎动变化。④阴道检查：阴道指诊上推胎儿先露部，阴道流液是否增多、是否在胎头前方或侧方扪及有搏动的脐带，是否存在脐带先露；阴道窥器检查是否可见液体自子宫颈口流出或阴道后穹窿有较多羊水积聚，阴道流液是否有臭味。⑤羊水性状的评估：Ⅰ度浅绿色，常见胎儿慢性缺氧；Ⅱ度深绿色或者黄绿色，提示胎儿急性缺氧；Ⅲ度呈棕黄色、稠厚、并常可见胎粪，提示胎儿缺氧严重。

4. 辅助检查　了解 B 超检查，阴道酸碱度测定，阴道涂片和生化指标检测等实验室检查结果。

5. 心理 - 社会状况　评估病人有无紧张、焦虑感以及病人、家属对疾病的认知程度。

【护理问题】

1. 有感染的危险　与胎膜破裂后下生殖道内病原体上行感染有关。

2. 有胎儿受伤的危险　与脐带脱垂和早产儿肺部不成熟有关。

3. 潜在并发症：脐带脱垂、胎盘早剥。

4. 焦虑　与担心胎儿预后有关。

【照护要点】

1. 脐带脱垂的预防及护理　发现胎膜早破应注意胎心变化，评估羊水的性状和量，阴道检查评估是否存在脐带先露。胎先露未衔接的住院待产妇应卧床、抬高臀部以防脐带脱垂引起胎儿窘迫。如有脐带脱垂或脐带先露，须在数分钟内结束分娩。

2. 一般护理　给予高热量、高蛋白、高维生素饮食，鼓励多饮水。加强巡视，及时发现孕妇的生活需要，将日常生活用品及呼叫器放在伸手可及之处。

3. 预防感染　保持外阴清洁，每日用 0.5% 的聚维酮碘棉球擦洗会阴部 2 次，勤更换消毒会阴垫以保持清洁干燥，防止上行性感染；严密观察生命体征，关注白细胞计数，保胎时间长者注意宫颈分泌物培养和中段尿培养结果，及时发现感染迹象。

4. 胎儿宫内监测　待产期间密切观察胎心率变化，监测胎动，注意观察羊水的量、性状、颜色与气味，及时发现胎儿宫内窘迫。注意有无胎盘早剥，必要时行胎儿电子监护。

5. 用药护理　①促胎肺成熟：地塞米松 6mg 肌内注射，1 次 /12h，共 4 次为 1 个疗程。如用药后孕妇尚未分娩，孕周不足 32 周，估计短期内终止妊娠者，可在用药 2 周后再次应用 1 个疗程，但总疗程不能超过 2 次；②破膜超过 12h 或有感染征象加用广谱抗生素；③抑制宫缩：常用的宫缩抑制剂有利托君、硫酸镁等；前列腺素合成酶抑制剂；钙离子拮抗剂；缩宫素受体拮抗剂等。个体化选择宫缩抑制剂，同时应注意对孕妇及胎儿带来的不良反应。

6. 心理护理　给予心理支持，向孕妇及家属说明病情及其治疗方案，让他们做好心理准备，减少不必要的焦虑，能够面对现实。

【健康教育】

1. 讲解胎膜早破的影响，使孕妇重视妊娠期卫生保健并积极参与产前保健指导活动；嘱孕妇妊娠后期禁止性生活；避免负重及腹部受碰撞；宫颈内口松弛者，应卧床休息，并遵医嘱于妊娠 14~16 周行宫颈环扎术，同时注意指导补充足量的维生素及钙、锌、铜等元素。

2. 指导孕妇左侧卧位、自数胎动，自我监测胎儿宫内情况。

3. 告知胎先露未衔接孕妇绝对卧床休息的必要性，鼓励床上活动，指导正确使用弹力袜，预防下肢静脉栓塞、肌肉萎缩的发生。

4. 勤换会阴垫，保持会阴部清洁，如发现阴道有流液较多、颜色呈黄色或绿色或伴有恶臭味，及时告知医务人员。

【风险与急救】

绒毛膜羊膜炎的监测和处理：

（1）评估：排除其他原因导致的体温升高，出现以下 1 项表现可以考虑为临床绒毛膜羊膜炎：体温升高（体温 ≥37.8℃）、脉搏增快（≥100 次 /min）、胎心率增快（≥160 次 /min）、宫底有压痛、羊水恶臭、母体白细胞计数升高（≥15×10^9/L 或核左移）。

（2）每 4~8h 监测孕妇的体温、脉搏，按常规和个体情况行血常规检查和胎心率监测及胎儿电子监护，同时严密观察羊水性状、子宫有无压痛等绒毛膜羊膜炎征象，及早发现和处理。

（3）期待保胎、引产过程中或产程中，尽量减少不必要的阴道检查，避免引起阴道内细菌的上行性感染，增加绒毛膜羊膜炎及产后子宫内膜炎、胎儿感染及新生儿感染的风险。

（4）遵医嘱使用抗生素,诊断绒毛膜羊膜炎尽快终止妊娠,不能短时间内阴道分娩者应选择剖宫产术终止妊娠。

三、前置胎盘

案例导入及思维过程

病人,女性,33岁,0-0-3-0,停经33周,3h前无明显诱因突然出现阴道流血,色鲜红,同月经量,无明显腹痛、腹胀等,无阴道流液。B超检查:宫内孕活胎,胎盘位于子宫前壁,向后完全覆盖子宫颈内口。急诊拟以"孕4产0孕33周,完全性前置胎盘"收住院,入院后测T 36.5℃,P 90次,R 19次/min,BP 110/70mmHg。产科检查胎心142次/min,胎位LOA,先露高浮,未触及明显宫缩,未行阴道检查。实验室检查:WBC 12.4×10^9/L,HB 78g/L,CRP 35.6mg/L。胎心监护:NST有反应,胎心132~152次/min,基线Ⅰ型,中心分析达标。入院后予25%硫酸镁抑制宫缩、地塞米松促进胎儿肺成熟、头孢西丁钠预防感染、蛋白琥珀酸铁口服补铁治疗。入院次日孕妇一阵阴道流血,量约100ml,色鲜红,宫缩不规则,给予盐酸利托君静脉滴注抑制宫缩治疗后阴道流血减少。入院第6d孕妇1h内阴道流血量约320ml,色鲜红,停利托君治疗,急诊行子宫下段剖宫产术,术中出血600ml,卡前列素氨丁三醇注射液肌内注射促宫缩治疗,新生儿Apgar评分1min 10分,10min 10分,体重2350g,产妇术后子宫收缩好,阴道流血少于月经量,母婴康复好。

案例护理思维过程见图5-3。

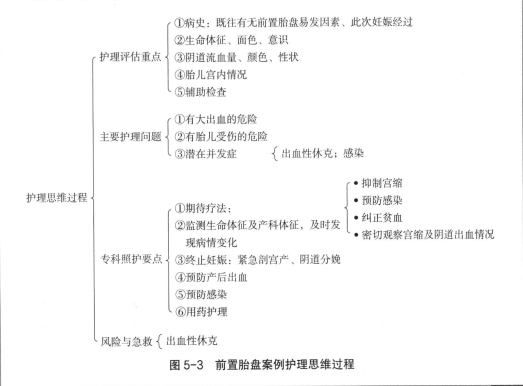

图5-3　前置胎盘案例护理思维过程

【疾病概述】

正常胎盘附着于子宫体的后壁、前壁或侧壁。若妊娠 28 周后胎盘附着于子宫下段,其下缘达到或覆盖子宫颈内口,位置低于胎儿先露部时,称为前置胎盘(placenta previa)。前置胎盘的发生率国外为 0.3%~0.9%,国内为 0.24%~1.57%。前置胎盘是妊娠晚期严重并发症之一,也是妊娠晚期阴道出血最常见的原因。

1. 主要病因　前置胎盘的病因目前尚不明确,可能与以下原因有关:

(1)子宫内膜病变或损伤:当子宫内膜有过损伤或瘢痕(如产褥感染、多产、剖宫产或多次刮宫、子宫内膜炎),都可引起子宫内膜发育不良,使子宫蜕膜血管生长不良、营养不足,致使胎盘为摄取足够的营养而扩大面积,伸展到子宫下段,形成前置胎盘。

(2)胎盘异常:由于多胎或巨大儿形成过大面积的胎盘,伸展至子宫下段或覆盖子宫颈内口;或副胎盘、膜状胎盘延伸至子宫下段。

(3)受精卵滋养层发育迟缓:当受精卵到达宫腔时,因其尚未达到植入条件而继续下移至子宫下段,在该处生长发育而形成前置胎盘。

(4)宫腔形态异常:子宫畸形或子宫肌瘤等原因使宫腔形态改变致胎盘附着在子宫下段。

(5)其他原因:吸烟、吸毒者可引起胎盘血流减少,缺氧使胎盘代偿性增大,从而增加前置胎盘的危险性。

2. 分类　按胎盘边缘与子宫颈内口的关系,前置胎盘可分为三种类型(图 5-4)。

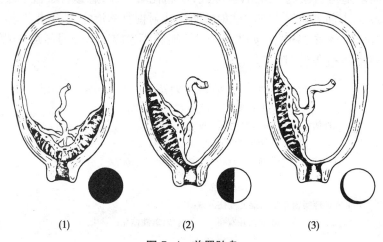

(1)　　　　　　　(2)　　　　　　　(3)

图 5-4　前置胎盘

(1)完全性前置胎盘;(2)部分性前置胎盘;(3)边缘性前置胎盘

(1)完全性前置胎盘:子宫颈内口全部为胎盘组织所覆盖,又称中央性前置胎盘。初次出血时间早,反复出血次数多,出血量也较多。有时一次大量出血即可使病人进入休克状态。

(2)部分性前置胎盘:子宫颈内口部分为胎盘组织覆盖,出血情况介于完全性前置胎盘和边缘性前置胎盘之间。

(3)边缘性前置胎盘:胎盘附着于子宫下段,其边缘未超过子宫颈内口,初次出血发生时间较晚,多在妊娠末期或临产后,出血量也较少。

低置胎盘:胎盘附着于子宫下段,边缘距宫颈内口 <20mm,但未达到宫颈内口。根据疾病的凶险程度,前置胎盘又可以分为凶险性前置胎盘和非凶险性前置胎盘。凶险性前置胎盘指前次有剖宫产史,此次妊娠为前置胎盘,其胎盘粘连、植入发生率高,可

引起致命性的大出血。

3. 主要临床表现

（1）无诱因、无痛性阴道流血：妊娠中晚期或临产时，发生无诱因、无痛性反复阴道流血是前置胎盘的主要症状。完全性前置胎盘初次出血时间多在妊娠28周左右，称为"警戒性出血"；边缘性前置胎盘出血多发生在妊娠晚期或临产后，出血量较少；部分性前置胎盘初次出血时间、出血量及反复出血次数，介于两者之间。偶有发生于妊娠20周左右者。

（2）贫血、休克：反复多次或大量阴道流血，可致贫血，严重者可发生休克。

（3）胎心音、胎位异常：因胎盘附着于子宫下段，影响胎先露部入盆，故胎先露高浮，约有1/3孕妇出现胎位异常，以臀先露多见。孕妇失血过多时可出现胎心异常，甚至消失。胎盘附着于子宫下段前壁时，耻骨联合上方可闻及胎盘血流杂音。

> 胎盘下缘与宫颈内口的关系可随子宫下段逐渐伸展、宫颈管逐渐消失、宫颈口逐渐扩张而改变。因此，前置胎盘的类型可因诊断时期不同而不同，通常以临床处理前最后一次检查来确定其分类。

（4）产后出血和感染：由于子宫下段肌肉组织薄，收缩力差，局部血窦不易闭合，并且胎盘附着处血运丰富、子宫颈组织脆弱分娩时易撕裂等，都易引起产后出血。因子宫下段的蜕膜发育不良，前置胎盘可合并植入性胎盘。在子宫下段形成过程中及临产后未发生子宫出血，但当胎儿娩出后胎盘剥离不全而发生大量出血，难以控制。出血、贫血、手术创伤等使产妇抵抗力下降，加上胎盘剥离面靠近子宫颈口，细菌容易经阴道上行发生感染。

4. 诊疗原则 止血、纠正贫血、预防感染、适时终止妊娠。根据前置胎盘类型、出血程度、妊娠周数、胎儿宫内状况、是否临产等进行综合评估，给予相应治疗。

【护理评估】

1. 健康史及相关因素 评估与前置胎盘有关的既往史和现病史，如有无剖宫产史、人工流产、多次分娩等前置胎盘的易发因素；此次妊娠过程中特别是28周后，是否出现突发的无痛性、无诱因、反复阴道流血症状。

2. 症状体征 体温、脉搏、呼吸及血压等生命体征；神志、面色；阴道流血量、性状，有无腹痛等伴随症状。

3. 产科检查 胎位、胎先露情况；子宫大小，宫底高度，有无宫缩；胎心、胎动的变化；产后检查胎盘及胎膜，胎盘前置部分可见陈旧性血块附着呈黑紫色及暗红色。胎膜破口距胎盘边缘在7cm以内为边缘性或部分性前置胎盘。

4. 辅助检查 B型超声检查是目前最安全、有效的首选方法，胎盘定位准确率达95%以上，能准确确定前置胎盘的类型；磁共振检查（MRI）可确诊前置胎盘，并对前置胎盘伴有胎盘植入及穿透提供准确的诊断。

【护理问题】

1. 有大出血的危险 与胎盘附着子宫下段完全覆盖子宫内口有关。

2. 有胎儿受伤的危险 与反复阴道流血导致胎儿缺氧、宫内窘迫、早产有关。

3. 潜在并发症：感染、出血性休克。

【照护要点】

1. 终止妊娠孕妇的护理

（1）紧急剖宫产：出现大出血甚至休克，为挽救孕妇生命，应果断终止妊娠。取去枕侧卧位,开放静脉通道,交叉配血,做好输血准备。在抢救休克同时,做好术前准备及新生儿抢救准备工作。

(2)阴道分娩:适用于边缘性前置胎盘、低置胎盘,阴道流血不多,无头盆不称和胎位异常,估计短时间内可以结束分娩者,在有条件的医疗机构,备足血源的同时可在严密监测下行阴道试产。产程中需密切注意胎心变化,必要时采用连续胎心监护。产程中的一个重要步骤是帮助胎先露下降,压迫胎盘前置部位而止血。胎儿娩出后,由于胎盘往往不易自行剥离或剥离不全而出血不止,以人工剥离为宜。胎盘剥离后由于子宫下段收缩不良出血多,宫缩剂宜选用子宫下段收缩的制剂如前列腺素类。

2. 期待疗法孕妇的护理　适用于妊娠 <36 周、胎儿体重 <2300g、胎儿存活、阴道流血不多、一般情况良好的孕妇。

(1)一般护理:有出血时卧床休息,以左侧卧位为佳,无出血者可适当活动。禁止性生活、肛查和灌肠等导致子宫收缩的刺激,行腹部检查时动作要轻柔,减少出血机会。如前置胎盘诊断明确,不必再行阴道检查。如必须通过阴道检查以明确诊断或选择分娩方式,可在输液、备血及可立即行剖宫产手术的条件下进行。

(2)纠正贫血:除口服铁剂、输血等措施外,还应加强饮食营养指导,建议孕妇多食高蛋白以及含铁丰富的食物,如动物肝脏、绿叶蔬菜等;保持孕期大便通畅,有助于纠正贫血,增强机体抵抗力,以提高产妇对急性出血的耐受程度,促进胎儿生长。

(3)胎儿宫内状况的观察:指导孕妇自数胎动,按医嘱及时完成胎心监护等检查项目,并交叉配血备用。出血增多时应立即监测生命体征及胎心、宫缩,及时报告医生并配合处理。

3. 并发症的观察及护理

(1)感染:保持会阴清洁干燥,及时更换护理垫;严格遵守无菌技术操作规程;酌情使用抗生素预防感染;评估产妇体温、心率及时了解血常规、CRP 等实验室检查情况。

(2)产后出血:胎儿娩出后,及早使用宫缩剂,以预防产后大出血;产后密切观察产妇生命体征,评估子宫收缩情况及阴道流血的颜色、量、性状,产妇一般状况,发现异常及时汇报医生配合处理。

4. 用药护理

(1)抑制宫缩药物:①硫酸镁:使用前应评估病人呼吸、尿量、膝跳反射,使用时应严格控制输液速度及剂量,观察药物副反应及疗效。②利托君:对合并心脏病、重度高血压、未控制的糖尿病等病人慎用或不用。用药期间应注意孕妇主诉及心率、血压、宫缩的变化,限制静脉输液量,控制心率在 140 次 /min 以下,如孕妇心率 >120 次 /min,应适当减慢滴速;出现胸痛,立即停药并做心电监护,应监测血糖,注意补钾。③阿托西班:缩宫素受体拮抗剂。首次剂量为 6.75mg 静脉推注 1min,继之 18mg/h 维持 3h,接着 6mg/h 持续 45h。该药物价格较昂贵,副作用轻,无明显禁忌。

(2)促胎儿肺成熟药物:监测胎儿宫内生长情况,妊娠 <35 周,1 周内有可能分娩的孕妇,应使用糖皮质激素促胎儿肺成熟。注意在使用利托君保胎同时使用地塞米松时,有增加孕妇心衰、肺水肿风险,用药期间需密切观察孕妇主诉及心率、血压变化。

【健康教育】

加强对孕妇的管理和宣教。指导围孕期妇女避免吸烟、酗酒等不良行为,采取有效的避孕措施,避免多次刮宫、引产或宫内感染,防止多产,减少子宫内膜损伤和子宫内膜炎的发生,预防感染。计划妊娠妇女应戒烟、戒毒,加强孕期管理,按时产前检查。对妊娠期出血,无论量多少均应就医,做到及时诊断,正确处理。

【风险与急救】

1. 期待治疗期间大出血的救护　对期待治疗孕妇的阴道出血及休克症状保持警觉,突然阴道大出血时应立即通知医生,监测生命体征及听取胎心音,迅速建立静脉通道、平卧、保暖、吸氧、交叉配血,做好输血准备。在抢救休克同时,进行术前准备,并做好抢救记录。

2. 转诊的风险评估　确诊完全性前置胎盘的孕妇,应在二级以上医院产前检查及治疗。若阴道反复出血或大出血而当地无条件处理,充分评估母胎安全,建立静脉通道,在输血输液、止血、抑制宫缩的条件下,联系好上级转诊医院,知情告知后由医护人员护送下迅速转院。

四、胎儿窘迫

案例导入及思维过程

病人,女性,27岁,0-0-0-0,以"停经32周,胎动减少2d"为主诉就诊。平素月经规律,妊娠24周行胎儿超声检查未见明显异常。体格检查:T 36.3℃,P 78次/min,R 18次/min,BP 95/60mmHg。孕妇面色苍白,呈贫血貌。产科检查:宫高25cm,腹围90cm,胎心率130次/min,B超提示双顶径7.5cm,股骨长5.3cm,脐动脉S/D 5.0。NST显示胎心率基线130次/min,微小变异,无明显加速及减速,无宫缩,提示:NST(±),基线0型。门诊血常规提示血红蛋白57g/L,贫血系列检查提示混合型贫血。拟以"胎儿窘迫,重度贫血"收住。入院后予纠正贫血、促胎肺成熟治疗,间歇吸氧,定期复查B超。孕35周时孕妇出现规律宫缩,CST提示反复性变异减速,行急诊子宫下段剖宫产术,术中出血300ml,羊水100ml,Ⅱ度混浊,新生儿Apgar评分1min 8分,10min 10分,体重2100g,转送新生儿科。术后母婴康复出院。

案例护理思维过程见图5-5。

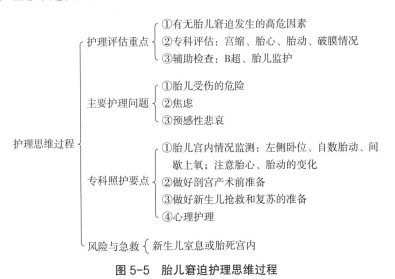

图5-5　胎儿窘迫护理思维过程

【疾病概述】

胎儿在子宫内因急性或慢性缺氧危及其健康和生命的综合症状,称为胎儿窘迫(fetal distress),分为急性和慢性两类,急性胎儿窘迫多发生在分娩期、慢性胎儿窘迫常发生在妊娠晚期,发生率为 2.7%~38.5%。

1. 主要病因　母体血液含氧量不足、母胎间血氧运输及交换障碍、胎儿自身因素异常,均可导致胎儿窘迫。

(1)胎儿急性缺氧:因母胎间血氧运输及交换障碍或脐带血循环障碍所致。常见因素有:①前置胎盘、胎盘早剥;②脐带异常,如脐带绕颈、脐带打结、脐带扭转、脐带脱垂等;③母体严重血循环障碍致胎盘灌注急剧减少,如各种原因导致休克等;④缩宫素使用不当,造成过强及不协调宫缩,宫内压长时间超过母血进入绒毛间隙的平均动脉压;⑤孕妇应用麻醉药及镇静剂过量,抑制呼吸。

(2)胎儿慢性缺氧:①母体血液含氧量不足,如合并先天性心脏病或伴心功能不全、肺部感染、慢性肺功能不全、哮喘反复发作及重度贫血等;②子宫胎盘血管硬化、狭窄、梗死,使绒毛间隙血流灌注不足,如妊娠高血压综合征、慢性肾炎、糖尿病、过期妊娠等;③胎儿严重的心血管疾病、呼吸系统疾病,胎儿畸形,母儿血型不合,胎儿宫内感染、颅内出血及颅脑损伤,致胎儿运输及利用氧能力下降等。

2. 临床表现及诊断

(1)急性胎儿窘迫:主要发生在分娩期。

1)产时胎心率异常:产时胎心率变化是急性胎儿窘迫的重要征象。缺氧早期,胎儿电子监护可出现胎心基线代偿性加快、晚期减速或重度变异减速;随产程进展,尤其在较强宫缩刺激下胎心基线可下降到 <110bpm;当胎心基线率 <100bpm,基线变异 ≤ 5bpm 伴频繁晚期减速或重度变异减速时,提示胎儿缺氧严重,胎儿常结局不良,可随时胎死宫内。

2)羊水胎粪污染:10%~20% 的分娩中会出现羊水胎粪污染,羊水中胎粪污染不是胎儿窘迫的征象。出现羊水胎粪污染时,如果胎心监护正常,不需要进行特殊处理;如果胎心监护异常,存在宫内缺氧情况,会引起胎粪吸入综合征(MAS),造成不良胎儿结局。羊水污染分为三度(Ⅰ度为浅绿色、Ⅱ度为黄绿色、Ⅲ度呈混浊黏稠棕黄色)。

3)胎动异常:缺氧初期为胎动频繁,继而减弱及次数减少,进而消失。

4)酸中毒:采集胎儿头皮血进行血气分析。但该方法阳性预测值仅为3%,应用较少。pH 值 <7.20(正常 7.25~7.35),PO_2<10mmHg(正常值 15~30mmHg),PCO_2>60mmHg(正常值 35~55mmHg)可诊断胎儿酸中毒。

(2)慢性胎儿窘迫:主要发生在妊娠晚期,常延续至临产并加重。多因妊娠期高血压疾病、慢性肾炎、糖尿病等并发症所致。

1)胎动减少或消失:胎动 <10 次 /12h,为胎动减少。胎动减少为胎儿缺氧的重要表现,应予警惕。临床常见胎动减少 24h 后胎心消失。

2)产前胎心电子监护异常:电子监护通过连续观察胎心率及其与胎动和宫缩间的关系,评估胎儿宫内安危情况。胎心率基线摆动表示胎儿有一定的储备功能,是胎儿健康的表现。基线变平即变异消失,提示胎儿储备能力丧失,出现晚期减速一般认为是胎盘功能不良、胎儿缺氧的表现。

3)胎儿生物物理评分(Manning 评分法):利用电子胎儿监护和 B 超联合检测胎儿宫

内缺氧和胎儿酸中毒情况。满分为 10 分：10~8 分无急慢性缺氧；8~6 分可能有急或慢性缺氧；6~4 分有急或慢性缺氧；4~2 分有急性缺氧伴慢性缺氧；0 分有急慢性缺氧。

4）脐动脉多普勒超声血流异常：彩色多普勒超声检查能监测胎儿脐动脉血流情况，脐动脉血流常用指标有收缩期最大血流速度与舒张末期血流速度比值（S/D）、搏动指数（PI）、阻力指数（RI）。宫内发育迟缓的胎儿出现进行性舒张期血流降低、脐血流指数升高提示有胎盘灌注不足。严重病例可出现舒张末期血流缺失或倒置，提示随时有胎死宫内的危险。

3. 诊疗原则

（1）急性胎儿窘迫：采取果断措施，改善胎儿缺氧状态。

（2）慢性胎儿窘迫：针对病因，根据孕周、胎儿成熟度及胎儿缺氧程度决定处理。

【护理评估】

1. 健康史及相关因素　了解孕妇的年龄、孕产史，是否患有慢性肾炎、心脏病等内科疾病；本次妊娠的经过，是否存在妊娠期高血压疾病、胎膜早破；是否为多胎、有无胎儿畸形以及脐带与胎盘的异常；分娩过程是否有产程延长或缩宫素使用不当等。

2. 症状体征　①胎动异常，早期会出现胎动过频，缺氧未纠正或加重转为胎动减弱，进而消失；②胎心率异常；③羊水胎粪污染。

3. 辅助检查　B 超，胎儿电子监护，脐动脉超声多普勒血流测定（子宫动脉、胎儿脐动脉、胎儿大脑中动脉），胎盘功能检查，羊膜镜检查，胎儿心电图监测及胎儿头皮血血气分析、胎盘功能检查。

4. 心理 – 社会状况　评估病人有无紧张、焦虑感以及病人、家属对疾病的认知程度。

【护理问题】

1. 气体交换受损（胎儿）　与子宫胎盘的血流改变、血流中断或血流速度减慢有关。

2. 焦虑　与胎儿宫内窘迫状态有关。

3. 预感性悲哀　与胎儿有可能死亡的危险有关。

【照护要点】

1. 一般护理　左侧卧位，间断吸氧。积极治疗妊娠合并症或并发症，严密监测胎心变化，加强胎心监护，注意胎动变化，破膜孕妇注意羊水性状。

2. 病因治疗　若为不协调性子宫收缩过强，或因缩宫剂使用不当引起的宫缩过频过强，应给予 β 受体兴奋剂抑制宫缩。

3. 尽快终止妊娠　根据孕妇情况做好阴道分娩或剖宫产的术前准备，如宫口开全、胎先露部已达到坐骨棘平面以下 3cm 者，尽快助产娩出胎儿；如无法即刻阴道自娩，且有进行性胎儿缺氧和酸中毒的证据，一般干预后无法纠正，均应尽快手术终止妊娠。

4. 做好新生儿窒息的抢救和复苏准备。

5. 心理护理　向孕妇及家属提供相关信息，包括医疗的目的、操作过程、预期结果及需要做的配合，告知真实情况将有助于减轻孕妇及家属焦虑情绪，面对现实。对于胎儿不幸死亡的孕产妇夫妇，因感情上受到强烈的创伤，护理人员应鼓励他们诉说悲伤，接纳其哭泣及抑郁的情绪，陪伴在旁提供支持及关怀。

【健康教育】

胎动计数：

胎动监测是通过孕妇自测评价胎儿宫内情况最简单有效的方法之一。对可能出现不良围产结局的高危孕妇,自 26~32 周始应指导每日监测胎动,若胎动计数≥3 次 /h 为正常,如孕妇自觉胎动减少,12h 内≤10 次或少于自我胎动规律的 50%,在排除药物影响后,要考虑胎儿宫内缺氧。

【风险与急救】

1. 胎儿窘迫、胎死宫内

(1)嘱孕妇自数胎动,若 12h 内胎动少于 10 次应考虑胎儿宫内缺氧;胎动减少、消失、频繁或无间歇的躁动是胎儿宫内缺氧的危险信号,尤其胎动消失提示胎儿情况不良。

(2)左侧卧位,间断吸氧,行无应激试验(NST)检查;对于≥34 周有不良围产结局等高危因素的孕妇,可每周行 2 次 NST 检查,并结合其他临床指标综合分析胎儿情况。

(3)超声监测脐动脉 S/D 比值、阻力指数和羊水量以预测胎儿情况;或者通过超声进行胎儿物理评分,以了解胎儿情况。

2. 新生儿窒息　急性胎儿窘迫常发生于分娩期,估计胎儿娩出有窒息危险应做好复苏准备。一旦发生新生儿窒息,立即实施新生儿复苏计划,降低新生儿死亡率,预防远期并发症。出生后将新生儿置于辐射台上擦干、保暖,清理呼吸道,保持呼吸道通畅,新生儿窒息复苏步骤和程序见图 5-6。

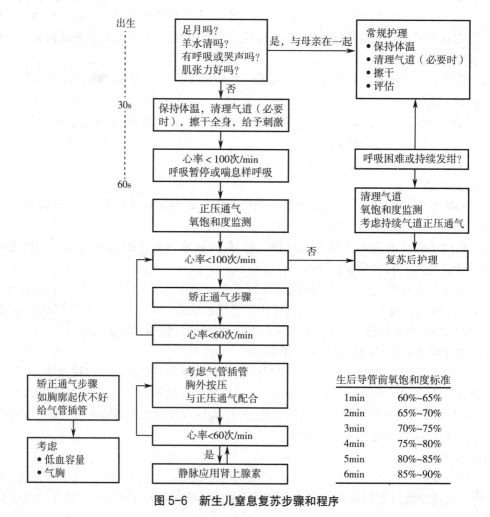

图 5-6　新生儿窒息复苏步骤和程序

【拓展】

1. 胎心率减速 指随宫缩时出现的暂时性胎心率减慢,分为 3 种。

（1）早期减速（early deceleration, ED）：特点是 FHR 曲线下降几乎与宫缩曲线上升同时开始,FHR 曲线最低点与宫缩曲线高峰相一致,即波谷对波峰,下降幅度 <50bpm,持续时间短,恢复快,子宫收缩后迅速恢复正常。一般发生在第一产程后期,为宫缩时胎头受压引起,不受孕妇体位或吸氧而改变。

（2）变异减速（variable deceleration, VD）：特点是 FHR 减速与宫缩无固定关系,下降迅速且下降幅度大（>70bpm）,持续时间长短不一,但恢复迅速。一般认为由宫缩时脐带受压兴奋迷走神经引起。

（3）晚期减速（late deceleration, LD）：特点是 FHR 减速多在宫缩高峰后开始出现,即波谷落于波峰,时间差多在 30~60s,下降幅度 <50bpm,胎心率恢复水平所需时间较长。晚期减速一般认为是胎盘功能不良、胎儿缺氧的表现。

2. 预测胎儿宫内储备能力

（1）无应激试验（non-stress, NST）：指在无宫缩、无外界负荷刺激下,对胎儿进行胎心率宫缩图的观察和记录,以了解胎儿储备能力。在有高危因素的孕妇中应用 NST 进行产前监护可以明显减少死胎的发生。试验根据胎心率基线、胎动时胎心率变化等分为有反应型 NST、可疑型 NST 和无反应型 NST。

（2）缩宫素激惹试验（oxytocin challenge test, OCT）：又称为宫缩应激试验（contraction stress test, CST）,其原理为诱发宫缩,并用胎儿监护仪记录胎心率变化,了解胎盘在宫缩时一过性缺氧的负荷变化,测定胎儿的储备能力。临床用于出现不典型 NST 时,行 OCT 以预测产时子宫胎盘功能,同时结合临床情况,有助于决定分娩时机和方式。

五、多胎妊娠

案例导入及思维过程

病人,27 岁,0-0-0-0,因"停经 35^{+3} 周,下腹痛 1h"急诊拟以"孕 1 产 0 孕 35^{+3} 周 LOA/ROA 待产, 双胎妊娠, 早产临产, 试管婴儿"收住入院。孕妇 8 个月前行胚胎移植术,孕期定期产检无异常。入院体检: T37.2 ℃, P82 次 /min, R19 次 /min, BP113/67mmHg。产科检查: 骨盆外测量 24cm-26cm-22cm-10cm, 宫高 35cm, 腹围 107cm, 宫缩间歇 3~4min, 持续 20~30s, 未破膜。阴道检查: 宫口 3cm, 先露 V=-1cm。 B 超提示 A 胎: 胎位 LOA, 胎心 157 次 /min, 双顶径 9.0cm, 股骨长 6.9cm; B 胎: 胎位 ROA, 胎心 142 次 /min, 双顶径 8.6cm, 股骨长 6.5cm; 双胎间见分隔。孕妇宫口开全后行会阴侧切术, A 胎娩出, Apgar 评分 1min 10 分, 10min 10 分, 体重 2350g, 接生者立即夹闭胎盘侧脐带, 助手立即固定腹部, 听诊 B 胎胎心 148 次 /min, 阴道检查: 宫口 8cm, V=+2cm。B 胎破膜后羊水清, 宫缩间歇 5~6min, 持续 25s, 25min 后宫口开全, B 胎顺利分娩, Apgar 评分 1min 10 分, 10min 10 分, 体重 2280g, 产时出血 400ml, 子宫收缩良好、质硬,缩宫素肌内注射促进子宫收缩,观察 2h 无特殊,母婴安返病房,产后母婴情况良好出院。

案例护理思维过程见图 5-7。

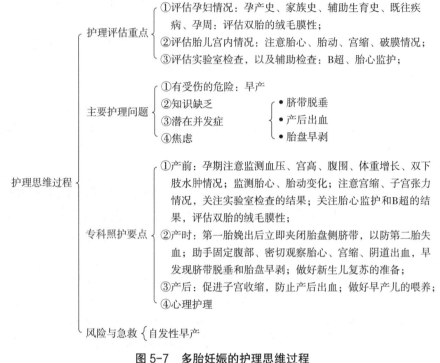

图 5-7 多胎妊娠的护理思维过程

【疾病概述】

多胎妊娠(multiple pregnancy)是指一次妊娠宫腔内同时有两个或两个以上胎儿。人类自然发生的多胎妊娠以双胎妊娠多见。近年辅助生殖技术广泛开展及高龄孕妇的增多,双胎、三胎乃至多胎的发生率明显升高。多胎妊娠已成为导致流产、早产、出生缺陷及围产儿病率和死亡率增加的重要原因。因此多胎妊娠属于高危妊娠范畴,本章节主要讨论双胎妊娠。

1. 临床表现

(1)症状:通常恶心、呕吐等早孕反应较重,妊娠中晚期子宫长大迅速,子宫大于妊娠孕周,尤其是在 24 周以后。孕妇自诉多处有胎动,而非固定某一处。妊娠晚期因子宫过大,引起腰酸背痛、呼吸困难、胃部饱满等压迫症状。容易导致羊水过多、妊娠期高血压疾病、妊娠期肝内胆汁淤积症、胎膜早破、胎盘早剥、产后出血、早产等并发症。

(2)体征:宫高大于正常孕周,腹部可触及两个胎头、多个肢体。在腹部的不同部位听及两个胎心音,相距 10cm 以上,其间隔有无音区,且两者每分钟速率不一、相差大于 10 次以上。过度增大的子宫压迫下腔静脉,常引起下肢浮肿、静脉曲张。双胎妊娠时多为纵产式,以两个头位或一头一臀常见。

2. 分类

（1）双卵双胎：两个卵子分别受精形成的双胎妊娠，称为双卵双胎。双卵双胎占双胎妊娠的 70%，与应用促排卵药物、多胚胎宫腔内移植及遗传因素有关。由于遗传的基因完全不同，所以与两次单胎妊娠形成兄弟姐妹一样，双卵双胎的两个胎儿的性别、血型可以相同或不同，而外貌、指纹等表现不同。胎盘多为分离的两个，也可以融合成一个，但胎盘内血液循环各自独立。胎盘胎儿面见两个羊膜腔，中间隔有两层羊膜、两层绒毛膜。

（2）单卵双胎：由一个受精卵分裂形成的双胎妊娠，称为单卵双胎。单卵双胎占双胎妊娠的 30%，形成原因不明。单卵双胎的遗传基因完全相同，故两个胎儿的性别、血型及其他各种表型完全相同。根据受精卵早期发育阶段的分裂时间不同，分为双羊膜囊双绒毛膜单卵双胎、双羊膜囊单绒毛膜单卵双胎、单羊膜囊单绒毛膜单卵双胎、连体双胎。

3. 诊疗原则

（1）妊娠期：及早诊断并正确判断绒毛膜性，中晚期注意休息、加强营养，增加产前检查次数，加强胎儿监测，积极防治并发症，适当延长孕周。

（2）分娩期：结合孕妇及胎儿情况选择合适的分娩时机和分娩方式。阴道分娩过程中严密观察产程及胎心变化，发现异常、及时处理，正确助产，注意防止胎头交锁导致难产。

（3）产褥期：第二个胎儿娩出后立即肌内注射或静滴催产素，腹部放置沙袋，防止产妇因回心血量骤增而发生心衰。严密监测子宫收缩、阴道出血及生命体征，预防产后出血。

【护理评估】

1. 健康史及相关因素　询问孕妇的年龄、孕次及有无重大疾病史；家族中有无多胎史；孕前是否使用促排卵药或使用辅助生育技术；了解本次妊娠经过及产前检查情况、以往妊娠分娩史等。

2. 症状体征　①评估孕妇的早孕反应、妊娠中、晚期体重增加及腹部增大程度；②评估孕妇食欲、生命体征情况；③注意观察有无贫血貌、下肢水肿、静脉曲张程度，以及有无活动不便、行走和翻身困难；④评估孕妇是否自觉多处胎动而并非某一固定部位；⑤注意胎位、胎心、胎动、宫缩及阴道流血、流液；⑥产后重视子宫收缩、阴道出血，早期识别并发症。

3. 辅助检查　①超声对诊断及监护双胎有较大的帮助，可确诊，有利于了解胎儿的发育、胎盘位置、羊水及胎位等情况，还可筛查胎儿结构畸形，如连体双胎、开放性神经管畸形等；②其他，如实验室检查、胎心监护技术等，帮助了解相关的母儿的并发症情况。

4. 心理 - 社会状况　双胎孕妇在孕期要接受妊娠和将成为两个孩子母亲的双重的角色转换，孕妇既高兴又担心自身和胎儿的安危，尤其担心胎儿的存活率。因此，向孕妇及家属讲解多胎妊娠的相关知识，减轻紧张情绪，以树立信心，取得配合，给孕妇创造一个良好的心理环境去适应整个围生期。

【护理问题】

1. 有胎儿受伤的危险　与双胎妊娠引起早产有关。

2. 潜在并发症：脐带脱垂、胎盘早剥、早产。

3. 焦虑　与担心母儿的安全有关。

【照护要点】

1. 妊娠期护理

（1）孕期营养与体重管理：指导孕妇进食高热量、高蛋白、高维生素饮食，尤其注意补充钙、铁、叶酸等。孕妇因双胎导致的胃区受压，致食欲减退，鼓励少量多餐。因双胎的体重增长比单胎有更高的风险，因此，建议进行营养咨询和控制体重管理，有利改善围生期结局。

（2）孕期自我监测：指导孕妇正确数胎动方法，孕妇可能对胎动的具体计数存在一定的困难，可以把重点放在感觉胎动比之前多或少的知觉上。孕期左侧卧位，增加子宫、胎盘血供，减少早产的机会。

（3）专科监测：①定期进行产前检查，监测宫高、腹围、体重和生命体征的变化；②注意辨别是否有多个胎儿的胎心音，在不同部位听到两个频率不同的胎心，同时计数 1min，胎心率相差 10 次以上，或两胎心音之间隔有无音区；③注意宫缩、子宫张力、双下肢的水肿情况。

（4）早期发现并发症：①观察病情变化，及时发现妊娠期高血压疾病、贫血、羊水过多、胎膜早破等多种并发症，如有异常，及时诊治；②根据胎心监护和 B 超的结果，及时发现胎儿宫内异常情况。

2. 分娩期护理　①第一胎胎儿娩出后，胎盘侧脐带必须立即夹紧，以防第二胎失血；②助手在腹部固定第二胎胎儿为纵产式，密切观察胎心、宫缩及阴道流血情况，及时阴道检查了解胎位及排除脐带脱垂，及早发现胎盘早剥；③若无异常，等待自然分娩，通常 20min 左右第二个胎儿娩出；④若等待 15min 仍无宫缩，可行人工破膜并静脉滴注低浓度缩宫素，促进子宫收缩；⑤若发现脐带脱垂、胎盘早剥，立即用产钳助产或臀牵引，迅速娩出胎儿；⑥若胎头高浮，应行宫内转胎位术及臀牵引术；⑦若第二胎胎儿为肩先露，先行外转胎位术，不成功改用联合转胎位术娩出胎儿，必要时第二胎采用剖宫产终止妊娠；⑧多胎风险高于单胎风险，应做好急救及新生儿复苏的准备。

3. 产褥期护理

（1）预防产后出血：①胎儿娩出前建立静脉通路；②临产时备血；③胎盘娩出后，立即应用缩宫素促进子宫收缩、腹部加压沙袋防止腹压骤降；④正确评估产后出血量、子宫收缩情况，严密监测生命体征和意识变化。

（2）预防急性肺水肿：双胎妊娠晚期血容量增加 50%~60%，产后回心血量增加及因手术或出血带来的输液或扩容治疗，容易诱发急性肺水肿。因此，要加强输液管理，严密监测生命体征，注意观察有无早期急性肺水肿的症状和体征，做到早识别、早处理。

（3）母乳喂养：做好母乳喂养的相关知识宣教，尤其对于早产儿，指导双胎婴儿的最佳喂养方式及多种喂养体位，树立母亲母乳喂养的信心，促进母乳喂养的成功。

【健康教育】

1. 指导产妇休息,避免长时间卧床,适当下床活动,少做下蹲、使用腹压的动作。饮食以清淡、富于营养、易消化为宜,避免生、冷、酸、辣等刺激性食物。

2. 注意阴道流血量及子宫复旧情况,及早识别产后出血。

3. 指导产妇正确进行母乳喂养,选择有效的避孕措施。

【风险与急救】

自发性早产:

1. 增加每日卧床休息时间,减少活动量。左侧卧位,减少对下腔静脉的压迫,增加回心血量,改善胎盘血流量。

2. 注意宫缩、自数胎动,注意阴道流血和流液情况,如果出现先兆早产症状,及早入院观察及保胎治疗。对既往有早产史的孕妇,更应加强监测。

3. 给予高热量、高蛋白质、高微量元素和维生素饮食,及时纠正贫血状态。

4. 妊娠早、中期(妊娠6~14周)超声检查发现为双胎妊娠时,进行绒毛膜性的判断,至少每月1次胎儿生长发育的超声评估和脐血流多普勒检测,便于进一步发现双胎生长发育可能存在的差异,并准确评估胎儿宫内健康状况。

5. 按照单胎妊娠的处理方式进行糖皮质激素的促胎肺成熟的治疗,值得一提的是目前尚无证据支持双胎妊娠促胎肺成熟需重复给药。

6. 对于双胎妊娠有早产风险的,宫缩抑制剂的使用与单胎妊娠类似,其应用可以在较短时期内延长孕周,以争取促胎肺成熟及宫内转运的时机。

六、妊娠期高血压疾病

案例导入及思维过程

病人,36岁,0-0-0-0,因"停经30+周,血压升高6d"入院,测BP170/109mmHg,双下肢凹陷性水肿,有头痛头晕,眼花不适,尿蛋白(+++)。产科检查:宫高28cm,腹围95cm,先露头,胎方位LOA,胎心140次/min,无宫缩。生化检查:白蛋白28g/L。诊断"早发型重度子痫前期",予镇静、解痉、降压、促胎肺成熟治疗,治疗期间渐进性发展成全身性浮肿,伴有视物模糊,夜间咳嗽,不能平卧,血压维持于150~160/100~105mmHg,尿蛋白7.9~12.3g/24h,子宫张力高,腹胀,少量阴道流血,自觉胎动减少。超声提示脐动脉舒张期血流缺如、孕母大量胸腔积液、胎盘增厚,考虑胎盘早剥。在连续硬膜外麻醉下行子宫下段剖宫产术,术中放腹水1000ml,新生儿出生体重1500g,Apgar评分1min6分,5min6分,送新生儿监护室。胎盘部分剥离,羊水量300ml,血性,Ⅰ度混浊,术中出血400ml。术后予抗感染,促进子宫收缩,解痉、降压、扩容、利尿等对症支持治疗,术后水肿逐渐消退,血压及各项实验室指标恢复正常出院。

案例护理思维过程见图5-8。

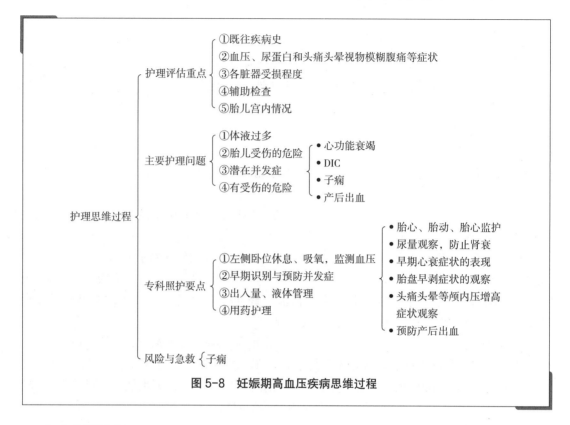

图 5-8　妊娠期高血压疾病思维过程

【疾病概述】

妊娠期高血压疾病是妊娠期特有的疾病,发病率在我国为 9.4%~10.4%,国外为 7%~12%。多数在妊娠 20 周后出现高血压、蛋白尿,分娩之后症状消失。该病严重影响母婴健康,是孕产妇死亡的第二位原因。

1. 分类

(1)妊娠期高血压:妊娠 20 周后首次出现高血压,收缩压 ≥140mmHg 或(和)舒张压 ≥90mmHg,于产后 12 周内恢复正常,尿蛋白检测阴性。产后方可确诊。

(2)子痫前期

1)轻度:妊娠 20 周后出现收缩压 ≥140mmHg 或(和)舒张压 ≥90mmHg 伴蛋白尿 ≥0.3g/24h,或随机尿蛋白(+)。

2)重度:血压和尿蛋白持续升高,发生母体脏器功能不全或胎儿并发症。出现下述任一不良情况可诊断为重度子痫前期:①血压持续升高:收缩压 ≥160mmHg 或(和)舒张压 ≥110mmHg;②持续性头痛或视觉障碍或其他脑神经症状;③持续性上腹部疼痛,肝包膜下血肿或肝破裂症状;④肝脏功能异常:肝酶 ALT 或 AST 水平升高;⑤肾脏功能异常:蛋白尿 ≥2.0g/24h 或随机尿蛋白 ≥(+++);少尿(24h 尿量 <400ml 或每小时尿量 <17ml)或血肌酐 >106μmol/L;⑥低蛋白血症伴腹水、胸腔积液或心包积液;⑦血液系统异常:血小板呈持续性下降并低于 100×10^9/L,血管内溶血、贫血、黄疸或血 LDH 升高;⑧心功能衰竭;⑨肺水肿;⑩胎儿生长受限或羊水过少、胎死宫内、胎盘早剥。

(3)子痫:子痫前期基础上发生不能用其他原因解释的抽搐。

（4）慢性高血压并发子痫前期：慢性高血压孕妇妊娠前无蛋白尿，妊娠后出现蛋白尿 ≥0.3g/24h；或妊娠前有蛋白尿，妊娠后蛋白尿明显增加或血压进一步升高或出现达到上述重度子痫前期的任何一项表现。

（5）妊娠合并慢性高血压：妊娠 20 周前收缩压 ≥140mmHg 或（和）舒张压 ≥90mmHg（除滋养细胞疾病外），妊娠无明显加重；或妊娠 20 周后首次诊断高血压并持续到产后 12 周以后。

2. 主要病因　至今病因不明，该病在胎盘娩出后常很快缓解或可治愈，有学者称之为"胎盘病"，但很多学者认为是母体、胎盘、胎儿等众多因素作用的结果。主要学说有：子宫螺旋小动脉重铸不足、炎症免疫过度激活、血管内皮细胞受损、遗传因素、营养缺乏、胰岛素抵抗等。

3. 病理生理变化及对母儿的影响　本病的基本病理生理变化是全身小血管痉挛，内皮损伤及局部缺血。全身各系统各脏器灌流减少，对母儿造成危害，甚至导致母儿死亡。

4. 主要临床表现　典型的临床表现为妊娠 20 周后出现高血压、水肿、蛋白尿。视病情不同程度出现头痛、视物模糊、恶心、呕吐、上腹部不适等症状。

5. 诊疗原则　诊疗原则为休息、镇静、解痉，有指征地降压、利尿，合理扩容，密切观察母胎状态，适时终止妊娠。病情程度不同，治疗原则略有不同：①妊娠期高血压一般采用休息、镇静、对症等处理后病情可得到控制，若血压升高，可以降压治疗；②子痫前期，除了一般处理，还要进行解痉，降压等治疗，必要时终止妊娠；③子痫应控制抽搐，病情稳定后终止妊娠；④妊娠合并慢性高血压以降血压为主。

【护理评估】

1. 健康史及相关因素　详细询问病人孕前及妊娠 20 周前有无高血压、蛋白尿和（或）水肿及抽搐等征象；既往病史中有无原发性高血压、慢性肾炎、糖尿病、系统性红斑狼疮、血栓性疾病等病史；有无家族史。此次妊娠经过，出现异常现象的时间及治疗经过。

2. 症状体征　①体温、脉搏、呼吸、血压及基础血压、血氧饱和度等生命体征情况；②皮肤黏膜是否完整及有无水肿、出血点等，球结膜水肿情况；③有无头痛、头晕、视物模糊，胸闷、气急、上腹部不适；④食欲、睡眠、大小便、孕期体重增加等情况。

3. 产科检查　胎方位、胎心、胎动、子宫张力，有无子宫收缩及阴道流血、流液。

4. 辅助检查　尿常规、24h 尿蛋白定量、血生化、血常规、血凝、血黏度等实验室检查，心电图，超声心动图，眼底检查，B 超、脐动脉 S/D 比值，胎心监护，胎儿心电图，生物物理指标。

【护理问题】

1. 体液过多　与低蛋白血症或下腔静脉受增大的子宫压迫使血液回流受阻有关。

2. 有胎儿受伤的危险　与胎盘灌注不足、胎盘早剥有关。

3. 有受伤的危险　与发生子痫抽搐有关。

4. 潜在并发症：肾功能衰竭、DIC。

【照护要点】

1. 休息　重度子痫前期病人必须住院治疗。保证充分的睡眠，每日休息不少于 10h。睡眠和休息时以左侧卧位为主，可以减轻子宫对腹主动脉、下腔静脉的压迫，使回心血量增加,改善子宫胎盘的血供。

2. 环境　安排光线柔和、安静的病室休息,减少探视,床边备开口器、压舌板、吸引器,抢救车处于备用状态。

3. 饮食　富含蛋白质、维生素、钙、铁、锌等微量元素的食物,需要摄入足够的蛋白质,水肿严重者适当限盐。

4. 监测血压关注自觉症状　对首次发现血压升高者,应间隔 4h 或根据病情复测血压,同时要与基础血压进行比较。为确保测量准确性,应选择型号合适的袖带(袖带长度应该是上臂围的 1.5 倍)。对严重高血压病人(收缩压≥160mmHg 或(和)舒张压≥110mmHg),应密切观察血压,必要时使用血压监护仪动态监测血压变化。询问孕妇是否出现头痛、视力改变、上腹部不适等症状。

5. 间断吸氧　可增加血氧含量,改善全身主要脏器和胎盘的氧供。

6. 产程监护　观察有无宫缩等临产征兆,有产兆及时汇报医生。

7. 胎儿监护　监测胎动、胎心,关注胎心监护结果,及时发现胎儿宫内异常情况。

8. 用药护理

(1)硫酸镁:硫酸镁是目前治疗子痫前期和子痫的首选解痉药物。

1)作用机制:①硫酸镁抑制运动神经末梢释放乙酰胆碱,阻断神经肌肉接头间的信息传导,使骨骼肌松弛;②镁离子刺激血管内皮细胞合成前列环素,抑制内皮素合成,降低机体对血管紧张素 II 的反应,从而缓解血管痉挛状态;③镁离子通过阻断谷氨酸通道阻止钙离子内流,解除血管痉挛、减少血管内皮损伤;④镁离子可提高孕妇和胎儿血红蛋白的亲和力,改善氧代谢。

2)用药指征:①控制子痫抽搐及防止再抽搐;②预防重度子痫前期发展成为子痫;③伴严重表现子痫前期临产前用药,预防产时或产后子痫。不可作为降压药使用。

3)用药方案:①控制子痫:负荷剂量硫酸镁 2.5~5g,溶于 10% 葡萄糖溶液 20ml 缓慢静脉注射(15~20min),或者溶于 5% 葡萄糖溶液 100ml 快速静滴(20~60min),继而 1~2g/h 静滴维持。或者夜间睡前停用静脉给药,改为肌内注射,用法:25% 硫酸镁 20ml+2% 利多卡因 2ml 深部臀肌注射。24h 硫酸镁总量 25~30g,疗程 24~48h;②预防子痫发作:负荷和维持剂量同控制子痫处理。用药时间长短依病情而定一般每日静滴 6~12h,24h 总量不超过 25g。用药期间每日评估病情变化,决定是否继续用药。

4)毒性反应:血清镁离子有效治疗浓度为 1.8~3.0mmol/L,≥3.5mmol/L 即可出现中毒症状。硫酸镁中毒现象首先表现为膝跳反射减弱或消失,随着血镁浓度的增加可出现全身肌张力减退及呼吸抑制,严重者心跳可突然停止。

5)注意事项:使用硫酸镁必备条件:①膝跳反射存在;②呼吸≥16 次 /min;③尿量≥17ml/h 或≥400ml/24h;④备好 10% 葡萄糖酸钙注射液。镁离子中毒时停用硫酸镁并静脉缓慢推注(5~10min)10% 葡萄糖酸钙 10ml。如孕妇同时合并肾功能不全、心肌病、重症肌无力等,则硫酸镁应慎用或减量使用。条件许可,用药期间可监测血镁浓度。

(2)降压药物:降压治疗的目的是预防心脑血管意外等严重母胎并发症。用药前及用药过程中均应监测孕妇血压,收缩压≥160mmHg 或(和)舒张压≥110mmHg 的高血压孕妇必须进行降压治疗。使用静脉降压药物时,最好使用微泵调节速度,保证药物匀速和准确,在调整过程中每 10~15min 监测一次血压,根据<u>目标血压</u>调整到最佳用药泵速,降压过程力求平稳,严密控制降压速度,防止血压波动明显造成胎盘早剥。静脉降压药物对血管刺激性较大,最好选用中心静脉或粗大的外周静脉,减少对静脉的损伤,注意一些静脉降压药副作用的观察,如心率增快、面色潮红、恶心、血管扩张后加重头痛等,须与本身疾病是否加重相鉴别。

目标血压:无并发脏器功能损伤,血压应控制在 130~155/80~105mmHg;并发脏器功能损伤,血压应控制在130~139/80~89mmHg。为保证子宫的胎盘血流灌注,血压不可低于130/80mmHg。

常用口服降压药物有:拉贝洛尔、硝苯地平短效或缓释片、肼屈嗪。如口服降压药物控制血压不理想,可使用静脉用药:拉贝洛尔、尼卡地平、酚妥拉明、肼屈嗪。孕妇一般不使用利尿药降压,以防血液浓缩、有效循环血量减少和高凝状态。不推荐使用阿替洛尔和哌唑嗪。禁止使用血管紧张素转换酶抑制药(ACEI)和血管紧张素 II 受体拮抗剂(ARB)。

1)拉贝洛尔:为 α、β 肾上腺素能受体阻滞药,降低血压但不影响肾及胎盘血流量,并可对抗血小板凝集,促进胎儿肺成熟。该药显效快,不引起血压过低或反射性心动过速。用法:50~150mg 口服,3~4 次 /d。静脉注射:初始剂量 20mg,10min 后若无有效降压则剂量加倍,最大单次剂量 80mg,直至血压控制,每日最大总剂量 220mg。静脉滴注:50~100mg 加入 5% 葡萄糖溶液 250~500ml,根据血压调整滴速,待血压稳定后改口服。

2)硝苯地平:为钙离子通道阻滞药,可解除外周血管痉挛,使全身血管扩张,血压下降。由于其降压作用迅速,一般不主张舌下含化,紧急时舌下含服 10mg。用法:口服 10mg,3 次 /d,24h 总量不超过 60mg。其副作用为心悸、头痛,与硫酸镁有协同作用。

3)尼卡地平:为二氢吡啶类钙离子通道阻滞药。用法:口服初始剂量 20~40mg,3 次 /d。静脉滴注 1mg/h 起,根据血压每 10min 调整剂量。

4)硝酸甘油:作用于氧化亚氮合酶,可同时扩张动脉和静脉,降低前后负荷,主要用于合并心力衰竭和急性冠脉综合征时高血压急症的降压治疗。起始剂量 5~10μg/min 静脉滴注,每 5~10min 增加滴速至维持剂量 20~50μg/min。

5)硝普钠:强效血管扩张剂,扩张周围血管使血压下降。由于药物能迅速通过胎盘进入胎儿体内,并保持较高浓度,其代谢产物(氰化物)对胎儿有毒性作用,不宜在妊娠期使用。分娩期或产后血压过高,应用其他降压药效果不佳时,方考虑使用。用法:50mg 加入 5% 葡萄糖溶液 500ml,以 0.5~0.8μg/(kg·min)静脉缓滴。妊娠期应用仅适用于其他降压药无效的高血压危象孕妇。用药期间,应严密监测血压及心率。

(3)扩容药物:一般不主张常规使用,仅用于低蛋白血症病人。1g 白蛋白可扩容 12ml,1g 低分子右旋糖酐可扩容 15ml,严重低蛋白血症,合并有腹水、胸腔积液、肺水肿者,扩容治疗时注意单位时间内的输液量及输液过程中的血压、心率、呼吸、尿量变化,严密观察,防止发生肺水肿和心力衰竭。高浓度白蛋白输入速率一般 1~2ml/min。使用白蛋白前或后立即静推呋塞米脱水。

(4)利尿药物:一般不主张常规使用,仅当孕妇出现全身性水肿、肺水肿、脑水肿、肾功能不全、急性心力衰竭时,可酌情使用甘露醇、呋塞米等快速利尿药。用药过程中应严密监测病人的水和电解质平衡情况以及药物的毒副反应。甘露醇主要用于脑水肿,因其较易结晶,使用前注意液体是否澄清,快速滴入,125~250ml 甘露醇在 15~20min 内滴完。甘露醇对血管刺激性大,要注意对血管的保护。

9. 并发症护理

(1)胎盘早剥:胎盘早剥的典型临床症状为阴道出血、血性羊水和持续的腹痛、腹胀感觉,子宫张力增高,宫底上升,胎盘早剥容易导致胎儿供血不足,随时监测胎儿的心率有利于胎盘早剥的判断。

(2)左心衰竭、急性肺水肿:密切监测血压、心率、呼吸、血氧饱和度。注意观察有无早期心衰的表现。补液时注意控制液体入量和速度。

(3)肾功能衰竭:注意尿量、尿色。每小时尿量观察,出现少尿及时汇报医生处理。

10. 产时照护

(1)第一产程,应密切监测病人的血压、脉搏、尿量、胎心及子宫收缩情况及有无自觉症状;监测血压并继续降压治疗;可使用硫酸镁预防子痫发作;有异常及时联系医生。

(2)第二产程,尽量缩短产程,避免产妇用力,及时产钳助产。做好新生儿的抢救准备。

(3)第三产程,预防产后出血的发生,禁用麦角新碱,慎用前列腺素类药物。

11. 术后照护要点

(1)液体管理:术后因子宫胎盘循环终止,回心血量增加,补液时需控制补液量和速度,密切监测心率、血压、血氧饱和度等生命体征,及早发现早期心衰的临床表现。有心衰者补液量控制在 1000ml 以内,保持液体量负平衡,防止心脏负担加重。

(2)预防产后出血:重度子痫前期病人全身水肿,子宫肌层水肿影响收缩,加上产后仍需硫酸镁维持治疗 24~48h,可能影响子宫收缩,易发生宫缩乏力性出血。因此术后 2h 内每半小时评估子宫高度、质地,阴道流血的量、色、性状,之后 1h 评估一次,平稳后每 4h 评估一次,及早发现异常,及时汇报医生处理。

(3)观察腹部切口有无渗血渗液,注意保持腹腔引流管通畅。

(4)预防下肢静脉血栓:指导正确穿戴弹力袜,早期床上活动,指导踝泵运动,使用双下肢间歇充气压力泵治疗预防下肢静脉血栓形成。

(5)预防感染:①严格无菌操作,监测体温、血常规、CRP 及用药后的效果,遵医嘱使用抗生素;②观察恶露的颜色、量、性状、气味,观察腹部切口愈合和子宫复旧情况;③保持会阴清洁,勤换护理垫,会阴护理 2 次 /d。

(6)预防产后子痫:重度子痫前期注意产后迟发型子痫前期及子痫(发生在产后 48h 后的子痫前期及子痫)的发生。子痫前期孕妇产后 3~6d 是产褥期血压高峰期,高血压、蛋白尿等症状仍可能反复出现甚至加重,此期间仍应每日监测血压。如产后血压升高 ≥150/100mmHg 应继续给予降压治疗。哺乳期可继续应用产前使用的降压药物,禁用 ACEI 和 ARB 类(卡托普利、依那普利除外)降压药。产后血压持续升高要注意评估和排查孕妇其他系统疾病的存在。

【健康教育】

重视产前的健康教育和孕 20 周后的产前检查,教育孕妇掌握自我防护的知识,预防妊娠期高血压疾病的发生。做好胎儿的自我监护,了解自觉症状、用药后不适反应的观察。加强产前检查,做到早发现、早治疗,以减少围生期母婴并发症的发生。出院后仍需口服降压药的病人,应定期监测血压,调整用药剂量。若产后 6 周血压未恢复正常,应于产后 12 周再次复查,排除慢性高血压。建议内科会诊。

【风险与急救】

子痫是子痫前期的最严重的阶段,预后不良,是本病导致母婴死亡的重要原因,及时积极的处理至关重要。子痫抽搐进展迅速,前驱症状短暂,表现为抽搐、面部充血、口吐白沫、深昏迷;随之深部肌肉僵硬,很快发展成典型的全身高张阵挛惊厥,有节律的肌肉收缩和紧张,持续 1~1.5min,期间病人无呼吸动作;此后抽搐停止,呼吸恢复,但病人仍昏迷,最后意识恢复,但困惑、易激惹、烦躁。

1. 快速急救处理 子痫发作,应立即保持呼吸道通畅,用开口器或置一缠好纱布的压舌板在上、下磨牙间,用舌钳固定舌防止发生舌咬伤或舌后坠。拉好床栏,防止坠床。置病人于头低侧卧位,以防黏液吸入呼吸道或者舌头阻塞呼吸道,也可预防低血压综合征的发生。必要时可用吸引器吸出喉部黏液和呕吐物,以免发生窒息。快速建立静脉通路,留置导尿,维持病人循环功能的稳定。

2. 控制抽搐 子痫一旦发生,应尽快控制,硫酸镁为首选药物。当病人存在硫酸镁应用禁忌或无效时,可用地西泮、苯巴比妥或冬眠合剂。

(1)地西泮:具有较强的镇静、抗惊厥、肌肉松弛作用,对胎儿及新生儿影响较小。用法:2.5~5mg 口服,每日 3 次,或睡前服用;10mg 肌内注射或静脉缓慢推入(>2min)可用于子痫发作。1h 内用药超过 30mg 可能发生呼吸抑制,24h 总量不超过 100mg。地西泮对静脉刺激大,尽量选择深静脉或粗大静脉。

(2)苯巴比妥:具有较好的镇静、抗惊厥、控制抽搐作用,用于子痫发作 0.1g 肌内注射。由于该药抑制胎儿呼吸抑制,分娩前 6h 慎用。

(3)冬眠合剂:由哌替啶 100mg、氯丙嗪 50mg、异丙嗪 50mg 组成,通常以 1/3 或 1/2 量肌内注射,或加入 5% 葡萄糖溶液 250ml 内静脉滴注。异丙嗪可使血压下降,导致肾及子宫胎盘血供减少,导致胎儿缺血、母儿肝脏损害,目前仅用于硫酸镁治疗使用效果不佳时。使用时必须绝对卧床休息,专人护理,防止直立性低血压而发生晕厥跌倒。镇静期间做好皮肤护理和定时翻身,防止发生压疮。

3. 减少刺激以免诱发抽搐 病人应安置于单间暗室,保持绝对安静,避免声、光刺激,一切护理操作需轻柔及相对集中。

4. 严密监护 密切注意血压、脉搏、呼吸、体温、尿量及出入量,及早发现脑出血、肺水肿、急性肾衰竭等并发症。

5. 适时终止妊娠 子痫发作后多自然临产,应密切观察并及时识别产兆,并做好母子的抢救准备。常在抽搐控制后 2h 考虑终止妊娠。

【拓展】

子痫前期的预防:

有重度子痫前期病史者为高危人群。对高危人群的预防措施:

1. 适度锻炼 妊娠期应适度锻炼合理安排休息,以保持妊娠期身体健康。

2. 合理饮食 妊娠期不推荐严格限制盐的摄入,也不推荐肥胖孕妇限制热量摄入。

3. 补钙　低钙饮食(摄入量 <600mg/d)的孕妇建议补钙。口服至少 1g/d。

4. 小剂量阿司匹林　高危孕妇孕后 12 周每日睡前口服低剂量阿司匹林(60~80mg/d)直至分娩。

七、妊娠期糖尿病

案例导入及思维过程

　　病人,女性,41 岁,1-0-1-1,因"停经 38+ 周,瘢痕子宫,妊娠期糖尿病"收住入院。孕妇身高 165cm、体重 71kg,孕期体重增长 16kg,既往体健,无糖尿病、高血压等病史,3 年前孕 39 周剖宫产一女婴,体重 4200g,巨大儿。孕 24 周行 OGTT 检查显示空腹:5.4mmol/L、服糖后 1h:10.3mmol/L、服糖后 2h:6.5mmol/L,诊断"妊娠期糖尿病"。孕妇定期产检,糖尿病专科门诊饮食指导,定期监测血糖值,孕期血糖控制良好。入院体检:T 37.2℃、P 96 次 /min、R 19 次 /min、BP 136/82mmHg,下肢水肿(+)。产科检查胎心 136 次 /min,无宫缩,宫高 32cm、腹围 97cm,估计胎儿体重 2900g,自诉胎动良好。入院后完善各项检查,监测餐前及餐后血糖良好,NST 反应型,尿常规提示:尿蛋白(-)、尿酮体(-)、尿糖(-),于入院后第 2d 行子宫下段剖宫产术,术中出血 300ml,新生儿 Apgar 评分 1min 9 分,5min 10 分,体重 2800g。产妇术后血糖值正常,新生儿 24h 内血糖值稳定,未发生异常情况,术后母婴康复出院。

　　案例护理思维过程见图 5-9。

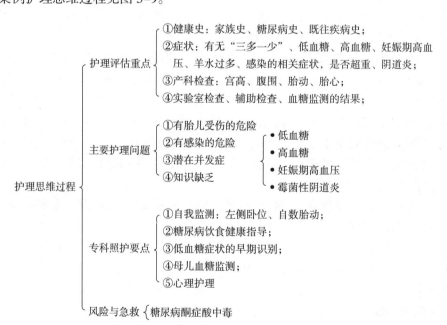

图 5-9　妊娠期糖尿病护理思维过程

【疾病概述】

妊娠合并糖尿病包括两种类型：①糖尿病合并妊娠：为在原有糖尿病（diabetes mellitus, DM）的基础上合并妊娠，也称为孕前糖尿病，该类病人不足10%；②妊娠糖尿病（gestational diabetes mellitus, GDM）：为妊娠前糖代谢正常，妊娠期才出现的糖尿病，包含了一部分妊娠前已患有糖尿病但孕期首次被诊断的病人。糖尿病孕妇中80%以上为GDM，GDM孕妇糖代谢多数产后能恢复正常，但将来17%~63%会发展成2型糖尿病，且子代发生肥胖及糖尿病的概率增加。

1. 病因 由于胰岛素分泌缺陷和（或）胰岛素作用缺陷而引起的碳水化合物、蛋白质、脂肪、水和电解质等的代谢异常。

2. 糖尿病对妊娠的影响

（1）对孕妇的影响

1）流产：发生率达15%~30%，高血糖可使胚胎发育异常甚至死亡。

2）妊娠期高血压疾病：糖尿病孕妇妊娠期高血压疾病发生率为正常孕妇的2~4倍。可能与存在严重胰岛素抵抗状态及高胰岛素血症有关。

3）感染：是糖尿病主要并发症，未能控制好血糖的病人更易发生感染，感染可加重糖尿病代谢紊乱，甚至诱发酮症酸中毒等急性并发症。

4）羊水过多：发生率较非糖尿病孕妇多10倍。其原因可能与胎儿高血糖、高渗性利尿至胎尿排出增多有关。发现糖尿病孕期越晚，孕妇血糖水平越高，羊水过多越常见。

5）因巨大儿发生率明显升高，难产、产道损伤、手术产概率增高，产程延长易发生产后出血。

6）易发生糖尿病酮症酸中毒：由于妊娠期复杂的代谢变化，加之高血糖及胰岛素相对或绝对不足，代谢紊乱进一步发展，脂肪分解加速，血清酮体急剧升高，导致代谢性酸中毒。糖尿病酮症酸中毒对母儿危害大，不仅是孕妇死亡的主要原因，发生在妊娠早期还有导致胎儿致畸作用，发生在妊娠中晚期易导致胎儿窘迫及胎死宫内。

7）GDM孕妇再次妊娠时，复发率高达33%~69%。远期患糖尿病概率增加，17%~63%将发展为2型糖尿病。同时，远期心血管系统疾病的发生率也高。

（2）对胎儿的影响

1）巨大儿：发生率高达25%~42%。其原因为孕妇血糖高，胎儿长期处于母体高血糖所致的高胰岛素环境中，促进蛋白、脂肪合成和抑制脂解作用，导致躯体过度发育。GDM孕妇过胖或体重指数过大是发生巨大儿的重要危险因素。

2）胎儿生长受限（FGR）：发生率为21%。妊娠早期高血糖有抑制胚胎发育的作用，导致妊娠早期胚胎发育落后。糖尿病合并微血管病变者，胎盘血管常出现异常，影响胎儿发育。

3）流产和早产：妊娠早期血糖高可使胚胎发育异常，最终导致胚胎死亡而流产。合并羊水过多易发生早产，并发妊娠期高血压疾病、胎儿窘迫等并发症时，常需提前终止妊娠，早产发生率为10%~35%。

4）胎儿畸形：发生率高于非糖尿病孕妇，严重畸形发生率为正常妊娠的7~10倍。与受孕后最初数周高血糖水平密切相关，是构成围产儿死亡的重要原因。以心血管畸形和神经系统畸形最常见。孕前患糖尿病者应在妊娠期加强对胎儿畸形的筛查。

（3）对新生儿的影响

1）新生儿呼吸窘迫综合征：高血糖刺激胎儿胰岛素分泌增加，形成高胰岛素血症，后者具有拮抗糖皮质激素促进肺泡Ⅱ型细胞表面活性物质合成及释放的作用，使胎儿肺表面活性物质产生及分泌减少，胎儿肺成熟延迟。

2）新生儿低血糖：新生儿脱离母体高血糖环境后，高胰岛素血症仍存在，若不及时补充糖，易发生低血糖，严重时危及新生儿生命。

3. 临床表现　妊娠期有三多症状（多饮，多食，多尿），或外阴阴道假丝酵母菌感染反复发作、孕妇体重>90kg、本次妊娠并发羊水过多或巨大儿，应警惕合并糖尿病的可能，但大多数妊娠期糖尿病病人无明显的临床表现。

4. 诊断

（1）糖尿病合并妊娠的诊断

1）妊娠前已确诊为糖尿病病人。

2）妊娠前未进行血糖检查但存在糖尿病高危因素者，如肥胖（尤其重度肥胖）、一级亲属患2型糖尿病、GDM史或大于胎龄儿分娩史、多囊卵巢综合征病人及妊娠早期空腹尿糖反复阳性。首次产前检查时应明确是否存在妊娠前糖尿病，达到以下任何一项标准应诊断为糖尿病合并妊娠：①空腹血糖（FPG）≥7.0mmol/L（126mg/dl）；②糖化血红蛋白（HbA1c）≥6.5%（采用NGSP/DCCT标化的方法）；③伴有典型的高血糖或高血糖危象症状，同时任意血糖≥11.1mmol/L需要次日复测。符合上述①或者②确诊。不建议孕早期常规葡萄糖耐量试验（OGTT）检查。

（2）妊娠期糖尿病（GDM）的诊断

1）血糖测定：两次或两次以上空腹血糖（FPG）≥5.8mmol/L者，可诊断GDM。

2）有条件的医疗机构，在妊娠24~28周及以后，应对所有尚未被确诊为糖尿病的孕妇进行75g OGTT。OGTT的诊断标准：空腹及服葡萄糖后1h、2h的血糖值分别为5.1moml/L、10.0moml/L、8.5moml/L。任何一项达到或超过上述标准即可诊断为GDM。

3）医疗资源缺乏的地区，建议妊娠24~28周首先检查FPG。FPG≥5.1mmol/L，可以直接诊断为GDM，不必再做75gOGTT；而4.4mmol/L≤FPG≤5.1mmol/L者，应尽早做75g OGTT；FPG<4.4mmol/L，可暂不行75g OGTT。

4）孕妇具有GDM高危因素，首次OGTT正常者，必要时在妊娠晚期重复OGTT。

5. 诊疗原则　严格控制血糖在正常值，减少母儿并发症：①糖尿病妇女于妊娠前应判断糖尿病的程度，以确定妊娠的可能性；②允许妊娠者，需在内分泌科医生、产科医生及营养师的密切监护指导下，尽可能将孕期血糖控制在正常或接近正常范围内，并选择正确的分娩方式，以防止并发症的发生。

【护理评估】

1. 健康史及相关因素　①了解孕妇有无糖尿病病史及糖尿病家族史，有无复杂性外阴阴道假丝酵母菌病，不明原因反复流产、死胎、巨大儿或分娩足月新生儿呼吸窘迫综合征史、胎儿畸形、胎儿死亡等不良孕产史；②本次妊娠经过、病情控制及目前用药情况，有无胎儿大于孕周、羊水过多等潜在高危因素；③有无肾脏、心血管系统及视网膜病变等合并症情况。

2. 症状体征　①是否存在不同程度的三多一少症状（多饮、多尿、多食、体重下降），有无皮肤瘙痒,尤其外阴瘙痒、外阴阴道反复假丝酵母菌感染、反复难治性肾盂肾炎或经常患皮肤疖肿、毛囊炎等;②是否存在因高血糖所致的眼屈光改变,最终导致的视物模糊;③有无产科并发症:如高血糖、低血糖、酮症酸中毒、妊娠高血压综合征、感染等;④有无巨大儿或胎儿生长受限。

3. 75g 葡萄糖耐量试验(oral glucose tolerance test, OGTT)　OGTT 前 1d 晚餐后禁食至少 8h 至次日晨(最迟不超过上午 9 时),OGTT 试验前连续 3d 正常体力活动、正常饮食,即每日进碳水化合物不少于 150g,检查期间静坐、禁烟。检查时,5min 内口服含 75g 葡萄糖的液体 300ml,分别抽取“服糖前、服糖后 1h、2h 的静脉血(从开始饮用葡萄糖水第一口计算时间)”测定血浆葡萄糖的水平。

4. 辅助检查　肝肾功能,24h 尿蛋白定量,尿酮体及眼底等相关检查。

5. 心理-社会状况　评估孕妇对妊娠期糖尿病的知识,对检查与治疗的认知情况,孕妇及家人对糖尿病及治疗的反应。

【护理问题】

1. 潜在并发症:低血糖、高血糖、产后出血。

2. 有受伤的危险(胎儿)　与糖尿病引起巨大儿、畸形儿、胎儿肺泡表面活性物质不足有关。

3. 有感染的危险　与糖尿病对感染的抵抗力下降有关。

4. 知识缺乏:缺乏糖尿病及其饮食控制、胰岛素使用知识。

【照护要点】

1. 妊娠期

(1)控制饮食:少量多餐,定时定量进餐,根据体重计算每日需要的热量,体重≤标准体重 10% 者,每日需 36~40kcal/kg,标准体重每日需要 12~18kcal/kg。早中晚三餐的能量控制在 10%、30%、30%,餐间点心(3 次)为 30%,避免餐前过度饥饿。其中碳水化合物宜占总能量的 40%~50%,每日碳水化合物不低于 150g,多选择血糖指数较低的粗粮。蛋白质占总能量的 20% 为宜,优质蛋白如鱼、肉、蛋、牛奶、豆浆和豆腐等黄豆制品应占总蛋白的 50% 以上。推荐膳食脂肪量占总能量百分比为 30%~40%,但应适当限制饱和脂肪酸含量高的食物如动物油脂、红肉类、椰奶、全脂奶制品等。适当选食核桃、杏仁等坚果类食物加餐。膳食纤维推荐每日摄入 25~30g,另外,建议在妊娠期间有计划的摄入富含维生素 B_6、钙、钾、铁、锌的食物。

(2)适度运动:以有氧运动最好,如散步、上臂运动、太极拳等,有利于改善胰岛素抵抗,注意运动的时间和强度,每日运动时间和量基本不变,以餐后 1h 为宜,持续 20~40min,要求动静结合,循序渐进,使得孕期的体重控制在 10~12kg 内较为理想。

(3)母儿监测

1)孕妇监测:每次产检时应监测血压及尿蛋白,一旦并发子痫前期,按子痫前期的处理原则;孕期出现不明原因的恶心、呕吐、乏力、头痛甚至昏迷,注意检查孕妇的血糖、尿酮体,必要时行血气分析,明确是否合并 DKA;注意有无白带增多、外阴瘙痒、尿急、尿频、尿痛及腰痛等表现,定期尿检;定期眼底检查和血脂测定。血糖监测目标值:空腹 3.3~5.3mmol/L、餐前 30min 3.3~5.3mmol/L、餐后 2h 4.4~6.7mmol/L、夜间 4.4~6.7mmol/L。

2）胎儿监测：应用彩色多普勒超声对胎儿进行产前筛查，尤其注意中枢神经系统和心脏的发育；孕中、后期每月一次超声检查，监测胎儿的发育，了解羊水量及胎儿血流情况等；应用胰岛素或口服降糖药物的孕妇，孕 32 周起注意胎动，每周 1 次 NST；血糖控制不满意及需要提前终止妊娠的孕妇，应计划终止妊娠前 48h，促进胎肺成熟。

（4）用药护理：大多数 GDM 孕妇通过生活方式干预即可使血糖控制在正常范围。血糖控制不良的 GDM 的病人首先推荐应用胰岛素控制血糖，胰岛素用量个体差异大，尚未统一标准。妊娠早期根据血糖情况减少胰岛素的用量，妊娠中晚期胰岛素的需求量有不同程度的增加，妊娠 32~36 周胰岛素用量达最高峰，妊娠 36 周以后胰岛素用量稍下降，尤其是夜间。指导孕妇掌握注射胰岛素的正确方法和血糖控制的目标值，掌握发生高血糖及低血糖的症状以及紧急处理步骤，外出携带糖尿病识别卡及糖果，避免不良后果。

（5）心理护理：提供机会与孕妇讨论其面临的问题，鼓励其说出感受与担心，协助澄清错误的观念，鼓励孕妇以正向积极的方式面对压力、解决问题。

2. 分娩期

（1）一般处理：注意休息、镇静，给予适当饮食，严密观察血糖、尿糖及酮体变化，及时调整胰岛素用量，加强胎儿监护。

（2）阴道分娩：临产时情绪紧张及疼痛可使血糖波动，胰岛素用量不易掌握，严格控制产时血糖水平对母儿均十分重要。临产后仍采用糖尿病饮食，产程中应停用皮下注射胰岛素，孕前患糖尿病者静脉输注 0.9% 氯化钠注射液加胰岛素，根据产程中测得的血糖值调整静脉输液速度。血糖 >5.6mmol/L，静脉胰岛素 1.25U/h；血糖 7.8~10.0mmol/L，静脉胰岛素 1.5U/h；血糖 >10.0mmol/L，静脉胰岛素 2U/h。产程时间不超过 12h，若产程时间 >16h 易发生酮症酸中毒、胎儿缺氧和感染危险。

（3）剖宫产：在手术前 1d 停止应用晚餐前精蛋白锌胰岛素，手术当日停止皮下注射胰岛素，一般在早晨监测血糖及尿酮体。根据其空腹血糖水平及每日胰岛素用量，改为小剂量胰岛素持续静脉滴注。一般按 3~4g 葡萄糖加 1U 胰岛素比例配制葡萄糖注射液，并按每小时静脉输入 2~3U 胰岛素速度持续滴注，每 1~2h 测血糖 1 次，尽量使术中血糖控制在 6.67~10.0mmol/L。术后每 2~4h 测 1 次血糖，直到饮食恢复。

（4）新生儿处理：无论出生状态如何，均视为高危儿。新生儿出生时应留脐血，进行血糖、胰岛素、胆红素、血细胞比容、血红蛋白、钙、磷、镁的测定。注意保暖和吸氧，鼓励母乳喂养，进行早吸吮早接触，观察有无新生儿低血糖和新生儿呼吸窘迫综合征等症状，监测新生儿血糖，必要时加奶。

3. 产褥期

（1）药物使用：产后由于胎盘的娩出，抗胰岛素激素迅速下降，需重新评估胰岛素用量，分娩后 24h 减少至原用量的 1/2，48h 减少到 1/3，产后 1~2 周胰岛素用量调整至孕前水平。

（2）预防感染：高血糖使得渗透压增高而抑制白细胞的吞噬能力，降低了机体对感染的抵抗力，又利于某些细菌的生长，容易导致病人的上呼吸道、泌尿生殖系统和皮肤感染，因此指导病人注意个人卫生，避免皮肤、黏膜的破损，加强口腔、皮肤和会阴部的清洁。产后注意观察子宫复旧和恶露情况，预防产后出血。

（3）建立亲子关系,提供避孕指导,指导病人定期接受产科和内科检查,尤其妊娠期糖尿病的病人重新确诊,如产后每三年复查血糖一次,减少或推迟患有 GDM 者发展成为 2 型糖尿病。

（4）加强产后随访：①推荐所有妊娠期糖尿病的病人在产后 6~12 周进行随访；②产后随访时应向病人讲解产后随访的重要性,指导其改变不良的生活方式,合理饮食及适当运动,鼓励母乳喂养；③建议对糖尿病病人及其后代进行随访以及健康生活方式指导,可进行身长、体重、头围及腹围的测定,必要时监测血糖及血压；④建议如产后血糖正常者,也需要每 3 年进行一次复查。

【风险与急救】

糖尿病酮症酸中毒：

（1）临床表现及诊断：糖尿病酮症酸中毒病人会出现恶心、呕吐、乏力、口渴、多饮、多尿等情况,少数伴有腹痛。皮肤黏膜干燥、眼球下陷、呼气有酮臭味,病情严重者出现意识障碍或昏迷。实验室检查：血糖 >13.9mmol/L、尿酮体（+）、血 pH<7.35、二氧化碳结合力 <13.8mmol/L、血酮体 >5mmol/L、电解质紊乱。

（2）一旦发现,立即通知医生,予吸氧、心电监护、建立静脉通路。

（3）遵医嘱快速补液：①先快后慢、先盐后糖；②注意出入量的平衡；③开始静脉胰岛素治疗且病人有尿后要及时补钾,避免出现严重低血钾；④当血 pH<7.1、二氧化碳结合力 <10mmol/L、HCO_3^-<10mmol/L 时可补碱,一般用 5% 碳酸氢钠溶液 100ml 加注射用水 400ml,以 200ml/h 的速度静脉滴注,至 pH ≥7.2 或二氧化碳结合力 >15mmol/L 时停止补碱。

（4）胰岛素治疗：①血糖过高者（>16.6mmol/L）,先予胰岛素 0.2~0.4U/kg 一次性静脉注射；②胰岛素持续静脉静滴：0.9% 氯化钠注射液加胰岛素,按胰岛素 0.1U/（kg·h）或 4U~6U/（kg·h）的速度输入；③血糖监测：从使用胰岛素开始每小时监测 1 次血糖,根据血糖下降的情况进行调整,要求平均每小时血糖下降 3.9~5.6mmol/L 或超过静脉滴注前血糖水平的 30%,达不到此标准者,可能存在胰岛素抵抗,应将胰岛素用量加倍；④当血糖降至 13.9mmol/L 时,将 0.9% 氯化钠注射液改为 5% 葡萄糖或葡萄糖盐水,每 2~4g 葡萄糖加入 1U 胰岛素,直至血糖降至 11.1mmol/L 以下、尿酮体（-）,并可平稳过渡到餐前皮下注射治疗时停止补液。

（5）密切监测神志、生命体征、中心静脉压、血氧饱和度、腹部体征,观察引流液颜色、性状、量的变化,正确记录每小时尿量及出入液量。

（6）密切监测血常规（血色素）、凝血谱、血生化、血气,维持水、血电解质酸碱平衡。

【拓展】

糖尿病酮症酸中毒（DKA）的急救流程见图 5-10。

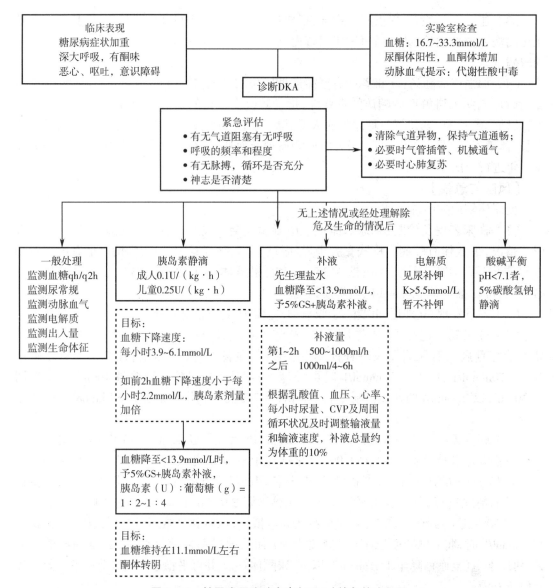

临床表现
糖尿病症状加重
深大呼吸, 有酮味
恶心、呕吐, 意识障碍

实验室检查
血糖: 16.7~33.3mmol/L
尿酮体阳性, 血酮体增加
动脉血气提示: 代谢性酸中毒

诊断DKA

紧急评估
• 有无气道阻塞有无呼吸
• 呼吸的频率和程度
• 有无脉搏, 循环是否充分
• 神志是否清楚

• 清除气道异物, 保持气道通畅;
• 必要时气管插管、机械通气
• 必要时心肺复苏

无上述情况或经处理解除
危及生命的情况后

一般处理
监测血糖qh/q2h
监测尿常规
监测动脉血气
监测电解质
监测出入量
监测生命体征

胰岛素静滴
成人0.1U/(kg·h)
儿童0.25U/(kg·h)

目标:
血糖下降速度:
每小时3.9~6.1mmol/L

如前2h血糖下降速度小于每
小时2.2mmol/L, 胰岛素剂量
加倍

补液
先生理盐水
血糖降至<13.9mmol/L,
予5%GS+胰岛素补液。

补液量
第1~2h　500~1000ml/h
之后　　1000ml/4~6h

根据乳酸值、血压、心率、
每小时尿量、CVP及周围
循环状况及时调整输液量
和输液速度, 补液总量约
为体重的10%

电解质
见尿补钾
K>5.5mmol/L
暂不补钾

酸碱平衡
pH<7.1者,
5%碳酸氢钠
静滴

血糖降至<13.9mmol/L时,
予5%GS+胰岛素补液,
胰岛素(U):葡萄糖(g)=
1:2~1:4

目标:
血糖维持在11.1mmol/L左右
酮体转阴

图 5-10　糖尿病酮症酸中毒(DKA)的急救流程图

八、妊娠期肝内胆汁淤积症

案例导入及思维过程

　　病人, 28 岁, 0-0-2-0, 孕 3 产 0, 因 "停经 36+ 周, 发现肝功能异常伴四肢皮肤瘙痒一周" 入院。门诊检查时发现血生化指标异常(血清总胆汁酸 22.6μmol/L, 结合胆红素 6.8μmol/L, 谷丙转氨酶 102U/L, 谷草转氨酶 88U/L 伴四肢皮肤瘙痒, 给予口服熊去氧胆酸胶囊治疗 1 周后门诊复查血生化指标: 血清总胆汁酸 49.5μmol/L, 结合胆红素 11.7μmol/L,

谷丙转氨酶 238U/L,谷草转氨酶 167U/L,肝炎病毒标志物均为阴性,予收入院。入院体检:T37.1℃、P86 次/min、R20 次/min、BP125/73mmHg,巩膜黄,全身可见散在抓痕,以脐周和四肢为主,无瘀斑,瘀点及丘疹,心肺听诊无明显异常杂音,肝脾肋下未及。产科检查:宫高 30cm,腹围 98cm,估计胎儿体重 3200g,胎心 141 次/min。胎儿电子监护 NST(+)。腹部肝胆 B 超、血尿常规及凝血检查未见明显异常。入院后完善术前准备,行择期剖宫产术,手术经过顺利,产一男婴,Apgar 评分 1min 10 分,5min 10 分,体重 3000g,术后美能、阿托莫兰护肝治疗后康复出院。

案例护理思维过程见图 5-11。

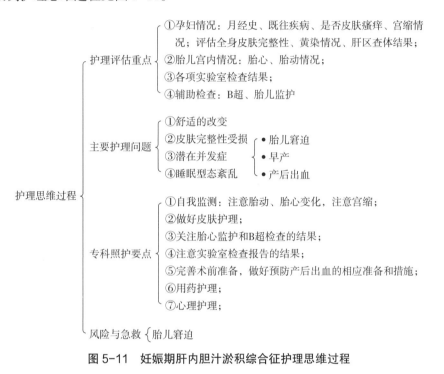

图 5-11　妊娠期肝内胆汁淤积综合征护理思维过程

【疾病概述】

妊娠期肝内胆汁淤积症(intrahepatic cholestasis of pregnancy, ICP)是一种在妊娠期出现以皮肤瘙痒及黄疸为特点的重要的妊娠期并发症,可导致早产、羊水粪染、难以预测的胎死宫内、新生儿窒息等,增加围生儿病死率和死亡率,并导致剖宫产率上升。其发病率为 0.8%~12.0%,欧洲国家 ICP 的发病率 0.2%~2%,我国长江流域的重庆、四川及长江三角洲是 ICP 的高发地区,发病率为 4%~10%。该病有明显的种族及地域差异。

1. 病因　目前尚且不清楚,可能与女性激素、遗传及环境等因素有关。

ICP 早产及围生儿死亡率高,死胎发生率达 15%,可发生于产前、不规则宫缩及产程刚开始时。胎儿宫内窘迫达 25%,羊水胎粪污染高于正常组 4 倍达 40%,确切的死亡原因尚未十分明确。

（1）雌激素：ICP多发生在妊娠晚期、双胎妊娠、卵巢过度刺激及既往使用口服复方避孕药者，以上均为高雌激素水平状态。雌激素导致胆汁酸代谢障碍，可使肝细胞膜中胆固醇与磷脂比例上升，胆汁流出受阻；雌激素作用于肝细胞表面的雌激素受体，导致胆汁回流增加。

（2）遗传和环境因素：世界各地ICP发病率明显不同，且在母亲或姐妹中有ICP病史之妇女中发病率明显升高。ICP的种族差异、地区分布性、家族聚集性和再次妊娠的高复发率均支持遗传因素在ICP发病中的作用。

2. ICP对母儿的影响　伴发明显的脂肪痢时，脂溶性维生素K的吸收减少，致凝血功能异常，导致产后出血；由于胆汁酸毒性作用使围产儿发病率和死亡率明显升高。可发生胎儿窘迫、早产、羊水胎粪污染。此外，尚有不可预测的胎死宫内、新生儿颅内出血等。

3. 临床表现

（1）皮肤瘙痒：无皮肤损伤的瘙痒是ICP的首发症状，常起于28~32周，但亦有早至妊娠12周，瘙痒程度不一，常呈持续性，白昼轻，夜间加剧。瘙痒一般始于手掌和脚掌，后渐向肢体近段延伸甚至可发展到面部，瘙痒症状常出现在实验室异常之前平均约3周，多在分娩后24~48h缓解，少数在1周或1周以上缓解。

（2）黄疸：10%~15%病人出现轻度黄疸，一般不随着孕周的增加而加重。ICP病人有无黄疸与胎儿预后关系密切，有黄疸者羊水粪染、新生儿窒息及围产儿死亡率均显著增加。

（3）其他：少数孕妇可出现上腹不适，轻微脂肪痢。

4. 诊断　孕期出现其他原因无法解释的皮肤瘙痒和黄疸，血清总胆汁酸≥10μmol/L可诊断为ICP；多数ICP孕妇门冬氨酸转氨酶（AST）、丙氨酸转氨酶（ALT）轻至中度升高，为正常水平的2~10倍。分娩后瘙痒症状消失，肝功能恢复正常。

5. 临床分度　国际上根据常用的临床指标，包括瘙痒程度、起病时间、血清总胆汁酸、肝酶、胆红素水平，将ICP分为轻度和重度。

（1）轻度：血清总胆汁酸10~39μmol/L，甘胆酸10.75~43μmol/L，总胆红素<21μmol/L，直接胆红素<6μmol/L；以皮肤瘙痒为主，无明显其他症状。

（2）重度：血清总胆汁酸≥40μmol/L；甘胆酸10.75~43μmol/L，总胆红素≥21μmol/L，直接胆红素≥6μmol/L；瘙痒严重，伴有其他情况，如<34周发病，合并多胎妊娠、妊娠期高血压疾病，复发性ICP、曾因ICP致围产儿死亡者。

6. 诊疗原则　缓解瘙痒症状，改善肝功能，降低血胆汁酸水平，加强胎儿状况监护，延长孕周，适时终止妊娠，改善妊娠结局。

【护理评估】

1. 健康史及相关因素　评估既往有无不良孕产史，如流产、早产、死产、围生儿死亡及低体重儿等；既往妊娠或家庭中有无类似病史；有无其他引起皮肤瘙痒、黄疸和肝功能异常的疾病。

2. 症状体征　①评估瘙痒发生的时间、部位，皮肤是否受损，以及伴随症状，如恶心、呕吐等；②若出现重度瘙痒，注意评估孕妇的全身状况；③有无黄疸及黄疸的程度，以及有无急慢性肝病的症状体征。

3. 产科检查　观察胎儿宫内发育情况，有无胎儿生长受限、宫内缺氧及早产征象等。

4. 辅助检查　①血清总胆汁酸和肝功能的测定，必要时行肝细胞组织活检；②无应激试验（NST）、胎儿脐动脉血流收缩期与舒张末期最大速度比值（S/D比值）、胎儿生物物理评分对预测围产儿预后有一定意义。

5. 心理 – 社会状况　因严重瘙痒可引起失眠和情绪改变,因此,评估病人的心理耐受程度,有无焦虑感以及孕妇及家属对疾病的认知程度。

【护理问题】

1. 潜在并发症:早产、胎儿窘迫、胎儿生长受限、产后出血。

2. 舒适的改变　与瘙痒有关。

3. 有皮肤完整性受损的危险　与瘙痒抓伤有关。

4. 睡眠型态紊乱　与瘙痒症状以夜间加剧有关。

【照护要点】

1. 一般护理

(1)休息与活动:保持病室安静、舒适、温度适宜,床铺整洁,指导孕妇适当休息。

(2)饮食护理:给予低脂、易消化的饮食。

(3)预防感染:对于皮肤抓痕严重的,局部涂抹含有薄荷醇的润肤霜炉甘石制剂,能缓解瘙痒症状,无副作用,但其疗效不确切。

2. 生化指标监测　每 1~2 周复查 1 次血清胆汁酸、肝功能,对程度特别严重者可适度缩短检测间隔,宣教检查意义,取得配合。

3. 用药护理

(1)熊去氧胆酸:目前治疗 ICP 的一线药物,对肝脏有多重保护作用。常用剂量为每日 1g 或 15mg/(kg·d)。治疗期间每 1~2 周检查一次肝功能,监测生化指标的改变。

(2)S– 腺苷蛋氨酸(思美泰):在体内通过甲基化灭活雌激素代谢产物、转巯基反应促进胆酸硫酸化达到减少肝内胆汁淤积,保护肝功能的目的。为 ICP 临床二线用药或联合治疗药物,用量为 1g,每日 1 次静脉滴注,或 500mg 每日 2 次口服。

4. 心理护理　耐心倾听孕妇的叙述和提问,评估瘙痒程度及睡眠质量,详细讲解疾病的相关知识,及时提供其所需要的信息,减轻病人及家属的不良情绪,介绍帮助入睡、分散注意力减轻瘙痒的方法。

【健康教育】

1. 根据疾病程度和孕周指导孕妇适当缩短产前检查间隔,告知重点监测血总胆汁酸水平和肝功能、加强胎儿监护的意义以取得配合。如病情加重或伴有产科其他并发症,则需住院治疗。

2. 左侧卧位、自数胎动,做好自我监测。

3. 避免用力搔抓皮肤,遵医嘱使用药物控制症状,白天适当活动,尽量使用非药物的方法改善睡眠状况。出院时若瘙痒或黄疸尚未完全消退者,嘱其门诊随访观察,发现问题及时就诊。

【风险与急救】

胎儿窘迫

(1)见第五章第二节胎儿窘迫。

(2)孕妇有无黄疸与胎儿预后关系密切,有黄疸者发生羊水粪染、新生儿窒息及围产儿死亡率均较高,对合并黄疸孕妇更要高度关注。

(3)产时加强胎儿监护。产程初期缩宫素激惹试验(OCT)对围产儿预后不良的发生有良好的预测价值,因此,对 ICP 孕妇行阴道分娩时建议在产程初期常规行宫缩负荷试验。

九、产后出血

案例导入及思维过程

病人,32 岁,0-0-2-0,因停经 37+ 周,发现胎位异常 6+ 周,门诊拟以"孕 3 产 0 孕 37+ 周 LSA 待产,臀位"收住入院。入院体检:T37℃,P80 次 /min,R18 次 /min,BP125/75mmHg。听诊胎心 140 次 /min,未触及宫缩,胎膜未破。完善术前准备,择期在持硬麻下行剖宫产术,术中胎盘娩出后子宫收缩极差,予卡贝缩宫素针 100μg 静推及卡前列素氨丁三醇针 250μg 宫壁注射后宫缩仍欠佳,予碘仿纱条填塞宫腔。术毕予卡前列甲酯栓塞肛。术中出血 1000ml,输注红细胞 2u、血浆 200ml 及晶体液补充血容量。新生儿体重 4100g,Apgar 评分 1min10 分,5min10 分。术后诊断:"孕 3 产 1 37+ 周 LSA,臀位,难产活婴,巨大儿,产后出血"。术后 5h 常规测血压 110/70mmHg,心率 130 次 /min,血氧饱和度 98%,呼吸 20 次 /min,无胸闷气急心悸,全身皮肤无瘀斑,腹部切口敷料渗血湿透,宫底脐平,质中,按压宫底有少量暗红色阴道流血,未见凝血块,术后累计出血 150ml。尿色清,尿量 100ml。查血常规:HB91g/L。凝血功能:3P 阳性,凝血酶原时间 17.6s,部分凝血酶原时间 53.3s,纤维蛋白原 0.52g/L,D- 二聚体 >20mg/L。医嘱予纤维蛋白原、凝血酶原复合物静滴,床边心电图提示:窦性心动过速,ST 段改变(轻度)。予加快输液速度,半小时后测血压 115/70mmHg,心率 108 次 /min,阴道流血量少。术后予头孢西汀针、缩宫素针静滴抗炎促宫缩治疗。术后 48h 取碘仿纱条,子宫收缩好,阴道流血量少于月经量。产妇康复出院。

案例护理思维过程见图 5-12。

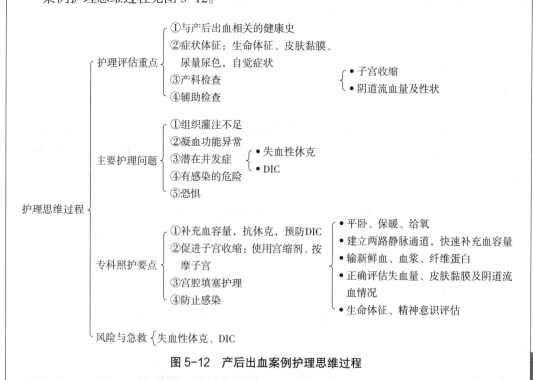

图 5-12　产后出血案例护理思维过程

【疾病概述】

产后出血（postpartum hemorrhage，PPH）指阴道分娩胎儿娩出后24h内失血量超过500ml，剖宫产超过1000ml，是分娩期严重的并发症，在我国约占分娩总数2%~3%，居孕产妇死亡首位。国内外文献报道发病率为5%~10%，由于临床上估计的产后出血量比实际出血量低30%~50%，因此，产后出血实际发病率更高。严重产后出血是指胎儿娩出后24h内出血量≥1000ml。难治性产后出血是指经宫缩剂、持续性子宫按摩或按压等保守措施无法止血，需要外科手术、介入治疗甚至切除子宫的严重产后出血。在我国，由PPH所致的孕产妇死亡中，至少有一半是可避免或创造条件可避免的，其关键在于早期诊断和正确处理。

1. 主要病因　产后出血的原因包括子宫收缩乏力、胎盘因素、软产道裂伤和凝血功能障碍。四大原因可以合并存在，也可以互为因果相互影响。

（1）子宫收缩乏力：是产后出血最常见的原因。妊娠足月时，血液以平均600ml/min的速度通过胎盘，胎儿娩出后，子宫纤维收缩和缩复使胎盘剥离面迅速缩小；同时其周围的螺旋动脉得到生理性结扎，血窦关闭，出血控制。所以，任何影响子宫收缩和缩复功能的因素，均可引起子宫收缩乏力性出血。常见因素有：

1）全身因素：产妇体质虚弱、过度疲劳、合并急慢性疾病史、高龄产妇或精神紧张等。

2）子宫因素：子宫纤维过度伸展（羊水过多、巨大胎儿、多胎妊娠等）、子宫壁损伤（瘢痕子宫、子宫肌瘤剔除术后、多次妊娠或流产等）、子宫发育不良、子宫畸形、子宫肌瘤。

3）产科因素：产程延长、产妇体力消耗过多或产程过快，可引起子宫收缩乏力。前置胎盘附着在子宫下段，子宫下段收缩力较弱，血窦不易关闭。胎盘早剥、妊娠期高血压疾病、严重贫血、宫腔感染等产科并发症及合并症可使子宫肌层水肿或渗血引起子宫收缩乏力。

4）药物因素：临产后过度应用麻醉剂、镇静剂、子宫收缩抑制剂（如硫酸镁、沙丁胺醇）以及缩宫素使用不当等，均可造成产后子宫收缩乏力。

（2）胎盘因素

1）胎盘滞留：胎盘多在胎儿娩出后15min内娩出，若30min后胎盘仍不排出，将导致出血。常见原因有：①膀胱充盈：使已剥离胎盘滞留宫腔；②胎盘嵌顿：子宫收缩药物应用不当，宫颈内口附近子宫肌出现环形收缩，使已剥离的胎盘嵌顿于宫腔；③胎盘剥离不全：第三产程过早牵拉脐带或按压子宫，影响胎盘正常剥离，胎盘已剥离部位血窦开放而出血。

2）胎盘粘连、胎盘植入或胎盘穿透：是指胎盘绒毛在其附着部位与子宫肌层紧密连接。胎盘植入主要引起产时出血、产后出血、子宫破裂和感染等并发症，穿透性胎盘植入也可导致膀胱或直肠损伤。其常见病因有：多次人流、宫腔感染、胎盘附着子宫下段或宫颈、多次剖宫产术等。

3）胎盘部分残留：指部分胎盘小叶、副胎盘或部分胎膜残留于宫腔，影响子宫收缩而出血。

（3）软产道损伤：任何能够导致会阴、阴道、宫颈或子宫损伤的医源性、非医源性因素都可能最终导致产后出血的发生，因损伤形成的血肿常表现为隐性出血。

（4）凝血功能障碍：任何原发或继发的凝血功能异常，均能发生产后出血。见于：①妊娠期或分娩期并发症，如羊水栓塞、妊娠急性脂肪肝、重度子痫前期、子痫、胎盘早剥、死胎、严重感染以及不恰当的抗凝治疗等均可并发DIC；②产妇合并凝血功能障碍性疾病，如原发性血小板减少、再生障碍性贫血、血友病、重症肝炎等。

2. 主要临床表现

（1）阴道流血：胎儿娩出后立即发生阴道流血，色鲜红，应考虑软产道裂伤；胎儿娩出后数分钟出现阴道流血，色暗红，应考虑胎盘因素；胎盘娩出后阴道流血较多，应考虑子宫收缩乏力或胎盘、胎膜残留；胎儿娩出后阴道持续流血，且血液不凝，应考虑凝血功能障碍；失血表现明显，伴阴道疼痛而阴道流血不多，应考虑隐匿性软产道损伤，如阴道血肿。剖宫产时主要表现为胎儿胎盘娩出后胎盘剥离面的广泛出血，宫腔不断被血充满或切口裂伤处持续出血。

（2）低血压症状：当出现头晕、面色苍白、出现烦躁、皮肤湿冷、脉搏细速、脉压缩小时，产妇已处于休克早期。

3. 诊疗原则　针对出血原因，迅速止血；补充血容量，纠正失血性休克；防止感染。

（1）子宫收缩乏力的处理

1）加强宫缩可迅速止血。导尿排空膀胱后可采用以下方法：按摩子宫；应用宫缩剂如缩宫素、卡贝缩宫素、卡前列素氨丁三醇、米索前列醇、卡前列甲酯栓以及麦角新碱等；如果宫缩剂止血失败，或者出血可能与创伤相关，可考虑使用止血药物，如氨甲环酸。

2）上述处理效果不佳时，可根据病人情况选用下列手术方法。①宫腔填塞术：有宫腔水囊压迫和宫腔纱条填塞两种方法，阴道分娩后宜选用水囊压迫，剖宫产术中可选用水囊或纱条填塞；②子宫压迫缝合术：最常用的是 B-Lynch 缝合术，适用于子宫收缩乏力、胎盘因素和凝血功能异常性产后出血，子宫按摩和宫缩剂无效并有可能切除子宫的病人；③盆腔血管结扎术：包括子宫动脉结扎和髂内动脉结扎，适用于难治性产后出血，尤其是剖宫产术中子宫收缩乏力或胎盘因素的出血，经宫缩剂和按摩子宫无效，或子宫切口撕裂而局部止血困难者；④髂内动脉或子宫动脉栓塞：经保守治疗无效的各种难治性产后出血，孕产妇生命体征稳定。禁忌证：生命体征不稳定、不宜搬动的病人；合并有其他脏器出血的 DIC；严重的心、肝、肾和凝血功能障碍；对造影剂过敏者；⑤子宫切除术：适用于各种保守性治疗方法无效者。一般为子宫次全切除术，如前置胎盘或部分胎盘植入子宫颈时行子宫全切除术。

> **Bakri 球囊**：是专门针对产后出血设计的一种硅胶球囊。通过往球囊内注入无菌溶液，球囊膨胀后压迫子宫内壁致子宫螺旋动脉受压，当宫腔内的压力高于动脉压，动脉出血就会停止或减少；同时子宫腔表面静脉受压迫，使得其渗血减少或停止，还可以反射性地引起子宫收缩达到止血目的。

（2）胎盘因素的处理：胎儿娩出后，尽量等待胎盘自然娩出。

1）胎盘滞留伴出血：对胎盘未娩出伴活动性出血者可立即行人工剥离胎盘术，并加用强效宫缩剂。

2）胎盘残留：应用手或器械清理，动作要轻柔，避免子宫穿孔。

3）胎盘植入：胎盘植入伴活动性出血，若为剖宫产可先采用保守治疗方法，如盆腔血管结扎、子宫局部楔形切除、介入治疗等；若为阴道分娩应在输液和（或）输血的前提下，进行介入治疗或其他保守性手术治疗。如果保守治疗方法不能有效止血，则应考虑及时行子宫切除术。

4）凶险性前置胎盘：如保守治疗无效，应早期做出切除子宫的决策，以免发展为失血性休克和多器官功能衰竭而危及产妇生命。具体见本章第二节凶险性前置胎盘临床实践章节。

（3）产道损伤的处理

1）软产道损伤：应彻底止血，按解剖层次逐层缝合裂伤。软产道损伤血肿应切开清除积血、彻底止血、缝合或碘伏纱条填塞血肿压迫止血（24~48h 后取出）。缝合时注意恢复解剖结构，并应在超过裂伤顶端 0.5cm 处开始缝合，避免遗漏死腔，必要时应用椎管内麻醉。

2）子宫体内翻：如产妇无严重休克或出血，子宫颈环尚未缩紧，可立即将内翻子宫体还纳，还纳困难者可在麻醉后还纳。还纳后静脉滴注缩宫素，直至宫缩良好后将手撤出。如经阴道还纳失败，可改为经腹子宫还纳术，如果病人血压不稳定，在抗休克同时行还纳术。

3）子宫破裂：立即开腹行手术修补或行子宫切除术。

（4）凝血功能障碍的处理：一旦确诊为凝血功能障碍，尤其是 DIC，应迅速补充相应的凝血因子，维持凝血酶原时间及活化凝血酶原时间均 <1.5 倍平均值，纤维蛋白原水平在 1g/L 以上。

1）血小板：产后出血尚未控制时，若血小板计数低于（50~75）×10^9/L 或血小板计数降低并出现不可控制的渗血时，则需考虑输注血小板，治疗目标是维持血小板计数在 $50×10^9$/L 以上。

2）新鲜冷冻血浆：应用剂量为 10~15ml/kg。

3）冷沉淀：纠正纤维蛋白原的缺乏，常用剂量为 0.10~0.15U/kg。如纤维蛋白原水平高于 1.5g/L 不必输注冷沉淀。

4）纤维蛋白原：输入纤维蛋白原 1g 可提升血液中纤维蛋白原 0.25g/L，1 次可输入纤维蛋白原 4~6g（也可根据病人具体情况决定输入剂量）。

（5）止血复苏和输血治疗：强调在大量输注红细胞时，早期、积极的输注血浆及血小板以纠正凝血功能异常（无需等待凝血功能检查结果），限制早期输入过多的液体来扩容（晶体液不超过 2000ml，胶体液不超过 1500ml），允许在控制性低压的条件下进行复苏。严重产后出血大量输血时，红细胞、血浆、血小板以 1∶1∶1 的比例（10U 红细胞悬液 +1000ml 新鲜冷冻血浆 +1U 机采血小板）输注。

> 过早输入大量的液体容易导致血液中凝血因子及血小板的浓度降低而发生"稀释性凝血功能障碍"，甚至发生 DIC 及难以控制的出血；过量的晶体液往往积聚于第三间隙中，可能造成脑、心、肺的水肿及腹腔间隔室综合征等并发症。

【护理评估】

1. 健康史及相关因素　评估有无发生产后出血的各种诱因：与产后出血有关的病史，如出血性疾病、重症肝炎，子宫肌壁损伤史、多次人工流产史及产后出血史；此次妊娠有无合并高血压疾病、前置胎盘、胎盘早剥、多胎妊娠、羊水过多；评估分娩期产妇精神状态，是否过多地使用镇静剂、麻醉剂，有无产程过长，产妇衰竭或急产以及软产道裂伤等。

2. 症状体征　①体征：体温、脉搏、呼吸、血压及经皮氧饱和度等生命体征变化，有无血压下降、脉搏细速、脉压缩小、面色苍白、皮肤湿冷等休克表现；②症状：有无胸闷、气急、烦躁、恶心、呕吐等症状；③全身皮肤黏膜出血倾向；④尿量、尿色。

3. 产科检查

（1）胎盘因素评估：胎儿娩出后 10min 内胎盘未娩出，阴道大量流血，应考虑胎盘因素。胎盘娩出后应常规检查胎盘及胎膜是否完整，确定有无残留。胎盘胎儿面如有断裂血管，应想到副胎盘残留的可能。徒手剥离胎盘时如发现胎盘与宫壁关系紧密，难以剥离，牵拉脐带时子宫壁与胎盘起内陷，可能为胎盘植入，应立即停止剥离。

（2）子宫收缩：产后应触摸宫底，了解子宫收缩情况。正常情况下胎盘娩出后，宫底平脐或脐下一横指，子宫收缩呈球状、质硬。子宫收缩乏力时，宫底升高，子宫质软，轮廓不清，阴道流血多，按摩子宫及应用缩宫剂后，子宫变硬，阴道流血减少或停止，可确诊为子宫收缩乏力。

（3）软产道检查：疑有软产道裂伤时，应立即仔细检查宫颈、阴道及会阴处是否有裂伤。①巨大儿、手术助产、臀牵引等分娩后，常规检查宫颈。裂伤常发生在宫颈 3 点与 9 点处，有时可上延至子宫下段、阴道穹窿；②阴道裂伤：用中指、示指压迫会阴切口两侧，仔细查看会阴切口顶端及两侧有无损伤及损伤程度，有无活动性出血。如有严重的会阴疼痛及突然出现张力大、有波动感、可触及不同大小的肿物，表面皮肤颜色有改变为阴道壁血肿；③会阴裂伤：按损伤程度分为四度，Ⅰ度裂伤指会阴部皮肤及阴道入口黏膜撕裂，出血不多，Ⅱ度裂伤指裂伤已达会阴体筋膜及肌层，累及阴道后壁黏膜，向阴道后壁两侧沟延伸并向上撕裂，解剖结构不易辨认，出血较多；Ⅲ度裂伤指裂伤向会阴深部扩展，肛门外括约肌已断裂，直肠黏膜尚完整；Ⅳ度裂伤指肛门、直肠和阴道完全贯通，直肠肠腔外露，组织损伤严重，出血量可不多。

（4）产后出血量评估：产后出血的关键在于对出血量有正确的测量和估计，错误低估将会丧失抢救时机，具体见护理风险。

4. 辅助检查　了解血小板计数、纤维蛋白原、凝血酶原时间等凝血功能检测及血常规、肝肾功能、与 DIC 有关的实验室检查结果。

5. 心理 – 社会状况　产后出血一旦发生，产妇会表现出异常惊慌、恐惧、担心自己生命安危，把全部希望寄托于医护人员。但由于精神过度紧张，部分产妇很快进入休克昏迷状态。

【护理问题】

1. 潜在并发症：失血性休克。
2. 有感染的危险　与失血后机体抵抗力下降及手术操作有关。
3. 恐惧　与大出血，担心危及生命有关。

【照护要点】

1. 预防产后出血

（1）妊娠期：①加强孕期保健，定期接受产前检查，积极治疗基础疾病，充分认识产后出血的高危因素；②高危孕妇应于分娩前转诊到有输血和抢救条件的医院，提前住院。

（2）分娩期：①第一产程：密切观察产程进展，防止产程延长，保证产妇基本需要，避免产妇衰竭状态，必要时给予镇静剂以保证产妇休息。②第二产程：严格执行无菌技术，指导产妇正确使用腹压，适时适度做会阴侧切。胎头、胎肩娩出要慢，头位胎儿前肩娩出后、胎位异常胎儿全身娩出后、多胎妊娠最后一个胎儿娩出后，预防性应用缩宫素，使用方法为缩宫素 10U 肌内注射或 l0~20U 加入 500ml 液体中，以 100~150ml/h 静脉滴注。③第三产程：胎儿娩出后,待脐带搏动消失后,剪断脐带,有控制的牵拉脐带协助胎盘娩出,仔细检查胎盘、胎膜是否完整。胎盘娩出后按摩子宫,产后2h是发生产后出血的高危时段,应密切观察子宫收缩情况和出血量变化,并应及时排空膀胱。

（3）产后:产后2h内,产妇仍需留在产房接受监护,因为80%的产后出血是发生在这一阶段,应分别在第15、30、60、90、120min监测生命体征,按压子宫,监测阴道出血量,子宫高度,膀胱充盈情况。及早发现出血和休克。鼓励产妇及时排空膀胱,与新生儿早接触、早吸吮,可刺激子宫收缩,减少阴道出血量。

2.启动急救团队,针对病因止血,纠正失血性休克

（1）一旦产后2h出血量超过400ml或产妇出现任何低血容量休克的表现,应即刻启动产后出血抢救流程,首要步骤是向有经验的助产士、上级产科医师、麻醉医师等求助,组建抢救小组,通知血库和检验科做好准备,医护人员密切配合,争分夺秒抢救产妇生命。

（2）协助产妇采取平卧位下肢略抬高,注意保暖。

（3）快速建立两路静脉通道,最好选用相对较粗的导管（14或16号）以保证能快速补充血容量。同时,及时交叉配血,留取其他实验室检查所需的血液标本（血常规、凝血功能、肝肾功能等）并行动态监测。

（4）做好呼吸管理,保持气道通畅,必要时给氧。

（5）密切监测血压、脉搏、呼吸、氧饱和度及神志变化。观察皮肤、黏膜、嘴唇、指甲的颜色及四肢温度。留置尿管,保持尿管通畅,注意尿量及颜色,记录尿量,及时发现休克早期征兆。

（6）密切观察子宫收缩情况,对子宫收缩乏力者予按摩子宫,促进子宫收缩:①腹部子宫按压:可一手置于宫底部,拇指在前壁,其余4指在后壁,均匀有节律地按摩宫底;②腹部－阴道子宫按压:采用双合诊按压子宫,一手于阴道前穹窿,顶住子宫前壁,另有一手在腹部按压子宫后壁（图5-13）。注意按摩子宫一定要有效,评价有效的标准是子宫轮廓清楚、收缩有皱褶、阴道或子宫切口出血减少。按摩时间以子宫恢复正常收缩并能保持收缩状态为止,有时可长达数小时,按摩时配合使用宫缩剂。

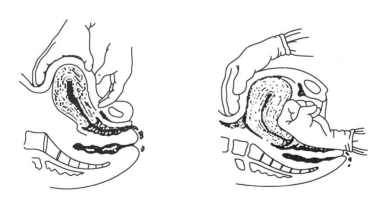

图5-13　腹部子宫按摩法与腹部－阴道子宫按摩法

（7）宫腔填塞术后护理:密切观察出血量、子宫底高度、生命体征变化等,动态监测血红蛋白、凝血功能状况,以避免宫腔积血,水囊或纱条放置24~48h后取出,注意预防感染。

3. 用药护理

（1）缩宫素：为预防和治疗产后出血的一线药物。缩宫素 10~20U 加入 0.9% 生理盐水或乳酸钠林格氏 500ml 中，快速静脉滴注，速度为 100~150ml/h，也可肌内注射或宫体注射缩宫素 10U。因缩宫素有受体饱和现象，无限制加大用量反而效果不佳，并可出现副作用，故 24h 总量控制在 60U 内。

（2）卡贝缩宫素：100μg 静脉推注，可减少治疗性宫缩剂的应用。

（3）卡前列素氨丁三醇：250μg 深部肌内注射或子宫肌层注射，能引起全子宫协调强有力的收缩，必要时重复使用，总量不超过 2000μg。使用时注意哮喘、心脏病和青光眼病人禁用，高血压病人慎用，注意观察有无暂时性的呕吐、腹泻等副反应，严禁使用静脉通道，避免出现突发性高血压等危急情况。

（4）米索前列醇：200~600μg 顿服或舌下给药，米索前列醇副反应较大，较常见有恶心、呕吐、腹泻、寒战和体温升高，应注意观察。用药前应评估病人有无高血压、活动性心、肝、肾疾病及肾上腺皮质功能不全，此类情况须慎用，青光眼、哮喘及过敏体质者禁用。

（5）卡前列甲酯栓：可直肠或阴道给药，偶有一过性胃肠道反应或面部潮红但会很快消失。

（6）氨甲环酸：止血药物，具有抗纤维蛋白溶解的作用，1 次 1.0g 静脉滴注或静脉注射，1 日用量为 0.75~2.0g。

4. 防治感染　保持环境清洁，定期通风、消毒，每日用 0.5% 的碘伏棉球擦洗外阴两次，并垫上消毒巾，遵医嘱给予抗生素防治感染。

5. 鼓励产妇进食　产妇应选择营养丰富易消化饮食，多进食富含铁、蛋白质、维生素的食物，如瘦肉、鸡蛋、牛奶、绿叶蔬菜、水果等，注意少量多餐。

6. 心理护理　大量失血后，产妇抵抗力低下，体质虚弱，活动无耐力，生活自理有困难。如继发垂体前叶缺血坏死、功能减退，出现激素水平下降等希恩综合征表现，医护人员应主动给予产妇关爱，使其增加安全感；教会产妇一些放松的方法，鼓励产妇说出内心感受，及时给产妇及其家属提供心理安慰和帮助；指导其如何加强营养，有效地纠正贫血，逐步增加活动量，促进身体早日康复。

【风险与急救】

失血性休克　临床上估计的产后出血量常比实际出血量低，错误低估将会丧失抢救时机。突发大量的产后出血易得到重视和早期诊断，而缓慢、持续的少量出血和血肿容易被忽视。目前临床上评估产后出血的常用方法有：

（1）称重法：失血量（ml）=胎儿娩出后接血敷料湿重 g− 接血前敷料干重 g/1.05（血液比重 g/ml）。此法可以准确评估出血量，在估计产后显性出血量时应用较多。但如果敷料被羊水浸湿，将无法准确估计，且不包含集聚在会阴、阴道、宫腔或盆腔内的隐性出血。

（2）容积法：用产后接血容器收集血液后，放入量杯测量出血量。临床上主要应用于阴道分娩过程中，第二程结束后在产妇的臀下置一接血器，计量产时出血量。若有条件还可使用标有刻度的一次性产后血液收集袋，可直接于收集袋上读出产后出血的量。

（3）休克指数（shock index, SI）：用于未作失血量收集或外院转诊产妇以及隐匿性产后出血的失血量估计，为粗略计算。休克指数 = 脉率 / 收缩压（mmHg）。当 SI=0.5，血容量正常；SI=1，失血量为 10%~30%（500~1500ml）；SI=1.5，失血量为 30%~50%（1500~2500ml）；SI=2.0，失血量为 50%~70%（2500~3500ml）。根据休克指数以及病人的症状、生命体征，可以快速做出产后出血的诊断。

（4）血红蛋白的测定：血红蛋白每下降 10g/L，累计失血 400~500ml，但是在产后出血早期，由于血液浓缩，血红蛋白值常不能准确反映实际出血量；对于有溶血的病人或者弥散性血管内凝血、大量补液的病人，血红蛋白值也不能准确反映实际出血量。

（5）面积法：按事先测定了的血液浸湿纱布、无菌巾的面积来计算出血量。如 10cm × 10cm 纱布浸湿后含血量为 10ml，15cm × 15cm 纱布浸湿后含血量为 15ml 等。由于不同质地的纱布或无菌巾吸水能力的不同以及浸湿范围的不均匀等因素，此法测定的出血量是一个大概的估计值。

（6）目测法：目测法估计出血量通常比实际出血量少 30%~50%，因此，实际产后出血量 = 目测法 ×2。

（7）血污染羊水时出血量的估计（用于剖宫产）：记录分娩过程中羊水和血的混合液体量（负压瓶中事先放入肝素 12 500U 抗凝），测定血液与羊水混合液中血细胞比容（HCT）含量，通过公式计算羊水中血量。公式：羊水中血量 =（总羊水和血混合液体量 × 羊水中HCT）/ 产前血 HCT × 100%。

（8）失血速度：反映病情轻重的重要指标，重症的情况包括：失血速度 >150ml/min；3h内出血量超过血容量的 50%；24h 内出血量超过全身血容量。

（9）根据产妇的症状和生命体征的变化评估产后出血量（表 5-2）。

表 5-2　产后出血的临床表现

失血量占血容量比例（出血量）	脉搏（次 /min）	呼吸（次 /min）	收缩压	脉压差	尿量（ml/h）	毛细血管再充盈速度	神经系统表现
<20%（1000ml）	正常	14~20	正常	正常	正常	>30	正常
20%~30%（>1000~1500ml）	>100	>20~30	稍下降	偏低	20~30	延迟	不安
>30%~40%（>1500~2000ml）	>120	>30~40	下降	低	<20	延迟	烦躁
>40%（>2000ml）	>140	>40	显著下降	低	0	缺少	嗜睡或昏迷

【拓展】
产后出血的处理流程见图 5-14。

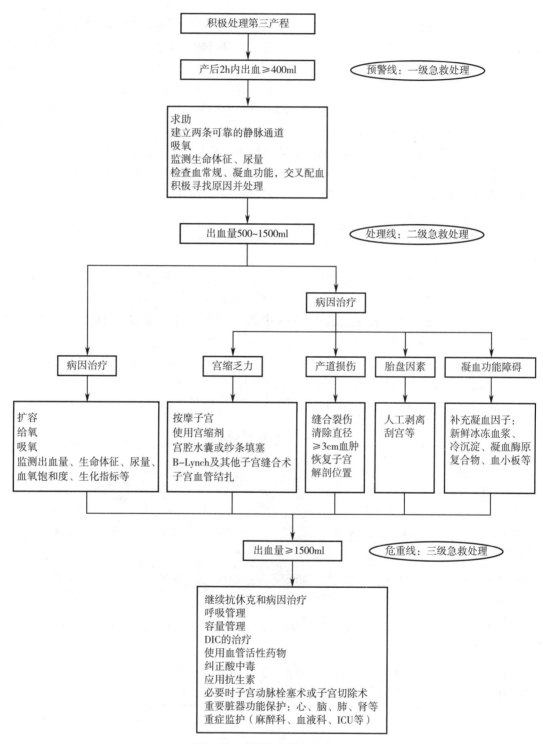

图 5-14 产后出血的处理流程图

十、分娩期护理

案例导入及思维过程

病人，女性，28 岁，因"停经 40+ 周，见红 1d，下腹阵发性疼痛 5h"入院。体检：T37.1℃，P85 次 /min，R18 次 /min，BP105/60mmHg。产科检查：骨盆外测量 23-27-19-9cm，胎位 LOA，胎心 152 次 /min，宫高 35cm，腹围 101cm，先露头，宫缩 5~6min 一次，每次持续 20~30s，强度中等，胎膜未破，宫口 0cm，先露 V=-3cm。胎心监护示胎心 120~155 次 /min，基线 Ⅰ 型，S（+），NST（+）。B 超示双顶径 9.1cm，头围 32.4cm，股骨长 7.2cm，腹围 34.1cm。宫颈评分 2 分。入院诊断"孕 5 产 0 孕 40+ 周 LOA 待产"。入院后宫缩间隔 3min，持续 30s，强度中等，阴道检查：宫口 3cm，V=-2cm，胎膜未破，胎心监护 CST（-），孕妇 VAS 疼痛评分 7 分，行分娩镇痛和导乐陪伴。3h 后自然破膜，胎心 142 次 /min，宫缩 25~30s/2~3min，阴道检查宫口 4cm，V=-1cm，胎位 LOT，羊水清，宫颈前唇水肿明显，给予间苯三酚针静推，持续胎心监护，指导孕妇自由体位。5h 后孕妇自述便意感强烈，胎心 141 次 /min，宫缩 40s/2min，强度中等偏强，阴道检查宫口 10cm，V=+2cm，胎位 LOA，羊水清。指导孕妇合理使用腹压，采取适当自由体位改善舒适度，1h 后娩出一女婴，体重 3760g，Apgar 评分 1min 10 分，5min 10 分，后羊水清，15min 后胎盘胎膜自然娩出，完整，会阴 Ⅰ 度裂伤，予以会阴缝合止血。产时出血 150ml。测体温 37.1℃，心率 88 次 /min，血压 119/58mmHg，呼吸 16 次 /min，查宫底脐下一指。指导早接触、早吸吮。母婴健康。

案例护理思维过程见图 5-15。

```
                          ┌─①正确评判临产及3个产程
                          │ ②产力、产道、胎儿大小
              护理评估重点 ┤ ③产妇对疼痛的耐受程度及分娩的信心
                          │ ④胎儿宫内情况
                          └ ⑤产后出血和新生儿情况

                          ┌─①舒适度改变
                          │ ②疼痛
              主要护理问题 ┤ ③潜在并发症：肩难产、会阴裂伤、新生
                          │    儿产伤、新生儿窒息、产后出血
护理思维过程

                          ┌─①产程的观察和处理
                          │ ②提供分娩镇痛或非药物镇痛缓解产痛
              专科照护要点 ┤ ③自由体位促进舒适
                          │ ④提供心理-社会支持树立自然分娩信心
                          │ ⑤胎儿宫内情况监测
                          └ ⑥新生儿处理

              风险｛肩难产
```

图 5-15　正常分娩思维过程

【疾病概述】

妊娠满 28 周（196d）及以后的胎儿及其附属物,从临产开始至全部从母体排出的过程称分娩(delivery)。妊娠满 28 周至不满 37 周（196~258d）期间分娩,称早产(premature delivery);妊娠满 37 周至不满 42 足周（259~293d）期间分娩,称足月产(term delivery);妊娠满 42 周（294d）及其后期间分娩,称过期产(postterm delivery)。

1. 分娩动因　分娩触发机制复杂,分娩动因学说众多。虽然有关分娩启动的一些学说试图给予解释,如炎症反应学说、子宫下段形成及宫颈成熟学说、神经介质理论、免疫学说、机械性理论以及内分泌控制理论等,都不能完满阐述分娩动因。随着深入研究,研究理论主要可以集中归纳为妊娠稳定失衡学说与缩宫素诱导学说,目前认为子宫生理性改变和胎儿成熟可能是分娩发动的必要条件。

2. 影响分娩的因素　决定分娩的因素主要包括产力、产道、胎儿以及精神心理因素。各因素正常并相互适应,胎儿能顺利经阴道自然娩出,为正常分娩。正常分娩依靠产力将大小合适、胎位正常的胎儿及其附属物排出体外,需要足够宽大的骨产道和相应扩张的软产道供胎儿通过。分娩是一个正常的生理过程,产妇保持良好的精神心理状态对顺利分娩非常重要。

3. 分娩机制　分娩机制指胎儿的先露部随骨盆各平面的不同形态,被动进行一连串适应性转动,以其最小径线通过产道的全过程,包括了衔接、下降、俯屈、内旋转、仰伸、复位、外旋转及胎儿娩出等动作,其中下降贯穿分娩全过程,是胎儿娩出的首要条件。临床上枕先露占 95.55~97.55%,又以枕左前位为最多见,因此,以枕左前位分娩机制为例说明（图 5-16）。

4. 先兆临产　临产前期常见的预示孕妇不久将要临产的症状,称为先兆临产,主要症状包括:假临产(宫缩无规律,强度弱,常在夜间出现,可被镇静剂抑制,子宫口扩张不明显),胎儿下降,见红(出现于分娩发动前的 24~48h,出现少量的阴道出血),阴道分泌物增多。

5. 临产　规律且逐渐增强的子宫收缩,持续约 30s,间歇 5~6min,同时伴随着进行性宫颈管消失、宫口扩张和胎先露部下降。用强镇静药物不能抑制宫缩。

6. 总产程及产程分期　总产程即分娩全过程。从临产开始到胎儿胎盘完全娩出为止。临床上分为 3 个产程:①第一产程又称宫颈扩张期,指临产开始直至宫口完全扩张即开全（10cm）为止。初产妇的宫颈较紧,宫口扩张缓慢,需 11~12h;经产妇的宫颈较松,宫口扩张较快,需 6~8h;②第二产程又称胎儿娩出期。从宫口开全到胎儿娩出的全过程。初产妇需 1~2h,不应超过 2h(实施硬膜外镇痛者不超过 3h);经产妇通常数分钟可完成,也有长达 1h 者,但不应超过 1h(实施硬膜外镇痛者不超过 2h);③第三产程又称胎盘娩出期。从胎儿娩出后到胎盘胎膜娩出,即胎盘剥离和娩出的全过程,需 5~15min,不应超过 30min;④第四产程,临床上将胎盘娩出后的 2h 称为第四产程。各产程临床表现:

（1）第一产程

1）规律宫缩:产程开始,出现伴有疼痛的子宫收缩,俗称"阵痛"。开始时宫缩持续时间较短（约 30s）且弱,间歇期较长（5~6min）。随着产程进展,持续时间渐长（50~60s）且强度增加,间歇期渐短（2~3min）。当宫口近开全时宫缩持续时间可达 1min 或者更长,间歇期 1~2min。

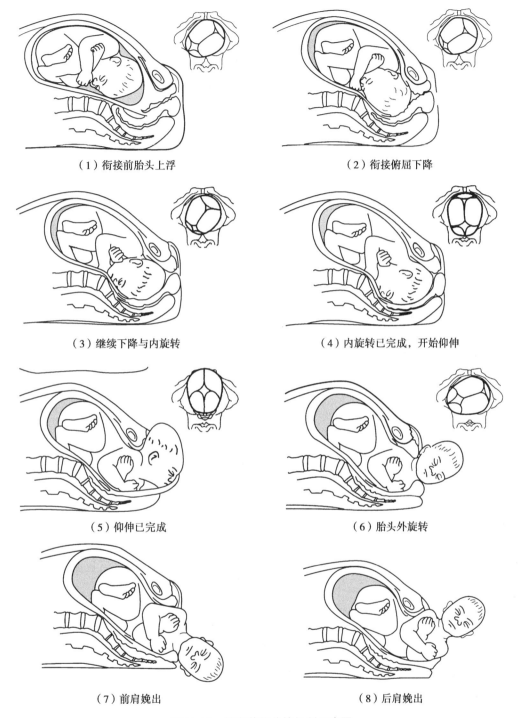

（1）衔接前胎头上浮

（2）衔接俯屈下降

（3）继续下降与内旋转

（4）内旋转已完成，开始仰伸

（5）仰伸已完成

（6）胎头外旋转

（7）前肩娩出

（8）后肩娩出

图 5-16　枕左前位分娩机制示意图

2）宫口扩张：宫口扩张是规律宫缩的结果，当宫缩渐频且增强时，宫颈管逐渐缩短直至消失，宫口逐渐扩张。宫口于潜伏期扩张速度缓慢，进入活跃期后加快，当宫口开全，宫颈边缘消失，子宫下段及阴道形成宽阔筒腔，有利于胎儿通过。

3）胎先露下降：伴随着宫缩和宫颈口扩张，胎儿先露部逐渐下降。胎先露下降程度是决定胎儿能否经阴道分娩的重要观察指标。

4）胎膜破裂：简称破膜，胎儿先露部衔接后，将羊水阻断为前后两部，在胎先露前面的羊水称为前羊水，约 100ml，形成前羊膜囊，有助于宫口扩张，当宫缩继续加强时，羊膜囊内压力继续增大到一定程度，胎膜自然破裂。正常破膜多发生于宫口近开全时。

（2）第二产程

1）子宫收缩增强：进入第二产程，宫缩的频率和强度达到高峰，宫缩可持续 1min 以上，间歇期仅 1~2min。宫口开全以后，胎膜多已自然破裂。若未破膜且影响胎头下降者可行人工破膜。破膜后可见宫缩暂时缓解，随后宫缩重现且较前增强。

2）胎先露下降：随宫缩逐渐增至最强，此阶段胎头下降速度最快，一般初产妇 >1.0cm/h，经产妇 >2.0cm/h。

3）会阴膨隆：随产程进展，会阴逐渐膨隆变薄，胎头着冠时会阴极度扩张。

4）自发性用力：胎头将至骨盆出口时压迫盆底组织可使孕妇有便意感，不自主向下屏气。

5）胎儿娩出：随着产妇用力，当宫缩时胎头露出于阴道口，露出部分不断增大，宫缩间歇期又缩回阴道，称胎头拨露。当胎头双顶径越过骨盆出口，宫缩间歇时胎头也不再回缩，称胎头着冠。产程继续进展，胎儿产生仰伸动作，额、鼻、口、颏部相继娩出；胎头娩出后，继续出现复位及外旋转，前肩后肩相继娩出，胎体顺利娩出，后羊水随之涌出。

（3）第三产程

1）胎儿娩出后，宫底降至脐平，产妇略感轻松，宫缩暂停数分钟后再次出现。由于宫腔容积缩小，而胎盘不能相应缩小与子宫壁发生错位而剥离，剥离面出血形成胎盘后血肿；子宫继续收缩，剥离面积继续扩大，直至胎盘完全剥离而娩出。

2）胎盘剥离征象：宫体变硬呈球形，下段被扩张，宫体成狭长型被推上，宫底上升；剥离的胎盘降至子宫下段，阴道口外露的脐带自行延长；阴道少量流血；用手掌尺侧轻压产妇耻骨联合上缘子宫下段时，宫体上升而外露的脐带不再回缩。

3）胎盘剥离及娩出方式：胎儿面娩出（希氏法），其特点是先见胎盘娩出，后见少量阴道出血，此方法较多见；母体面娩出（邓氏法），先见较多量的阴道出血，后见胎盘娩出，此方法较少见。

4）阴道出血：正常分娩出血量一般不超过 300ml。

（4）第四产程

1）子宫收缩：胎盘娩出后，若子宫收缩良好，子宫质硬如球，宫底一般在脐下不上升；若子宫收缩不佳，则子宫质软，宫底升高，甚至轮廓不清。

2）阴道流血：临床估计约有 80% 的产后出血发生在产后 2h 内，要重视此段时间内的阴道出血情况；正常情况下阴道有少量流血，色暗红。

7. 诊疗原则　评估并判断产妇是否临产，是否有高危因素，能否阴道分娩；第一产程严密监测孕妇及胎儿生命体征，观察产程进展情况，及时处理异常情况；第二产程引导产妇积极配合，密切监护产妇及胎儿的安全，协助胎儿顺利娩出；第三产程密切观察产妇分娩后的情况，必要时进行软产道的修补，预防产后出血，及时处理并检查新生儿状况，协助早接触、早开奶、早吸吮;第四产程密切观察子宫收缩,阴道流血量,协助产妇与新生儿尽早建立母子感情。

【护理评估】

1. 健康史及相关因素　了解孕妇个人资料、此次孕期检查是否正常,有异常的孕产史需了解相关原因,既往史、月经史、婚育史、家族史等。

2. 症状体征　生命体征;腰酸、腰骶部胀痛等症状;胸闷、气急等不适症状;局部会阴情况;使用腹压情况;尿频或肛门坠胀感;膀胱充盈情况;伤口疼痛程度;有无过度疲劳及精神状态;新生儿 Apgar 评分;新生儿身高、体重、体表有无畸形,产伤。

3. 产科检查　宫高、腹围、胎心情况;子宫收缩,宫口扩张及胎头下降情况;胎膜破裂后羊水性状;孕妇对疼痛的感受及应对技巧掌握情况,对疼痛情况的评估;子宫收缩、阴道流血、会阴伤口情况;胎盘胎膜完整程度;宫底高度、质地,阴道流血量。

4. 辅助检查　血常规、血生化、血糖、肝炎性病系列;心电图、胎儿监护;产科 B 超、电子胎心监护、胎儿心电图、连续胎心监护。

5. 心理 – 社会状况　是否焦虑不安、恐惧;了解孕妇及家属对正常分娩的态度与认知情况;产妇的情绪、对新生儿性别、健康是否满意;能否接受新生儿,有无进入母亲角色,及社会支持情况。

【护理问题】

1. 疼痛　与临产后的子宫收缩、产后的宫缩痛、产后疲惫、会阴伤口疼痛有关。

2. 焦虑　与知识缺乏、担心本身及胎儿情况有关。

3. 潜在并发症:会阴裂伤、新生儿产伤、肩难产、新生儿窒息、产后出血。

【照护要点】

1. 临产期护理

(1)监测胎心:以间接听诊为主,必要时进行胎儿监护检查。

(2)监测胎动:指导、督促孕妇自数胎动。

(3)监测宫缩:指导孕妇宫缩监测方法。

(4)阴道检查:当临床症状不典型,难以判断是否进入产程,可适当进行阴道检查,判断宫颈的位置、宫颈管的长度、硬度,宫口是否开大,胎方位情况。

(5)疼痛护理:了解孕妇既往对疼痛的感受及应对方法,对疼痛是否有心理准备及了解应对疼痛的缓解方法;用疼痛评估工具进行疼痛评估,根据疼痛程度和意愿选择镇痛措施;教会产妇掌握分娩时必要的呼吸技术和躯体放松技巧。

(6)饮食与活动:继续正常的日常活动,夜间休息,白日适度活动,分散注意力;自由进食,鼓励孕妇少量多次进食高热量、清淡易消化食物。

(7)心理护理:建立有效的沟通渠道,通过孕妇学校授课、健康教育网络、电话咨询、书面宣传资料、助产士门诊等提供健康教育信息,对孕妇进行个体化的心理指导和临产分娩知识教育,有助于帮助孕妇判断是否临产,提高自然分娩的信心。

2. 第一产程护理

(1)提供良好的环境:为孕妇介绍病房、待产室、产房的环境,完成病例记录;提供舒适安静的环境,保持室内空气清新、温湿度适宜;检查或处理前告知产妇,让其有心理准备。

（2）增强自然分娩的信心：建立良好的护患关系，尊重理解孕妇，对其不良紧张情绪进行安抚；做好分娩的宣教，解答孕妇及家属的问题，为孕妇提供相关信息；与孕妇家属做好交流沟通，促进社会支持系统的作用的发挥，条件许可的情况下可以提供导乐陪伴分娩或者家庭式分娩，增加孕妇的安全感。

（3）观察生命体征：产程过程中隔 4~6h 监测生命体征，有异常情况者加强监测。

（4）观察产程进展

1）子宫收缩：可通过触诊或者胎儿监护仪进行监测。

2）胎心监测：用胎心听诊器或者胎儿监护仪于宫缩间歇期听胎心。潜伏期每 1~2h 听取一次，活跃期 15~30min 听诊一次，每次听诊 1min。

3）宫口扩张及先露部下降：通过阴道检查或肛查判断宫口扩张及胎先露部下降情况。临产初期，一般隔 4h 查一次，经产妇或宫缩频者间隔时间应缩短。

4）胎膜破裂及羊水观察：一旦出现破膜情况立即听取胎心、注意观察并记录羊水的性状、颜色、量和破膜时间，破膜后注意外阴卫生，预防感染，若破膜后胎头未入盆，应卧床休息，取臀高位防止脐带脱垂。

5）促进舒适：①提供安静舒适的环境，避免孕妇听到别人的哭闹以及抢救等的场面，以免造成不良刺激；②鼓励孕妇少量多次进食，半流质及流质优先，易消化又能摄入足够水分维持体力；③鼓励孕妇多运动，指导协助自由体位，可促进产程进展；④鼓励孕妇 1~2h 排尿一次，观察膀胱情况，预防尿潴留，以免影响胎头下降。重视孕妇排便的主诉，判断是否需要排便或是产程中的症状；⑤协助做好生活护理，如擦汗、更衣、更换床单等，破膜后或阴道分泌物多时，及时清洁外阴，预防感染。

6）减轻疼痛：评估疼痛的部位，了解孕妇对疼痛的感受，采取有效的措施缓解疼痛，如取舒适体位、放松技巧等各种分娩镇痛方法。

3. 第二产程护理

（1）心理护理：第二产程虽然时间较短，但产妇焦虑、急躁的情绪比第一产程剧烈，因此，需给予产妇安慰与支持，缓解和消除产妇紧张和恐惧。

（2）支持性照顾：陪伴产妇，及时提供产程进展情况，协助产妇进食，以保持体力，及时擦干手面部的汗水；食物以流质、半流质及平衡液饮料为主，指导在宫缩间歇时或者放松时进食。

（3）观察产程

1）观察宫缩：注意子宫收缩的强度和持续时间，有无宫缩减弱或者强直性宫缩，观察子宫的形状及压痛，预防子宫破裂。

2）监测胎心：此产程中宫缩频繁强烈，易引起急性胎儿窘迫，应密切注意胎心，每 5~10min 听胎心 1 次，或应用电子胎心监护持续监测。若发现胎心异常，应及时评估，必要时尽快结束分娩。

3）判断胎先露下降情况，及时发现异常、查找原因，必要时采取措施。

4）监测产妇生命体征，注重产妇不适主诉。

（4）指导产妇用力：正确使用腹压是缩短第二产程的关键。

1）自发性用力：当宫缩时，产妇以自我满意的方式呼吸，有反射性用力的欲望时产妇会自发性用力，直至用力欲望减退消失。此时应鼓励及协助产妇采取自己舒适的体位用力。

2）引导下用力：当产妇自发性用力效果不佳,或者有用力的欲望但用力的方向不能集中时,可采取引导下用力。方法是：产妇一般取半坐卧位,双膝屈曲外展,双足蹬在产床上,双手握住产床上的把手。每次宫缩时,产妇先深吸气后屏气,然后紧闭双唇和声门如排大便样向下用力,时间尽可能长久,也可中间短暂换气后再次屏气,每次宫缩屏气两次较好。宫缩间歇期,产妇自由呼吸并全身肌肉放松,安静休息。下次宫缩时再作屏气动作,以加速产程进展。

（5）分娩体位：第二产程可鼓励产妇采取舒适体位,避免长期仰卧位引起仰卧位低血压及影响胎先露下降。

（6）接产：评估胎儿情况、孕妇会阴情况及产程进展情况,选择合适的接产方式,必要时行会阴切开,保证新生儿与产妇的安全。

4. 第三产程护理

（1）新生儿娩出后的即刻护理

1）保暖及早接触：新生儿娩出后,快速评估,若羊水清,新生儿一般情况良好,立即擦干保暖,保持气道通畅,放置于妈妈胸腹部给予肌肤接触,将预热的大毛巾盖住新生儿背部,母亲双手环抱新生儿,注意安全。如有新生儿窒息则立即进行新生儿复苏。

2）Apgar 评分：出生后 1min 及 5min,按新生儿心率、呼吸、肌张力、喉反射、皮肤颜色评估,以判断新生儿有无窒息。

3）结扎脐带：提倡延迟结扎脐带,出生后母婴肌肤接触时,接生者待脐带搏动消失（约出生后 1~3min）结扎脐带。

4）早吸吮：新生儿出现觅乳征象（张口、流口水、舔舌、嘴唇、寻找、咬手指）时协助早吸吮。

5）体格检查：母婴接触后,对新生儿身份进行识别、记录,进行全身检查,测量体重身长,注射维生素 K_1。

（2）协助胎盘娩出：判断胎盘胎膜是否完整。出现胎盘剥离征象,确定胎盘完全剥离后协助娩出胎盘；胎盘娩出后将其平铺,依次检查母体面胎盘、胎膜是否完整,脐带血管有无断裂、脐带长短及附着部位等。

（3）注意子宫收缩及阴道流血：胎儿娩出后立即垫储血器,准确评估阴道出血量及性状,常见的评估阴道出血量的方法有称重法、面积法、容积法和休克指数；观察子宫收缩的情况,若子宫收缩不良者可按摩子宫或者给予缩宫素加强宫缩。

（4）检查软产道：仔细检查软产道,及时修补裂伤,缝合时注意解剖位置,按层次分别缝合。

（5）生活护理：产妇经历分娩,体力消耗巨大,产后需要充分的睡眠和休息,应提供相对安静、温度适宜的环境；协助擦浴,更换衣服及床单,垫好会阴垫,取舒适卧位,注意保暖,鼓励摄入足够的热量和水分,以利于产妇恢复体力。

（6）心理支持：分娩后产妇关注重点在新生儿身上,鼓励产妇说出内心感受,告知新生儿情况,主动帮产妇解除思想顾虑,增加其安全感,使心情愉悦,安心休息。尤其是产妇因新生儿健康和性别等原因有不良情绪时,要家属特别是丈夫一起,共同给予产妇心理支持,防止情绪不良诱发产后出血或产后抑郁等。

5. 第四产程护理

（1）提供舒适：为产妇擦身更衣，更换床单及会阴护理垫，提供清淡、有营养、易消化的食物，帮助产妇恢复体力。

（2）监测生命体征：胎盘娩出后应立即监测产妇生命体征和氧饱和度，产后半小时内每 15min 1 次，以后每半小时 1 次至满 2h。

（3）子宫收缩和阴道出血：观察子宫收缩情况，间断按摩宫底，一般产后 2h 内每 15min 1 次，以后每半小时 1 次至满 2h，防止宫腔内积血，促进子宫收缩，准确评估阴道出血量及性状。

（4）观察会阴及伤口情况：观察有无伤口渗血、水肿；关注产妇主诉，及时发现和处理血肿，做好会阴护理。

（5）观察膀胱充盈情况：产后的尿潴留会影响子宫收缩而导致产后出血，如发现膀胱充盈应督促协助产妇及时排空膀胱；如排尿困难，可给予热敷、听流水声等诱导排尿，必要时可导尿。

（6）新生儿观察：观察新生儿一般情况（皮肤颜色、呼吸、肌张力、体温、有无呕吐等），观察有无低血糖症状，观察早吸吮的情况，观察新生儿是否安全，注意保暖。

（7）情感支持：帮助产妇接受新生儿，协助产妇和新生儿的肌肤接触，建立母婴感情。

【健康教育】

1. 知识指导　使孕妇了解第一产程的相关知识及自然分娩的好处，树立自然分娩的信心，积极配合；加强社会支持系统，鼓励家属陪伴和参与待产过程，亲人的关爱和陪伴可有效缓解紧张与疼痛。

2. 及时沟通　及时告知产妇及家属产程进展情况；指导产妇掌握相关知识，能采取自由体位使用腹压；掌握分娩时的呼吸技巧，配合接生者，安全顺利完成分娩。

3. 指导母子肌肤接触　协助早吸吮、早接触，使产妇及家属知晓母乳喂养的重要性，使产妇掌握正确的母乳喂养方式。

4. 做好新生儿安全指导　教会产妇如何防止新生儿窒息、坠床，注意新生儿保暖，如发现新生儿面色紫绀、冷汗、哭声异常等应立即告知医护人员。

5. 早开奶　使产妇能够进行早开奶并超过 1h，掌握卧式哺乳的姿势和含接要点，明确母乳喂养和产后第一日勤哺乳的重要性。

6. 生活指导　指导产妇产后注意个人卫生，保持会阴清洁，预防感染；及时排空膀胱，起床时注意预防跌倒；产后加强营养，保持心情愉快。

7. 延续性护理　了解母乳喂养支持组织；了解产后康复的重要性，产褥期能够进行促进盆底康复的训练，并能及时到医院评估盆底肌力，必要时进行盆底康复治疗。

【风险与急救】

1. 肩难产　肩难产是指娩出胎头后牵拉出胎肩困难、需要辅助手法协助出肩，或出头到出肩间隔时间超过 60s。其发生率为 0.2%~0.3%。肩难产显著增加母儿风险，尤其是新生儿锁骨骨折（发生率为 5%~10%）和永久性臂丛神经损伤（发生率为 0.5%~2.0%），肩难产也会增加新生儿窒息、缺氧缺血性脑病发生率，甚至死亡的风险及母亲损伤。主要高危因素是巨大儿和母亲发生妊娠期糖尿病，值得注意的是，60% 以上的肩难产发生在胎儿体重正常者。肩难产常发生突然、处理时间紧迫。

2. 处理措施　可总结为中文五字诀"屈、压、转、牵、翻"：①屈：屈大腿；②压：耻骨联合上施压以松动肩嵌顿；③转：手入阴道将胎儿双肩径转到骨盆斜径上；④牵：手入阴道牵出胎儿后臂（后肩娩出法）；⑤翻：翻身转为手膝位。

【拓展】

1. 催产素引产

（1）引产前了解使用催产素的目的。

（2）催产素引产前应测量孕妇的血压、脉搏，听胎心、查宫口、先露等情况。

（3）操作方法：用5%的葡萄糖注射液或0.9%氯化钠注射液做静脉滴注，调节好滴数后加入催产素混匀。

（4）催产素引产从低浓度、慢速度开始，常用浓度为0.5%（2.5U的缩宫素加入500ml液体内），滴数一般从8滴/min开始，根据宫缩情况，每30~60min调节一次滴数，一般每次增加4~6滴/min，最快滴数不超过40滴/min，最大浓度不超过1%。

（5）引产时告知孕妇不能自行调节速度，若擅自调节，过强过频的宫缩有可能导致胎儿窘迫、子宫破裂等严重后果。

（6）引产时每30~60min记录胎心及宫缩情况，如发生10min内5次以上、持续超过1min的宫缩或者子宫强直收缩，或者血压升高、胎心异常则应立即停滴缩宫素，汇报医生及时处理。

（7）催产素引产一般在白天进行，一次引产总量不超过1000ml为宜，第二日可重复进行。

2. 促进分娩期舒适度的方法

（1）非药物镇痛干预方法

1）导乐陪伴分娩：指在整个分娩过程中有一个有分娩经验的妇女时刻陪在身边，传授分娩经验，提供生理、心理、感情上的支持与帮助，使产妇主动参与分娩过程，在轻松、舒适、安全的环境下充分发挥自己的能力，顺利完成分娩过程。也可根据产妇的需求和医院的条件，选择产妇的家属进行陪伴，或接受培训后的专业人员和医护人员的陪伴。

2）呼吸技术：指导孕妇掌握分娩过程中采取的各种呼吸技术，达到转移注意力、放松肌肉、减少紧张和恐惧，提高自我控制感，有效减轻分娩疼痛。

3）其他：音乐疗法，集中注意力和想象等。

（2）药物性分娩镇痛

1）常见的药物镇痛方法：硬膜外镇痛、腰麻 – 硬膜外联合阻滞、连续腰麻镇痛、吸入法镇痛。

2）分娩镇痛的时机：产妇进入临产至第二产程均可用药，当开始规律宫缩，疼痛VAS评分>3时均可开始分娩镇痛。

3）药物分娩镇痛的适应证：无剖宫产适应证，无硬膜外麻醉禁忌证，产妇有药物分娩镇痛的意愿。

4）药物分娩镇痛的禁忌证：产妇拒绝；凝血功能障碍，接受抗凝治疗期间；局部皮肤感染及全身感染未控制；难治愈性低血压或低血容量；显性或隐性大出血；原发或继发性宫缩乏力和产程进展缓慢；对所使用的药物过敏；已过度镇静，伴有严重的基础疾病者。

5）药物分娩镇痛的原则：对孕妇及胎儿不良作用小，药物起效快、作用可靠、给药方法简单；对产程无影响或者加速产程；产妇清醒，可参与分娩过程。

6）药物分娩镇痛的注意事项：注意药物的不良反应，如恶心、呕吐、呼吸困难等；严密观察硬膜外麻醉的并发症，如硬膜外感染、硬膜外血肿、下肢感觉障碍、神经根损伤等，一旦发现终止镇痛，对症治疗。

（3）产时体位及活动

1）自由体位：母体的体位及姿势的改变可以引起一些细小的身体变化，从而促进产程进展。常见的体位：侧卧位、坐位、站立前倾位、跪位、蹲位等。

①侧卧位：使疲惫的孕妇得到休息，用镇痛药比较安全，抵消中心重力，缓解痔疮，改变脐带受压或仰卧位时胎心变化的情况，有利于枕后位胎头的内旋转；②坐位：使疲惫的孕妇得到休息，利用重力促进胎儿下降，促进产程进展；③站立前倾位：利用重力促进胎儿下降，增大骨盆入口平面，有利于胎头俯屈，减轻宫缩痛且使宫缩更有效，减轻腰背酸痛，伴随身体摇摆有利于枕横位及枕后位的内旋转；④蹲位：利用重力促进胎儿下降，增大骨盆出口平面，第二产程屏气效果好。

2）促进活动：产时的适当活动有利于纠正异常的胎位；改变骨盆的径线，利用重力加速胎儿下降；促进产程进展，缓解宫缩带来的不适、使产妇放松。常见的活动：骨盆摇摆、弓箭步、爬楼梯或步行、慢步跳舞、抚摸腹部、托起腹部、骨盆按压等。

3. 新产程诊断标准及处理的修订见表 5-3。

表 5-3　新产程诊断标准及处理的修订明细表

类别	诊断标准及处理
第一产程潜伏期	1. 潜伏期延长（初产妇 >20h，经产妇 >14h）不作为剖宫产指征。 2. 破膜后且至少给予缩宫素静脉滴注 12~18h，方可诊断引产失败。 3. 在除外头盆不称及可疑胎儿窘迫的前提下，缓慢但仍然有进展（包括宫口扩张及先露下降的评估）的第一产程不作为剖宫产指征。 以宫口扩张 6cm 作为活跃期的标志。
活跃期	1. 活跃期停滞的诊断标准：当破膜且宫口扩张 ≥6cm 后，如宫缩正常，而宫口停止扩张 ≥4h 可诊断活跃期停滞；如宫缩欠佳，宫口停止扩张 ≥6h 可诊断活跃期停滞。 2. 活跃期停滞可作为剖宫产的指征。
第二产程	1. 第二产程延长的诊断标准：①对于初产妇如行硬脊膜外阻滞，第二产程超过 4h，产程无进展（包括胎头下降、旋转）可诊断第二产程延长；如无硬脊膜外阻滞，第二产程超过 3h，产程无进展可诊断。②对于经产妇如行硬脊膜外阻滞，第二产程超过 3h，产程无进展（包括胎头下降、旋转）可诊断第二产程延长；如无硬脊膜外阻滞，第二产程超过 2h，产程无进展则可以诊断。 2. 由经验丰富的医生和助产士进行的阴道助产是安全的，鼓励对阴道助产技术进行培训。 3. 当胎头下降异常时，在考虑阴道助产士或剖宫产之前，应对胎方位进行评估，必要时进行手转胎头到合适的胎方位。

十一、产褥期护理

案例导入及思维过程

病人,女,30岁,因"停经39周,阵发性腹痛5h"入院。宫缩25s/3~4min,强度中等,宫口2cm,V=-2cm,羊水未破。入院诊断:孕3产0孕39周LOA临产。入院当日阴道分娩一女婴,体重3300g,Apgar评分1min10分,5min10分,分娩经过顺利,产后出血200ml。分娩室观察2h后回母婴同室。因排尿困难,多次诱导排尿无效,予留置导尿管,导出小便700ml,色清,会阴略水肿。2d后导尿管拔除,小便自解畅,子宫收缩好,质硬,血性恶露,少于月经量。新生儿出生后2d哭吵明显,频繁吸吮。产后3d,乳房充盈,产妇自觉乳房胀痛,T37.8℃,P76次/min,频繁哺乳后乳房逐渐松软,体温降至正常,子宫质硬,脐下2指,恶露少,一般情况良好,母婴出院。

案例护理思维过程见图5-17。

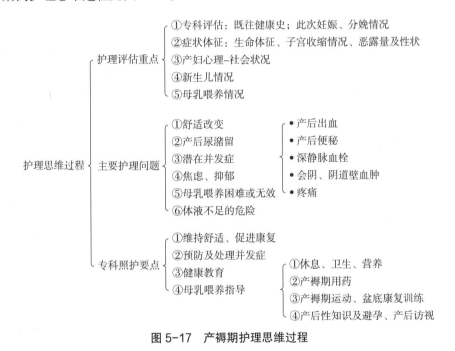

图5-17 产褥期护理思维过程

【疾病概述】

产褥期(puerperium)是指从胎盘娩出至产妇全身器官除乳腺外恢复至未孕状态所需的一段时期,通常为6周。在产褥期,产妇的全身各系统尤其是生殖系统发生了较大的生理变化,同时,伴随着新生儿的出生,产妇及家庭经历着心理和社会的适应过程。这一段时期是产妇身体和心理恢复的一个关键时期。

1. 产褥期妇女的生理变化

(1)生殖系统

1)子宫:妊娠子宫自胎盘娩出后逐渐恢复至未孕状态的过程称子宫复旧,主要表现为子宫体肌纤维的缩复、子宫内膜的再生、子宫颈恢复和子宫下段的变化。

①子宫体肌纤维缩复：子宫体肌纤维在缩复的过程中，肌细胞数量无变化，肌细胞的长度和体积明显缩小，其多余的细胞质变性自溶，在溶酶体酶系作用下，转化成氨基酸进入循环系统，由肾脏排出。随着子宫体肌纤维的不断缩复，子宫体积及重量均发生变化。于产后1周缩小至妊娠12周大小，在耻骨联合上方可触及。于产后10d，子宫降至骨盆腔内，腹部检查触不到宫底。子宫于产后6周恢复到妊娠前大小。子宫重量也逐渐减少，分娩结束时约为1000g，产后1周时约为500g，产后2周时约为300g，产后6周恢复至50~70g。

②子宫内膜再生：胎盘、胎膜从蜕膜海绵层分离并娩出后，遗留的蜕膜分为2层，表层发生变性、坏死、脱落，形成恶露的一部分自阴道排出；接近肌层的子宫内膜基底层逐渐再生新的子宫内膜功能层，内膜缓慢修复，约于产后第3周除胎盘附着部位外，宫腔表面均由新生内膜覆盖，胎盘附着部位全部修复需至产后6周。

③子宫血管的变化：随着子宫的收缩，开放的子宫螺旋动脉和静脉窦压缩变窄，血管内形成血栓，出血量逐渐减少直至停止。若在新生内膜修复期间，胎盘附着面因复旧不良出现血栓脱落，可导致晚期产后出血。

④子宫下段和宫颈的变化：产后子宫下段与宫颈逐渐恢复，子宫下段缩复，恢复为非孕时的子宫峡部。胎盘娩出后，宫颈外口如袖口状，产后2~3d，宫口恢复至可容纳2~3指，产后1周宫颈内口关闭，宫颈管复原，产后4周宫颈恢复至孕前形态。常因宫颈左右两侧（3点及9点处）撕裂，愈合后宫颈外口呈"一"字横裂（已产型）。

2）阴道：阴道受胎先露的压迫及分娩时的扩张，在产后最初几日内可出现水肿、阴道壁松软、平坦、弹性较差，阴道黏膜皱褶减少或消失。产后阴道水肿逐渐消退，弹性恢复。产后3周阴道皱襞重现，阴道腔逐渐缩小，阴道黏膜上皮恢复到正常孕前状态需等到排卵恢复后。

3）外阴：阴道分娩后外阴出现水肿，产后数日内逐渐消退。处女膜因分娩时撕裂而成为残缺不全的痕迹。阴唇后联合可有轻度裂伤，缝合后3~5d愈合。

4）盆底组织：分娩可造成盆底组织（肌肉及筋膜）扩张过度，弹性减弱，一般产褥期内可恢复。若产妇年龄大、分娩次数过多、阴道器械助产、新生儿体重过大、肥胖，或产妇有慢性咳嗽、习惯性便秘，产后过早参加重体力劳动等可造成盆腔脏器脱垂或尿失禁，以压力性尿失禁最为常见。

（2）乳房：产后乳房的主要变化为泌乳。妊娠期，雌激素、孕激素刺激乳腺腺管、腺泡的发育，垂体生乳素、胎盘催乳素、甲状腺素、皮质醇和胰岛素，均参与或促进乳腺发育和泌乳功能。雌激素有增加垂体催乳素对乳腺的发育作用，同时又有对抗垂体催乳激素的作用，抑制乳汁分泌。分娩时，随着胎盘的娩出，产妇血中的胎盘催乳素、雌激素、孕激素水平急剧下降，解除了垂体催乳素功能的抑制，催乳素大量释放，乳腺细胞泌乳开始逐渐增多。婴儿每次吸吮刺激乳头时，催乳素呈脉冲式释放，促进乳汁分泌。婴儿吸吮乳头还可反射性地引起神经垂体释放缩宫素，缩宫素使乳腺腺泡周围的肌上皮细胞收缩，进而促进乳汁排出，此过程又称为喷乳反射。婴儿尽早开始频繁有效的吸吮是促进乳汁分泌的关键。产妇的睡眠、情绪、营养和健康状况也影响乳汁的分泌。故应保证产妇的休息、睡眠、饮食、避免精神刺激。哺乳有利于产妇生殖器官及有关器官组织更快地恢复，对母儿均有益处。产后7d内分泌的乳汁称为初乳，初乳中含有丰富的蛋白质，尤其是免疫球蛋白G（IgG）和分泌型免疫球蛋白 A（SIgA），脂肪和乳糖含量较成熟乳少，极易消化。产后 10d 后分泌的乳汁为成熟乳。

母乳中含有丰富的营养物质，尤其是初乳中含有大量免疫抗体，有助于新生儿抵抗疾病的侵袭。母乳中还含有丰富的蛋白质和脂肪，多种免疫物质、矿物质、维生素和酶，对新生儿的生长发育有重要的作用，是新生儿的最佳天然食物。由于多数药物可经母血进入乳汁中，故产妇哺乳期用药，应考虑药物对婴儿有无不良影响。

（3）血液及循环系统：产褥早期血液仍处于高凝状态，有利于子宫胎盘创面形成血栓，减少产后出血。此时需注意防止深静脉血栓、肺栓塞及盆腔血栓性静脉炎。血纤维蛋白原、凝血酶、凝血酶原于产后 2~4 周内降至正常。白细胞总数于产褥早期仍较高，一般 1~2 周内恢复正常。血小板亦逐渐上升恢复正常。血红蛋白产后 1 周左右回升，红细胞沉降率于产后 3~4 周降至正常。子宫胎盘循环结束后，大量血液从子宫进入产妇的体循环，加之妊娠期潴留在组织中的液体亦进入母体血液循环中，产后 72h 内，产妇血液循环量增加 15%~25%，尤其是最初 24h，因此，产后 72h 内心脏负担明显加重，应注意预防心衰的发生。一般产后 2~3 周，血液循环量恢复到孕前水平。

（4）泌尿系统：妊娠期体内潴留的大量水分在产褥早期主要经肾排出，故产后 1 周内，尿量增多。在产褥早期，由于分娩过程中膀胱受压，黏膜充血水肿及肌张力降低，会阴伤口疼痛、不习惯床上排尿、器械助产等，均可增加尿潴留的发生，尤其在产后最初 24h 内。

（5）消化系统：产后 1~2 周内消化功能逐渐恢复正常。产褥早期胃肠肌张力仍较低，产妇食欲欠佳，分娩时能量的消耗及体液的大量流失，产妇 1~2d 内常感口渴，喜进汤食，加之产妇活动少，肠蠕动减弱，腹肌盆底肌松弛，容易发生便秘。

（6）内分泌系统：产后血清中雌、孕激素水平急剧下降，至产后 1 周时已降至未孕时水平。胎盘催乳素于产后 6h 已不能测出。哺乳产妇的催乳素于产后下降，但仍高于非妊娠水平，不哺乳者于产后 2 周降至非孕水平。排卵的恢复与是否哺乳及哺乳时间长短有关，不哺乳产妇一般产后 6~10 周月经复潮，产后 10 周左右恢复排卵。哺乳产妇一般在哺乳阶段无月经来潮，但也可以有排卵。甲状腺功能在产后 1 周恢复正常。肾上腺皮质功能分娩后逐渐下降，约产后 4d 恢复正常。

（7）免疫系统：在产褥期，机体免疫功能逐渐恢复，NK 细胞和 LAK 细胞活性增加，有利于对疾病的预防。但需注意在产褥早期，免疫力仍较低，应预防感染。

2. 产褥期妇女的心理调适　产后，产妇需要从妊娠期和分娩期的不适、疼痛、焦虑中恢复，需要接纳家庭新成员及新家庭，这一过程称为心理调适。此时期产妇的心理处于脆弱和不稳定状态，并且面临潜意识的内在冲突以及为人母所需的情绪调整等问题。随之而来的是家庭关系的改变，经济来源的需求，以及家庭、社会支持系统的寻求。因此，产褥期心理调适的指导和支持是十分重要的。

（1）产褥期妇女的心理变化：经过分娩的母亲，特别是初产妇将要经历不同的心理感受，表现为：高涨的热情、希望、高兴、满足感、幸福感、乐观、压抑及焦虑。有的产妇可能因为理想中的母亲角色与现实中的母亲角色的差距而发生心理冲突；因为胎儿娩出后生理上的排空而感到心理空虚；因为新生儿外貌及性别与理想中的不相吻合而感到失望；因为现实中母亲太多的责任而感到恐惧；也为丈夫注意力转移到新生儿而感到失落。

（2）影响产褥期妇女心理变化的因素：许多因素能影响产后妇女的心理变化，如妊娠期心理状态、对分娩经过的承受能力、环境及社会支持,产妇的年龄、夫妻间及家庭成员间的关系等,均不同程度地影响产妇的心理变化。

1)产妇的年龄:未成年产妇(<16 岁)由于本身在生理、心理及社会等各方面发展尚未成熟,因此在母亲角色的学习上会遇到很多困难,影响其心理适应。而年龄较大者,虽拥有丰富的经济基础、受过较高的教育,往往有疲劳感及需要更多的休息,并且在事业和母亲角色上面临更多的冲突。

2)社会支持:社会支持系统不但提供心理的支持,同时也提供物质资助。那些和丈夫或亲友有良好互动关系的产妇,将得到家人更多的理解和帮助,有助于产妇的心理适应,更能胜任新生儿的照顾工作。

3)产妇对分娩经历的感受:产妇对分娩经历的感受与产妇所具有的分娩知识、对分娩的期望、分娩的方式及分娩过程支持源的获得有关。当产妇的期望与实际的表现有很大的差异时,则会影响其日后的自尊。

(3)产褥期妇女的心理调适:产褥期孕妇的心理调适主要表现在两方面:确立家长与孩子的关系和承担母亲角色的责任,根据鲁宾研究结果,心理调适过程一般要经历三个时期:

1)依赖期:分娩后的前 3d,产妇表现出十分依赖的特性,很多需要通过别人来满足,如对孩子的关心、喂奶、沐浴等,同时产妇非常需要睡眠,显得疲倦,喜欢谈论过去的事情,尤其是关于自己的妊娠和分娩的感受。每一对夫妇可能对分娩都有一个理想模式,如想阴道分娩,尽量少用药物等。如果实际的分娩与理想相距甚远,这时,产妇会产生一种失败的感觉。较好的妊娠和分娩的经历、满意的产后休息、营养和较早较多地接触孩子及与孩子间的目视都将帮助产妇较快地进入第二期。在依赖期,丈夫及家属的爱护帮助,医务人员的关心指导都是极其重要的。

2)依赖 - 独立期:产后 3~14d,产妇显得活跃,表现出较为独立的行为,开始注意周围的人际关系,包括家属、婴儿和朋友等,主动地参与活动,做事情也较有条理,注意力集中在学习和练习护理自己的孩子以及自身功能的恢复上。但这一时期也可产生焦虑、压抑,可能是因为分娩后的产妇感情脆弱,太多的母亲责任,由新生儿诞生而产生爱的被剥夺感,痛苦的妊娠和分娩过程,产妇的糖皮质激素和甲状腺素处于低水平等因素造成。由于这一压抑的感情和参与新生儿的护理,使得产妇极度疲劳,反而加重压抑。压抑的情感往往不通过语言而通过行为表达,产妇表现为哭泣,对周围漠不关心,停止应该进行的活动等。及时护理、指导和帮助能纠正这种压抑。加倍地关心产妇,并让其家属也参与关心,提供婴儿喂养和护理知识;耐心指导并帮助产妇护理和喂养自己的孩子,鼓励产妇表达自己的心情并与其他产妇交流等,均能提高产妇的自信心和自尊感,促进其接纳孩子,接纳自己,而平稳地应对压抑状态。

3)独立期:产后 2 周至 1 个月,此时,新家庭形成并正常运作。产妇、家属与婴儿已形成一个完整系统和新的生活型态。夫妇两人甚至加上孩子共同分享欢乐和责任,开始恢复分娩前的家庭生活包括夫妻生活。在此期间,产妇及丈夫往往承受更多的压力,如兴趣与需要、事业与家庭的矛盾,哺育孩子、承担家务及维持夫妻关系中各种角色的矛盾等。

3. 主要临床表现

(1)生命体征:产后的体温多数在正常范围。有些产妇产后 24h 内体温稍升高,但一般不会超过 38 ℃,且在 24h 后降至正常,可能与产程较长、机体脱水或过度疲劳有关。产后 3~4d,因乳汁分泌开始增多,乳房血管、淋巴管极度充盈,乳房胀大,可伴有 37.8~39 ℃发热,称之为"泌乳热",一般持续 4~16h 体温降至正常,不属病态,但需排除其他原因尤其是感染引起的发热。当产妇感染时,体温会更高或持续不退,可伴有其他相关感染症状。产后腹压降低,膈肌下降,由妊娠期的胸式呼吸变为胸腹式呼吸,呼吸深慢,为 14~16 次 /min。产后的心率略缓慢,为 50~70 次 /min,与子宫胎盘循环停止及卧床休息等因素有关,约于产后 1 周恢复正常。当心率加快时,应注意有无感染和失血。产褥期血压平稳,若血压下降,需警惕产后出血,对有妊娠期高血压疾病者,产后仍应监测血压,预防产后子痫的发生。

（2）子宫复旧和宫缩痛:胎盘娩出后,子宫收缩呈圆形,宫底即刻降至脐下一指,产后 1d 子宫略上升至脐平,以后每日下降 1~2cm,产后 10d 降至盆腔内。产后哺乳吸吮能反射性地引起缩宫素分泌增加,故子宫下降速度较不哺乳者快。产后子宫收缩引起的阵发性疼痛,称为宫缩痛。宫缩痛一般可承受,多在产后 1~2d 出现,持续 2~3d 后自然消失,多见于经产妇。

（3）恶露:产后随子宫内膜脱落,含有血液及坏死蜕膜等组织经阴道排出,称为恶露。正常恶露有血腥味,但无臭味,一般持续 4~6 周,总量为 250~500ml。因其颜色、内容物及时间不同,恶露可分为:

1）血性恶露:色鲜红,量多,有时有小血块。含大量血液、少量胎膜及坏死蜕膜组织,持续 3~4d。出血量逐渐减少,浆液增加,转变为浆液恶露。

2）浆液性恶露:色淡红,含少量血液,有较多坏死蜕膜组织、宫颈黏液、阴道排液及细菌,持续 10d 左右。

3）白色恶露:色较白,黏稠,含有大量白细胞、坏死蜕膜组织、表皮细胞及细菌。白色恶露持续约 3 周干净。若子宫复旧不全或宫腔内胎盘、多量胎膜残留或合并感染时,恶露量增多,血性恶露持续时间延长并有臭味。

（4）会阴:分娩时因会阴部撕裂或会阴切开缝合后,于产后 3d 内可出现会阴局部水肿、疼痛。一般 2~3d 自行消退。如出现疼痛加重、局部红肿应考虑伤口感染。

（5）褥汗:产褥初期皮肤排泄功能旺盛,排出大量汗液,以夜间睡眠和初醒时尤为明显,产妇醒来满头大汗,湿透衣裤,习称"褥汗",一般于产后 1 周左右自行好转。

（6）排尿困难及便秘:产后 5d 内往往多尿,并且容易发生排尿困难易致尿潴留,特别是产后第 1 次排尿。产妇因卧床休息、食物缺乏纤维素,加之肠蠕动减弱,腹肌、盆底肌张力降低,容易发生便秘。

（7）疲乏:分娩过程中的疼痛及产程中的体力消耗,产后的宫缩痛、伤口痛等不适,以及护理新生儿、哺乳等导致产妇休息睡眠不足,使得产妇在产后最初几日感到疲乏,表现为精神不振,自理能力降低以及不愿亲近孩子。

（8）产后压抑:产妇在产后 2~3d 内发生轻度或中度的情绪反应称为产后压抑。主要表现为易哭、易激惹、忧虑、不安,有时喜怒无常,一般 2~3d 后自然消失,有时可持续达 10d。产后压抑的发生可能与产妇体内的雌、孕激素水平的急剧下降、产后的心理压力及疲劳等因素有关。

4. 诊疗原则　为产妇提供支持和帮助,促进舒适,预防并发症发生。

【护理评估】

1. 健康史及相关因素   既往妊娠分娩史；本次妊娠过程，有无妊娠并发症或合并症；本次分娩是否顺利、产后出血量、会阴撕裂程度、用药及处理、新生儿出生状况等。

2. 症状体征   ①体温、心率、呼吸、血压等生命体征情况；②产科检查：子宫复旧情况，恶露量、颜色及气味，会阴伤口及疼痛；③产后活动及大小便情况。

3. 新生儿评估   详见第五章第二节《母婴同室新生儿护理》。

4. 母乳喂养评估

（1）有无不能母乳喂养的因素：①产妇因素：HIV 阳性、传染病活动期如结核、肝炎活动期、严重的心脏病、子痫等；②新生儿因素：患不能母乳喂养的疾病如半乳糖血症；③药物：因病情需要使用某种特殊药物，如化疗药物对新生儿的健康构成危害者。

（2）母乳喂养知识及技巧掌握情况：①孕期是否接受过母乳喂养教育或学习过相关母乳喂养知识。产妇对母乳喂养的态度和信心以及是否得到家庭成员的支持；②是否了解母乳喂养对母婴的益处及配方奶喂养的风险；③能否采用正确的喂奶及含接姿势、新生儿能否进行有效吸吮、是否按需哺乳；④是否了解特殊情况的处理，如奶胀、奶量不足、乳头疼痛、母婴分离如何保持泌乳等；⑤母乳是否满足新生儿需要：大小便次数、量；出生头几日体重下降幅度，体重回升后体重增长情况；每次喂奶后是否安静入睡；哺乳后乳房是否由充盈变为松软等。

（3）乳房：①乳房的类型：评估乳房有无异常或手术史，乳头有无扁平、凹陷；②生理性奶胀及乳头皲裂：产后 3~4d，因乳房血管、淋巴充盈，乳房水肿，乳汁产生增多，会出现乳房胀痛，触之坚硬感，新生儿频繁有效吸吮，很快会缓解产妇的奶胀。产妇乳头条件欠佳、新生儿含接姿势不正确，会造成乳头红、裂开，甚至出血，哺乳时疼痛。

5. 辅助检查   可疑会阴阴道壁血肿者，肛门指检或相应检查。深静脉血栓高风险者，检查相关血化验及 B 超。对可能胎盘、胎膜残留者出院前复查 B 超，了解子宫腔情况。

6. 心理 - 社会状况   评估产妇对分娩经历的感受；评估母亲的行为是否属于适应性还是不适应，情绪是否稳定，是否有异常心理反应；评估家庭氛围及家人支持情况。

【护理问题】

1. 有体液不足的危险   与分娩时体液摄取少及产后失血有关。

2. 尿潴留   与产时损伤、伤口疼痛、不习惯床上排尿有关。

3. 深静脉血栓的风险   与血液高凝状态、卧床时间长有关。

4. 舒适改变   与疲乏、宫缩痛、伤口疼痛有关。

5. 焦虑、抑郁   与产时不良刺激、产后激素的改变、母亲角色适应不良有关。

6. 母乳喂养困难或无效   与母乳喂养知识、技能缺乏有关。

【照护要点】

1. 一般护理   病室环境应保持清洁，通风良好，为产妇提供一个舒适、安静、安全的休息环境，护理活动应不打扰产妇的休息。减少家属探视，保证产妇休息睡眠。

（1）生命体征：每日测体温、脉搏、呼吸、血压。如体温升高应加强观察，查找原因，及时汇报医生。

（2）饮食：产妇胃肠道恢复需要一定时间，产后建议少量多餐，以清淡、优质蛋白质、热量丰富的食物为宜，同时注意补充水分。

（3）活动：分娩后尽早下床活动，促进血液循环，预防下肢静脉血栓形成，亦可增强食欲，增加肠蠕动及腹肌收缩。起床活动前应进行跌倒风险评估，做好宣教，防止产后晕厥、跌倒。

（4）排尿与排便：保持大小便通畅，特别是产后4~6h要鼓励产妇及时排尿，防止尿潴留。鼓励产妇多食蔬菜瓜果及尽早下床活动。如发生便秘，则应采取缓泻剂口服、开塞露塞肛或肥皂水灌肠处理，以保持大便通畅。

2. 子宫复旧护理　产后观察子宫收缩情况及阴道流血量，注意子宫底高度及膀胱是否充盈。每日应在同一时间用手测量宫底高度、子宫质地，了解子宫复旧情况。测量前嘱咐产妇排空膀胱，双腿稍屈，观察宫底高度、子宫质地，按摩子宫，观察阴道排出恶露量、颜色、气味、性状等，如发现子宫底升高或不清，子宫体大而软，阴道流血量多，则是子宫收缩不良的表现。立即按摩子宫，促进子宫收缩变硬，排出宫腔内积血。汇报医生，遵医嘱使用宫缩剂。特别注意：来势凶猛的出血固然危险，但小量持续不止的出血，即"细水长流"式的出血潜在危害更大，临床易忽视而导致体内血量大量丢失，应正确评估出血量。恶露如有异味且有子宫压痛，常提示有感染可能，报告医生，做进一步检查和治疗。

3. 会阴护理　保持会阴部清洁，观察会阴伤口有无渗血、红肿、硬结及分泌物等，如有异常及时报告医生。会阴侧方切开者，多取切口对侧卧位。产后会阴有轻度水肿，一般2~3d自行消退。早期可采用冰敷减轻会阴疼痛及水肿。水肿明显者，可用50%硫酸镁湿敷。由于妊娠子宫压迫下腔静脉，影响盆腔静脉血液回流，加之分娩时的用力，常诱发或加重痔疮的发作，产后可局部外涂痔疮药膏，严重者需手术治疗。

4. 产褥期并发症的护理

（1）产后出血：详见第五章第九节产后出血。

（2）尿潴留：因产时膀胱受压，黏膜充血水肿、会阴伤口疼痛等易致产后排尿困难，发生产后尿潴留。尿潴留影响子宫收缩，易导致阴道出血量增多及尿路感染，增加产妇痛苦。产后4~6h内督促产妇自行排尿，若排尿困难，应解除产妇因害怕排尿引起疼痛而不敢用力的顾虑，鼓励产妇坐起排尿，可使用以下方法：①热敷腹部、按摩膀胱、温水冲洗尿道口诱导排尿；②针刺关元、气海、三阴交、阴陵泉等穴位；③尿潴留辅助电生理治疗（见本章盆底康复训练）；④肌内注射新斯的明1mg，兴奋膀胱逼尿肌促进排尿。若上述方法处理无效时应予以导尿，留置导尿管1~2d。产妇排尿后，应关注排出尿量的多少及膀胱内是否有残余尿。在耻骨联合上能否触及膀胱作为临床常用的评估方法，必要时B超检查，了解膀胱内残余尿量。

（3）预防产后便秘：根据产妇个体状况，鼓励尽早活动，逐步增加活动量，特殊情况暂缓。多饮水，多吃蔬菜和含纤维素食物，必要时口服缓泻剂，保持大便通畅。

（4）会阴、阴道壁血肿：会阴及阴道壁有丰富的血管，血运丰富，皮下组织疏松，分娩时胎头通过软产道，易损伤小血管，破裂形成血肿。表现为产后即刻或数小时后出现会阴剧烈胀痛，局部迅速增大，触痛明显，表面呈紫色肿块。血肿增大压迫直肠、尿道时，可出现大便坠胀和尿路刺激症状。症状出现的时间与血肿大小及部位有关，血肿小时症状不明显。阴道侧壁上段受损时，血液可沿盆筋膜向上蔓延，因该处组织疏松，症状常不明显，阴道穹窿深部血肿常沿骨盆侧壁上延，必要时需经彩超或CT确诊。对产后主诉会阴及肛门坠胀，阴道内胀痛，有尿意，排尿困难，或出现贫血、休克症状者，及时汇报医生，尽早做肛门指检及必要的辅助检查,尽早诊断和处理。血肿的处理根据血肿的部位及大小不同,而采取保守或手术治疗。

（5）疼痛护理:产后常伴有宫缩痛及伤口疼痛。尤其是剖宫产术后24~48h内,剧烈的切口疼痛及宫缩痛,影响产妇的休息和睡眠,不利于早期活动,影响肠蠕动恢复,增加深静脉血栓发生的风险;疲乏、情绪波动抑制催乳素分泌,减少乳汁分泌量;母婴接触及哺乳活动的减少,影响母乳喂养成功。因此,疼痛应作为产后评估的重要内容之一。使用疼痛评分工具评估疼痛程度,常用的疼痛评估工具有:数字评分法、视觉模拟评分法等,分值越大,疼痛程度越重。术前应与产妇做好沟通教育,了解可能出现的疼痛及镇痛的方法和药物的副反应。非药物镇痛如深呼吸、听音乐、按摩等,药物镇痛有口服对乙酰氨基酚和非甾体抗炎药、PCA镇痛泵和多模式镇痛。排除其他异常情况引起的疼痛,根据病情及疼痛程度,选择适合的镇痛方法。

（6）深静脉血栓:产褥期因血液高凝状态及活动减少、卧床时间长易致静脉血栓形成,尤其是剖宫产手术、出血等增加了血栓发生的风险。产后应鼓励产妇尽早下床活动,剖宫产后术后双下肢知觉恢复后即开始双下肢主动活动,尽早开始下床活动。深静脉血栓的高危产妇,产后可选择穿戴减压弹力袜、预防性应用间歇性充气装置、补充水分、皮下注射低分子肝素等措施预防静脉血栓形成。对于产后主诉下肢疼痛,行走时加剧时,应考虑深静脉血栓可能,B超检查排除深静脉血栓。

（7）心理护理:建立良好的护患关系,了解产妇的基本心理状态,注意运用倾听技巧,发挥专业优势引导产妇走出心理误区,介绍缓解心理压力的方法,取得家庭的支持和配合。

【健康教育】

1. 环境和卫生　产褥期应创造一个舒适、安静的休养环境。保持室内空气新鲜,温度适宜。产后1周内,褥汗多,应勤换衣裤、洗漱,保持清洁。产后头几日恶露多,会阴部有伤口,因此要保持会阴清洁、透气,勤换会阴垫及内衣裤。待体力恢复后,可淋浴。每次洗浴时间以10~20min为宜,以免时间过久,发生虚脱等意外。不宜空腹时洗浴,洗浴期间避免产妇滑倒摔伤等意外的发生。保持口腔清洁,每日软毛牙刷刷牙,进食后漱口。

2. 休息与睡眠　产褥期充分的休息和睡眠可以消除疲劳,促进组织修复,增强体力。产妇在产褥期需要哺喂、照顾婴儿,加上产后疼痛不适,容易造成睡眠不足和休息不够,影响精神和体力的恢复。因此产褥期生活应规律,注意劳逸结合,每日应有8h睡眠,与孩子同步休息,保证休息与睡眠,尽快恢复体力,为今后生活和工作打下好的基础。

3. 哺乳期用药安全　产褥期应在医生的指导下合理用药,因病情需要使用了对婴儿有影响的药物应暂停母乳喂养,用药期间应挤奶保持泌乳。

4. 产褥期运动　产褥期运动（图5-18）可以促进腹壁、盆底肌肉张力的恢复,促进机体复原,保持健康体型;促进血液循环,预防深静脉血栓的形成;促进胃肠运动,增加食欲和预防便秘。应根据产妇的情况,由弱到强循序渐进地进行产后锻炼,一般在产后第2d开始做产后健身操,每1~2d增加1节,每节做8~16次。产妇在做产后健身操时应注意:①由简单的项目开始,依个人耐受程度再逐渐增加,避免过于劳累;②必须持之以恒,肌肉张力的恢复需2~3个月;③运动时有出血或不适感时,应立即停止;④剖宫产者可先进行促进血液循环的项目,如深呼吸运动,其他项目待伤口愈合后再逐渐执行。运动前准备包括:开窗保持室内空气通畅及新鲜,穿着宽松衣服、排空膀胱、移去枕头,以及简单的床上热身运动。

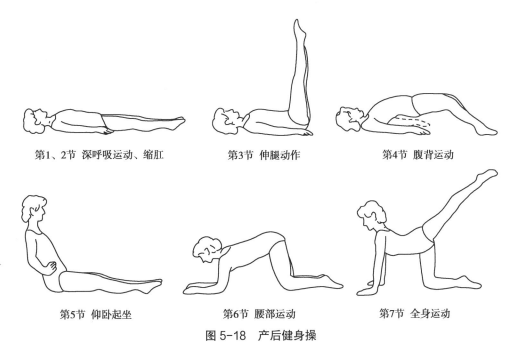

第1、2节 深呼吸运动、缩肛　　　第3节 伸腿动作　　　第4节 腹背运动

第5节 仰卧起坐　　　第6节 腰部运动　　　第7节 全身运动

图 5-18 产后健身操

第 1 节仰卧,深吸气,收腹部,然后呼气。

第 2 节仰卧,两臂直放于身旁,进行缩肛与放松动作。

第 3 节仰卧,两臂直放于身旁,双腿轮流上举与并举,与身体成直角。

第 4 节仰卧,髋与腿放松,分开稍屈,脚底放在床上,尽力抬高臀部及背部。

第 5 节仰卧起坐。

第 6 节跪姿,双膝分开,肩肘垂直,双手平放床上,腰部进行左、右旋转动作。

第 7 节全身运动,跪姿,双臂支撑在床上,左、右腿交替向背后高举。

5. 盆底康复训练　妊娠、分娩可造成盆底组织松弛、损伤,引起盆底组织障碍性疾病,表现为尿失禁、盆腔器官脱垂、性功能障碍及盆腔疼痛等症状。产后盆底康复训练能促进妊娠和分娩过程损伤的神经和肌肉得到恢复,改善远期盆底状况,是防治盆底功能障碍性疾病的重要阶段和理想时机。盆底功能障碍性疾病的防治应从产后恰当时机及时开始进行。产后 42d 内一般不能进行器械辅助的盆底康复,可通过自行适应性盆底肌锻炼促进产后盆底功能的恢复。产褥期盆底康复的普遍性指导方案包括:健康宣教、手法辅助、盆底肌锻炼(Kegel 训练,凯格尔训练),及有相关盆底功能障碍(如尿潴留)及时对症处理。

(1)健康宣教:针对盆底功能障碍性疾病防治知识的健康教育,包括生理解剖常识,盆底功能障碍性疾病发病概况、危害、临床表现、防治常识、产后预防的重要价值、产后盆底康复主要内容等。

(2)盆底肌肉锻炼(Kegel 训练):为最经典的非手术治疗方法,是盆底康复基础性内容,可加强盆底肌肉运动能力,改善尿道、肛门括约肌的功能。专业人员指导下训练能获得更理想效果。该法是有意识地对以肛提肌为主的盆底肌肉进行自主性收缩训练,专业人员可用手法指导产妇学会正确训练方法。一般嘱产妇做收缩肛门阴道的动作,每次收紧不少于 3s 后放松,连续做 15~30min,每日进行 2~3 次,或每日做 150~200 次,6~8 周为 1 个疗程,一般 4~6 周症状有改善。

(3)产后尿潴留辅助电生理治疗:产妇在分娩后,一般产后 2h 能自行排尿,如产后 6~8h 在膀胱充盈情况下仍然不能自行排尿为产后尿潴留。是产后常见的问题,临床上一般常采用导尿等方法解决。对产后尿潴留病人给予电刺激治疗,可有助于产妇自行排尿,帮助产妇解决尿潴留问题。电刺激可促使膀胱及有关肌肉节律运动,促进膀胱恢复功能,此方法简便有效,为预防和治疗产后尿潴留提供一种新手段。电刺激治疗尿潴留:每次 15min,每日 1~2 次,可根据病人治疗情况酌情调整次数和参数。

(4)盆底功能评估:产后 42d 恶露干净后,需进行盆底功能评估,根据评估结果及产妇具体情况,制定个体化康复治疗计划。

6. 产褥期营养   分娩消耗大量体力,产后头几日产妇常感疲乏、食欲不佳,可选择清淡、稀软、易消化食物,之后可恢复到普通饮食。食物种类多样化,增加鱼、禽、蛋、瘦肉、奶及海产品等富含蛋白质食物的摄入,获得充足含钙食物,根据身体需要饮水及适量喝汤,进食蔬菜水果,获得维生素。忌烟酒,避免喝浓茶和咖啡。

7. 产后性知识及避孕指导   产褥期产妇的生殖器官逐渐恢复正常大约需要 6~8 周时间。在子宫内膜尚未完全修复,恶露尚未干净期间禁止性生活,否则容易导致盆腔感染,影响产妇的身体健康。产后 42d 检查盆腔生殖器官已恢复至正常后,可以恢复性生活,此时须采取避孕措施。纯母乳喂养者,可以抑制排卵,起到天然避孕作用,但这种作用并不是绝对的。因此,产妇一旦恢复性生活就应该坚持避孕。避孕措施的选择,须视各人具体情况而定,不母乳喂养者,可采用工具法或口服避孕药法,产后 6 周内或有血管危险因素者应避免使用复合避孕药。母乳喂养者不宜服药,可选择工具避孕如避孕套。宫内节育器放置时间,阴道分娩为产后 42d 恶露干净,会阴伤口愈合,子宫恢复正常可放置,剖宫产为术后半年。

8. 产后复查   产妇出院后由社区医疗保健人员分别于产后 3~7d 和产后 28d 进行家庭访视,产后 42d 回医院进行母婴健康检查,高危孕产妇及新生儿应根据病情需要增加访视次数。

9. 母乳喂养

(1)母乳喂养的好处

1)对宝宝的好处:①母乳喂养可满足婴儿同时期生长发育的营养素需求。且母乳易于消化、吸收;②母乳喂养可提供生命最早期的免疫物质,促进胃肠道发育,保护肠道、呼吸道;③母乳喂养与配方奶喂养相比,减少了成年后代谢性疾病,如肥胖、高血压、糖尿病、冠心病的发生概率;④母乳喂养可促进子代神经系统发育。母乳中含有促进子代神经系统发育的多种必需营养素,而且母乳喂养过程中产生了许多良性神经系统刺激,如温度气味、接触、语言、眼神等。末梢感觉神经传递良性刺激,促进中枢神经系统发育形成反射弧,促进子代对外环境的认识及适应。

2)对母亲的好处:①促进母亲乳汁分泌,也能有效预防母亲乳胀、乳腺炎等的发生;②促进子宫收缩,减少产后出血,加速子宫恢复;③有助于产后体重下降,促进体形恢复。母乳喂养每日可使母亲多消耗大于 500kcal 热量,研究表明,持续母乳喂养超过 6 个月时,其降低体重的效果最明显;④母乳喂养具有生育调节的作用。纯母乳喂养可推迟大多数母亲正常卵巢周期及生育能力的恢复,从而在整体上延长生育间隔。进行频繁的纯母乳喂养的妇女,在月经没有恢复的情况下,产后6个月内再次怀孕的可能性低于2%。纯母乳喂养6个月以后继续母乳喂养至第2年,可使生育间隔延长到1年;⑤母乳喂养可降低母亲乳腺癌、卵巢癌、子宫癌发病风险。研究显示,在女性整个育龄期间如果坚持母乳喂养6~24个月,乳腺癌的患病率会下降11%~25%。另有研究显示,20岁以前母乳喂养史超过6个月的妇女在绝经前患乳腺癌的风险明显降低,20岁以上母乳喂养史在3~6个月的妇女患乳腺癌的风险也低于无任何母乳喂养史的妇女;⑥母乳喂养促进心理健康。婴儿的吸吮会刺激母亲体内分泌催乳素,这种激素可促进乳汁分泌,并能使哺乳期妇女情绪更加平稳;⑦母乳喂养节约了家庭购买奶粉的费用。减少人工喂养所需的人力,有助于母亲和其他家庭成员更好的休息。母乳喂养能促进家庭和谐,增加父母对家庭子女的社会责任感。

(2)乳汁的成分:人类母乳最大的特点是其成分与子代的发育同步变化。

1)初乳与成熟乳:分娩后7d内产生的乳汁称为初乳,呈蛋黄色、质稠、量少,含有丰富的蛋白质,脂肪较少,有大量的分泌型IgA和吞噬细胞、粒细胞、淋巴细胞,有助于增进新生儿呼吸道及消化道防御病菌入侵的能力,提高新生儿的抵抗力。10d后转化为成熟乳,期间为过渡乳。成熟乳颜色相对比较淡,成熟乳的成分逐渐稳定,蛋白质维持在一个恒定的水平,成熟乳中的蛋白质含量虽较初乳少,但因各种蛋白质成分比例适当,脂肪和糖类以及维生素,微量元素丰富,并含有帮助消化的酶类和免疫物质。另外,成熟乳中含有适合宝宝消化的各种元素,如钙磷比例合适易于吸收,母乳铁易于吸收等。

2)前奶与后奶:母乳不仅在产后不同时间段有所变化,同一次哺乳过程中乳汁成分也略有不同。前奶是在一次哺乳过程中先吸吮的奶,外观较清亮、稀薄,内含丰富的蛋白质、乳糖、维生素、无机盐和水分;后奶是在一次哺乳过程中后吸吮到的奶,外观较前奶稠厚。后奶中富含脂肪为母乳提供较多的能量,让婴儿吸吮足够的时间以便吃到后奶,获得更多的营养。

(3)妊娠期乳房的变化

1)乳房外观的变化:乳房增大,有些孕妇乳房出现皮纹,与腹部皮肤妊娠纹相似,有些在乳房表皮下可以见到纤维或稍有扩张的静脉血管,乳头增大颜色变深,乳晕色素沉着增加及区域扩大,乳晕处的皮脂腺肥大隆起,形成许多圆形结节状突起,称蒙氏结节。蒙氏结节分泌的物质可以起润滑和保护乳头的作用。

2)乳腺组织变化:妊娠期乳房的组织学变化与妊娠后内分泌激素的变化有关。妊娠早期为维持孕卵的发育,体内雌激素、孕激素、甲状腺素和垂体激素均由不同程度的增加。胎盘发育成熟后,可以分泌多种甾体激素。在雌激素、孕激素和胰岛素的协同作用下,乳腺管增长,乳腺腺泡进一步发育和成熟。妊娠4~12周,乳腺管远侧端呈芽状突出及上皮增生,形成腺体,至妊娠末期则有大量新生的乳腺管及腺泡形成。孕16周末,腺小叶明显增大,腺泡数量增多,腺腔较孕前扩张,并含少量分泌物。部分孕妇可以有少量黄色稀薄的液体从乳头排出。妊娠28~36周,腺体进一步扩张,上皮细胞变为扁平,含空泡,成为乳汁分泌前的腺泡上皮,为乳汁的分泌做好充分准备。

(4)乳汁的生成和分泌:妊娠期体内激素的变化,促进乳腺发育,引起乳腺腺体、导管扩张,乳腺细胞数量增多,乳房增大,为哺乳做准备。由于妊娠期血液中胎盘催乳素水平较高,对乳腺催乳素受体有封闭作用,无法启动泌乳。分娩后胎盘娩出,胎盘催乳素水平下降,其封闭作用解除;同时,孕酮水平急剧下降,解除对下丘脑和腺垂体的抑制作用,引起催乳素迅速释放,促进乳汁的生成,从而发动泌乳。乳汁的生成与分泌分为三个阶段:

1)泌乳Ⅰ期:从怀孕16~22周到产后2~3d,乳腺腺细胞开始产生分泌乳汁。

2)泌乳Ⅱ期:产后2~3d开始到产后8~10d,随着胎盘从子宫壁剥离,体内的孕酮水平随着胎盘娩出而下降,产后催乳素大量分泌,大量初乳被合成和释放。催乳素水平越高,分泌的乳汁越多,而催乳素的分泌量随着吸吮刺激的增多而增加。这时产妇开始觉得乳房充盈、奶胀,和前几日相比,乳汁量也明显增多,俗称为"下奶"。

3)泌乳Ⅲ期:从产后8~10d开始,催乳素分泌下降,此时乳汁生成由激素控制转变为由乳腺自我调节控制乳汁分泌。乳汁的移除是控制乳汁分泌的关键。

(5)乳汁分泌的调节:催乳素是由脑垂体产生的一种多肽激素,分泌频率呈脉冲式。睡眠1h内,催乳素分泌的脉冲幅度迅速提高,之后在睡眠中分泌量维持在较高水平,醒后开始下降。清晨3~4点时血清催乳素分泌的浓度比白天同时间增加1倍。在喂哺过程中,婴儿吸吮刺激母亲乳头神经末梢,冲动传递到腺垂体,使之分泌催乳素,催乳素被吸收入血液循环运送至乳腺,刺激乳腺分泌乳汁的过程称为泌乳反射(图5-19)。

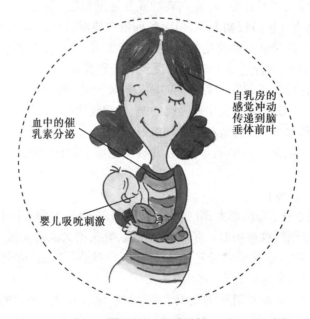

血中的催乳素分泌

自乳房的感觉冲动传递到脑垂体前叶

婴儿吸吮刺激

图5-19　泌乳反射

催乳素的血液浓度随婴儿吸吮频率和强度的增加而升高,使乳腺泌乳增多,这是促进泌乳的关键。因此,母亲应根据婴儿的需求进行哺乳,当婴儿吸吮时间在30min以上时,母亲体内催乳素的水平达到高峰,有利于增加乳汁的分泌。每日8次以上的哺乳,可保持血清催乳素水平在下次哺乳时不下降。乳汁分泌在依赖催乳素调节的同时也受乳房局部调节的影响,若没有及时将乳汁排出乳房,乳腺导管内的乳汁积累过多,会反馈性地产生抑制泌乳的蛋白质,导致泌乳量减少。

（6）射乳反射：婴儿要得到足够的乳汁，还需要有射乳反射建立，婴儿吸吮乳房时刺激了乳头的神经末梢，由神经反射传递到神经垂体，使之分泌催产素，催产素被吸收入血液循环运送至乳腺，促使乳腺泡周围肌上皮细胞收缩，致使乳腺内的乳汁排入乳腺小管，再经乳腺大管和乳晕下的小囊从乳头的乳腺管口排出，出现射乳现象，这个过程称为射乳反射。人类的射乳反射还可以通过心理因素来促进或激发，母亲可以通过孩子的声音、目光或嗅到孩子的气味引起这种反射。同时母亲惶恐不安，包括害怕乳汁不足、乳头疼痛等不良情绪会抑制催产素的分泌，抑制这种反射。

（7）促进乳汁分泌的方法

1）出生后就和母亲进行肌肤接触、母乳喂养。

2）频繁有效的吸吮，出生头几日确保每日 8~12 次以上有效的哺乳。

3）按需哺乳，而不是按时哺乳。

4）采用妈妈舒适孩子喜欢的喂奶姿势，使用正确的含接姿势，确保喂奶时婴儿含住乳头和大部分乳晕，含接住下乳晕比上乳晕多，为"不对称含接"。

5）母婴分离或暂时不能母乳喂养时，每日挤奶 8 次以上。

6）不随意添加母乳代用品或其他食物，除非有医学指征。

（8）母乳喂养体位

1）哺乳的正确姿势：母亲和宝宝放松舒适，宝宝的头和身体成一直线，身体紧贴妈妈，脸向着乳房，鼻子对着乳头。

2）宝宝正确的含接姿势：用乳头触碰宝宝的嘴唇，直等到宝宝嘴张得很大，很快将宝宝移向乳房，让整个乳头及大部分乳晕含入宝宝口中。宝宝的下唇外翻，两面颊鼓起，嘴上方的乳晕比下方多，开始慢而深地吸吮，有时会有暂停，能看到吞咽的动作和听到吞咽的声音。

3）托乳房的正确姿势：手贴在乳房下的胸壁上，C 字形，示指支撑着乳房的基底部，拇指在乳房的上方；妈妈手指不要太靠近乳头。

4）常见的哺乳体位：交叉式哺乳（图 5-20（1））；橄榄球式哺乳（环抱式）（图 5-20（2））；摇篮式哺乳（坐式）（图 5-20（3））；侧卧式哺乳（图 5-20（4））；半躺式哺乳（图 5-20（5））。

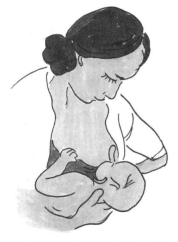

图 5-20（1） 交叉式哺乳

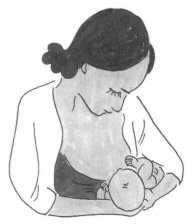

图 5-20（2） 橄榄球式哺乳（环抱式哺乳）

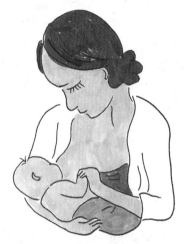

图 5-20（3）　摇篮式哺乳（坐式哺乳）

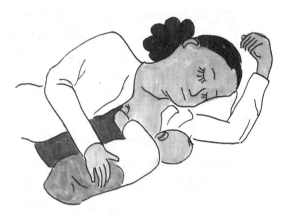

图 5-20（4）　卧式哺乳

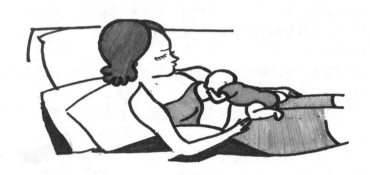

图 5-20（5）　半躺式哺乳

（9）母乳喂养的常见问题和处理

1）生理性奶胀：产后 3~4d，因乳房血管、淋巴充盈，乳房水肿，乳汁产生增多，会出现乳房胀痛，触之坚硬感，俗称"下奶"，是正常生理现象。如果在出生后让新生儿正确含接及频繁吸吮，即使有奶胀，但也不至于太严重，只要继续不设限制地让孩子频繁有效喂哺，乳汁很容易就吸出来，通常会很平稳度过，经过 1~2d 奶胀就缓解了。如乳头乳晕水肿明显影响新生儿含接时，应避免热敷，进行乳晕部位的反向按压，促进血液和淋巴液的回流，使乳头和乳晕软化，软化后有利于婴儿含接。

2）乳头皲裂：产妇乳头条件欠佳、新生儿含接姿势不正确，会造成乳头红、裂开，甚至出血，哺乳时疼痛。正确的含接姿势（不对称含接）能减少乳头疼痛、皲裂的发生。使用自然的乳头保护霜能保护乳头，改善乳头状况。

3）乳头扁平、乳头凹陷处理：①不建议在孕期进行乳头刺激或对乳头解剖异常进行矫正，这并不能减少乳头疾病或增加哺乳成功率；②出生后新生儿应立即与母亲肌肤接触并进行母乳喂养，在吸吮反射最强烈的时候喂哺，能增加母乳喂养成功率；③可以尝试使用半躺式喂奶，这个姿势能激发孩子的本能，诱发更多的寻乳、觅食反射。借助重力作用，张大嘴巴深含乳,利于含接;④避免在孩子学习含接吸吮母乳时,使用乳头保护罩或奶瓶奶嘴,造成乳头错觉,增加母乳喂养困难。

【风险与急救】

栓塞性疾病:

妊娠期静脉血栓栓塞是导致妊娠妇女发病及死亡的最主要原因,发生率为 0.05%~0.18%,为非妊娠期的 6 倍,产后发生率为产前的 2 倍,其中以左下肢深静脉血栓栓塞及肺栓塞多见。采取有效的预防措施是减少该病的发生及减轻不良后果的关键。

1. 加强高危因素评估　对存在高危因素的孕产妇(如高龄、肥胖、多产、剖宫产以及有血栓栓塞既往史和家族史等),产前、产后均要警惕栓塞疾病的发生,必要时预防用抗凝药。

2. 饮食指导　鼓励孕产妇进食低盐、低脂、清淡饮食,多食新鲜水果蔬菜,预防便秘。

3. 下肢活动指导　产后应及早下床活动,促进血液循环,减少血栓形成。

4. 机械预防　渐进式压力长袜和间歇充气压缩泵可增加静脉血液流速,促进血液回流,有效降低栓塞性疾病的发生。

5. 识别病人栓塞的早期症状

(1)肺栓塞:肺栓塞的临床表现主要取决于栓子栓塞的部位及栓子的大小,临床表现缺乏特异性,典型的胸痛、咯血及呼吸困难三联征仅见于不足 30% 的病人。

(2)下肢静脉血栓栓塞:血栓形成的患肢局部肿胀、疼痛、皮温升高;血栓远端血液回流障碍导致远端水肿、皮肤色素沉着,行走后患肢易疲劳或肿胀加重。

十二、母婴同室新生儿护理

案例导入及思维过程

病人,32 岁,1-0-1-1,"停经 40+ 周,规律宫缩 5h"急诊拟以"孕 3 产 1 孕 40 周 LOA,临产,经产妇"收入院。入院 5h 后平产自娩一女婴,产时出血 300ml,胎盘胎膜自娩完整,后羊水清,新生儿 Apgar 评分 1min10 分,5min10 分,体重 3200g,产房观察 2h 情况稳定后转母婴同室病房。入室后常规进行新生儿全身查体:T 36.1℃、R 48 次/min、P 140 次/min,面色及全身皮肤红润,无破损,四肢活动度良好,无头皮血肿,口腔黏膜完整,无脐带渗血,生殖器无殊,大小便已排。予以袋鼠式护理、母乳喂养、加强保暖,半小时后复测体温 36.3℃,继续袋鼠式护理,半小时后再次复测体温 36.7℃。给予新生儿常规护理。生后第 2d 新生儿体重 2950g,较出生体重下降 7.8%,评估新生儿吸吮好,乳汁分泌量能满足新生儿需要,大、小便次数符合出生天数,考虑在生理性体重下降范围,继续加强母乳喂养。生后第 3d 体重 3000g,经皮胆红素测定 12.5mg/dl,考虑新生儿生理性黄疸。评估 24h 小便 6 次以上、大便 3~5 次,乳汁分泌能满足新生儿需要,情况良好出院。

案例护理思维过程见图 5-21。

- 护理思维过程
  - 护理评估重点
    - ①母亲评估：既往疾病、孕妇孕期情况和胎儿情况、分娩经过；
    - ②新生儿评估：身份核对、T、P、R 的评估、肤色和肌张力、全身查体、首次大小便、疫苗接种
  - 主要护理问题
    - 潜在并发症
      - ①新生儿体温调节异常的可能
      - ②新生儿低血糖的可能
      - ③新生儿窒息的可能
      - ④新生儿感染可能
  - 专科照护要点
    - ①身份核查：胸牌、手圈或脚圈与产妇腕带信息的匹配
    - ②新生儿日常护理：T、P、R的监测、全身肤色和肌张力的监测，体重监测、新生儿黄疸监测、保暖
    - ③母乳喂养：乳汁分泌是否满足新生儿需要、新生儿体重评估、大小便的评估
    - ④脐部护理、皮肤护理、臀部护理、疫苗接种、新生儿疾病筛查
    - ⑤新生儿安全教育：窒息、坠床、失窃、烫伤、低血糖
  - 风险与急救
    - 新生儿呛奶、意外窒息

图 5-21 母婴同室新生儿观察与护理的护理思维过程

【疾病概述】

母婴同室是指母婴 24h 同室，每日因医疗及其他护理操作的分离时间不超过 1h。母婴同室室温在 20~24℃，湿度在 55~65%，阳光充足，定时通风，空气清新。收治的新生儿为胎龄≥37 周，体重 >2500g，无畸形或疾病的活产婴儿。

1. 新生儿生理特点

（1）体温：新生儿体温调节中枢发育不完善，皮下脂肪少，体表面积相对较大。因此，其体温可随外界环境温度的变化而波动。

（2）皮肤黏膜：新生儿出生时体表覆盖一层白色乳酪状胎脂，它具有保护皮肤、减少散热的作用。新生儿皮肤薄嫩，易受损伤而发生感染。新生儿口腔黏膜血管丰富，两面颊部有较厚的脂肪层，称颊脂体，可帮助吸吮；硬腭中线两旁有黄白色小点称上皮珠，齿龈上有白色韧性小颗粒称牙龈粟粒点。上皮珠和牙龈粟粒点是上皮细胞堆积或黏液分泌物蓄积形成，出生后数周自然消失，切勿挑破以防感染。

（3）呼吸系统：新生儿出生后约 10s 发生呼吸运动，因新生儿肋间肌较弱，故主要以腹式呼吸为主。新生儿代谢快，需氧量多，呼吸浅而快 40~60 次 /min，2d 后降至每分钟 20~40 次 /min，可有呼吸节律不齐。

（4）循环系统：新生儿耗氧量大，故心律较快，睡眠时平均心率为 120 次 /min，醒时可增至 140~160 次 /min，且易受啼哭、吸乳等因素影响而发生波动，范围为 90~160 次 /min。新生儿血流多集中分布于躯干及内脏，因此，可触及肝脾，四肢容易发冷、发绀；新生儿红、白细胞计数较高，以后逐渐下降至婴儿正常值。

（5）消化系统：新生儿胃容量较小，肠道容量相对较大，胃肠蠕动较快以适应流质食物的消化；新生儿吞咽功能完善，胃呈水平位，胃贲门括约肌不发达，哺乳后易发生溢乳；消化

道可分泌除胰淀粉酶外的其他消化酶,因此,新生儿消化蛋白质的能力较好,消化淀粉的能力相对较差。

（6）泌尿系统:新生儿肾单位数量与成人相似,肾小球滤过功能、浓缩功能较成人低,容易发生水、电解质紊乱;输尿管较长,弯曲度大,容易受压或扭曲而发生尿潴留或泌尿道感染。

（7）神经系统:新生儿大脑皮层及锥体束尚未发育成熟,故新生儿动作慢而不协调,肌张力稍高,哭闹时可有肌强直;大脑皮层兴奋性低,睡眠时间长;眼肌活动不协调,对明暗有感觉,具有凝视和追视能力,有角膜反射及视、听反射;味觉、触觉、温觉较灵敏,痛觉、嗅觉、听觉较迟钝;有吸吮、吞咽、觅食、握持、拥抱等先天性反射活动。

（8）免疫系统:新生儿在胎儿期从母体获得多种免疫球蛋白,主要是IgG、IgM、IgA,故出生后6个月内具有抗传染病的免疫力,如麻疹、风疹、白喉等;新生儿缺乏免疫球蛋白（IgA）抗体,易患消化道、呼吸道感染;新生儿主动免疫发育不完善,巨噬细胞对抗原的识别能力差,免疫反应迟钝;新生儿自身产生的免疫球蛋白M（IgM）不足,缺少补体及备解素,对革兰氏阴性菌及真菌的杀灭能力差,易引起败血症。

2. 主要临床表现

（1）体温改变:正常腋下体温为36~37.2℃,体温超过37.5℃者见于室温高、保温过度或脱水;体温低于36℃者见于室温低、早产儿或感染等。

（2）皮肤、巩膜发黄:新生儿出生2~3d出现皮肤、巩膜发黄,持续4~10d后自然消退,称生理性黄疸。原因是由于新生儿出生后体内红细胞破坏增加,产生大量间接胆红素,而肝脏内葡萄糖醛酸转移酶活性不足,不能使间接胆红素全部结合成直接胆红素,排出体外,导致高胆红素血症。

（3）体重减轻:新生儿出生后2~4d体重下降,下降范围一般不超过10%,4d后回升,7~10d恢复到出生时水平,属生理现象。主要和摄入少,经皮肤和肺部排出的水分相对较多有关。

（4）乳腺肿大及假月经:由于受胎盘分泌的雌孕激素影响,新生儿出生后3~4d可出现乳腺肿胀,2~3周后自行消失。女婴出生后1周内,阴道可有白带及少量血性分泌物,持续1~2d后自然消失。

3. 处理原则　维持新生儿正常生理状态,满足生理需求,防止合并症的发生。

【护理评估】

1. 入室评估

（1）健康史及相关因素:①既往史:了解家族的特殊病史,母亲既往妊娠史;②本次妊娠的经过,胎儿生长发育及其监测结果,分娩经过,产程中胎儿情况;③新生儿出生史:出生体重、性别、Apgar评分及出生检查结果等;④新生儿记录:检查出生记录是否完整,包括床号、住院号、母亲姓名、性别、出生时间,新生儿脚印、母亲手印是否清晰,并与新生儿身份核对。

（2）身份查对:①新生儿出生记录是否印有新生儿右脚印及其母亲右拇指印;②新生儿双脚踝腕带信息（母亲姓名、新生儿性别）是否与出生记录相符;③新生儿的性别与产妇进行核对。

（3）身体评估:①入室后仔细进行全身查体,根据外观、毛发、乳头、足褶纹理等评估胎龄是否与实际相符合,观察反应,皮肤颜色、有无破损及皮疹,头颅有无包块,囟门,眼球活动,外耳郭是否完整,唇色是否红润,有无唇腭裂,气管是否居中,腹部及脐带情况,外生殖器有无畸形,四肢有无畸形,活动是否自如等。头、心脏、手是外观畸形的好发部位,要认真检查,识别任何明显的先天性畸形,评估胎龄、营养状况、有无活力,以及从宫内向宫外转变的情况;②评估时注意保暖,可让母亲或家属在场以便指导。

2. 日常评估

(1)体温:正常新生儿肛温 36.2~37.8℃,腋下温度 36~37.2℃,如体温有异常及时评估环境温度、保暖问题、新生儿反应、四肢末梢温度及一般情况。

(2)呼吸:于新生儿安静时测 1min,正常为 40~60 次/min。产时母亲使用麻醉剂、镇静剂或新生儿产伤可使新生儿呼吸减慢;室内温度改变过快、早产儿可出现呼吸过快;持续性呼吸过快见于呼吸窘迫综合征、膈疝等。

(3)心率:一般通过心脏听诊获得。新生儿耗氧量大,清醒状态下心率维持在 100~180 次/min 之间,睡眠状态下心率维持在 80~160 次/min 之间,且其血流多集中在躯干和内脏,故四肢容易发冷,容易出现紫绀。正常新生儿肤色红润,如出现面色苍白、紫绀、黄染等,应考虑呼吸系统、心功能不全、低血糖、新生儿溶血等病理情况。

(4)肛门、外生殖器:肛门外观有无闭锁、外生殖器有无异常,男婴睾丸是否已降至阴囊,女婴大阴唇有无完全遮住小阴唇等。

(5)大小便:正常新生儿生后 24h 内排大便、48h 内排小便。第一次大便一般在出生后的 10~12h 内排泄,为墨绿色黏稠胎粪。入室 24h 后未排大便,检查是否有消化系统发育异常。如果新生儿小便表现为橘红色,多为尿液浓缩后的尿酸盐结晶。

(6)肌张力、活动情况:新生儿正常时反应灵敏、哭声洪亮、肌张力正常。如中枢神经系统受损可表现为肌张力及哭声异常。睡眠时可予以刺激引起啼哭后观察。

(7)反射:通过观察各种反射是否存在,可以了解新生儿神经系统的发育情况。存在有觅食反射、吸吮反射、拥抱、握持等反射,随着小儿的发育逐渐减退,一般于出生数月后消失。

(8)亲子互动:观察母亲与孩子间沟通的频率、方式及效果,评估母亲是否存在拒绝喂养新生儿行为。

【护理问题】

1. 有窒息的危险　与呛奶、呕吐有关。

2. 有体温失调的危险　与新生儿的体温调节不稳定及出生后环境的改变有关。

3. 有感染的危险　与免疫机制发育不完善和其特殊的生理状况有关。

【照护要点】

1. 一般护理

(1)环境:新生儿居室的温度与湿度应随气候温度变化调节,房间宜向阳、光线充足、空气流通,室温保持在 24~26℃,相对湿度在 55%~60% 为宜;一张母亲床加一张婴儿床所占面积不少于 6m²。

(2)生命体征:出生后前 24h 内,每 4h 测体温,正常后每日测体温 2 次。体温过低者加强保暖,如体温 <36.5℃时,用母亲的身体给予袋鼠式保暖,有条件者可用辐射床或暖箱保暖,并及时汇报儿科医生做进一步处理。过高者采取降温措施。观察呼吸道通畅情况,新生儿取侧卧体位,预防窒息。

（3）安全措施：①新生儿双脚踝系上写有母亲姓名、新生儿性别的腕带；②护士操作前后进行身份核对（新生儿双腕带、胸牌、床头卡），如有缺失、脱落、字迹模糊不清难以辨认时，应重新更换；③佩戴时应在床旁经双人（与新生儿家属）核对；④禁止解除双腕带；⑤更改新生儿信息时（如转科等）需同时变更腕带、胸牌、床头卡，由两人核对确认后方可执行；⑥新生儿床应配有床围，床上不放危险物品，如锐角玩具、过烫的热水袋等；⑦做好新生儿安全教育。

（4）预防感染：①房间内应配有手消毒液，以备医护人员或探视人员接触新生儿前消毒双手用；②医护人员必须身体健康，定期体检。如患有呼吸道、皮肤黏膜、肠道传染性疾病者应暂调离母婴同室；③新生儿患有脓疱疹、脐部感染等感染性疾病时，应采取相应的消毒隔离措施。

2. 喂养护理　新生儿喂养方法有母乳喂养、人工喂养和混合喂养。

（1）母乳喂养：①产后最初 3d 是母乳喂养成功的关键，尽早于产后 1h 内进行母婴皮肤对皮肤的早接触、早吸吮、早开奶；②加强对产妇和家属的母乳喂养相关知识的宣教、母乳喂养体位的指导，每日有效吸吮的次数不少于 8 次，以满足新生儿生长发育的需要；③每日监测体重情况，如体重下降幅度小于出生体重的 10%，为生理性体重下降。如果发现新生儿出现皮肤干燥、吃奶欠佳、黄疸等情况时，应关注新生儿体重下降幅度，避免喂养不足。加奶须符合医学指征，遵医嘱正确添加配方奶，并做好相关的记录。

（2）人工喂养：不宜母乳喂养者可选用人工喂养：①牛奶配制前应检查奶的质量；②牛奶食用前应煮沸 1~3min，使其蛋白质、脂肪颗粒变小，有利于吸收；③喂哺前测奶温，避免过烫或过冷；④一般 3~4h 喂哺 1 次，夜间可适当延长喂哺时间。室内温度高时，在两次喂哺之间加喂水分；⑤喂完后，将婴儿竖起轻拍其背部，使其嗳气，防止溢奶；⑥如新生儿吸吮能力低、胃纳不佳或容易溢奶，可行少量多次喂哺。遇新生儿腹泻或其他不适时，应适当稀释奶浓度并减量；⑦婴儿食具应妥善保管，定时煮沸消毒，避免污染；⑧奶量：足月新生儿出生第 1d 30~60ml/（kg·d），第 2d 60~90ml/（kg·d），第 3d 90~120ml/（kg·d），以后每日增加 10ml/（kg·d），10d 后为体重（g）的 1/5。具体的奶量应根据新生儿的情况酌情增减。

3. 日常护理

（1）沐浴：沐浴可以清洁皮肤、评估身体状况、促进舒适。其主要方法有淋浴、盆浴。医院以淋浴为主，家里以盆浴为主。沐浴时注意：①温度：室温 26~28℃，水温 38~42℃，用手腕测试较暖即可；②沐浴前不要喂奶，新生儿体温偏低或血糖偏低不宜沐浴；③预防交叉感染：每个婴儿用一套沐浴用品，所有用物在婴儿沐浴后用消毒液浸泡消毒；④防止损伤：护士的动作应轻柔而敏捷，沐浴过程中手始终接触并保护新生儿。

（2）产瘤与头皮血肿护理：产瘤是生产时头皮受压发生弥漫性水肿所致，一般 24h 内自然吸收，不需要特别处理。头皮血肿是生产时胎头在产道受挤压或产钳等手术导致骨膜下血管破裂而引起的骨膜下血肿，刚出生时难以与产瘤辨认，1~2d 后触及有波动感，一般不超过骨缝。需要关注血肿的范围和张力的变化，并记录，如有增大等异常及时汇报医生。头皮血肿消退一般需要 1~2 个月甚至更长的时间。

（3）脐部护理：保持脐部清洁干燥。每次沐浴后用 75% 乙醇消毒脐带残端及脐轮周围，使用尿不湿时，注意勿超过脐部，以防尿、粪污染脐部。

（4）皮肤及臀部护理：保持皮肤清洁和干净，每日或隔日沐浴一次，评估全身皮肤状况。

每日更换衣物,如有污染随时更换。定时更换尿布,一般在哺乳前更换,用温水清洗臀部,擦干后涂婴儿护臀膏,防止红臀发生。

（5）新生儿低血糖的预防:新生儿出生后尽早开奶、按需喂养;做好保暖措施;识别低血糖危险因素及临床表现,包括:易激惹、神经系统症状、呼吸窘迫、体温降低、喂养困难等,所有新生儿出生后 60min 内完成首次母乳喂养。

4. 疫苗接种 HBsAg 阴性母亲所生健康足月新生儿,出生后 24h 内接种首针乙肝疫苗,以后 1 个月、6 个月各接种 1 针,共三针,每次 10μg; HBsAg 阳性母亲所生的健康足月新生儿,无论 HBeAg 阳性与否,出生后 12h 内（理论上越早越好）必须常规注射乙肝高价免疫球蛋白和全程接种乙肝疫苗（0、1、6 个月,3 针方案）。出生 24h 后接种卡介苗。严格执行疫苗筛查和接种流程,注射后 30min 内观察异常反应,做好相关记录,将疫苗接种单交给家属,做好相应的宣教工作。

5. 新生儿疾病筛查 根据中华人民共和国卫生部令第 64 号《新生儿疾病筛查管理办法》,新生儿生后需进行新生儿遗传代谢病筛查及听力筛查:①新生儿遗传代谢病筛查:目前我国新生儿疾病筛查内容包括苯丙酮尿症、先天性甲状腺功能低下、葡萄糖 6 磷酸脱氢酶缺乏症等,初筛时间在生后 72h~7d,一般不超过 20d;②听力筛查:初筛在生后 48h 完成,方法主要为耳声发射和脑干诱发电位筛查。

【健康教育】

1. 教会家长进行沐浴、脐带护理、监测体温、监测黄疸。

2. 对家长进行母乳喂养宣教。

3. 按医生要求进行产后随访。

4. 出院支持系统:出院母亲有问题时,可随时得到社区、出院病区、母乳喂养门诊等支持组织的帮助。

【风险与急救】

新生儿呛奶、意外窒息:

1. 呛奶预防 ①母乳喂养的新生儿应倾斜在妈妈怀里（上半身成 30°~45°）;②妈妈泌乳过快、奶水量过多时,用手指轻压乳晕,减缓奶水的流出,一边喂奶一边观察新生儿的脸色表情,若新生儿的嘴角溢出奶水或呛咳,应立即暂停喂奶;③人工喂养者奶瓶底高于奶嘴,防止吸入空气,奶嘴开孔要适当,选择仿母乳奶嘴,喂奶过程中奶瓶中的奶应该完全充满奶嘴,避免同时吃进空气;④不在新生儿哭闹时喂奶,不要等其已经很饿了才喂,每次喂食时一次喂奶量不宜过大,避免引发呛奶;⑤每次喂完奶应竖起抱新生儿,并轻拍背部,排除胃内多余空气,对于经常吐奶的新生儿,应待胃内空气排出后,再放回小床上。

2. 意外窒息的预防 ①建议让新生儿单侧卧睡在自己的有牢固护栏的床上;②睡觉的床垫不要太软;③新生儿身上盖的被褥要适当,不要盖太多,不建议使用宽松的毯子,避免遮盖口鼻;④床上不要放置任何小件物品,包括玩具等小零件;不能放置任何与睡觉无关的物品,包括塑料包装袋、毛巾、衣服等;⑤大力提倡坐位母乳喂养;⑥定期查看,一旦发现有遮盖新生儿口鼻的物体,应及时清理;⑦不要让新生儿单独俯卧位睡觉。

3. 呛奶、意外窒息的处理 ①立即解除引起窒息的因素,如包被、衣物、奶液等;②如果轻微溢奶、吐奶,新生儿自己会调适呼吸及吞咽动作,只要密切观察呼吸状况及肤色变化即可;③如果大量吐奶,且新生儿平躺时,应迅速将新生儿脸偏向一边,以免吐出物向后流入咽喉及气管,必要时用洗耳球清理口鼻,将吐、溢的奶水快速清理,以保持呼吸道的通畅;④如果新生儿憋气不呼吸或脸色发绀(即缺氧脸色发黑)时,表示吐出物可能已进入气管了,一方面立即通知儿科医生,一方面使新生儿俯趴在手的前臂、手掌托住头面部,用力拍打四五次(注意拍打力度),使其能咳出。如果仍无效,马上夹或捏刺激脚底板,使其因疼痛哭泣,刺激呼吸,迅速转送新生儿科进一步处理。

十三、专科技能

(一)四步触诊法

通过腹部四步触诊法检查子宫大小、胎产式、胎方位、胎先露及胎先露是否衔接。

1. 评估 评估孕妇的孕周、腹形、子宫大小、胎产式等。

2. 用物准备

(1)用物准备:检查床、床帘或屏风。

(2)人员准备:孕妇排空膀胱,取仰卧屈膝位;操作者着装规范,洗手,冬天时,检查前预热双手。

(3)环境准备:温度适宜、注意隐私,必要时围帘或屏风遮挡。

3. 操作步骤 见图 5-22。

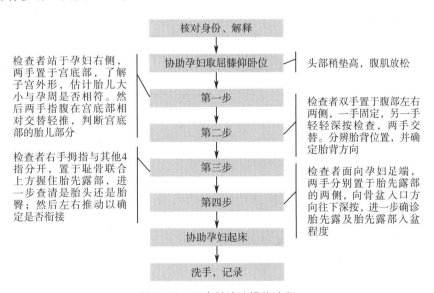

图 5-22 四步触诊法操作流程

(二)骨盆外测量

了解骨产道情况,以判断胎儿能否经阴道分娩。

1. 评估 评估孕妇骨盆大小及形状等。

2. 用物准备

(1)用物准备:检查床、骨盆测量仪、无菌手套。

(2)人员准备:孕妇排空膀胱,取仰卧屈膝位;操作者着装规范,洗手,冬天时,检查前手预热。操作前评估孕妇情况,核实孕周。

(3)环境准备:温度适宜、注意隐私,必要时围帘或屏风遮挡。

3. 操作步骤 见图 5-23。

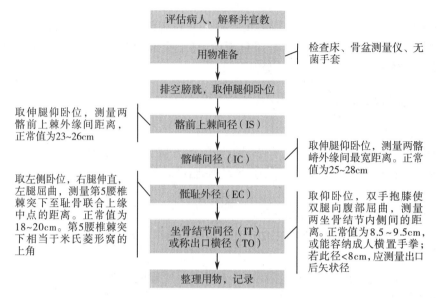

图 5-23 骨盆外测量操作流程

（三）宫高和腹围测量

宫高和腹围间接反映子宫大小,通过测量有助于动态观察胎儿发育,及时发现胎儿宫内发育迟缓、巨大儿或羊水过多等妊娠异常。

1. 评估

（1）适应证 判断孕周,间接了解胎儿生长发育状况,估计胎儿体重。

（2）禁忌证 无特殊禁忌证。

2. 用物准备

（1）用物准备:检查床、皮尺。

（2）环境准备:关门窗,室温 24~28℃;注意隐私,必要时围帘或屏风遮挡。

（3）人员准备:孕妇排空膀胱,取仰卧屈膝位;操作者着装规范,洗手,冬天时,检查前手预热。操作前评估孕妇情况,核实孕周。

3. 操作步骤 见图 5-24。

（四）胎心音听诊

了解胎心是否正常,检测胎儿安危。

1. 评估

（1）适应证 妊娠 12 周后。

（2）禁忌证 无特殊禁忌证。

2. 用物准备

（1）用物准备:多普勒胎心仪或胎心听诊器、秒表、耦合剂、纸巾。

（2）环境准备:关门窗,室温 24~28℃;注意隐私,必要时围帘或屏风遮挡。

（3）人员准备:操作者着装规范、修剪指甲、洗手;孕妇意识清醒能配合。

3. 操作步骤 见图 5-25。

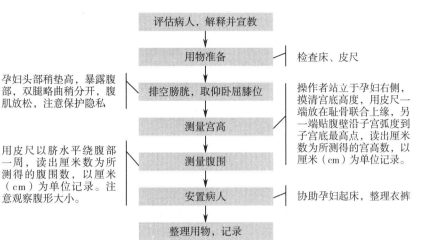

孕妇头部稍垫高,暴露腹部,双腿略曲稍分开,腹肌放松,注意保护隐私

检查床、皮尺

操作者站立于孕妇右侧,摸清宫底高度,用皮尺一端放在耻骨联合上缘,另一端贴腹壁沿子宫弧度到子宫底最高点,读出厘米数为所测得的宫高数,以厘米(cm)为单位记录。

用皮尺以脐水平绕腹部一周,读出厘米数为所测得的腹围数,以厘米(cm)为单位记录。注意观察腹形大小。

协助孕妇起床,整理衣裤

图 5-24　宫高腹围操作流程

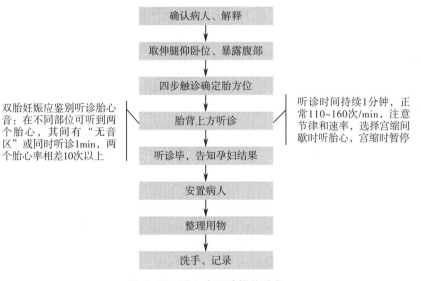

双胎妊娠应鉴别听诊胎心音:在不同部位可听到两个胎心,其间有"无音区"或同时听诊1min,两个胎心率相差10次以上

听诊时间持续1分钟,正常110~160次/min,注意节律和速率,选择宫缩间歇时听胎心,宫缩时暂停

图 5-25　胎心音听诊操作流程

(五)胎动计数

自我监测胎儿在子宫内安危。

1. 评估

(1)适应证:妊娠28周开始一直到临产均应计数胎动,可以自我进行监测胎儿。

(2)禁忌证:无特殊禁忌证。

2. 操作步骤　见图5-26。

(六)徒手按摩子宫

促进产后子宫收缩,预防和减少产后出血。

1. 评估

(1)适应证:产后评估子宫收缩与阴道流血情况;产后子宫收缩不良。

(2)禁忌证:无特殊禁忌证。

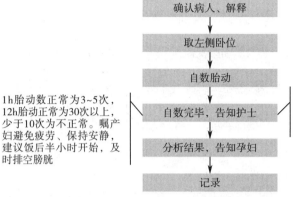

1h胎动数正常为3~5次，12h胎动正常为30次以上，少于10次为不正常。嘱产妇避免疲劳、保持安静，建议饭后半小时开始，及时排空膀胱

自己计数胎动，每日3次，早中晚各一次，每次1h；3次胎动数相加乘以4，即12h胎动数

图 5-26　胎动计数操作流程

2. 用物准备

（1）用物准备：无菌手套、一次性护理垫（必要时备聚维酮碘液、储血器）。

（2）环境准备：关门窗，调节室温24~28℃；注意隐私，必要时围帘或屏风遮挡。

（3）人员准备：操作者着装规范、修剪指甲、洗手、戴口罩；孕妇意识清醒能配合，排空膀胱。

3. 操作步骤　见图 5-27。

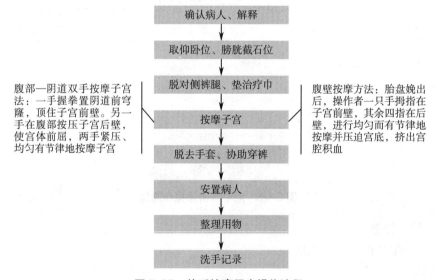

腹部—阴道双手按摩子宫法：一手握拳置阴道前穹窿，顶住子宫前壁。另一手在腹部按压子宫后壁，使宫体前屈，两手紧压、均匀有节律地按摩子宫

腹壁按摩方法：胎盘娩出后，操作者一只手拇指在子宫前壁，其余四指在后壁，进行均匀而有节律地按摩并压迫宫底，挤出宫腔积血

图 5-27　徒手按摩子宫操作流程

（七）阴道检查

通过检查了解宫口扩张、宫颈软硬度、厚薄、胎膜是否破裂，了解骨盆腔情况，确定胎位以及胎先露下降程度。

1. 评估

（1）适应证：先兆临产者：未足月胎膜早破有临产迹象者、不规则宫缩较久拟进一步处理者、胎心有变化者、疑有脐带先露或脐带脱垂者；临产者：出现规律宫缩了解产程进展。

（2）禁忌证：前置胎盘，产前有异常出血，未足月无临产征兆。

2. 用物准备

（1）用物准备：大棉签、聚维酮碘液、无菌手套、一次性垫巾、清洁衣裤。

（2）环境准备：关门窗,调节室温 24~28℃;注意隐私,必要时围帘或屏风遮挡。

（3）人员准备：操作者着装规范、修剪指甲、洗手、戴口罩;孕妇意识清醒能配合。

3. 操作步骤　见图 5-28。

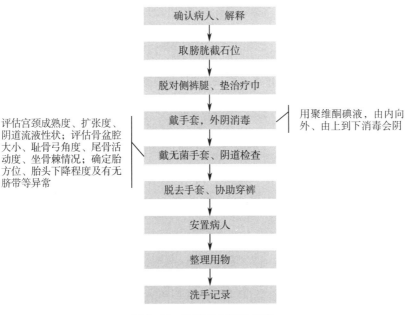

图 5-28　阴道检查操作流程

（八）新生儿断脐

正确结扎脐带,防止脐带感染,预防脐炎。

1. 评估

（1）评估新生儿脐带长度、直径。

（2）评估新生儿脐带有无异常。

2. 环境准备

（1）用物准备：无菌手套、无菌手术衣、血管钳、无菌线剪、气门芯或脐带夹、新生儿复温台。

（2）环境准备：调节室温 26~28℃。

3. 操作步骤　见图 5-29。

（九）母乳喂养

母乳是婴儿最完美的食物,为婴儿提供健康成长和发育所需营养的物质。母乳喂养关系到婴儿、母亲、家庭和社会的健康水平。为产妇提供专业的母乳喂养咨询、指导和帮助,有利于促进母乳喂养的成功。

1. 评估

（1）产妇精神状态,分娩方式,根据产妇状况选择适合的哺乳姿势。

（2）产妇乳房及乳头情况,有无乳头凹陷、扁平或皲裂等。

（3）新生儿是否清醒状态,大小便情况。

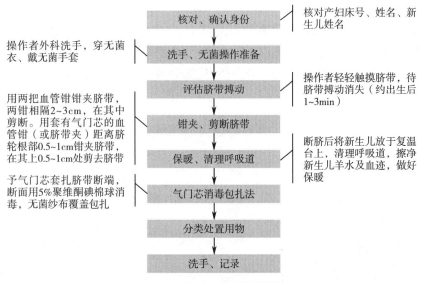

图 5-29　新生儿断脐操作流程

2. 用物准备　哺乳枕、靠背椅、踏脚凳、乳房模型、婴儿模型等。

3. 操作步骤　见图 5-30。

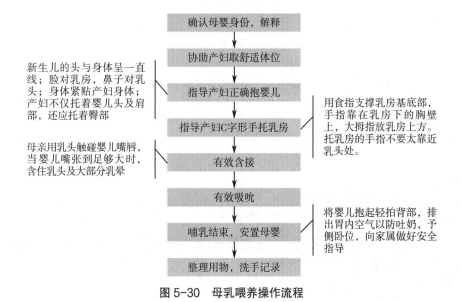

图 5-30　母乳喂养操作流程

（十）手工挤奶

手工挤奶可以帮助母乳喂养的产妇保持泌乳通畅,排空乳房,减轻乳胀和乳汁淤积,预防乳腺管堵塞。

1. 评估

（1）产妇的精神状态,取合适体位。

（2）评估乳房及乳头情况。

2. 用物准备　面盆、毛巾、按摩精油、热水、哺乳枕、靠背椅、储乳容器（大口径的杯子或玻璃瓶)、小碗、踏脚凳、乳房模型等。

3. 操作步骤　见图 5-31。

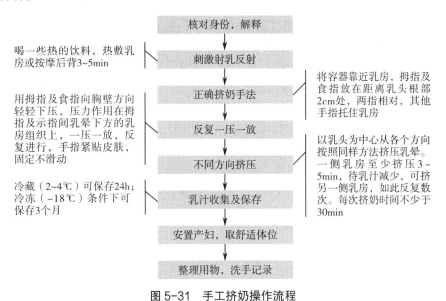

图 5-31　手工挤奶操作流程

(十一)奶杯喂养

产妇或者新生儿因某些原因无法直接母乳喂养者可使用奶杯喂养,以防止乳头错觉。

1. 评估

(1)新生儿是否清醒状态。

(2)评估新生儿生命体征、精神状态、吸吮需求。

2. 用物准备

母乳(或配方奶)、消毒小杯、湿纸巾(或清洁小毛巾)、软垫等。

3. 操作步骤　见图 5-32。

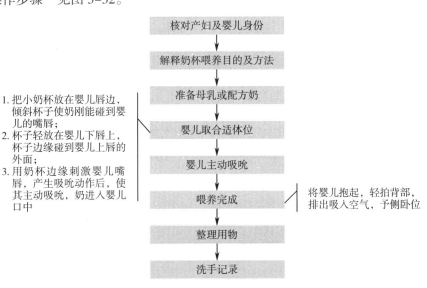

图 5-32　奶杯喂养操作流程

第三节　产科初阶护士岗位专科
胜任能力的评价方法及记录

根据《产科初阶护士岗位专科胜任能力评价表》进行培训效果及护士岗位专科胜任能力评价（评价内容可根据科室实际情况进行修订）。

评价方法及记录：由护理单元护士长、带教老师组成考核小组，通过理论知识问卷考核、口头提问、现场观察法、日常工作评价或考核等方法，可采用1对1或多对1的评价方式，根据初级专科胜任能力评价表对护士每一项培训内容掌握情况开展综合评定。将评定结果记录在评价表中，如项目通过考评则画"√"，如考核未通过，则进一步辅导并跟进考核，直至通过。要求入科1年内完成所有项目培训，并通过考核。规范化培训期间护士次年要对所有项目进行复训并通过考核。

第四节　产科高阶护士岗位专科
胜任能力培训适用对象及岗位要求

（一）适用对象

完成初阶护士岗位专科胜任能力培训的科室固定工作护士。

（二）岗位要求

掌握产科疾病护理，本专科急危重症病人的观察及护理，完成《高阶护士岗位专科胜任能力评价表》上内容的学习及考核，见表5-4。能正确执行科室内特殊作业和各项高风险护理操作。具备危重病人病情观察及突发事件应对能力，能独立负责产科所有病种（尤其是重症）病人照护和专科性照护。

表5-4　高阶护士岗位专科胜任能力评价表

工号		姓名		科室		
内容			考核：1合格　2不合格	时间	签名	备注
1	妊娠合并心脏病					
2	胎盘早剥病人					
3	子宫破裂					
4	羊水栓塞					
5	脐带脱垂					
6	凶险性前置胎盘					
7	HELLP综合征					
8	双胎输血综合征					

续表

	内容	考核：1 合格　2 不合格	时间	签名	备注
9	特殊药物的使用及护理				
	硫酸镁的使用				
	催产素引产				
	妊娠高血压综合征降压药物的使用				
10	OGTT				
11	胎儿镜检查				
12	胎心电子监测（NST、OCT、CST）				
13	胎儿生物物理评分				
14	新生儿疾病筛查				
15	新生儿听力筛查				
16	正常分娩接产术				
17	新生儿 Apgar 评分				
18	新生儿复苏				
19	孕妇心肺复苏				
20	会阴切开缝合				
21	自由体位指导				
22	宫腔填塞术				
23	子宫动脉栓塞术				
24	双侧髂内动脉球囊阻断术				

本岗位出勤　　月

主管签名：　　　　　　　　　　　　　　　员工签名：

　　　　　　　　　　年　　月　　日　　　　　　　　　　年　　月　　日

第五节　产科高阶护士岗位专科胜任能力培训内容

一、妊娠合并心脏病

案例导入及思维过程

　　病人,33 岁,因"停经 32 周,胸闷心悸 3d"收住入院。入院时 T 36.7℃,P 123 次 /min,R 25 次 /min,BP 137/80mmHg,SpO₂ 98%,感气急、胸闷。病人既往风湿性心脏病病史 16 年,3d 前无明显诱因出现胸闷、心悸伴头晕黑矇,呈阵发性,休息后好转,不能平卧,夜间高枕卧位,偶有阵发性呼吸困难,心功能Ⅲ级。体检:心脏听诊心律不规则,心尖区闻及舒张期杂音,肺底少量湿啰音。脉搏短绌,双下肢水肿。超声心动图提示:二尖瓣中度狭窄伴中度关闭不全,三尖瓣重度反流,左右心房扩大,肺动脉压 52mmHg,左室射血分数 40%。心电图提示房颤。产科检查:宫高 29cm,腹围 93cm,NST(＋)。诊断为"风湿性心脏病,肺动脉高压,心房颤动,心功能Ⅱ－Ⅲ级",予利尿及促胎肺成熟治疗后,硬膜外麻醉下行子宫下段剖宫产术,手术经过顺利,出血 300ml,新生儿体重 1850g,Apgar 评分 1min 10 分,5min 10 分,送新生儿监护病房。术后生命体征平稳,能平卧,房颤心律。术后 4h 出现咳嗽咳痰,咳白色泡沫痰,感胸闷气急,不能平卧,P 130 次 /min,R 26 次 /min,BP135/78mmHg,SpO₂ 85%,氧分压 50mmHg,B 型尿钠肽 2819pg/ml,予面罩吸氧、强心、利尿、扩血管治疗,控制液体入量和速度后,P 维持 100 次 /min 左右,R16 次 /min 左右,BP 115/70mmHg 左右,SpO₂ 正常,咳嗽消失,能平卧。改持续低流量吸氧、抗炎、利尿、抗心律失常、抗凝治疗,皮硝回奶,术后出现一次体温最高 38.5℃。母婴康复后出院。

　　案例护理思维过程见图 5-33。

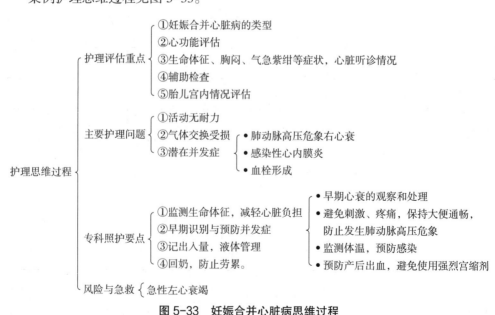

图 5-33　妊娠合并心脏病思维过程

【疾病概述】

妊娠合并心脏病(包括妊娠前已患有的心脏病、妊娠后发现或发生的心脏病),属于产科急危重症,可发生在妊娠期、分娩期以及产褥期,是导致流产、早产、死胎、胎儿生长受限的高危因素,我国的发病率为 0.5%~3%,是导致孕产妇死亡的前三位死因之一。以往妊娠合并心脏病以风湿性心脏病为主,但随着我国先天性心脏病诊疗技术的飞速发展,越来越多的先天性心脏病病人得以救治并能生存到生育年龄,因此,临床上先天性心脏病合并妊娠的发生率也逐年增多。

1. 病因和发病机制

(1)先天性心脏病:孕期感染风疹病毒,柯萨奇病毒或其他病原体时发生胎儿心脏畸形的风险增加,糖尿病未控制、放射线和细胞毒性药物、高龄等均使胎儿发生先天性心脏病的风险增加,遗传因素也是先天性心脏病的原因之一。

(2)瓣膜性心脏病:风湿性心脏病最为常见。儿童期风湿热活动累及心瓣膜导致瓣膜病变,多表现为心瓣膜中的一个或几个瓣膜狭窄和(或)关闭不全。其机制是机体经乙型链球菌感染后产生自身抗体,形成的免疫复合物沉积在心脏、关节等部位,诱发炎症反应和组织破坏,发生心肌炎及心瓣膜炎。

(3)心肌病:心室结构改变或心肌功能异常所致,病因不明。

(4)妊娠相关心脏病:妊娠期高血压疾病的孕妇因冠状动脉痉挛、心肌缺血、外周动脉阻力增高等导致左心衰竭。而围生期心肌病病因不明,研究认为可能与病毒感染、免疫因素、营养不良、遗传等因素相关。

2. 妊娠期心血管系统的变化

(1)妊娠期:总血容量自妊娠第 6 周开始增加,32~34 周达高峰,较非孕期增加了30%~45%,此后维持较高水平,于产后 2~6 周逐渐恢复正常。心排血量自妊娠早期开始增加,妊娠 4~6 个月时增幅显著,较妊娠前增加 30%~50%,并且孕妇体位对心排血量影响较大,可出现仰卧位低血压综合征。妊娠期心率增加以适应血容量的增多,分娩前的心率较非孕时增加约 10 次 /min,妊娠晚期心脏负荷较重,可导致心肌轻度肥大,且心尖第一心音和肺动脉瓣第二心音增强,并可有轻度收缩期杂音。

(2)分娩期:分娩期每次宫缩时有 300~500ml 体液被挤入体循环,全身血容量增加,心排血量急剧增加。此外,第二产程中,宫缩疼痛和焦虑情绪引起交感神经兴奋,使心率增快。并且孕妇骨骼肌与腹肌的收缩,使体循环的血管阻力增加,孕妇平均动脉压升高,宫缩间歇期,血压可回到分娩期水平。

(3)产褥期:产后三日内心脏负荷仍较重,子宫收缩使大量血液进入体循环,并且妊娠期组织间潴留的体液也回流入体循环,这不仅造成血容量的进一步增加,心脏负荷增大,也使血液进一步稀释,加重妊娠贫血。

3. 主要临床表现

(1)症状:病情轻者可无症状,重者有易疲劳、食欲缺乏、活动后乏力、心悸、胸闷、呼吸困难、咳嗽、胸痛、咯血、水肿等症状。

(2)体征:不同种类的妊娠合并心脏病病人有不同的体征。心脏结构或瓣膜异常者可在胸前区闻及各种类型的心脏杂音,心律失常者可有各种异常心律(率);金属瓣换瓣者有换瓣音;部分先天性心脏病修补后可无任何阳性体征;心力衰竭时心率加快、呼吸音减弱、可闻及干湿啰音、肝—颈静脉回流征阳性、肝脏肿大、下肢水肿等。

4. 分类

（1）结构异常性心脏病：主要包括出生时即存在心脏和大血管结构异常的先天性心脏病（如房间隔缺损、室间隔缺损、动脉导管未闭、法洛四联症、艾森门格综合征）、各种原因导致的心脏瓣膜形态异常和功能障碍导致的瓣膜性心脏病和心肌病（主要有扩张型心肌病和肥厚性心肌病）。

（2）功能异常性心肌病：主要包括各种无心血管结构异常的心律失常，常见的有室上性心动过速，室性期前收缩、窦性心动过速、房室传导阻滞等。

（3）妊娠期特有的心脏病：常见妊娠期高血压疾病性心脏病。

5. 诊疗原则　积极防治心力衰竭和感染

（1）非孕期：根据病人所患的心脏病类型、程度、心功能状态，确定能否妊娠，对不宜妊娠者，指导其采取适宜的避孕措施。

（2）妊娠期：对不宜妊娠的心脏病孕妇，应于妊娠 12 周前行治疗性人工流产。妊娠超过 12 周时，密切监护，积极防治心力衰竭。

（3）分娩期：心功能 Ⅰ~Ⅱ 级、胎儿不大、胎位正常以及宫颈条件好者，可在严密监护下经阴道分娩，第二产程需行阴道助产；心功能 Ⅲ~Ⅳ 级，选择剖宫产终止妊娠。

（4）产褥期：产后最初 3d 内，尤其是产后 24h 内仍是发生心力衰竭的危险期，产妇应充分休息，严密监护。遵医嘱给予抗生素预防感染。对于不宜再妊娠者，建议于产后 1 周内行绝育术。心功能 Ⅲ 级及以上者，不宜哺乳。

【护理评估】

1. 健康史及相关因素　全面了解病史，尤其是了解与心脏病有关的既往史，如不良孕产史、风湿热病史、心脏病史、与心脏病有关疾病史及相关检查。

2. 症状体征　生命体征；心律；心功能等级；胸闷、气促、胸痛等自觉症状；劳力性呼吸困难；紫绀、杵状指；肺部湿啰音；有无活动受限、肝脏增大、心脏增大、水肿等。

3. 产科检查　胎心率变化，监测胎动评估胎儿宫内安危。

4. 辅助检查　心电图和 24h 动态心电图；X 线、CT、心导管及心血管造影（孕期一般不使用）、超声心动图；血生化：肌钙蛋白和心肌酶谱；脑钠肽；血常规、血气分析、肝肾功能、凝血功能、D- 二聚体等。

【护理问题】

1. 活动无耐力　与妊娠增加心脏负荷有关。

2. 气体交换受限　与肺水肿有关。

3. 潜在并发症：感染性心内膜炎、肺动脉高压危象、急性左心衰竭。

【照护要点】

1. 避免过度劳累，每日保证至少 10h 的睡眠。休息应采取以左侧卧位。注意营养的摄取，指导其摄入高热量、高维生素、低盐低脂、富含多种微量元素的食物。少量多餐，适当限制食盐量，以每日不超过 4~5g 为宜，预防性应用铁剂防止贫血，维持血红蛋白在 110g/L 以上。多食水果蔬菜，保持大便通畅，防治便秘。正常体重指数孕妇应控制整个孕期体重增长不超过 10kg。

2. 持续低流量吸氧，监测血压、心率、呼吸、血氧饱和度，协助医生行有创动脉血压监测、深静脉置管,监测中心静脉压指导补液,记进出量,监测尿量。

3. 胎儿娩出后腹部加压 1kg 沙袋 24h,防止腹压骤降,引起血流动力学紊乱。肺动脉高压者禁止使用缩宫素,必须使用,可用半量 5U 宫壁肌内注射。可使用子宫按摩法、益母草注射剂促进宫缩。禁用麦角新碱及其他强烈宫缩剂。

4. **液体管理** 严格控制输液速度(每分钟不超过 40 滴,可以使用输液泵)和输入总量,输液控制在 1000ml/24h,每日保持出入量负平衡 500~1000ml,可不限制口服入量。产后 3d 后,病情稳定,逐渐过渡到出入量平衡,以免加重心脏负担,诱发心力衰竭。在控制入量的过程中,注意保持电解质平衡及防止血栓形成。

5. **预防感染** 监测体温、感染指标;注意保暖,保持口腔清洁;叩背,指导有效咳嗽,雾化吸入,防止肺部感染;注意腹部切口及会阴切口愈合情况,做好会阴护理;根据医嘱保证抗生素及时有效足疗程使用。

6. **疼痛管理** 使用疼痛评估工具进行疼痛评估,术后使用有效的镇痛,以减轻疼痛对机体的应激。采用持续硬膜外镇痛泵或静脉镇痛泵,或盐酸哌替啶肌注,及时评估镇痛效果。

7. **预防血栓形成** 妊娠期高凝状态,利尿药使用更易使血液浓缩,血液高凝,发生栓塞。术后 6h 开始床上活动,体力与病情允许术后 24h 下床活动,可使用抗血栓弹力袜或双下肢间歇充气压力泵,预防下肢静脉血栓形成。

8. **出血的观察** 使用抗凝剂时注意监测凝血功能及出血倾向的表现,如皮肤黏膜、切口渗血等情况及阴道流血量。

9. **喂养指导** 使用皮硝回乳,教会家属人工喂养的方法。

10. **并发症观察及预防**

(1)心力衰竭:应重视和警惕早期心力衰竭的临床表现和体征。

1)轻微活动后即感心悸、胸闷、气短。

2)休息时心率超过 110 次/min,呼吸超过 20 次/min。

3)夜间常因胸闷而需坐起或需到窗口呼吸新鲜空气。

4)肺底部出现少量持续性湿啰音,咳嗽后不消失。由于血流动力学改变,正常孕产妇在孕晚期可出现心动过速、胸闷、气促等类似心衰的症状,需详细的病史采集和体格检查方可区别正常妊娠和心衰。

(2)肺动脉高压危象:肺动脉高压的诊断标准是在海平面状态下、静息时,右心导管检查肺动脉平均压(mPAP)≥25mmHg(1mmHg=0.133kPa)。临床上常用超声心动图估测肺动脉压力。肺动脉高压危象是在肺动脉高压的基础上发生肺血管痉挛性收缩、肺循环阻力升高、右心排出受阻,导致突发性肺动脉高压和低心排血量的临床危象状态。主要表现为病人烦躁不安、个别病人有濒死感、心率增快、心排血量显著降低、血压下降、血氧饱和度下降,死亡率极高。产科肺动脉高压危象更多见于分娩期和产后的最初 72h 内。必须避免感染、劳累、情绪激动、保持大便通畅,做好镇静镇痛,减少刺激。

(3)感染性心内膜炎:是指由细菌、真菌和其他微生物(如病毒、立克次体、衣原体、螺旋体等)直接感染而产生的心瓣膜或心壁内膜炎症。瓣膜为最常受累的部位,也可发生在室间隔缺损部位、腱索和心壁内膜。主要临床特征:发热,心脏杂音,栓塞,血培养阳性。观察是否有头痛、胸痛、咯血、胸闷等栓塞症状。做好体温监测,根据血培养和药敏试验选择抗生素,足量使用。

【健康教育】

1. 妊娠前不宜妊娠者严格避孕,指导合理有效的避孕措施。

2. 妊娠期

(1)指导病人自测脉搏,胎动,如出现异常症状如胸闷、心悸等应及时就诊。

(2)指导合理饮食,进高蛋白、高维生素、高纤维素、高热量、低盐低脂、少量多餐饮食。

(3)指导孕妇合理活动,预防贫血、上呼吸道感染、维生素缺乏等疾病。

3. 产褥期

(1)向病人及家属讲解诱发心力衰竭的常见因素及预防方法、识别及处理早期心力衰竭等知识,尤其让病人了解遵医嘱用药的重要性,预防诱发心力衰竭的各种因素如贫血、心律失常、感染、劳累等。

(2)及时为家庭及家属成员提供孕妇的信息,予以知识宣教,使其关注孕妇的心理生理状况,了解监测胎儿的方法及产时、产后的治疗护理方法。指导孕妇及家属掌握妊娠合并心脏病的相关知识,包括如何自我照顾,限制活动程度,早期识别心衰的症状和体征,并告知其抢救和应对措施,做到早期预防。

(3)协助并提高孕妇的自我照顾能力,完善家庭支持系统。指导病人及家属每日测心率、呼吸、称体重,记录出入量,识别早期心衰的症状。心功能Ⅲ级或以上者,指导产妇根据病情,定期产后复查和到心脏内科随访。

【风险与急救】

急性左心衰竭:

以肺水肿为主要表现的急性左心衰,常突然发病。表现为呼吸困难,端坐呼吸,伴有窒息感、烦躁不安、口唇发绀、呼吸频速、咳嗽并咳出白色或粉红色泡沫痰。体检除原有心脏病体征外,两肺底部可及散在的湿性啰音,重症者两肺布满湿性啰音,伴有哮鸣音。血压可正常或升高,病情加重时,血压下降、脉搏细弱,最后出现神志模糊,甚至昏迷、休克、窒息而死亡。抢救原则是减少回心血量和肺循环血量,增强心肌收缩力,改善肺气体交换功能。

(1)体位:病人取坐位,双腿下垂,以减少静脉血回流。

(2)吸氧:立即高流量面罩(6~8L/min)吸氧,对于病情严重病人可采用面罩加压给氧。

(3)用药护理

1)强心:常用速效洋地黄制剂毛花苷 C 0.4mg 稀释后缓慢静脉注射,以增强心肌收缩力。

2)利尿:呋塞米 20~40mg 静注,可通过快速利尿,利于减轻前负荷,缓解肺水肿。

3)扩血管:可选硝酸甘油静脉滴注,在用药过程中应注意监测血压,使收缩压维持在100mmHg 左右。

4)镇静:常用吗啡 3~5mg 静脉注射,使病人镇静,减少躁动所带来的额外心脏负担,且具有舒张小血管的功能,从而减轻心脏负担。

5)解痉:氨茶碱可解除支气管痉挛,缓解呼吸困难,亦可增强心肌收缩力,扩张血管,利尿。

【拓展】

妊娠期间心脏手术:妊娠期间由于心脏储备能力下降,影响心脏手术的恢复,并且术中用药也会对胎儿产生影响。文献报道开胸心脏手术胎儿死亡率达 20%~30%,母亲死亡率为

1%~5%,因此不主张在妊娠期进行手术,但近年来由于心脏手术技术发展、监护技术进步,妊娠期间心脏手术后继续妊娠或终止妊娠后的心脏手术成功病例已有较多报道。

二、胎盘早剥

案例导入及思维过程

病人,33 岁,因"停经 34 周,持续性腹痛伴进行性加重 6h"急诊就诊。体格检查:T 36.2℃,P 102 次 /min,R 20 次 /min,BP 172/127mmHg,神志清,严重贫血貌,痛苦面容,腹部膨隆。产科检查:子宫张力高呈板状,不能放松,有压痛,胎心 120 次 /min,胎方位未扪清。急诊 B 超:羊水指数 3.8cm,见胎心搏动,胎盘附着于前壁,厚 7.0cm,回声不均,胎盘与肌壁间可见 11.7cm×11.2cm×4.8cm 不均回声团,内未见血流信号,急诊拟以"羊水过少,胎盘早剥?"收住。入院后 5min 即出现阴道流血,量约 400ml,色暗红。实验室检查结果:尿蛋白(++),HB76g/L,3P(+),APTT 55.0s,PT 36.1s,TT 68.2s,Fbg 0.92g/L。入院后予抗休克的同时,即刻术前准备予以子宫下段剖宫产术。术中血性羊水 300ml,娩出一女婴,Apgar 评分 1min3 分,5min6 分,送新生儿科抢救。胎盘 2/3 剥离,胎盘后血凝块约 800ml,子宫左侧壁可见紫蓝色瘀斑,给予卡前列腺素丁三醇宫壁肌内注射,手术经过顺利,术中出血 600ml。术后输注红细胞、冷冻血浆及凝血酶原复合物。产后予抗休克、抗感染、降压、纠正贫血等支持治疗,生命体征平稳,母婴康复出院。

案例护理思维过程见图 5-34。

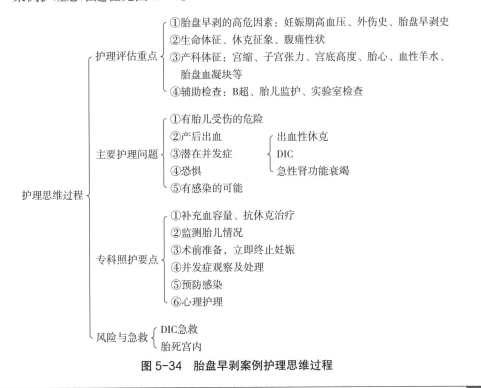

图 5-34　胎盘早剥案例护理思维过程

【疾病概述】

妊娠 20 周后或分娩期,正常位置的胎盘在胎儿娩出前,部分或全部从子宫壁剥离,称为胎盘早剥(placental abruption),属于妊娠晚期严重并发症之一。胎盘早剥的发生率在国内为 0.46%~2.1%,国外为 1%~2%。由于起病急、发展快,若处理不及时可危及母儿生命。

1. **主要病因**　胎盘早剥的病因及发病机制目前尚不明确,可能与以下因素相关。

(1)子宫胎盘血管病变:胎盘早剥多发生于妊娠期高血压疾病、慢性高血压、慢性肾脏疾病的孕妇。这些疾病引起全身血管痉挛、硬化,子宫底蜕膜也可发生螺旋小动脉痉挛或硬化,引起远端毛细血管缺血坏死而破裂出血,在底蜕膜层与胎盘之间形成血肿,导致胎盘从子宫壁剥离。

(2)宫腔内压力骤减:羊水过多突然破膜时,羊水流出过快或双胎妊娠分娩时第一胎娩出过快,宫腔内压力骤减,子宫骤然收缩导致胎盘早剥。

(3)机械因素:外伤如腹部直接受到撞击或挤压、性交、外倒转等均可诱发胎盘早剥。脐带过短或脐带缠绕相对过短,分娩过程中胎儿下降牵拉脐带,使胎盘自子宫壁剥离。

(4)子宫静脉压升高:妊娠晚期或临产后,若孕妇长时间处于仰卧位,妊娠子宫可压迫下腔静脉使回心血量减少,血压下降(仰卧位低血压综合征),子宫静脉淤血,静脉压升高,致使蜕膜静脉床淤血、破裂,引起胎盘剥离。

(5)其他:高龄孕妇、经产妇易发生胎盘早剥;不良生活习惯如吸烟、酗酒及吸食可卡因等是国外发生率增高的原因;胎盘位于子宫肌瘤部位易发生胎盘剥离;宫内感染、有血栓形成倾向的孕妇胎盘早剥发生率增高;有胎盘早剥史的孕妇再次妊娠发生胎盘早剥的风险明显升高;辅助生育技术诱导排卵与胎盘早剥发生的增加有显著相关性。

2. **分类**　胎盘早剥的主要病理变化是底脱膜出血,形成血肿,使胎盘自附着处剥离。按病理生理变化特点,分为 3 种类型(图 5-35)。

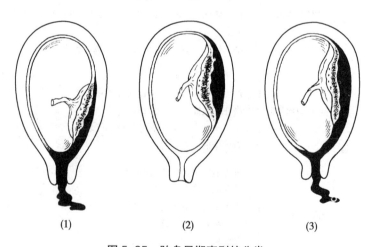

图 5-35　胎盘早期离剥的分类
(1)显性剥离;(2)隐性剥离;(3)混合性出血

(1)显性剥离或外出血:剥离面小,出血停止,血液凝固,临床多无症状。若继续出血,血液冲开胎盘边缘及胎膜,沿胎膜与宫壁间经宫颈向外流出,为显性剥离或外出血。

(2)隐性剥离或内出血:血液在胎盘后形成血肿使剥离面逐渐扩大。当血肿不断增大,胎盘边缘仍附着于子宫壁上,或胎膜与子宫壁未剥离,或胎头固定于骨盆入口均使血液不能向外流出而积聚在胎盘与子宫壁之间,此为隐性剥离或内出血。

（3）混合性出血:当内出血过多时,血液也可冲开胎盘边缘,向宫颈口外流出,形成混合性出血。

有时胎盘后血液可穿破羊膜而溢入羊膜腔,形成血性羊水。胎盘早剥尤其是隐性剥离时,胎盘后血肿增大及压力增加,使血液浸入子宫肌层,引起肌纤维分离、断裂及变性,当血液经肌层浸入浆膜层时,子宫表面可见蓝紫色瘀斑,以胎盘附着处尤为明显,称为子宫胎盘卒中。

3. 主要临床表现 根据病情的严重程度将胎盘早剥分为三度。

（1）Ⅰ度:以显性出血为主,多见于分娩期,胎盘剥离面积小,常无腹痛或腹痛轻微,贫血体征不明显。腹部检查体征不明显,子宫无压痛或胎盘剥离处轻微压痛,子宫软,宫缩有间歇,胎位清楚,胎心率多正常。常常靠产后检查胎盘,发现胎盘母体面有陈旧凝血块及压迹才得以确诊。

（2）Ⅱ度:以隐性出血为主,亦可为混合型出血,胎盘剥离面约为胎盘面积的 1/3,多见于子痫前期、慢性高血压等有血管病变的孕妇。主要症状为突发的持续性的腹痛、腰酸及腰背痛,疼痛程度与胎盘后积血多少成正相关。常无阴道流血或流血不多,贫血程度与阴道流血量不相符。腹部检查:子宫往往大于妊娠周数,宫底随胎盘后血肿的增大而增高,子宫多处于高张状态、压痛,尤以胎盘剥离处最明显,但子宫后壁胎盘早剥时压痛可不明显。宫缩有间歇,胎位可扪及,胎儿多存活。

（3）Ⅲ度:胎盘剥离面一般超过胎盘面积的 1/2,临床表现比Ⅱ度重,可出现恶心、呕吐、面色苍白、四肢湿冷、脉搏细弱、血压下降等休克征象,且休克的严重程度与阴道流血量不相符。腹部检查:子宫硬如板状,宫缩间歇期不能放松,胎位扪不清,胎心消失。若无凝血功能障碍为Ⅲa,有凝血功能障碍为Ⅲb。

4. 诊疗原则 早期识别、积极处理休克、及时终止妊娠、控制 DIC、减少并发症。终止妊娠的方法根据胎次、胎盘剥离的严重程度、胎儿宫内状况及宫口开大等情况而定。

【护理评估】

1. 健康史及相关因素 妊娠晚期或临产时突然发生腹部剧痛,有无急性贫血或休克现象;有无妊娠高血压综合征或高血压病史、胎盘早剥史、慢性肾炎史、仰卧位低血压综合征史及外伤史等。

2. 症状体征 体温、脉搏、呼吸、血压等生命体征情况;有无面色苍白、脉搏细速,血压下降等休克表现;全身有无出血倾向,腹部有无压痛、反跳痛及肌紧张等。

3. 产科检查 胎方位、胎心率的变化;子宫收缩情况,宫底高度,子宫张力、子宫有无压痛;破膜者有无血性羊水;产后检查胎盘及胎膜,胎盘有无血凝块压迹。

4. 辅助检查 B 型超声检查可协助了解胎盘的部位及胎盘早剥的类型,并可明确胎儿大小及存活情况,但不是诊断胎盘早剥的敏感手段,准确率在 25% 左右,可用于前置胎盘的鉴别诊断及保守治疗的病情监测;持续胎心监护可以判断胎儿的宫内状况,胎盘早剥时可出现胎心监护的基线变异消失、变异减速、晚期减速、正弦波形及胎心率缓慢等;监测产妇的贫血程度、凝血功能、肝肾功能及电解质等,严重胎盘早剥病人应检测肾功能及二氧化碳结合力,有条件时应做血气分析,并做 DIC 筛选试验。

【护理问题】

1. 有胎儿受伤的危险   与胎盘早剥导致早产、胎儿缺氧、宫内窘迫甚至胎死宫内有关。

2. 有产后出血的危险   与胎盘早剥导致凝血功能障碍,血液进入子宫肌层影响子宫收缩有关。

3. 恐惧   与胎盘早剥起病急、进展快,危及母儿生命有关。

4. 潜在并发症:弥散性血管内凝血、急性肾功能衰竭、羊水栓塞、胎儿宫内死亡。

【照护要点】

1. 纠正休克、改善病人一般情况   迅速建立静脉通道,输注新鲜血、红细胞、血浆等,迅速补充血容量及凝血因子,以纠正休克,改善全身状况。维持血红蛋白 100g/L,血细胞比容 30% 以上,尿量 >30ml/h。同时心电监护,密切监测产妇的生命体征,记录尿量和出入量。

2. 监测胎儿宫内情况   对有外伤史的产妇,疑有胎盘早剥时,应立即行超声检查或持续进行胎心监护,以早期发现胎盘早剥。

3. 保守治疗   对于孕 32~34 周子宫软,无胎儿窘迫,以外出血为主的胎盘早剥者,可予以保守治疗。保守治疗过程中,应密切行超声检查,监测胎盘早剥情况。一旦出现明显阴道出血、子宫张力高、凝血功能障碍及胎儿宫内窘迫时,应立即终止妊娠。

4. 及时终止妊娠   一旦确诊,为抢救母儿生命必须及时终止妊娠,紧急情况下启动急诊绿色通道或 DDI(决定手术至胎儿娩出时间),减少并发症的发生。终止妊娠的方式取决于胎盘早剥的严重程度、孕妇生命体征、孕周、胎儿宫内状况、能否短时内分娩等具体情况决定,做好相应的配合和准备。

5. 并发症观察及护理

(1)产后出血:由于凝血功能障碍及子宫收缩乏力,胎盘早剥的产妇胎儿娩出后易发生产后出血,因此分娩前应配血备用,分娩时开放静脉,胎儿娩出后立即给予宫缩剂如前列腺素等,并配合按摩子宫。未发生产后出血者,产后仍应加强生命体征观察,预防晚期产后出血的发生。

(2)弥散性血管内凝血(DIC):胎盘早剥是妊娠期发生凝血功能障碍最常见的原因,约 1/3 伴有死胎病人可发生。一旦发生 DIC,病死率较高,应积极预防。应注意观察病人有无皮肤、黏膜及注射部位出血,阴道出血不凝、血尿、咯血、呕血等现象。

(3)急性肾功能衰竭:大量出血导致肾灌注严重受损,肾皮质或肾小管缺血坏死,出现急性肾衰竭。应注意观察病人的尿色、尿量,及时发现少尿、无尿。

(4)羊水栓塞:胎盘早剥时羊水可经剥离面开放的子宫血管,进入母血循环,羊水中有形成分栓塞肺血管,引起肺动脉高压。一旦怀疑羊水栓塞,立即抢救。抗过敏,纠正呼吸循环功能衰竭和改善低氧血症、抗休克、防止 DIC 和肾衰竭发生。

(5)胎儿宫内死亡:胎盘早剥出血引起胎儿急性缺氧,围生儿窒息率、死亡率、早产率均升高,胎盘剥离面积超过 50%,胎儿宫内死亡的风险显著增加。因此,一旦确诊,必须及时终止妊娠,做好新生儿的抢救准备工作。

6. 心理护理   胎盘早剥孕妇情况危急,孕妇及其家属常感到高度紧张和恐惧,护士要向孕妇及家属解释相关知识,给予心理安慰,鼓励孕妇面对现实,积极配合治疗和护理。死产者协助病人及家属度过哀伤期,尽早给予退乳措施。

【健康教育】

1. 重视胎盘早剥的高危因素　高危孕妇加强孕期保健,尤其是对于妊娠期有高血压疾病或有外伤史等的病人,要进行全面评估,结合 B 超、胎心监护、实验室检查,尽早发现异常,及时处理。

2. 异常情况识别　妊娠晚期或分娩期,应避免孕妇长时间仰卧,在妊娠晚期或临产时突然发生腹部剧痛,特别是持续性腹痛、腹胀,要引起重视。对妊娠期出血,无论量多少均应就医,做到及时诊断,正确处理。

【风险与急救】

1. DIC 的救护　临床表现为孕妇出现恶心、呕吐及面色苍白、出汗、血压下降等休克征象,同时伴有皮肤、黏膜出血倾向等。

(1) 监测生命体征的变化,观察阴道出血量及性状,有无血凝块,观察全身皮肤黏膜有无瘀斑、瘀点。

(2) 记录 24h 出入量,观察尿色及尿量。

(3) 开放静脉通道,遵医嘱补充血容量及凝血因子,做好输血护理。

(4) 关注实验室检查结果:血红蛋白、凝血功能、肝肾功能及电解质等情况。

2. 胎死宫内　持续监测胎心以判断胎儿宫内状况,一旦出现胎儿窘迫即刻行剖宫产术,同时通知新生儿科医生做好新生儿抢救。

三、子宫破裂

案例导入及思维过程

病人,女性,36 岁,0-1-4-0,孕 25+ 周,无明显诱因出现下腹坠胀,呈阵发性,当地医院就诊。2 年前剖宫产 1 次,为 28 周早产儿。当地医院急诊 B 超提示:"宫内孕,单活胎,子宫下段肌层最薄处厚约 0.2cm,范围较广",给予硫酸镁针静滴保胎治疗,1h 后自觉下腹坠胀加重,呈持续性,自行坐出租车转某三甲医院就诊,在出租车上晕厥 3 次。急诊预检:T 36℃,P 139 次 /min,R 35 次 /min,BP 129/43mmHg,SpO$_2$ 99%。孕妇神志清,精神软,口唇苍白,诉口干,全身皮肤湿冷,宫缩未及,听诊胎心 132 次 /min,阴道检查宫口未开,阴道流血如月经量。拟以"孕 6 产 1 孕 25+ 周,瘢痕子宫,先兆流产,晕厥待查"收住急诊抢救室。即予心电监护、开放静脉通路、留置导尿、吸氧,乳酸钠林格液快速静滴,测末梢血糖 16mmol/L,急诊床边 B 超提示:子宫破裂。随即病人神志不清、呼之不应,测 P 123 次 /min,R 44 次 /min,BP 73/41mmHg,SpO$_2$90%。给予加压给氧,3min 后 BP 测不出,胎心消失。给予多巴胺微泵维持静推,肾上腺素静推。就地在全麻下行"剖腹探查 + 子宫次全切除术",进腹见大量血液涌出,盆腹腔积血共约 4500ml,子宫前壁自宫底至子宫下段原瘢痕处纵型裂口约 20cm,术中出血 500ml,死胎男性,960g。术中加压快速输注红细胞、血浆及晶体溶液,以及 5% 碳酸氢钠液、甲泼尼龙针、纤维蛋白原、拜复乐针静滴治疗。术后诊断:"孕 6 产 2 孕 25+ 周,死胎,瘢痕子宫,子宫破裂,产后出血,失血性休克,弥散性血管内凝血"。术后继续抗感染治疗。

案例护理思维过程见图 5-36。

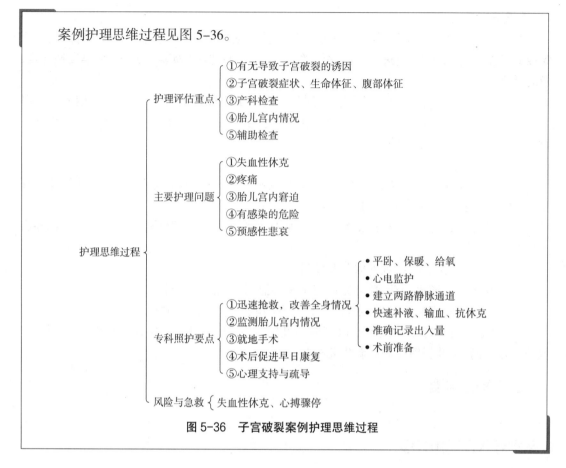

图 5-36   子宫破裂案例护理思维过程

【疾病概述】

子宫破裂（rupture of uterus）是指子宫体部或子宫下段于妊娠晚期或分娩期发生的破裂。是产科极严重的并发症，威胁母儿生命。其发病率为判断一个地区产科质量标准之一。国内发生率 0.1%~0.55%，发达国家如美国发生率 0.04%~0.1%。在发展中国家，孕产妇死亡率高达 40%~60%，我国为 5%~12%，围产儿死亡率为 50%~90%。随着城乡妇幼卫生三级保健网的建立和逐步完善，子宫破裂的发病率已明显降低。近年来由于剖宫产率上升，瘢痕子宫破裂的发生率有所增加，应当引起高度重视。

1. 主要病因

（1）瘢痕子宫：是近年来导致子宫破裂的最常见原因。如剖宫产术、子宫肌瘤剔除术、宫角切除术、子宫成形术后。在妊娠晚期或分娩期由于宫腔内压力增高可使瘢痕破裂。前次手术采用单层缝合、术后伴感染、切口愈合不良、多次剖宫产、剖宫产后间隔时间过短再次妊娠者，发生子宫破裂的危险更大。子宫体部瘢痕破裂多为完全破裂，而子宫下段瘢痕多为不完全破裂。

（2）梗阻性难产：骨盆狭窄、先露异常（肩先露、额先露等）、头盆不称、软产道阻塞、胎儿畸形（脑积水、联体儿）时，均可使胎先露部下降受阻，为克服阻力引起子宫强烈收缩，使子宫下段过分伸展变薄导致子宫破裂。

（3）子宫收缩药物使用不当：在分娩前肌注缩宫素或过量静滴缩宫素、前列腺素栓剂及其他子宫收缩药物使用不当或子宫对缩宫素过于敏感,均可引起子宫收缩过强,加之先露下降受阻时,可发生子宫破裂。

（4）产科手术损伤:发生于不适当或粗暴的阴道助产手术（如宫口未开全行产钳或臀牵引术）,常可发生宫颈撕裂,严重时可波及子宫下段,发生子宫下段破裂。穿颅术、忽略性肩先露强行内转胎位术操作不慎,或植入胎盘强行剥离,也可造成子宫破裂。

（5）其他:如前置胎盘、胎盘植入、多产次、高龄孕产妇、子宫内膜异位症病史、扩宫和刮宫、子宫肌瘤剔除术或放疗等。

2. 分类 子宫破裂根据发生部位分为子宫体部破裂和子宫下段破裂;根据破裂程度,可分为完全性子宫破裂（子宫肌壁全层破裂,宫腔与腹腔相通）与不完全性子宫破裂（子宫肌层部分或全部破裂,但浆膜层完整,宫腔与腹腔不相通,胎儿及其附属物仍在宫腔内）;根据发生原因分为子宫自然破裂、瘢痕破裂、损伤性破裂;根据发生时间可分为妊娠期、分娩期子宫破裂;根据发生的不同阶段可分为先兆子宫破裂、子宫破裂。

3. 主要临床表现

（1）先兆子宫破裂:临产后,当胎先露部下降受阻时,强有力的子宫收缩使子宫下段逐渐变薄,子宫上段更加增厚变短,在子宫体部与子宫下段之间形成明显的环状凹陷,随产程进展,此凹陷会逐渐上升达脐平甚至脐上,称病理缩复环。子宫下段膨隆,压痛明显（图5-37）。产妇烦躁不安、呼吸急促、脉搏加快,下腹疼痛难忍、拒按。由于胎先露部紧压膀胱使之充血,出现排尿困难,甚至形成血尿。这种状况若不迅速解除,子宫将在病理缩复环处及其下方发生破裂。由于子宫收缩过频,胎儿供血受阻,胎心表现为先加快后减慢或听不清楚,胎动频繁。

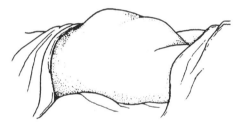

图5-37 先兆子宫破裂时腹部外观图

（2）子宫破裂

1）不完全性子宫破裂:多见于子宫下段剖宫产切口瘢痕破裂,常缺乏先兆子宫破裂症状,仅在不全破裂处有压痛,体征也不明显。若破裂发生在子宫侧壁阔韧带两叶之间,可形成阔韧带内血肿,此时在宫体一侧可触及逐渐增大且有压痛的包块,胎心音多不规则。

2）完全性子宫破裂:子宫破裂常发生于瞬间,产妇突感腹部撕裂样剧痛,腹痛可暂时缓解。随着血液、羊水进入腹腔,腹痛又呈持续性加重,出现全腹压痛、反跳痛等腹膜刺激征。腹壁下可清楚扪及胎体,子宫缩小位于侧方,胎心、胎动消失。阴道检查可见鲜血流出,曾扩张的宫口回缩,下降中的胎先露升高甚至消失（胎儿进入腹腔内）。产妇可出现呼吸急迫、面色苍白、脉搏细速、血压下降等休克征象。子宫体部瘢痕破裂,多为完全破裂,其先兆子宫破裂征象不明显,由于瘢痕逐渐扩大,疼痛等症状逐渐加重,但产妇不一定出现典型的撕裂样剧痛,胎心监测时胎心率图形可表现为早期减速、变异减速,随后出现晚期减速,持续时间较长而不恢复,是瘢痕子宫破裂的最早征象。

4. 诊疗原则

（1）先兆子宫破裂:立即采取有效措施抑制宫缩,吸入或静脉全身麻醉、肌注哌替啶100mg等缓解宫缩。并给病人吸氧、立即备血,同时尽快行剖宫产术,迅速结束分娩,防止子宫破裂。

（2）子宫破裂：一旦确诊，无论胎儿是否存活，均应在积极抢救休克的同时，尽快手术治疗。在子宫破裂发生的30min内施行手术是降低永久性损伤及胎儿死亡的主要治疗手段。对于子宫破裂伴休克的病人，尽可能就地进行抢救。手术方式应根据产妇的全身情况、破裂的部位、程度以及有无严重感染而决定。手术前后应予大剂量抗生素控制感染。如需转院时，应在大量输血、输液、抗休克条件下及腹部包扎后再行转运。

【护理评估】

1. 健康史及相关因素　评估有无发生子宫破裂的各种诱因，如子宫瘢痕、剖宫产史。此次妊娠有无胎位不正或头盆不称，是否有滥用缩宫素或有阴道助产手术操作等。

2. 症状体征　①生命体征：体温、脉搏、呼吸、血压及经皮氧饱和度变化，有无血压下降、脉搏细速、面色苍白、皮肤湿冷、烦躁不安等表现；②腹部体征：有无下腹或瘢痕处压痛、腹膜刺激征；③有无排尿困难或血尿；④阴道流血。

3. 产科检查　①子宫呈强直性收缩或出现病理缩复环；②阴道检查宫口较前缩小，已下降的胎先露又上升，或触及子宫下段的破裂口；③胎儿窘迫表现：胎心率或胎动异常。

4. 辅助检查　实验室检查：血常规检查可见血红蛋白值下降，白细胞计数增加。尿常规检查可见有红细胞或肉眼血尿。腹腔穿刺可证实腹腔内出血；行超声波检查可协助发现子宫破裂的部位及胎儿与子宫的关系。

5. 心理－社会状况　评估产妇的精神状态及情绪变化，有无烦躁不安、疼痛难忍、恐惧、焦虑等；是否担心母儿健康，盼望尽早结束分娩。

【护理问题】

1. 疼痛　与子宫收缩过强或子宫破裂后血液刺激腹膜有关。

2. 组织灌注不足　与子宫破裂后大量失血补液不足有关。

3. 有感染的危险　与反复阴道检查、开放性伤口、大量出血、术后机体抵抗力降低有关。

4. 预感性悲哀　与胎儿死亡，子宫切除及大量出血濒死感有关。

【照护要点】

1. 子宫破裂的急救

（1）给氧，立即建立两路静脉通道，快速备血，积极输液、输血抗休克，同时补充电解质及碱性药物，纠正酸中毒，维持有效血循环，改善组织细胞的缺血缺氧。

（2）心电监护，密切观察、动态记录病人生命体征、面色、意识、皮肤黏膜及出入量；及时采集送检血常规、凝血功能等实验室标本，动态评估失血量。

（3）在抢救休克同时快速完成术前准备，原则上就地手术，麻醉快速从简，如胎儿存活，及时呼叫新生儿医生到场抢救。如须转运，保证路途转运安全与畅通。

（4）关注孕妇及家属的心理状态，配合医生做好沟通解释工作，使其了解正在进行的抢救工作，确信获得最佳的治疗方案，缓解紧张焦虑的情绪，积极配合抢救。

2. 一般护理　保持环境安静无噪音，备齐抢救物品，抢救时置单人病房。

3. 症状体征护理　密切观察产程的进展，及时发现导致难产的诱因，注意胎心率的变化。产程中出现宫缩过强、下腹部压痛或腹部出现病理性缩复环时，应立即报告医生并停止缩宫素引产及一切操作,同时监测产妇的生命体征,按医嘱给予抑制宫缩、吸氧,并做好剖宫产的术前准备。

4. 心理护理

（1）向产妇及家属解释子宫破裂的治疗计划及对再次妊娠的影响。

（2）对胎儿已死亡的产妇,倾听其诉说内心感受,允许产妇表达悲伤情绪甚至哭泣,帮助产妇及家属度过悲伤阶段。

（3）为产妇及家属提供舒适的环境,给予生活上的护理和更多的陪伴,鼓励其进食,以更好地恢复体力。

（4）为产妇提供产褥期休养计划,帮助产妇尽快调整情绪,接受现实,以适应现实生活。

5. 预防

（1）建立完善的孕产妇系统保健手册,加强围生期保健。

（2）对有剖宫产史、子宫手术史等高危孕妇,加强围生期监护,增加产前检查次数,在预产期前1~2周住院待产。通过超声或 MRI 动态监测子宫瘢痕的厚度、胎盘植入的情况,及时发现静息性子宫破裂。

（3）对前次剖宫产切口为子宫体部切口、子宫下段切口有撕裂、术后感染愈合不良者,均应行剖宫产终止妊娠。

（4）提高产科医生、助产士观察产程的能力,及时发现产程异常,尤其出现病理性缩复环及血尿等先兆子宫破裂征象时,应及时行剖宫产术。

（5）严格掌握剖宫产及各种阴道助产手术指征及严格按照操作常规进行手术,阴道手术后必须仔细探查宫颈和宫腔,及时发现手术损伤。

（6）严格掌握缩宫剂的使用指征,避免滥用。应用缩宫素引产,需将缩宫素稀释后小剂量静脉缓慢滴注,根据宫缩、产程进展和胎儿情况逐步调整滴速,以免子宫收缩过强,导致子宫破裂。瘢痕子宫孕妇引产禁用前列腺素制剂。

【风险与急救】

子宫破裂缺乏准确的预测手段及方法,通常在紧急剖宫产或产后剖腹探查时发现,不能早期识别,危及母儿生命。子宫破裂的征象有:

1. 胎心监护异常,是子宫破裂最常见的临床表现,发生率为 66%~75%,特别是出现胎儿心动过缓、变异减速或晚期减速等。

2. 严重的腹痛,尤其在宫缩间歇期持续存在的腹痛。

3. 子宫瘢痕部位的压痛和反跳痛。

4. 孕妇出现心动过速、低血压、昏厥等休克征象。

5. 产程中胎先露位置升高。

6. 先前存在的有效宫缩突然停止。

7. 血尿。

8. 产前或产后阴道异常出血。

9. 腹部轮廓改变,在以往的位置不能探及胎心。

> 持续胎心监护对于早期识别子宫破裂至关重要,子宫破裂前或瘢痕裂开的早期,常见重复变异减速,而子宫破裂时常伴发或进展为重复晚期减速、持续胎心减缓的临终图形,最终至胎心音消失。

【拓展】

剖宫产术后再次妊娠时存在子宫破裂的风险。剖宫产术后再次妊娠的分娩方式有选择性再次剖宫产(elective repeat cesarean section, ERCS)和剖宫产术后再次妊娠阴道试产(trial of labor after cesarean section, TOLAC)两种。TOLAC子宫破裂的风险高于ERCS,但整体风险率不足1%,对剖宫产术后再次妊娠但有TOLAC意愿的孕妇必须在产前充分评估、具备阴道分娩适应证、规范的产时管理、具备相应的应急预案的前提下实施TOLAC。

1. TOLAC的适应证

(1)孕妇及家属有阴道分娩意愿,是TOLAC的必要条件。

(2)医疗机构有抢救剖宫产术后经阴道分娩(vaginal birth after cesarean, VBAC)并发症的条件及相应的应急预案。

(3)既往有1次子宫下段横切口剖宫产史,且前次剖宫产手术顺利,切口无延裂,如期恢复,无晚期产后出血、产后感染等;除剖宫产切口外子宫无其他手术瘢痕。

(4)胎儿为头位。

(5)不存在前次剖宫产指征,也未出现新的剖宫产指征。

(6)2次分娩间隔≥18个月。

(7)B超检查子宫前壁下段肌层连续。

(8)估计胎儿体重不足4000g。

2. TOLAC的禁忌证

(1)医疗单位不具备施行紧急剖宫产的条件。

(2)已有2次及以上子宫手术史。

(3)前次剖宫产术为古典式剖宫产术、子宫下段纵切口或T形切口。

(4)存在前次剖宫产指征。

(5)既往有子宫破裂史;或有穿透宫腔的子宫肌瘤剔除术史。

(6)前次剖宫产有子宫切口并发症。

(7)超声检查胎盘附着于子宫瘢痕处。

(8)估计胎儿体重为4000g或以上。

(9)不适宜阴道分娩的内外科合并症或产科并发症。

3. 分娩前的评估

(1)严格掌握并充分分析TOLAC的适应证及禁忌证。

(2)评估孕妇骨盆情况、胎产式、胎方位、胎儿估计体重等,是否存在头盆不称及生殖道畸形等。

(3)建议妊娠满36周开始超声评估子宫切口处肌层的连续性。

(4)建立本医院的剖宫产术后再次妊娠孕妇分娩方式的评估表及规范的VBAC知情同意书。

4. 分娩期的监护及管理

(1)备血、留置导尿,开放静脉通路,做好紧急剖宫产的术前准备。

(2)建议行持续胎儿监护,观察胎心率变化,判断胎儿宫内状态。

(3)注意产妇主诉,监测生命体征变化、子宫下段是否存在压痛、血尿等情况。

（4）产程进展缓慢，需要缩宫素静脉点滴加强宫缩时，尽量使用小剂量。

（5）当产程停滞或胎头下降停滞时，可放宽剖宫产指征。

（6）第二产程时间不宜过长，应适当缩短第二产程，必要时可行阴道手术助产，助产前需排除先兆子宫破裂。

（7）发现胎心异常、先兆子宫破裂或子宫破裂等征象时应实施紧急剖宫产，尽快娩出胎儿，手术中请新生儿科医师到场协助抢救新生儿。

5. 产后管理

（1）生命体征：瘢痕子宫阴道分娩的产妇产后应持续监测生命体征 2h，若发现产妇出现烦躁不安、心率增快、血压下降等情况，应警惕子宫破裂的可能。

（2）子宫收缩及阴道流血情况：密切观察宫缩及出血情况，直至产后 2h。若出现子宫轮廓不清、阴道流血较多、明显下腹部压痛等，应警惕子宫破裂，必要时进行阴道检查或盆腔超声检查。

（3）血红蛋白及血细胞比容：产后监测血红蛋白、血细胞比容变化情况，判断有无活动性出血。

四、羊水栓塞

案例导入与思维过程

病人，35 岁，孕 3 产 1 孕 38$^+$ 周，LOA，4 时 30 分自然分娩一名男婴，重 4120g，Apgar 评分 1min 10 分，5min 10 分，给予缩宫素 20U 肌内注射，胎盘自然娩出完整，娩出后见暗红色阴道流血累计 600ml，子宫收缩欠佳，予以按摩子宫，开放静脉通路，卡前列素氨丁三醇针 250μg 肌内注射。4 时 47 分产妇面色苍白，阴道持续流血，再计 400ml，色暗红，可凝，会阴切口渗血明显。测 P 113 次 /min，R 19 次 /min，BP 72/47mmHg，SpO$_2$ 98%，无头晕、胸闷等不适，子宫收缩佳，质地硬，宫底 –1f，阴道检查未见软产道裂伤及出血。开放颈外静脉快速补液，迅速缝合会阴切口，送检血生化、凝血功能、D- 二聚体、3P 试验、血常规、血交叉。5 时 30 分测血压 74/40mmHg，P 116 次 /min，R 22 次 /min，SpO$_2$ 100%，阴道流血 100ml，血不凝，给予纤维蛋白原、凝血酶原复合物、红细胞、血浆静滴，甲泼尼龙静推。产妇面色苍白，呼吸急促，调节氧流量至 5L/min。

5 时 42 分 BP 50/27mmHg，P 106 次 /min，R 22 次 /min，SpO$_2$ 98%，阴道持续流血 400ml，不凝，累计产后阴道流血共达 2000ml，鲜红色，不凝。产妇意识渐模糊，烦躁不安，四肢湿冷，改 10L/min 面罩上氧，快速术前准备。实验室检查示：3P（ + ），凝血酶原时间 18.1s，活化部分凝血活酶时间 66.5s，凝血酶时间 19.4s，纤维蛋白原 0.5g/L。急诊在全麻下行子宫切除手术，术中出血 1000ml，给予输注红细胞、新鲜冷冻血浆、纤维蛋白原、冷沉淀凝血因子、凝血酶原复合物、血小板、多巴胺、氨茶碱、肾上腺素等抗休克改善凝血功能治疗。术后诊断：孕 3 产 1 孕 38$^+$ 周 LOA，平产，羊水栓塞，DIC，产后出血。术后生命体征稳定，恢复好。

案例护理思维过程见图 5-38。

护理思维过程

护理评估重点
①有无发生羊水栓塞的各种诱因
②羊水栓塞症状：气急、呛咳、寒战、烦躁、恶心、呕吐
③生命体征、尿量及尿色
④子宫张力、子宫收缩强度和频率
⑤阴道流出量、性状
⑥全身皮肤黏膜
⑦辅助检查

主要护理问题
①气体交换受损
②组织灌注不足
③潜在并发症 { • 心功能衰竭 • 肺水肿 • 急性肾衰竭
④失血性休克、DIC
⑤预感性悲哀

专科照护要点
①解除肺动脉高压，改善低氧血症，有效给氧，保持血氧饱和度在90%以上
②抗休克、抗过敏、纠正DIC
③防止并发症
④术前准备、紧急手术
{ • 开放两路静脉通道，升压，维持收缩压>90mmHg • 输新鲜血、血浆、冷沉淀、纤维蛋白原 • 抗纤溶

风险与急救 { 失血性休克、DIC

图 5-38　羊水栓塞案例护理思维过程

【疾病概述】

羊水栓塞指在分娩过程中羊水突然进入母体血循环引起过敏样综合征、肺动脉高压、弥散性血管内凝血、炎症损伤、休克、肾衰竭等一系列极严重的综合征。以起病急骤，病情凶险，难以预料，病死率高为特点。羊水栓塞发病率为（1.9~7.7）/10 万，死亡率高达 60%~70% 以上，是引起孕产妇死亡的重要原因，可发生在足月分娩，也可发生在早、中期的流产、引产或钳刮术时。近年研究认为，羊水栓塞主要是过敏反应，建议更名为妊娠过敏样综合征。

1. 主要病因　一般认为羊水栓塞是由于羊水中的有形物质（胎儿毳毛、角化上皮、胎脂、胎粪）进入母体血循环所引起，羊膜腔内压力增高（子宫收缩过强）、胎膜破裂和宫颈或宫体损伤处有开放的静脉或血窦，是导致羊水栓塞发生的基本条件。高龄初产妇和多产妇（较易发生子宫损伤）、自发或人为导致的宫缩过强、急产、胎膜早破、前置胎盘、胎盘早剥、子宫不完全破裂、剖宫产和钳刮术术中生理、病理性血窦开放是羊水栓塞发生的诱发因素。

2. 主要临床表现　羊水栓塞起病急，临床表现复杂。多发生在分娩过程中，尤其胎儿娩出的短时间里。极少数病例发生在临产前、产后 32h 以后或妊娠中期手术时。

（1）典型羊水栓塞：表现为骤然的低氧血症、低血压和凝血功能障碍（也称羊水栓塞三联症），一般经过三个阶段，通常按顺序出现，有时也可不完全出现。

1）心肺功能衰竭和休克：在分娩过程中，尤其在破膜后不久，产妇突感寒战，出现呛咳、气急、烦躁不安、恶心、呕吐等前驱症状，继而出现呼吸困难、发绀、抽搐、昏迷、脉搏细速、血压急剧下降（血压与失血量不符合）、心率加快、肺底部湿啰音等心肺功能衰竭和休克表现。

病情严重者仅惊叫一声或打一个哈欠或抽搐一下后即出现呼吸心搏骤停,于数分钟内死亡。

2)出血:病人度过心肺功能衰竭和休克后,进入凝血功能障碍阶段,表现以子宫出血为主(血液不凝),伴全身出血倾向,如全身皮肤黏膜出血,切口、针眼渗血,血尿,消化道大出血等。

3)急性肾衰竭:本病全身脏器均受损害,除心脏外,肾脏是最常受损器官。因全身循环衰竭,肾脏血流量减少,出现肾脏微血管栓塞、肾脏缺血缺氧导致肾脏器质性损害,表现为少尿(或无尿)和尿毒症表现。

(2)不典型羊水栓塞:病情发展缓慢,缺乏急性呼吸循环系统症状或症状较轻,有些病人羊水破裂时突然一阵呛咳,之后缓解;也有仅表现为分娩或剖宫产时的一次寒战,几小时后才出现大量阴道出血,无血凝块,伤口渗血、酱油色血尿等,并出现休克症状。

3. 诊疗原则　一旦怀疑羊水栓塞,立刻抢救。抗过敏、纠正呼吸循环功能衰竭、改善低氧血症、抗休克、纠正凝血障碍、防止 DIC 和肾衰竭发生。当羊水栓塞引起心搏骤停时,孕龄超过 23 周立即终止妊娠。在第一产程发病者剖宫产终止妊娠,第二产程发病者阴道助产,若产后出血经积极处理仍不能止血者应行子宫切除,争取抢救时机。同时,应积极预防肺部感染和宫腔感染,选择对肾功能无损害的抗生素。

> 羊水栓塞的治疗新技术:盆腔血管栓塞、体外循环心肺支持、体外膜肺氧合、主动脉内球囊反搏、血液过滤和血液置换、抑肽酶和丝氨酸蛋白酶抑制剂、雾化吸入选择性肺血管扩张剂 NO、肺动脉血栓取栓术以及组织型纤溶酶原激活剂,血栓弹力图有助于凝血障碍环节的精确定位。

【护理评估】

1. 健康史及相关因素　评估有无发生羊水栓塞的各种诱因,如年龄、生育史,是否有胎膜早破或人工破膜、前置胎盘或胎盘早剥、宫缩过强或强直性宫缩、子宫破裂、中期妊娠引产或钳刮术及羊膜腔穿刺术等病史。

2. 症状体征　①生命体征:体温、脉搏、呼吸、血压及经皮氧饱和度等情况;②症状:有无呛咳、胸闷、气急、呼吸困难、烦躁不安、恶心、呕吐等症状;③产科体征:子宫张力、子宫收缩强度和频率,胎心、胎动,阴道流血量及性状;④全身皮肤黏膜出血倾向;⑤尿量。

3. 辅助检查　了解胸部 X 线摄片、心电图、B 超、胎儿宫内监护、与 DIC 有关的实验室检查、血常规、肝肾功能、血气分析、下腔静脉血涂片等实验室检查结果。

4. 心理 – 社会状况　评估孕妇有无紧张恐惧的情绪或濒死感觉,家属对疾病的认知程度。

【护理问题】

1. 气体交换受损　与肺动脉高压、肺水肿有关。

2. 组织灌注不足　与弥散性血管内凝血、大出血有关。

3. 有胎儿受伤的危险　与母体呼吸循环功能衰竭有关。

4. 预感性悲哀　与死亡威胁、死产、切除子宫有关。

【照护要点】

1. 羊水栓塞的急救与配合

(1)有效给氧:立即高浓度面罩给氧,流量 5~10L/min。如 5min 不改善,应及时行气管插管、人工呼吸机正压给氧。保持 SpO₂ 90% 以上,动脉血氧分压 >60mmHg。

(2)抗休克、抗过敏、纠正 DIC

1)尽快开放静脉通道至少两路,其中一路为中心深静脉,用于输血,另一路输注药物。低分子右旋糖酐 -40、葡萄糖注射液等扩容抗休克治疗,静脉滴速 20~40ml/min,日用量不超过 1000ml。动态测定中心静脉压了解心脏负荷状况,做好出入量记录,对于严重休克,或血容量已补足而血压仍不稳定者,给予多巴胺 20~40mg 或间羟胺 20~80mg 加于葡萄糖液 250ml 静脉滴注,根据血压调整速度,维持收缩压 >90mmHg。

2)及时输新鲜血或血浆、冷沉淀、纤维蛋白原等。纤溶亢进时,用氨基己酸(4~6g)、氨甲苯酸(0.1~0.3g)、氨甲环酸(0.5~1.0g)加于 0.9% 氯化钠注射液 100ml 静脉滴注,抑制纤维蛋白的溶解。补充纤维蛋白原 2~4g/ 次,使血纤维蛋白原浓度达 1.5g/L。肝素治疗羊水栓塞 DIC 的争议很大,由于 DIC 早期高凝状态难以把握,使用肝素弊大于利,因此不推荐肝素治疗。

3)氢化可的松或地塞米松静脉滴注或推注抗过敏治疗。

4)大量输血时需要考虑消耗性凝血功能障碍以及液体输注导致的稀释性凝血功能障碍,红细胞、血浆、血小板的输注比例为 1∶1∶1。

(3)解除肺动脉高压,改善低氧血症:①盐酸罂粟碱,可松弛平滑肌,扩张冠状动脉、肺和脑小动脉,降低小血管阻力。罂粟碱 30~90mg 加于 10%~25% GS 20ml 缓慢静脉推注,日用量不超过 300mg。②前列地尔(1μg/ml)静脉泵入,10ml/h。③阿托品 1mg 加于 10%~25%GS 10ml,每 15~30min 静脉推注一次,直至面色潮红、症状缓解为止,总量不超过 300mg/d。阿托品能阻断迷走神经反射所致肺血管和支气管痉挛,心率超过 120 次 /min 时慎用。④氨茶碱 250mg 加于 25% 葡萄糖液 20ml 缓慢推注。可松弛支气管平滑肌,解除肺血管痉挛。

(4)防止肾衰竭:随时注意尿量,准确记录出入量,如休克后期血压已回升、循环血容量已补足时,仍出现少尿(<400ml/d),需尽早使用利尿药,如呋塞米 20mg 静脉推注,短期内无效可加倍再次应用。甘露醇 250ml 静脉滴注,半小时内滴完,使每小时尿量不少于 30ml。

2. 产科处理 发生在胎儿娩出前的羊水栓塞,须积极改善呼吸循环功能,防止 DIC,纠正凝血功能障碍,抢救休克,好转迅速结束妊娠。

(1)临产者监测产程进展、宫缩强度与胎儿情况。在第一产程发病者应立即考虑行剖宫产结束分娩以去除病因;在第二产程发病者可根据情况经阴道助产结束分娩;无论何种分娩方式均应做好新生儿窒息的复苏准备,通知新生儿科医生参加抢救;阴道分娩者要注意检查是否存在宫颈和阴道裂伤;并密切观察出血量、血凝情况,如子宫出血不止,应及时报告医师子宫切除术的术前准备。

(2)中期妊娠钳刮术中或于羊膜腔穿刺时发生者应立即终止手术,及时进行抢救。

(3)发生羊水栓塞时若正在滴注缩宫素,应立即停用,同时严密监测病人的生命体征变化,定时测量并记录。

3. 心理护理 将病人置单独房间,对神志清楚的病人给予安慰和鼓励,使其相信自己的病情会得到控制,增强信心。对家属的恐惧、焦虑情绪表示理解,必要时允许家属陪伴病人,介绍病人病情,取得理解和支持。如产妇死亡,帮助产妇家庭度过悲哀期。

4. 预防

（1）注意诱发因素：有前置胎盘、胎盘早剥、妊娠过期、胎儿窘迫、胎膜早破等合并症时，应提高警惕，争取尽早发现与诊断羊水栓塞。

（2）早期识别轻型一过性症状，如宫缩剂静滴后出现过敏反应，产程或手术中氧饱和度突然下降，无原因的产后出血、血液不凝，分娩过程中有胸闷、发绀、低血压等低氧血症的症状。

（3）重视迟发性羊水栓塞的临床表现。

（4）人工破膜时应避开宫缩最强时期，且人工破膜时不应同时剥膜，以免剥膜损伤小血管，破膜后羊水易直接与受损的小静脉接触，宫缩增强时羊水被挤入母血循环。

（5）避免在娩出胎儿过程中强力按压腹部及子宫，以防羊水被压入母体血液循环。

（6）掌握剖宫产指征。

（7）剖宫产手术中动作应准确轻柔，子宫切开后及时吸净羊水再娩出胎儿，术中刺破羊膜前保护好子宫切口上的开放性血管，以免羊水进入子宫创口开放的血窦内。

（8）正确使用缩宫素：严格掌握缩宫素应用指征。用缩宫素引产或加强宫缩时，必须有专人观察，随时调整缩宫素剂量与速度，避免宫缩过强，特别对胎膜早破或人工破膜后使用缩宫素者更应注意。对有产程加速指征者宜人工破膜 30min 后观察宫缩无好转再用宫缩剂。产程中高张力性宫缩或出现宫缩过强且羊膜囊明显者不宜滴注宫缩剂。

（9）有宫缩过强时，可适当考虑应用镇静剂，如哌替啶 100mg 肌内注射或地西泮 10mg 静脉注射。

（10）做大孕周人工流产钳夹手术时，应先破膜，待羊水流净后再钳夹。

【风险与急救】

心搏骤停 羊水栓塞是十分凶险的分娩期并发症，可导致母婴死亡等灾难性后果，需要包括麻醉、呼吸科、重症监护科和母胎医学等专家在内的多学科会诊，共同处理。在突发心搏骤停这样的紧急情况下，应当予以最及时的、高质量的心肺复苏，以及果断的专科处理。

（1）高质量的心肺复苏包括标准的 BLS 和后续的 ACLS。特别需要强调的是"及时"和"高质量"。以胸外按压为例，按压的位置、深度、频率、节律，甚至包括为避免疲劳导致动作不到位，对操作人员轮换都有严苛的要求。作为产科医护人员应当严格掌握正确的心肺复苏技能，胸外按压动作标准、到位，人工通气及时、有效，有能力在第一现场即刻展开抢救，同时有效呼救，为后续的治疗争取时间。

（2）妊娠晚期的孕妇由于子宫压迫、膈肌上抬，对心肺不同程度地造成生理性压迫。在对未分娩的羊水栓塞病人进行胸外按压时，频率、深度均应该与普通病人相同，不能因为顾忌子宫、胎儿而降低按压幅度。如果宫底高度超过肚脐水平，应当请助手协助腹部左倾，缓解子宫对下腔静脉压迫影响回心血量。心脏电复律或除颤时要注意去除母体腹壁的胎儿监护探头，避免电弧损伤。

（3）孕 23 周以上的孕妇突发心搏骤停，在心肺复苏的同时就进行剖宫产的相应物品准备，必要时以最快速度娩出胎儿。应该在开始心肺复苏后 4min 考虑为孕妇进行"濒死剖宫产"，即 4min 时紧急剖宫产，5min 时（1min 内）娩出胎儿，以提高胎儿生存机会。

【拓展】

羊水栓塞的多学科团队流程化抢救措施见表 5-5。

表 5-5　羊水栓塞的多学科团队流程化抢救措施明细表

抢救流程	具体措施
紧急处理	（1）呼叫抢救团队,包括产科、麻醉科、心内科、新生儿科、护理、手术室医护团队,通知血库。 （2）准备复苏设备
应急措施	（1）面罩或气管插管,保证气道通畅,提供充足的氧气供给。 （2）开放静脉通路（16 号针头）,快速补充晶体液体（常用林格液）。 （3）必要时给予升压药物,如去甲肾上腺素、多巴胺。 （4）急诊化验:血气分析、凝血功能、血型和交叉配血。 （5）给予肾上腺皮质激素。 （6）快速娩出胎儿（急诊剖宫产或助产）。 （7）心肺复苏的准备或实施
监测	ICU 监测血压、血氧饱和度、心电图等,监测尿量
进一步抢救措施	（1）ICU 监护、动脉插管、中心静脉置管。 （2）在等渗晶体溶液输注的基础上补充血容量。 （3）根据病情输注纤维蛋白原、红细胞悬液、新鲜冷冻血浆、血小板、冷沉淀或凝血因子Ⅶa 等,注意避免容量超负荷及输血相关的急性心脏负荷过重。 （4）宫缩乏力者可以使用宫缩剂,必要时行子宫切除术。 （5）必要时 NO 或前列环素吸入
进一步的监测	循环监测、实验室测试、经食管超声心动图检查、肺动脉导管监测

五、脐带脱垂

案例导入及思维过程

病人,28 岁,因"停经 32 周,下腹痛伴阴道出血 4h"急诊就诊,预检 T 36.5℃,P 121 次/min,R 19 次/min,BP 128/76mmHg,SpO$_2$ 98%。神志清,VAS 评分 4 分,阴道流血量等于月经量,查子宫收缩间隔 4~5min,持续 20s,强度中弱,子宫张力不高,听诊胎心 128 次/min,阴道检查发现脐带脱落阴道内,宫口 2cm,胎先露为头部,立即予以臀高位,戴无菌手套徒手上推胎先露,解除脐带受压,开通绿色通道,立即转至 DDI 手术室,行子宫下段剖宫产术。术中出血 400ml,新生儿评分 1min 9 分,5min 10 分,体重 1660g。术后诊断:"孕 3 产 2 孕 32 周 LOA 难产活婴,胎膜早破,胎儿窘迫,脐带脱垂,瘢痕子宫,低置胎盘"。产妇术后康复好,新生儿继续在院治疗后出院。

案例护理思维过程见图 5-39。

```
                              ┌①胎方位、宫口开大情况
                   护理评估重点┤②是否存在脐带受压
                              └③胎儿宫内情况

                              ┌①有胎儿受伤的危险
                   主要护理问题┤②有感染的危险
                              └③焦虑
护理思维过程┤
                              ┌①减轻脐带受压：立即取头低臀高位，
                              │   将胎先露部上推
                   专科照护要点┤②严密监测胎心
                              │③立即做好术前准备及新生儿抢救准备
                              └④即行DDI紧急剖宫产手术

                   风险与急救{ 胎儿宫内缺氧、胎死宫内
```

图 5-39 脐带脱垂案例护理思维过程

【疾病概述】

脐带脱垂（prolapse of umbilical cord）是指在胎膜破裂情况下，脐带越过胎先露脱出于宫颈口外，降至阴道内，甚至露于外阴部。胎膜未破时脐带位于胎先露前方或一侧，称为脐带先露（presentation of umbilical cord）或称隐性脐带脱垂（图5-40）。脐带脱垂是产科最紧急的并发症之一，是导致围产儿死亡的重要原因，发生率为0.1%~0.6%。

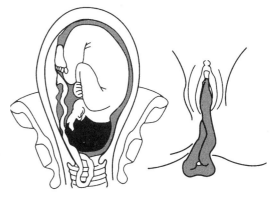

图 5-40 脐带脱垂

1. 主要病因 脐带脱垂多发生在胎先露部不能衔接时。

（1）一般因素：①胎位异常：因胎先露部与骨盆之间有间隙使脐带滑落，多见于足先露或肩先露；②胎头高浮或头盆不称，胎头与骨盆入口处存在较大间隙；③胎儿过小或双胎妊娠分娩第二胎儿时；④羊水过多、羊膜腔内压力过高，破膜时脐带随羊水流出；⑤球拍状胎盘、低置胎盘；⑥脐带过长。

（2）产科干预因素：包括胎先露未衔接时人工破膜，胎膜破裂后实施外倒转术，产时旋转胎头例如将枕后位转为枕前位，羊膜腔灌注，放置球囊促宫颈成熟等产科干预措施。

2. 对母儿的影响

（1）对产妇影响：增加剖宫产率及手术助产率。

（2）对胎儿影响：发生在胎先露部尚未衔接、胎膜未破时的脐带先露，因宫缩时胎先露部下降，一过性压迫脐带导致胎心率异常。胎先露部已衔接、胎膜已破者，脐带受压于胎先露部与骨盆之间，引起胎儿缺氧，甚至胎心完全消失；以头先露最严重，肩先露最轻。若脐带血循环阻断超过 7~8min,可胎死宫内。

3. 诊疗原则

(1) 隐性脐带脱垂:经产妇、胎膜未破、宫缩良好者,取头低臀高位,密切观察胎心率,等待胎头衔接,宫口逐渐扩张,胎心持续良好者,可经阴道分娩。初产妇或足先露、肩先露者,应行剖宫产术。

(2) 脐带脱垂:发现脐带脱垂,胎心尚好,胎儿存活者,应争取尽快娩出胎儿。

1) 宫口开全:胎头已入盆,胎先露部在 +2 及以下者行产钳术,臀先露行臀牵引术。

2) 宫口未开全:立即取头低臀高位,将胎先露部上推,应用抑制子宫收缩的药物,以缓解或减轻脐带受压;严密监测胎心同时,尽快行剖宫产术。

【护理评估】

1. 健康史及相关因素　评估发生脐带脱垂的各种诱因,如胎位,胎头入盆情况,胎儿大小,胎盘、羊水情况,是否有胎膜早破或人工破膜。

2. 及时发现脐带先露或脐带脱垂　对存在脐带脱垂危险因素的孕妇,须高度警惕脐带脱垂的发生。胎膜未破,胎动或宫缩后胎心率突然变慢,改变体位、上推胎先露及抬高臀部后迅速恢复者,应考虑脐带先露的可能,可行胎心监护,超声及彩色多普勒超声检查有助于明确诊断;胎膜已破,胎心率异常,或胎心监护出现胎心基线慢、平直等,应立即进行阴道检查,在胎先露旁或前方及阴道内触及有搏动的条索状物或脐带脱出于外阴,即可确诊。

【护理问题】

1. 有胎儿受伤的危险　与脐带受压胎儿血循环受阻有关。

2. 有感染的危险　与阴道检查次数增多及助产有关。

3. 焦虑　与担心胎儿的安全有关。

【照护要点】

1. 脐带先露　经产妇、胎膜未破、宫缩良好者可先行阴道试产,帮助孕妇取头低臀高位,密切观察胎心率,注意产程进展、宫口扩张情况,做好紧急手术准备,一旦出现胎心变化等异常及时手术。初产妇或足先露、肩先露者,做好术前准备,行剖宫产术。

2. 脐带脱垂　宫口开全,胎心尚好,胎先露部在 +2 及以下者配合医生行产钳术,臀先露者行臀牵引术,加快娩出胎儿,分娩过程中严密监测胎心;宫口未开全者,将戴有无菌手套的两根手指伸入阴道,将胎先露向上推,避免或减轻脐带受压。立即做交叉配血试验、备血常规、血型、血凝、血生化检查,简单术前准备后立即送手术室,尽快手术。注意保持转送路途通畅与转运路上安全,提前通知手术室做好手术和新生儿抢救器械、药品的准备,通知儿科医生做好抢救准备。

3. 预防感染　①行阴道检查或阴道助产时严格无菌操作;②注意观察体温、脉搏、血象情况,及时发现感染征象;③遵医嘱及时、准确使用抗生素预防感染。

4. 预防脐带脱垂的措施

(1) 胎产式异常的孕妇可在妊娠 37 周后入院,如果出现分娩先兆或怀疑出现胎膜破裂时,应视为紧急情况紧急处理。

(2) 胎先露为非头先露以及出现未足月胎膜早破的孕妇均建议入院治疗。

（3）如果胎先露未固定或者位置较高时,应尽量避免人工破膜,但是如果必须人工高位破膜时,则需在可实施紧急剖宫产的情况下进行操作,使羊水缓慢流出。

（4）如果进行阴道检查发现脐带低于胎先露,则应避免人工破膜。

（5）人工破膜应避免在宫缩时进行。

（6）因在胎膜破裂的情况下存在胎先露上浮以及脐带脱垂的风险,所以对孕妇进行阴道检查或其他产科干预时,不能随意上推胎头。

（7）在分娩过程中确诊脐带先露后,除经产妇、胎膜未破、宫缩良好者可以等待观察,应尽快实施剖宫产。

【风险与急救】

胎儿宫内缺氧,甚至死亡:

（1）一旦发生脐带脱垂,应迅速、全面评估母儿状况,尽快决定适宜的分娩方式。大多数情况下,剖宫产是救治脐带脱垂主要的分娩方式。一旦发现胎心率异常等胎儿受累表现,在不影响产妇安全的前提下,立刻开启 DDI。于 30min 内娩出胎儿,尽可能缩短脐带受压时间。

（2）解除脐带受压:即使需要紧急剖宫产,也要在术前准备时,尽一切可能采取各种方法解除脐带受压,直至娩出胎儿,力争改善围产儿预后。但不管采用何种方式缓解脐带受压,均不能因为使用这些方法而推迟分娩。

> DDI:决定手术至胎儿娩出时间(decision to delivery interval,DDI)是指从决定行剖宫产术至胎儿从母体内娩出的时间。DDI 是国际上评估产科质量及鉴定医疗纠纷的重要指标。ACOG 在《妇产科标准》(第 6 版)中将紧急剖宫产术的 DDI 建议时间调整为 30min。

1）提高胎先露法:包括徒手法和膀胱充盈法。①徒手法:通过阴道用中示指上推胎先露,是解除脐带受压最常用的干预方法,操作简便且有效。在操作过程中应注意动作轻柔,避免触及脐带,以免引发脐带血管反射性痉挛,加重胎儿缺血缺氧。②膀胱充盈法:孕妇取头低脚高位,放置导尿管,逐渐灌注 500~750ml 液体后夹闭导尿管,以快速充盈膀胱,达到提高胎先露和缓解脐带受压的目的。

2）体位管理法:包括胸膝卧位、Trendelenburg 体位(仰卧头低脚高位)以及 Sims 体位(左侧卧位同时垫高左髋),主要通过改变体位来预防或减轻脐带受压,从而有益于新生儿预后。但在转运过程中,建议孕妇使用 Sims 体位以保障转运安全。

3）脐带还纳术:即上推胎先露将脐带还纳入宫腔内。但是,脐带还纳过程所造成的机械性刺激,诱发血管痉挛甚至闭塞,可能会增加新生儿缺氧甚至死亡的风险。因此,该方法仍备受争议,目前不推荐在临床中使用。

4）宫缩抑制剂:可以作为缓解脐带压迫的辅助方法之一。目的是减少宫腔压力,缓解脐带遭受压迫的同时,增加胎盘灌注,从而改善新生儿预后。主要针对各种宫内复苏效果不佳或无效者,而胎心率持续异常显示胎儿持续受累的状况下,在积极做好术前准备的同时,可以考虑使用宫缩抑制剂。

【拓展】

脐带脱垂救治流程图见图 5-41。

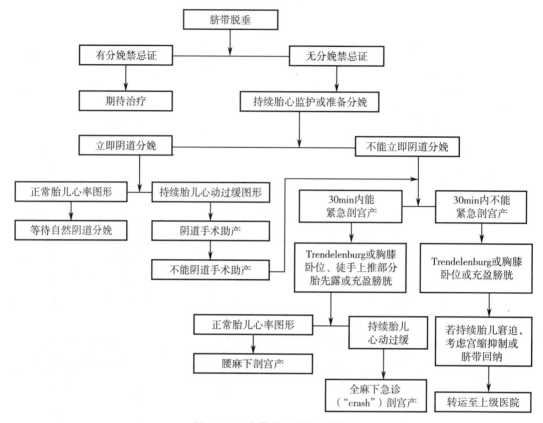

图 5-41 脐带脱垂救治流程图

六、凶险性前置胎盘

案例导入及思维过程

病人，34 岁，1-0-3-1，因"停经 34 周，B 超示：胎盘位置异常"入院，入院诊断：孕 5 产 1 孕 34 周 LOA 待产，瘢痕子宫，完全性前置胎盘（凶险性）。入院体检：T 37.2℃，P 108 次 /min，R 19 次 /min，BP 114/75mmHg。胎心 144 次 /min，胎位 LOA，先露高浮。未触及明显宫缩，阴道无流血流液。实验室检查：HB96 g/L，肝肾功能无明显异常。胎心监护：NST 有反应，基线 I 型。超声检查：宫内孕，单活胎，胎盘下段覆盖子宫切口，局部肌层较薄处 0.14cm，下缘完全覆盖宫颈内口，羊水 3cm，脐动脉 S/D 比值 3.5。MRI 检查示：中央性前置胎盘伴胎盘植入考虑。入院当日予以颈内静脉置管，地塞米松针肌注促胎肺成熟，完善术前准备，次日上午行髂内动脉球囊留置后在硬膜外麻醉下行子宫下段剖宫产术，胎儿娩出后充盈球囊阻断血流，行胎盘剥离，因胎盘与子宫前壁及后壁广泛植入达浆膜，无法剥离，出血汹涌，共计出血 3000ml，行子宫次全切除术，因部分胎盘植入膀胱，行膀胱修补术。术后留置腹腔引流管、导尿管各 1 根。新生儿 Apgar 评分 1min

10 分, 5min 10 分, 体重 2100g。术后预防感染、补液支持治疗, 鼻导管吸氧, 严密监测生命体征, 术后体温除第 1d 37.8℃, 其余时间正常, 生命体征平稳, 出入量基本平衡, 腹腔引流管、导尿管相继拔除, 母婴康复出院。

案例护理思维过程见图 5-42。

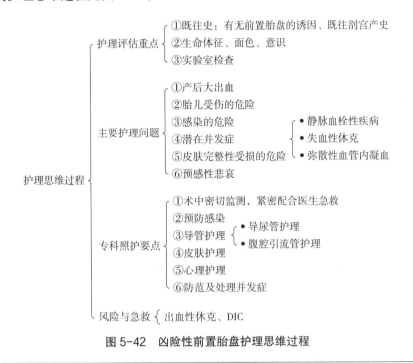

图 5-42 凶险性前置胎盘护理思维过程

【疾病概述】

凶险性前置胎盘的定义尚无定论。Chattopadhyay 等最初提出的凶险性前置胎盘定义为剖宫产后再次妊娠为前置胎盘者。但更多的学者认为, 凶险性前置胎盘应定义为既往有剖宫产史, 此次妊娠为前置胎盘, 且胎盘附着于原子宫瘢痕部位, 常伴有胎盘植入。有剖宫产史前置胎盘发生率为 2.54%, 随着剖宫产次数的增加, 前置胎盘发生率也随之增加, 1 次剖宫产后发生前置胎盘的概率是无剖宫产的 5.3 倍, 2 次剖宫产后发生前置胎盘的概率为 39%。前置胎盘伴胎盘植入的发生率也随着剖宫产次数的增加而增加, 1 次剖宫产后发生率为 11%~27%, 大于 4 次剖宫产者则高达 67%。

1. 主要病因 胎盘植入的病因是蜕膜发育不良或缺如, 致使绒毛侵入肌层。

2. 主要临床表现 凶险性前置胎盘的临床表现及体征与普通的前置胎盘相似。对于无产前出血的凶险性前置胎盘病人, 要警惕胎盘植入的可能。影像学检查包括超声、MRI 帮助明确诊断。

3. 分类 根据胎盘绒毛植入情况分为植入型和非植入型。依据植入的深度分为 3 种类型: ①粘连型, 绒毛直接附着

约 90% 的凶险性前置胎盘术中出血超过 3000ml, 10% 超过 10 000ml, 有效减少出血量、及时组织抢救是治疗凶险性前置胎盘的关键。

于子宫壁表面;②植入型,胎盘绒毛达深部肌层,但未达浆膜层;③穿透型,胎盘绒毛穿透宫壁肌层达子宫浆膜甚至达膀胱或直肠,其引起的产后出血往往危及孕产妇生命。根据绒毛植入胎盘面积分2种类型:①完全性植入,全部胎盘绒毛种植于子宫肌层,胎盘不能自行剥离,一般无阴道流血;②部分性植入,部分胎盘绒毛种植于子宫肌层,分娩后非植入部分的胎盘已剥离,剩余部分胎盘与子宫壁紧密粘连,不能剥离。因胎盘占据宫腔影响子宫收缩,血窦开放,易导致大出血。

4. 治疗原则　凶险性前置胎盘终止妊娠的方式几乎都为剖宫产术,要在有良好医疗救护设备的医院手术。围手术期充分的准备及恰当的处理极其重要。

【护理评估】

同前置胎盘,值得重视的是 MRI 对诊断凶险性前置胎盘是否有胎盘植入有很大帮助,能更清楚地显示胎盘侵入肌层的深度、局部吻合血管分布及宫旁组织和膀胱受累程度,可提供准确的局部解剖层次,指导手术方式。

【护理问题】

1. 大出血的危险　与凶险性前置胎盘植入有关。

2. 胎儿受伤的危险　与大出血有关。

3. 有感染的危险　与失血抵抗力降低及手术操作有关。

4. 皮肤完整性受损的危险　与栓塞术后背部与尾骶部皮肤缺血有关。

5. 下肢静脉栓塞及肺栓塞的危险　与球囊栓塞术后长时间制动,血流淤滞有关。

6. 预感性悲哀　与子宫切除有关。

7. 潜在并发症:失血性休克、弥散性血管内凝血。

【照护要点】

1. 术前照护要点

(1)保守治疗:对生命体征平稳,出血量不多,植入范围小,未足月者行保守治疗。保守治疗期间护理同前置胎盘的期待疗法的护理。但需重视孕妇有无贫血和体重过轻,因为这一类孕妇对失血的耐受性差,容易发生失血性休克。因此,需加强孕期体质管理,提高其对失血的耐受。

(2)及时终止妊娠:凶险性前置胎盘中有一类由剖宫产术后子宫瘢痕妊娠发展而来,受精卵着床于前次剖宫产子宫切口瘢痕处,是一种特殊类型的异位妊娠,由于子宫术后瘢痕处继发局部缺氧性改变,最终引起瘢痕处的异常血管生成。在孕期受精卵增大的过程中可导致子宫破裂,腹腔内出血,危及病人生命,一旦确诊为保证病人安全,应及时终止妊娠。

(3)制定个体化计划:根据病情,个体化拟定终止妊娠的计划,尽量平衡母体及胎儿两方面的利益,加强沟通,使产妇理解疾病的风险,积极配合治疗。

(4)术前多科评估:产前通过影像学检查充分评估胎盘植入的程度,估计疾病的风险与手术的难度。术前请麻醉科、放射介入科、血管科、泌尿外科等多学科的医生共同制定合理的手术方案,安排经验丰富的医生及手术护士进行手术。通知 ICU 及新生儿科,做好新生儿抢救的准备及术后产妇入 ICU 的准备。

(5)做好子宫切除准备:凶险性前置胎盘是否需子宫切除,取决于胎盘娩出后出血量、胎盘植入程度,以及病人是否有生育要求等,因此,术前需做好全面评估,做好子宫切除的术前准备。

（6）术前预置球囊：对于部分性或完全性的胎盘植入，告知产妇球囊介入等操作的目的，术前由放射介入科医生行髂内动脉或腹主动脉球囊预留介入，需在术前进行手术区域的备皮（双侧腹股沟及会阴部），留置导尿管，练习床上大小便。

（7）充分术前准备：术前建立有效静脉通道 2~3 条，最好有颈内静脉的留置。术前准备充足的血液制品，包括：红细胞、新鲜冷冻血浆，血小板、凝血因子等，配置加温加压输血器，备好手术期间的止血药物和用品、装置。

2. 术中照护要点 凶险性前置胎盘易发生大出血、宫旁组织和器官损伤以及失血性休克、弥散性血管内凝血等，所以术中监测十分重要。术中密切监测生命体征，血流动力学变化，准确记录出血量，及时、快速补充血容量，实施自体血回输技术，维持产妇血流动力学稳定。加强体温管理，将并发症降至最低化。

3. 术后照护要点

（1）密切观察生命体征的变化。

（2）注意阴道流血的量及性状：凶险性前置胎盘的出血大部分发生在术中及术后 4h 内，因此，需加强此段时间的病人评估，臀部垫储血器，精确估计出血量，观察出血颜色、性状。如发生阴道血液不凝固时应及时报告医生。

（3）检查子宫收缩、宫底高度及质地等。

（4）并发症的观察：主要是感染及栓塞性疾病相关症状的观察。

（5）经导管子宫动脉栓塞（介入治疗）的护理

1）适应证：保守治疗无效、生命体征相对稳定的各种难治性产后出血。包括：宫缩乏力、产道损伤和胎盘因素等。

2）禁忌证：生命体征不稳定不宜搬动；合并有多脏器出血的 DIC；严重的心、肝、肾和凝血功能障碍及对造影剂过敏者。

3）作用原理：栓塞剂闭塞出血动脉，降低子宫动脉压，减缓血流，促进血栓形成；子宫供血减少，子宫平滑肌缺血缺氧、收缩加强，控制出血。

4）术后注意事项：及时补充血容量，避免失血性休克，注意预防 DIC 的发生；术后平卧位，动脉穿刺处加压按压 6h，穿刺侧下肢制动 24h（6h 后可平移，避免屈伸）；注意观察生命体征、局部穿刺伤口、下肢动脉供血等情况，防止压疮及下肢静脉血栓的形成。

（6）双侧髂内动脉球囊阻断术的术后护理

1）适应证：预测可能发生严重产后出血的前置胎盘病人（凶险性前置胎盘、胎盘植入）。

2）禁忌证：照影剂过敏；生命体征不稳定不宜搬运；射线过敏。

3）球囊留置时的护理：①观察腹股沟穿刺处有无渗血。②病人双下肢制动，保持双下肢伸直，可适当按摩双下肢、双足。术后 6h 平移翻身，检查尾骶部皮肤有无异常，可以适当按摩背部及臀部，防止压疮及皮肤受损。③检查足背动脉搏动情况、下肢皮肤颜色及皮温，注意有无 5P 征（疼痛、麻木、运动障碍、无脉、苍白），若出现足背动脉搏动减弱或消失，或皮温异

双侧髂内动脉球囊阻断术原理：进入血管的球囊可选择性到达腹主动脉、髂总动脉、髂内动脉等平面，以控制胎盘植入病人凶猛的产时出血。

常,应及时报告医生,及时发现下肢栓塞等并发症。④及时观察实验室检查结果,如血常规、D-二聚体、凝血功能等。

4）球囊导管取出后护理:①平卧位,腹股沟穿刺点局部沙袋压迫6~8h,双下肢制动6~8h;②观察穿刺部位有无渗血,避免做屈膝屈髋动作;③检查双侧足背动脉搏动及皮色、皮温,若出现足背动脉搏动减弱或消失,或皮温异常,应及时报告医生;④卧床12h后拆除双侧弹性绷带,解除制动,床上活动,屈膝屈髋时动作轻柔、幅度小,24h后可下床活动。

（7）宫腔填塞的护理:宫腔填塞包括纱布填塞及球囊填塞。适用于胎盘植入面较小、胎盘剥离面出血者。宫腔纱布填塞缺点是不易填紧,且因纱布吸血而易发生隐匿性出血。子宫球囊填塞是对纱布填塞的改良和发展,但价格较高。两者术后均需观察有无活动性出血,宫底位置,阴道流血情况。预防性使用抗生素,取出时间为放置24~48h后,病情稳定者。

【健康教育】

对于曾有剖宫产史妇女,孕前可采用超声进行剖宫产瘢痕缺陷筛查,若发生子宫前壁瘢痕处有向前突的小窝,或见瘢痕处有液性暗区,即发现剖宫产子宫切口"憩室",提示为凶险性前置胎盘的高危人群,妊娠后需进行高危妊娠管理。

【风险与急救】

产后出血的救护:

产后大出血是凶险性前置胎盘凶险性的主要表现。由于胎盘植入造成胎盘剥离面不全、胎盘血窦开放引起的产后出血十分凶猛,短期内可导致循环失代偿而造成失血性休克、弥散性血管内凝血（DIC）、紧急子宫切除甚至孕产妇死亡。

1. 立即予心电监护,建立静脉通路。

2. 密切监测神志、心率、呼吸、血压、血氧饱和度的变化。

3. 密切监测子宫收缩、宫底、阴道流血的量、颜色、性状,准确估计出血量。

4. 严密监测血常规、血凝、血生化、血气分析及其他实验室指标。正确记录24h出入量。

【拓展】

自体输血　自体输血可作为凶险性前置胎盘择期手术病人输血的另一途径,以避免同种免疫和输血传播的疾病。

（1）储存式自体输血:也称预存式自体库血。指择期手术病人,于手术前若干日之内,定期反复采血贮存,然后在手术时或急需时输还病人。每次采血前须测定血红蛋白,孕妇血红蛋白应在110g/L以上,应签署意向书后方可进行。采血次数一般每周不得超过1次。最好采至术前1周,一般允许采4~5U血。如果手术延期,可采取"蛙跳"法,即回输病人保存最久的血,然后再采血。

（2）回收式自体输血:常采用自体输血装置,抗凝和过滤后再回输给病人。可分为外伤时回收式自体输血、术中回收式自体输血和术后回收式自体输血。凶险性前置胎盘病人采用的是术中回收式自体输血。

七、HELLP 综合征

案例导入及思维过程

病人，34 岁，因"停经 32+ 周，血压升高 1 周，头痛 2d"入院。入院 T 36.5℃，P 94 次/min，R 25 次/min，BP 206/123mmHg，不吸氧状态下 SpO_2 92%，胸闷不明显。有头痛，感上腹部不适，水肿（+++），全身皮肤黏膜散在瘀斑。产科检查：宫高 30cm，腹围 90cm，胎心 146 次/min，胎动好，B 超示脐动脉 S/D：4.1~4.4。血化验示：HB 93g/L，PLT 45×10^9/L，凝血功能基本正常，总蛋白 39.2g/L，白蛋白 20.1g/L，谷丙转氨酶 161U/L，谷草转氨酶 154U/L，乳酸脱氢酶 450U/L，总胆红素 25μmol/L，肌酐 103.4μmol/L。诊断为"HELLP 综合征"。给予解痉、降压、激素治疗，完善各项术前准备，全麻下行子宫下段剖宫产术，术中子宫收缩欠佳，出血共 500ml；新生儿 Apgar 评分 1min 8 分，5min 10 分，体重 1770g，送 NICU。术后产妇生命体征平稳，体温最高 38.3℃，给予抗感染，控制血压，静滴甲泼尼龙、补充白蛋白、利尿、护肝等支持治疗，及持续低流量吸氧；术后血化验：WBC 20.2×10^9/L，PLT 50×10^9/L；纤维蛋白原 5.51g/L，血浆 D-二聚体 4.55mg/L，总蛋白 39.2g/L，白蛋白 18.1g/L，谷丙转氨酶 130U/L，谷草转氨酶 110U/L，乳酸脱氢酶 590U/L，总胆红素 27μmol/L，肌酐 99.6μmol/L。2d 后产妇胸闷气急、头痛症状好转，无恶心呕吐，无咳嗽咳痰。术后血小板、肝功能逐渐恢复正常、皮肤黏膜瘀斑消失、水肿消退，血压正常出院。

案例护理思维过程见图 5-43。

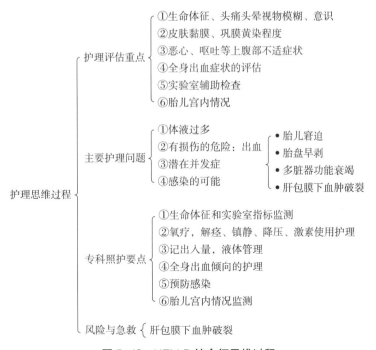

图 5-43　HELLP 综合征思维过程

【疾病概述】

HELLP 综合征（hemolysis, elevated liver enzymes, and low platelet syndrome, HELLP syndrome）以溶血、肝酶升高及血小板减少为特点，是妊娠期高血压疾病的严重并发症，常危及母儿生命。该病可引发的并发症有肺水肿、体腔积液、胎盘早剥、产后出血、弥散性血管内凝血（DIC）、肾衰竭、肝破裂等，其中多器官功能衰竭及 DIC 是 HELLP 综合征最主要的死亡原因。

Sibai 等提出根据实验室结果将 HELLP 综合征分为完全性和部分性。血小板减少、溶血、肝酶升高三个指标都符合，为完全性 HELLP 综合征，符合三个指标的任一或两项异常，为部分性 HELLP 综合征。

1. 主要病因　本病的主要病理改变和妊娠期高血压疾病相同，如血管痉挛，血管内皮损伤，血小板聚集与消耗、纤维蛋白沉积和终末器官缺血等，但发展为 HELLP 综合征的启动机制还不清楚。

2. 主要临床表现　常见为右上腹或上腹部疼痛、恶心、呕吐、全身不适等非特异性症状，少数可有轻度黄疸，查体可发现右上腹或上腹肌紧张，体重骤增，水肿。如凝血功能障碍严重可出现血尿，消化道出血。

3. 诊疗原则　HELLP 综合征应住院治疗，尽快终止妊娠。按重度子痫前期治疗，在此基础上的其他治疗包括

（1）肾上腺皮质激素：血小板 <50×10⁹/L 考虑肾上腺皮质激素治疗，可使血小板计数、乳酸脱氢酶、肝功能等各项参数改善，尿量增加，平均动脉压下降，并可促使胎儿肺成熟。妊娠期每 12h 静脉滴注地塞米松 10mg，产后应继续使用 3 次，以免出现血小板再次降低、肝功能恶化、少尿等危险。

（2）输注血小板：血小板 <50×10⁹/L 且血小板数量迅速下降或存在凝血功能障碍时应考虑备血及血小板；<20×10⁹/L 或剖宫产有出血时，应输注浓缩血小板、新鲜冷冻血浆。

【护理评估】

1. 健康史及相关因素　详细询问病人孕前及妊娠 20 周前有无高血压、蛋白尿和（或）水肿及抽搐等征象；既往病史中有无原发性高血压、慢性肾炎、糖尿病、系统性红斑狼疮、血栓性疾病等病史；有无家族史；此次妊娠经过，出现异常现象的时间及治疗经过。

2. 症状体征　体温、脉搏、呼吸、血压及基础血压、血氧饱和度等生命体征情况；皮肤黏膜是否完整及有无黄染、出血点等，球结膜水肿情况；有无头痛、头晕、视物模糊、上腹部疼痛不适、食欲、睡眠、大小便、孕期体重增加等情况。

3. 产科检查　胎方位、胎心、胎动、子宫张力，有无子宫收缩及阴道流血、流液。

4. 辅助检查　尿常规、24h 尿蛋白定量、血生化、血常规、血凝、血黏度等实验室检查，心电图，超声心动图，眼底检查，B 超、脐动脉 S/D 比值，胎心监护、胎儿心电图，生物物理指标。

【护理问题】

1. 体液过多　与肾功能不全、低蛋白血症有关。

2. 有出血的危险　与血小板低、血压过高、剖宫产手术有关。

3. 有感染的危险　与使用激素、低蛋白血症有关。

4. 潜在并发症：多脏器衰竭、肝包膜下血肿形成。

【照护要点】

1. 持续心电监护，密切观察体温、呼吸、脉搏、血压、血氧饱和度并做好记录。心率>120次/min者，警惕心力衰竭的发生。补液控制速度。

2. 密切观察病人的自觉症状，重视病人的主诉，有恶心、呕吐、头痛、视物模糊、上腹部不适、疼痛等自觉症状及时汇报医生。注重腹痛出现的部位、性质和程度。

3. 准确记录24h出入量，留置导尿。正确留取尿蛋白。密切观察病人尿量、尿色的变化，如果尿量小于25ml/h，尿比重高，应及时通知医生尽早处理。

4. 加强心、肝、肾、脑等重要脏器功能的监测和保护，给予间断吸氧或持续吸氧。

5. 其他护理及产科情况护理　同重度子痫前期的护理。

6. 全身出血的观察和护理

（1）尽可能卧床休息，防止坠床跌倒发生外伤性出血。

（2）保持大便通畅，尽量避免用力、咳嗽、呕吐等增加腹压的动作，防止脑出血和内脏出血。

（3）保持皮肤清洁，每日用温水擦浴。剪短指甲，嘱咐病人避免搔抓。水肿严重者，床单位保持平整，穿宽大的棉质衣裤，定时翻身，防止皮肤破损。指导病人用冷盐水漱口，使用软牙刷，减少对牙龈的刺激，禁用牙签剔牙。

（4）肌内注射或用静脉穿刺后局部按压至少3~5min，力度适宜，以免引起皮下出血或血肿。避免在同一血管反复穿刺。测量血压两侧手臂交替，避免局部持续受压。

（5）遵医嘱使用肾上腺皮质激素，保证剂量、时间准确。

（6）观察有无牙龈、皮肤、黏膜、伤口、眼底、注射部位有无出血、渗血情况，高度警惕DIC早期表现，如阴道出血不止、血液不凝固、无凝血块、血小板进行性下降、D-二聚体上升等情况。

（7）注意观察有无头晕、头痛、喷射性呕吐等颅内压增高的症状，警惕颅内出血的发生。

（8）预防产后出血

1）做好术前准备，充分备血，必要时术前输入。

2）胎儿娩出后立刻使用缩宫素，预防宫缩乏力。

3）术后24h内绝对卧床休息，腹部切口给予沙袋持续加压以减少渗血。

4）病人自身的凝血功能差和低蛋白血症影响子宫收缩都会造成阴道出血量多，严密观察子宫收缩、阴道出血及腹部伤口情况，腹腔引流液的量和性状。

7. 输入血制品时，应严格执行三查十一对制度，密切观察有无输血反应，输入血小板时在病人能耐受的前提下快速输入，液体输入过程中时密切监测呼吸、心率、血压，氧饱和度，中心静脉压，预防肺水肿发生。

8. 严格无菌操作，做好基础护理和会阴护理，防止感染的发生。

【健康教育】

进行饮食指导并嘱产妇注意休息，以左侧卧位为主。加强胎儿监护，自数胎动，掌握自觉症状,加强产前检查,定期接受产前保健措施;指导产妇识别不适症状及用药后的不适反应,掌握产后的自我护理方法,加强母乳喂养的指导;注意家属的健康教育,使产妇得到心理和生理的支持。

【风险与急救】

肝包膜下血肿破裂:

子痫前期重度导致肝脏损害而引起肝包膜下血肿破裂导致出血的发病率极其罕见,为1/225 000~1/450 000,该病的病因多数与妊娠期高血压及原有肝脏疾患有关。其病理生理变化是全身小动脉痉挛,血管内皮细胞损伤,肝细胞出现缺血、缺氧以及肝实质的缺血和坏死。严重时肝被膜下出现许多大小不等的出血点,融合后形成肝被膜下血肿,当血肿增大到一定程度后,肝被膜自发性破裂导致内出血,失血性休克。

1. 注意观察是否有上腹部及肝区疼痛不适的表现。术后或产后有无腹胀、蛙腹,移动性浊音。

2. 监测生命体征的变化,是否有血压降低,心率呼吸增快,脉搏细速、面色苍白等腹腔内出血休克的表现。特别要关注生命体征的动态变化,HELLP综合征病人从高血压变为正常的血压,排除降压药的作用外,要考虑是否有低血容量的发生。

3. 有腹腔引流管的病人,保持引流通畅,密切观察单位时间内引流液的量,超过200ml/h,颜色鲜红,要高度怀疑内出血。

4. 辅助检查,实验室指标有血色素下降,B超提示腹腔积液,应引起高度重视。

5. 一旦高度怀疑肝包膜下血肿破裂,立即开通两路静脉通路,保持输液通畅,加快输液,做好术前准备,送手术室。

八、双胎输血综合征

案例导入及思维过程

病人,26岁,拟以"停经36周,双胎,阴道流液1h"急诊入院。入院查体:T 36.7℃,P 84次/min,R 20次/min,BP 140/95mmHg,宫缩不规则,未破膜,未见明显的阴道流血,A胎胎心130次/min,B胎胎心140次/min。入院后查双胎的无负荷试验(NST)及脐动脉血流(S/D)时,A胎儿脐血流6.78,胎心基线140次/min,宫缩后有1次延长减速,胎心最低降至60次/min,B胎无殊。入院诊断为"孕1产0孕36周,先兆早产,双胎妊娠,胎儿窘迫"。完善各项检查和术前准备后,立即行子宫下段剖宫产术,术中出血300ml,取出两女婴,A婴 Apgar 评分1min 1分,5min 3分,体重1850g、皮肤苍白,B婴 Apgar 评分1min9分,5min10分,体重2100g,肤色红,考虑双胎输血综合征,立即转儿科治疗。A婴(Hb 110g/L)当日死亡,B婴(Hb 210g/L)治疗10d后出院。产妇术后恢复良好。

案例护理思维过程见图5-44。

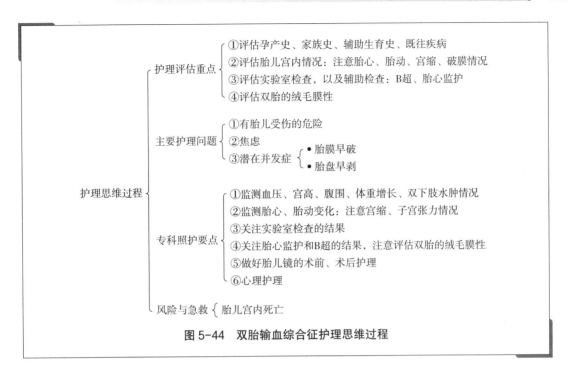

图5-44 双胎输血综合征护理思维过程

【疾病概述】

双胎输血综合征（twin-to-twin transfusion syndrome, TTTS）是单绒毛膜双羊膜囊双胎妊娠的严重并发症，其围生期发病率及病死率高达 10%~15%，通常的发病孕周为 15~26 周。单绒毛双羊膜囊双胎（MCDA）是 TTTS 高危人群，8%~10% 的 MCDA 合并 TTTS，而在单卵双胎的双绒毛膜或单羊膜囊中 TTTS 的发生率极低。尽管试管婴儿中多数为双绒毛膜双胎，但单卵双胎的发生率同时也增加了 2~12 倍，所以 TTTS 在试管婴儿中发生率高。目前统计 TTTS 总体发生率为 1/10 000~3/10 000。

1. 病因与发病机制　尚不明确，其发生机制十分复杂，胎盘间血管交通支的存在是双胎输血的解剖学基础。几乎所有的单绒毛膜双胎中均存在血管交通支，包括：静脉 – 静脉吻合（VV）、动脉 – 动脉吻合（AA）、动脉 – 静脉吻合（AV）。通过胎盘间的动 – 静脉吻合支，血液从动脉向静脉单向分流，使一个胎儿成为供血儿，另一个胎儿成为受血儿。VV、AA 吻合支在胎盘表面存在双向的血流交换；而 AV 吻合位于胎盘深处，其交通支通常很丰富，血流交换总体维持平衡则不会发生 TTTS，当双侧胎儿血流交换不平衡时导致 TTTS 的发生，而出现供血儿羊水过少，受血儿羊水过多的表现。

2. 主要临床表现　双胎输血综合征是由于一胎儿的血液通过胎盘吻合血管输给另一个胎儿，双胎之间发生明显的血流不平衡，引起一系列的病理生理变化和临床表现，一个胎儿表现为循环衰竭，而另一个表现为过度的循环血量。病情严重程度与双胎之间血流分流的发生时间、分流量有关，时间越早、分流量越大、临床表现越严重甚至发生死胎。

（1）供血儿：由于自身血供严重不足，极易造成心、脑损害以及弥漫性肾小管萎缩和肾脏发育不良，病情往往较受血儿重，容易胎死宫内。

（2）受血儿：体内血量和液体负荷过重，代偿性尿量生成增加，因此，受血儿常能见到膀胱充盈、羊水过多。此外，还表现出不同程度的红细胞增多症、心室肥大、高血压、房室瓣关闭不全、心瓣膜反流、心功能不全,甚至出现胎儿水肿、胸腔积液、腹水、心包积液、心力衰竭等临床表现。

3. 双胎输血综合征分期 目前最常用的是 Quintro 分期,由美国 Quintro 医生于 1999 年首次提出,根据疾病的严重程度分 5 期。Ⅰ期:受血儿羊水过多(孕 20 周前羊水最大深度 >8cm,孕 20 周后羊水最大深度 >10cm),同时供血儿羊水深度 <2cm;Ⅱ期:超声检查观察 60min,供血儿膀胱仍不显示;Ⅲ期:任何一个胎儿出现多普勒血流异常,如脐动脉舒张期血流缺失或倒置,静脉导管血流,大脑中动脉血流异常或脐静脉出现搏动;Ⅳ期:任何一个胎儿出现水肿;Ⅴ期:一胎儿或两胎儿发生宫内死亡。Quintro 分期直观地将 TTTS 分为不同阶段,对疾病预后有预测作用,为治疗手段的效果提供了一个有效的评估方法,方便与病人的沟通及治疗方案的选择。

4. 诊疗原则 产前诊断 TTTS 主要通过超声测量,包括以下两点:①MCDA 妊娠;②一侧胎儿羊水过少,最大羊水池深度(MVP)<2cm,一侧胎儿羊水过多(MVP)>8cm。TTTS 可选择治疗手段包括:①期待疗法;②羊水减量术;③羊膜隔造口术;④胎儿镜胎盘血管交通支激光凝固术;⑤选择性减胎;⑥终止妊娠。对于孕 16~26 周,Ⅱ期及以上的双胎输血综合征,首选胎儿镜胎盘血管交通支激光凝固术治疗。Ⅰ期的双胎输血综合征因为围产儿存活率为 86%,通常采取期待治疗。

> 胎儿镜激光术治疗指征为 Quintro Ⅱ~Ⅳ 期。治疗最佳孕周为 16~26 周。接受胎儿镜激光术治疗的 TTTS 病人,术后一胎存活率 60.0%~87.9%,两胎存活率 51.5%,平均分娩孕周 33~34 周。

【护理评估】

1. 健康史及相关因素 ①询问孕妇的年龄、孕次及有无重大疾病史;②家族中有无多胎史;③孕前是否使用促排卵药或使用辅助生育技术;④了解本次妊娠经过及产前检查情况、以往妊娠分娩史等。

2. 症状体征 ①评估孕妇的早孕反应、妊娠中期后体重增加及腹部增大程度;②评估孕妇食欲、生命体征情况;③评估有无贫血貌、下肢水肿、静脉曲张程度,以及有无活动不便、行走和翻身困难;④评估孕妇是否自觉多处胎动而并非某一固定部位;⑤评估胎位、胎心、胎动、宫缩及阴道流血、流液;⑥产后重视子宫收缩、阴道出血及早期识别并发症。

3. 辅助检查 ①所有的双胎妊娠应于 10~13 周行超声检查,包括评估胎儿是否存活、绒毛膜性、头臀长、颈项透明层厚度。MCDA 双胎 16 周以后,每 2 周 1 次超声检查,至少应该包括双侧胎儿 MVP 和膀胱检查。②胎儿脐动脉血流频谱也应监测。③单绒毛膜双胎特别是合并有 TTTS 者,应行胎儿先天性心脏病筛查。

4. 心理 - 社会状况 TTTS 的孕妇尤其担心胎儿的存活率。因此,应多方面与孕妇及家属沟通,讲解有关 TTTS 的自然病程、不同治疗方式及风险、优势等,减轻紧张情绪,以树立信心,取得配合。

【护理问题】

1. 胎儿受伤的危险 与双胎输血综合征的疾病有关。

2. 焦虑 与担心母儿的安危有关。

3. 知识缺乏:缺乏母儿照护的相关知识。

【照护要点】

1. 孕期自我监测 指导孕妇正确数胎动方法,做好自我监测;左侧卧位,增加子宫、胎盘血供,减少早产的机会。

2. 专科监测　①定期进行产前检查,监测宫高、腹围、体重和生命体征的变化;②正确听取胎心,在不同部位听到两个频率不同的胎心,计数 1min,胎心率相差 10 次以上,或两胎心音之间隔有无音区;③注意宫缩、子宫张力、双下肢的水肿情况;④根据胎心监护和 B 超的结果,及时发现胎儿宫内的情况。

3. 胎儿镜的术前护理　①完善术前准备;②完善各项检查,如血尿常规、肝肾功能、心电图、凝血功能、阴道清洁度和细菌学检查;③确认手术方式和方法备齐手术用物,如前壁胎盘建议使用弧形胎儿镜或 30°胎儿镜等;④遵医嘱术前预防性使用抗生素、宫缩抑制剂。

4. 胎儿镜的术后护理　①监测孕妇生命体征,保持体位,并使置镜伤口处向上,以免压迫伤口,避免各种刺激腹部的动作。②仔细观察孕妇全身情况,监测胎心率,注意宫缩、胎动、阴道流血和流液情况。观察腹部穿刺处的敷料是否干燥,有否渗血、渗液、化脓等异常情况,详细记录。③监测相关并发症的情况,如先兆早产、胎膜早破、胎盘早剥等。④术后遵医嘱给予抑制宫缩剂和预防性抗感染治疗。⑤注意卧床休息,加强基础护理,使孕妇住院保胎期间感到舒适。保持外阴清洁,禁止性生活。⑥继续定期产前检查,以及 B 超监测宫内胎儿生长发育情况、羊水及胎盘血流状况等。

5. 心理护理　向孕妇及家属解释手术方法和过程、手术的必要性及其风险以及可能的并发症;介绍有关术前、术后的注意和配合事项,让病人及家属理解,取得孕妇的密切配合,减轻紧张、恐惧心理。

【健康教育】

1. 指导定期产检,注意下肢水肿、静脉曲张程度。

2. 左侧卧位,减少对下腔静脉的压迫,增加回心血量,改善胎盘血流量。

3. 注意宫缩、自数胎动,注意阴道流血和流液情况,如果出现先兆早产症状,或者胎动减少或消失,及早入院观察、治疗。

4. 高热量、高蛋白质、高微量元素和维生素饮食。

5. 孕期 B 超监测胎儿宫内生长发育情况、羊水及胎盘血流状况等,如有异常建议胎儿医学门诊咨询。

【风险与急救】

双胎输血之一胎宫内死亡:

1. 左侧卧位,减少对下腔静脉的压迫,增加回心血量,改善胎盘血流量。

2. 注意宫缩、自数胎动,定期产前检查,B 超监测宫内胎儿生长发育情况、羊水及胎盘血流状况等。

3. 不同孕周的处理:①晚期妊娠尤其是胎儿已经或接近成熟时及时终止妊娠即可;②中期妊娠胎儿尚未成熟,需要结合双胎类型、凝血功能影响与否及影响程度综合判断决定期待治疗。

4. 凝血功能的监测:一胎胎死宫内后,死亡胎儿释放大量凝血活性物质,可导致血栓形成及 DIC。须定期监测凝血功能及血常规,早期发现及预防 DIC。

5. 预防性使用宫缩抑制剂和促胎肺成熟药物的护理:同双胎妊娠。

九、专科技能

（一）胎心电子监测技术

通过胎心基线率水平、胎心基线变异、周期性胎心改变来综合判断胎儿储备能力,评估胎儿宫内安危情况。

1. 评估

（1）适应证:孕 28 周后孕妇。

（2）禁忌证:无特殊禁忌证。

2. 环境准备

（1）用物准备:胎心监护仪、弹力带、耦合剂、纸巾。

（2）环境准备:关门窗,调节室温 24~28℃ ;注意隐私,必要时围帘或屏风遮挡。

（3）人员准备:操作者着装规范、修剪指甲、洗手;孕妇意识清醒能配合,排空膀胱。

3. 操作步骤　见图 5-45。

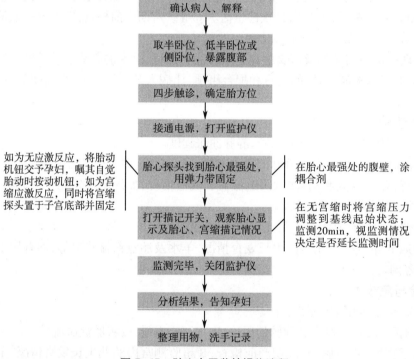

图 5-45　胎心电子监护操作流程

（二）正常分娩接产术

规范操作流程,按分娩机制娩出胎儿,适时保护会阴,保障母婴安全。

1. 评估

（1）适应证:评估能自然分娩的孕妇。

（2）禁忌证:头盆不称;异常胎位,如臀位、面先露或胎位不清;无阴道分娩条件如骨盆狭窄、产道梗阻;宫口未开全。

2. 环境准备

（1）用物准备：接生台、无菌器械包、一次性产包、消毒棉球、脐带夹（气门芯）、20ml针筒、长针头、2%利多卡因、生理盐水、可吸收缝线、无影灯。

（2）环境准备：关门窗，调节室温24~28℃；注意隐私保护。

（3）人员准备：操作者着装规范、修剪指甲、外科洗手、戴口罩；孕妇意识清醒能配合，签署知情同意书，排空膀胱。

3. 操作步骤　见图5-46。

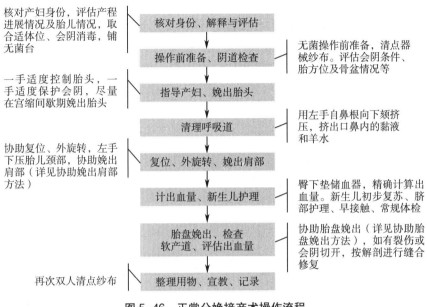

核对产妇身份，评估产程进展情况及胎儿情况，取合适体位、会阴消毒、铺无菌台 —— 核对身份、解释与评估

操作前准备、阴道检查 —— 无菌操作前准备，清点器械纱布。评估会阴条件、胎方位及骨盆情况等

一手适度控制胎头，一手适度保护会阴，尽量在宫缩间歇期娩出胎头 —— 指导产妇、娩出胎头

清理呼吸道 —— 用左手自鼻根向下颏挤压，挤出口鼻内的黏液和羊水

协助复位、外旋转，左手下压胎儿颈部，协助娩出肩部（详见协助娩出肩部方法） —— 复位、外旋转、娩出肩部

计出血量、新生儿护理 —— 臀下垫储血器，精确计算出血量。新生儿初步复苏、脐部护理、早接触、常规体检

胎盘娩出、检查软产道、评估出血量 —— 协助胎盘娩出（详见协助胎盘娩出方法），如有裂伤或会阴切开，按解剖进行缝合修复

再次双人清点纱布 —— 整理用物、宣教、记录

图 5-46　正常分娩接产术操作流程

（1）胎儿肩部娩出方法：左手下压胎儿颈部，协助前肩自耻骨弓下娩出，再托胎颈向上使后肩缓缓娩出（或左右手分别放置颈部上下，先左手向下轻压胎儿颈部娩出前肩，再右手托胎颈向上娩出后肩）。

（2）胎盘娩出方法：协助胎盘娩出（详见协助胎盘娩出方法），有裂伤或会阴切开，按解剖进行缝合修复。

（三）会阴切开缝合

分娩过程中，操作者通过综合评估产妇会阴情况和胎儿大小或胎方位，为避免产妇会阴组织分娩时严重裂伤或因胎儿、产妇情况危急，需要缩短第二产程等，而实施会阴组织切开的手术。

1. 评估

（1）评估产妇情况

1）产妇是否有合并症，因第二产程屏气用力而有病情加重的危险，如血压升高、心脏病心脏负荷加重等。

2）产程进展情况，是否有产程进展缓慢，第二产程时间延长。

3）产妇会阴情况：是否有炎症存在、会阴发育不良、有瘢痕、会阴体水肿等。

4）与产妇交流：告诉产妇产程进展，如果经过评估需要会阴切开，要与产妇充分说明实施会阴切开的适应证,取得产妇知情同意。询问产妇以前是否用过麻醉药,是否有药物过敏史。

（2）评估胎儿情况:胎心变慢,通过吸氧、改变体位不能缓解或胎儿相对较大时;评估胎儿短时间内不能娩出者。

2. 环境准备

（1）环境准备:室温维持在 24~28℃,并询问产妇是否舒适,是否需要加盖被子或毛毯。

（2）物品准备

1）会阴切开包（内含:治疗巾 2 块、侧切剪 1 把、止血钳 1 把、有齿镊 1 把、持针器 1 把、线剪 1 把、纱布 2 块、尾纱 1 个、可吸收缝合线 1 包、丝线 1 包）。

2）消毒外阴皮肤所用碘酒、酒精或其他皮肤消毒剂。

3）准备麻药:2% 的利多卡因并稀释到使用浓度。

4）20ml 空针和长针头各 1 个。

3. 操作步骤　见图 5-47。

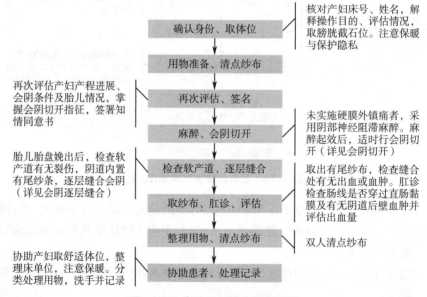

图 5-47　会阴切开缝合操作流程

（1）会阴切开:左手中、示指伸入胎先露和阴道侧后壁间,右手持剪刀在会阴后联合正中偏左 0.5cm 处,与正中线成 45°,在宫缩时剪开皮肤和黏膜 3~4cm（正中切开时沿会阴正中线向下切开 2~3cm）。用纱布压迫止血,必要时结扎小动脉止血。

（2）会阴逐层缝合

1）缝合阴道黏膜:暴露阴道黏膜切口顶端,用 2/0 可吸收缝线自顶端上方 0.5cm 处开始,间断或连续缝合阴道黏膜及黏膜下组织,至处女膜环对合打结。

2）缝合肌层:用 2-0 可吸收缝线间断或连续缝合会阴部肌层、皮下组织。

3）缝合皮肤:用 3-0 或 4-0 可吸收缝线连续皮内缝合。

（四）产道裂伤修复术（I、Ⅱ度）

规范操作流程,按解剖结构修复损伤的会阴组织,达到止血、防止伤口感染的目的。

1. 评估

（1）适应证：不同程度的会阴裂伤。

（2）禁忌证：伤口急性感染期。

2. 环境准备

（1）用物准备：阴道纱条、聚维酮液、无菌手套、2-0 可吸收线、3-0 可吸收线、持针器、线剪、血管钳、麻醉药物。

（2）环境准备：关门窗，调节室温 24~28℃；注意隐私，必要时围帘或屏风遮挡。

（3）人员准备：操作者着装规范、修剪指甲、戴口罩、外科洗手；产妇意识清醒能配合。

3. 操作步骤 见图 5-48。

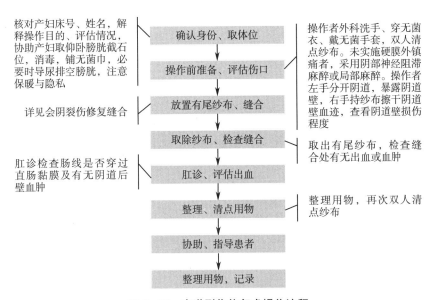

图 5-48 产道裂伤修复术操作流程

会阴裂伤修复缝合：

（1）Ⅰ度裂伤修复：用 2-0 可吸收缝线间断或连续缝合阴道黏膜；3-0 或 4-0 可吸收缝线连续皮内缝合或 4 号丝线间断缝合皮肤。

（2）Ⅱ度裂伤修复：暴露阴道黏膜切口顶端，自顶端上方 0.5cm 处开始，用 2-0 可吸收缝线间断或连续缝合阴道黏膜和黏膜下组织，裂伤较深者建议间断缝合；用 2-0 可吸收缝线间断缝合会阴部肌层；3-0 或 4-0 可吸收缝线连续皮内缝合或 4 号丝线间断缝合皮肤。

第六节　产科高阶护士岗位专科
胜任能力的评价方法及记录

根据《产科高阶护士岗位专科胜任能力评价表》进行培训效果及护士岗位专科胜任能力评价（评价内容可根据科室实际情况进行修订）。

评价方法及记录：由护理单元护士长、带教老师组成考核小组，通过理论知识问卷考核、口头提问、现场观察法、日常工作评价或考核等方法，可采用 1 对 1 或多对 1 的评价方式，根据产科高阶专科胜任能力评价表对护士每一项培训内容掌握情况开展综合评定。将评定结果记录在评价表中,如项目通过考评则画"√",如考核未通过,则进一步辅导并跟进考核,直至通过。之后评价表每年更新,每一项培训内容每年至少复训 1 次,并通过考核,考核结果记录在当年评价表上。

（冯素文　李雅岑　徐凌燕　吴天霞　王　虹　郑慧娟）

参考文献

［1］蔡威,孙宁,魏光辉.小儿外科学［M］.5版.北京:人民卫生出版社,2016.

［2］陈孝平,汪建平.外科学［M］.8版.北京:人民卫生出版社,2013.

［3］陈永强.《2015美国心脏协会心肺复苏及心血管急救指南更新》解读［J］.中华护理杂志,2016,51（02）:253-256.

［4］成守珍.儿科护理与风险防范［M］.北京:人民卫生出版社,2014.

［5］崔焱,仰曙芬.儿科护理学［M］.6版.北京:人民卫生出版社,2017.

［6］丁炎明,张大双.临床基础护理技术操作规范［M］.北京:人民卫生出版社,2015.

［7］顾龙君.儿童白血病［M］.北京:人民卫生出版社,2017.

［8］桂永浩,薛辛东.儿科学［M］.北京:人民卫生出版社,2015.

［9］胡爱玲,郑美春,李伟娟.现代伤口与肠造口临床护理实践［M］.北京:中国协和医科大学出版社,2010.

［10］胡国庆.儿科护理［M］.重庆:重庆大学出版社,2016.

［11］霍孝蓉,张淑芬,李姝,等.实用护理临床操作规程［M］.南京:东南大学出版社,2012.

［12］郎黎薇.神经外科亚专科护理［M］.上海:复旦大学出版社,2016.

［13］李乐之,路潜,李津,等.外科护理学［M］.5版.北京:人民卫生出版社,2014.

［14］雷霆.小儿神经外科学［M］.2版.北京:人民卫生出版社,2011.

［15］刘传合.儿童支气管哮喘诊断与管理的新观点:2014—2015年全球哮喘防治创议的启示［J］.中华实用儿科临床杂志,2015,（16）:1223-1226.

［16］楼建华.儿科护理操作指南［M］.2版.上海:上海科学技术出版社,2012.

［17］马佳英.图解实用儿科临床护理［M］.北京:化学工业出版社,2017.

［18］秦炯,王艺,杨志仙.“热性惊厥诊断治疗与管理专家共识（2016）”解读［J］.中华儿科杂志,2016,（10）:733-734.

［19］申昆玲,黄国英.儿科学［M］.北京:人民卫生出版社,2016.

［20］沈晓明,桂永浩.临床儿科学［M］.2版.北京:人民卫生出版社,2013.

［21］沈永红,陆静波.大便失禁致肛周湿疹病人的临床治疗与护理进展［J］.齐鲁护理杂志,2014,20（21）:54-57.

［22］石淑华,戴耀华.儿童保健学［M］.3版.北京:人民卫生出版社,2014.

［23］石小毛,儿科护理手册［M］.北京:人民卫生出版社,2016.

［24］史淑杰,神经系统疾病护理指南［M］.北京:人民卫生出版社,2013.

［25］孙琨,沈颖.小儿内科学［M］.5版.北京:人民卫生出版社,2014.

［26］陶芳标,武丽杰,马军,等.儿童少年卫生学［M］.8版.北京:人民卫生出版社,2017.

［27］王琳,翁峰霞,黄昉芳.危重症病人肠内营养支持治疗并发腹泻的护理［J］.全科护理,2015,13（2）:151-152.

［28］王卫平.儿科学［M］.8版.北京:人民卫生出版社,2013.

［29］卫敏江.小儿肾脏病［M］.北京:科学技术文献出版社,2006.

［30］杨霁云,白克敏.小儿肾脏病基础与临床［M］.北京:人民卫生出版社,2000.

［31］杨思源,陈树宝.小儿心脏病学［M］.4版.北京:人民卫生出版社,2012.

［32］殷秀,李丹丹.新生儿床旁行纤维支气管镜检查的围手术期护理［J］.中华现代护理杂志,2013,19（29）:3655-3657.

［33］张玉侠.儿科护理规范与实践指南［M］.上海:复旦大学出版社,2011.

［34］郑显兰,符州.新编儿科护理常规［M］.北京:人民卫生出版社,2012.

［35］中华医学会儿科学分会呼吸学组,《中华儿科杂志》编辑委员会.儿童支气管哮喘诊断与防治指南（2016年版）［J］.中华儿科杂志,2016,（3）:167-181.

［36］中华医学会儿科学分会呼吸学组儿科支气管镜协作组.儿科支气管镜术指南（2009年版）［J］.中华儿科杂志,2009,（10）:740-744.

［37］中华医学会儿科学分会神经学组.热性惊厥诊断治疗与管理专家共识（2016）［J］.中华儿科杂志,2016,（10）:723-727.

［38］张玉侠.实用新生儿护理学［M］.北京:人民卫生出版社,2015.

［39］赵正言.实用儿科护理［M］.北京:人民卫生出版社,2009.

［40］江载芳,申昆玲,沈颖.诸福棠实用儿科学［M］.8版.北京:人民卫生出版社,2015.

［41］周文浩.早产儿临床管理实践［M］.北京:人民卫生出版社,2016.

［42］中国新生儿复苏项目专家组.中国新生儿复苏指南（2016年北京修订）［J］.中华围产医学杂志,2016,19（7）:481-486.

［43］中华医学会.早产儿治疗用氧和视网膜病变防治指南［J］.中华眼科杂志,2005,41（4）:375-376.

［44］中华医学会儿科学分会新生儿学组.新生儿缺氧缺血性脑病诊断标准［J］.中国当代儿科杂志,2005,7（2）:97-98.

［45］卫生部新生儿疾病重点实验室,复旦大学附属儿科医院.亚低温治疗新生儿缺氧缺血性脑病方案（2011）［J］.中国循证儿科杂志,2011,6（5）:337-339.

［46］程晓英,诸纪华,朱海虹,等.早产儿肺透明膜病合并动脉导管开放的护理［J］.中国实用护理杂志,2014,30（7）:21-23.

［47］黄国兰,程晓英,鲍赛君,等.新生儿先天性膈疝围手术期护理［J］,中华护理杂志,2011,46（10）:1019-1020.

［48］王琴,陈朔晖,程晓英,等.前列腺素E1用于导管依赖性先天性心脏病患儿的护理［J］.中华护理杂志,2013,48（8）:748-749.

［49］陈朔晖,徐红贞.儿科护理技术操作及风险防范［M］.杭州:浙江大学出版社,2014.

［50］David G.Sweet, Virgilio Carnielli, Gorm Greisen, et al.European Consensus Guidelines on the Management of Respiratory Distress Syndrome- 2016 Update［J］.Neonatology, 2017, 111:107-125.

［51］Steven M, Donn, Sunil K, Sinha.Manual of Neonatal Respiratory care［M］.3rd ed.New York:Springer, 2012.

［52］李小寒,尚少梅.基础护理学［M］.6版.北京:人民卫生出版社,2017.

［53］李雷,郎景和.协和妇科肿瘤笔记［M］.北京:人民卫生出版社,2016.

［54］谢幸,苟文丽.妇产科学［M］.8版.北京:人民卫生出版社,2013.

［55］沈铿,马丁.妇产科学［M］.北京:人民卫生出版社,2015.

［56］曹泽毅.中华妇产科学［M］.北京:人民卫生出版社,2014.

［57］于艳红,陈叙.助产学［M］.北京:人民卫生出版社,2017.

［58］陈灏珠,林果为,王吉耀.实用内科学［M］.14版.北京:人民卫生出版社,2013.

［59］刘长文.高危孕产妇重症监测与治疗［M］.北京:人民卫生出版社,2012.

［60］刘兴会,漆洪波.难产［M］.北京:人民卫生出版社,2015.

［61］杨杰,陈超.新生儿保健学［M］.北京:人民卫生出版社,2017.